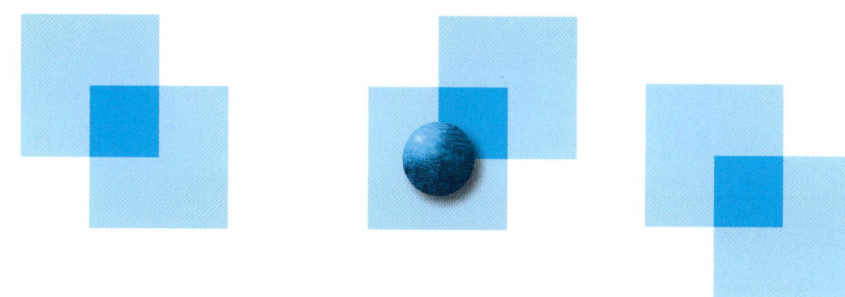

専門医のための
漢方医学テキスト

漢方専門医研修カリキュラム準拠

一般社団法人
日本東洋医学会学術教育委員会
［編集］

南江堂

【編集】
日本東洋医学会　学術教育委員会

学術教育委員会

喜多敏明[※1]	きた としあき	千葉大学環境健康フィールド科学センター准教授
小暮敏明[※2]	こぐれ としあき	群馬大学大学院医学研究科統合和漢診療学教授
新井　信[※3]	あらい まこと	東海大学医学部東洋医学講座准教授
吉﨑文彦[※3]	よしざき ふみひこ	東北薬科大学　生薬学教室教授
金子明代	かねこ あきよ	千葉大学環境健康フィールド科学センター助教
木村豪雄	きむら ひでお	博愛会ももち東洋クリニック院長
小菅孝明	こすげ たかあき	医療法人KMG小菅医院・横浜朱雀漢方医学センター理事長・院長
塩原仁子	しおはら きみこ	昭和大学薬学部病態生理学教室
田原英一	たはら えいいち	飯塚病院東洋医学センター漢方診療科部長
室賀一宏	むろが かずひろ	黒河内病院・東京医科歯科大学老年病内科臨床准教授
元雄良治	もとお よしはる	金沢医科大学腫瘍内科学部門教授
矢久保修嗣	やくぼ しゅうじ	日本大学医学部内科学系統合和漢医薬学分野准教授
渡辺賢治	わたなべ けんじ	慶應義塾大学医学部漢方医学センターセンター長

（[※1]担当理事，[※2]委員長，[※3]副委員長）

執筆者(執筆順)

小曽戸　洋	こそと ひろし	北里大学東洋医学総合研究所医史学研究部部長
石野尚吾	いしの しょうご	昭和大学医学部第一生理学客員教授
渡辺賢治	わたなべ けんじ	慶應義塾大学医学部漢方医学センターセンター長
寺澤捷年	てらさわ かつとし	千葉大学大学院医学研究院和漢診療学教授
津谷喜一郎	つたに きいちろう	東京大学大学院薬学系研究科医薬政策学特任教授
花輪壽彦	はなわ としひこ	北里大学東洋医学総合研究所所長・大学院教授
村主明彦	むらぬし あきひこ	北里大学東洋医学総合研究所副所長
三潴忠道	みつま ただみち	飯塚病院東洋医学センター所長
吉﨑文彦	よしざき ふみひこ	東北薬科大学　生薬学教室教授
米田該典	よねだ かいすけ	大阪大学大学院医学系研究科医学史料室
丁　宗鐵	てい むねてつ	日本薬科大学統合医療学教授
金　成俊	きむ そんじゅん	横浜薬科大学実務実習センター教授
石川友章	いしかわ ともあき	東京慈恵会医科大学薬理学講座客員教授
福田佳弘	ふくた よしひろ	福田整形外科医院院長
三谷和男	みたに かずお	京都府立医科大学東洋医学講座准教授・三谷ファミリークリニック
柴原直利	しばはら なおとし	富山大学和漢医薬学総合研究所漢方診断学部門客員教授
木村豪雄	きむら ひでお	博愛会ももち東洋クリニック院長
新谷卓弘	しんたに たかひろ	近畿大学東洋医学研究所教授

盛岡頼子	もりおか よりこ	東京女子医科大学東洋医学研究所非常勤講師
長坂和彦	ながさか かずひこ	諏訪中央病院東洋医学センター
関 直樹	せき なおき	こころとからだの元氣プラザ嘱託漢方外来担当
新井 信	あらい まこと	東海大学医学部東洋医学講座准教授
鳥居塚和生	とりいづか かずお	昭和大学薬学部 生薬学・植物薬品化学教授
村松慎一	むらまつ しんいち	自治医科大学地域医療学センター東洋医学部門教授
齋藤 晶	さいとう あきら	埼玉社会保険病院耳鼻咽喉科
金子 達	かねこ とおる	金子耳鼻咽喉科クリニック院長
山口孝二郎	やまぐち こうじろう	鹿児島大学大学院医歯学総合研究科顎顔面疾患制御学分野助教
本間行彦	ほんま ゆきひこ	北海道漢方医学センター附属北大前クリニック院長
巽 浩一郎	たつみ こういちろう	千葉大学医学部呼吸器内科教授
伊藤 隆	いとう たかし	鹿島労災病院副院長・メンタルヘルス和漢診療センターセンター長
矢久保修嗣	やくぼ しゅうじ	日本大学医学部内科学系統合和漢医薬学分野准教授
及川哲郎	おいかわ てつろう	北里大学東洋医学総合研究所臨床研究部部長
池内隆夫	いけうち たかお	麻生総合病院泌尿器科顧問
後山尚久	うしろやま たかひさ	大阪医科大学健康科学クリニック寄附講座(未病科学・健康生成医学)教授
渡邉賀子	わたなべ かこ	慶應義塾大学医学部漢方医学センター非常勤講師
小暮敏明	こぐれ としあき	群馬大学大学院医学研究科統合和漢診療学教授
嶋田 豊	しまだ ゆたか	富山大学大学院医学薬学研究部和漢診療学教授
夏秋 優	なつあき まさる	兵庫医科大学皮膚科准教授
喜多敏明	きた としあき	千葉大学環境健康フィールド科学センター准教授
頼 建守	らい けんしゅ	新宿海上ビル診療所つるかめ漢方センター所長
久保千春	くぼ ちはる	九州大学病院病院長
田原英一	たはら えいいち	飯塚病院東洋医学センター漢方診療科部長
福澤素子	ふくざわ もとこ	表参道福澤クリニック副院長
佐藤 弘	さとう ひろし	東京女子医科大学東洋医学研究所所長
小菅孝明	こすげ たかあき	医療法人KMG小菅医院・横浜朱雀漢方医学センター理事長・院長
元雄良治	もとお よしはる	金沢医科大学腫瘍内科学部門教授
柳澤 紘	やなぎさわ ひろし	北里大学東洋医学総合研究所
久光 正	ひさみつ ただし	昭和大学医学部第一生理学教授

辞書編纂委員会

小曽戸 洋	こそと ひろし	北里大学東洋医学総合研究所医史学研究部部長
足立秀樹	あだち ひでき	あだち医院院長

発刊に寄せて

　明治維新後の富国強兵に伴う西洋医学一辺倒の風潮の中，漢方は抹殺される運命をたどった．しかし西洋医学を学んだ上での漢方の研究は自由であり，漢方医学の治療学としての優秀性を強調した『医界之鉄椎』『皇漢医学』が著され，漢方復興の原動力となった．

　第二次世界大戦敗戦後，西洋医学の空前の発展にもかかわらず，1949年，全国に離散していた漢方の研究者を糾合すべく，「漢方をきちんとした学問にして盛んにするためには，どうしても学会を作らなければならない」という理念により，日本医学会分科会加盟を目標の一つとして，1950年日本東洋医学会が設立された．こうして漢方復活の活動が開始され，国民の強い要望により1976年医療用漢方製剤が保険薬価基準収載に採用されることとなった．1991年には日本医学会分科会加盟が認められ，2001年には医学教育モデル・コアカリキュラム，2002年には薬学教育のモデル・コア・カリキュラムに追加された．その後，漢方専門医，標榜診療科が認められた．

　日本東洋医学会は会員の教育，研究，臨床に寄与すべく，1986年『漢方保険診療指針』，1993年『漢方保険診療ハンドブック』，1994年『日本東洋医学会専門医認定試験参考問題集』，2002年『入門漢方医学』，2007年『学生のための漢方医学テキスト』，2005年『漢方専門医臨床研修指導マニュアル』『漢方専門医 研修手帳』などを発行してきた．

　教科書作成，論文作成，学会発表等において使用する言語，用語には共通の理解，認識が必要である．本会では発足以来，漢方医学用語の簡易化，国際的用語の標準化をはかる試みがなされてきた．漢方用語としては本会用語委員会編集の1969年に『東洋医学用語集1漢方古方篇上』が，1980年には『東洋医学用語集 漢方後世篇 漢方古方篇下』が発刊された．また1995年に用語委員会が約1500の用語を暫定的に選び，これを1999年に『東洋医学用語集』として発行した．

　近年，世界的に伝統医学用語の標準化作業は広がりをみせて，2007年 WHO/WPRO は『WHO International Standard Terminologies on Traditional Medicine in Western Pacific Region(IST)』と2008年に『WHO Standard Acupuncture Point Locations in Western Pacific Region』を出版している．

　教科書を作成するに際して，必須のことがらは，使用されている用語の標準化，統一性の担保である．本書は本学会の，学術教育委員会(喜多敏明担当理事)が中心となり，専門医制度委員会(三潴忠道担当理事)，辞書編纂委員会(小曽戸洋担当理事)が用語定義，到達目標，専門編テキストの各作業の進行状況を踏まえ，摺り合わせ作業を綿密に行い発行したものである．

　漢方診療は世界的な規模で普及してきている．これを定着させ，人類の健康に貢献出来るものとするには，教育，研究，臨床の基盤に於いて，共通認識を持つことが不可欠である．本書が漢方専門医を目指す人のみならず多くの医療人に活用して頂ければ幸いである．

　今回，発行に携わった学術教育委員会，専門医制度委員会，辞書編纂委員会諸氏のご努力に，本書の企画を提案した会長として深甚より感謝申し上げます．

2009年5月吉日

石野　尚吾

序　文

　本書は，社団法人 日本東洋医学会が認定する専門医(漢方専門医)を養成するための研修カリキュラムに準拠したテキストであり，専門医試験を受験するために研修している医師を主たる対象としているが，専門医資格とは関係なく漢方医学を本格的に修得したいと考えている医療関係者に広く活用していただくことも可能である．

　漢方専門医になるためには，本学会が定める研修施設で3年以上，漢方医学の臨床に修練を積むことが条件の一つになっている．この3年間の研修期間中に修得すべき漢方医学の診断・治療体系を，専門医研修カリキュラムに準拠しながら，第一線で活躍している先生方に執筆していただくことで本書が完成した．

　本書の構成としては，学術教育委員会が既に刊行した『入門漢方医学』(南江堂)の内容に沿って，歴史，病態，方剤，症候，鍼灸を中心に編纂し直し，症例と古典を追加した．最も大きな変更点は，「疾患に対する漢方治療」を「症候に対する漢方治療」に改めたことと，症例ならびに古典を追加したことである．このことによって本学会が目指している専門医像(どのような疾患も漢方で総合的に診断・治療できる専門的知識と技能を備えた医師)が明確になるようにした．

　本書の編集は社団法人 日本東洋医学会学術教育委員会(喜多敏明担当理事，小暮敏明委員長)が行ったが，専門医制度委員会(三潴忠道担当理事，福澤素子委員長)や辞書編纂委員会(小曽戸洋担当理事，足立秀樹委員長)とも連携しながら作業を進めた．具体的には，専門医制度委員会が作成した漢方専門医研修カリキュラムとの整合性を重視し，漢方用語の統一と漢方医学の基本理論に関しては辞書編纂委員会の見解を尊重し，三委員会合同の会議を積み重ねながら学会としての編集方針を決めた．

　漢方医学は臨床実践を重視した医学体系であり，用語や理論が一人歩きすることなく，臨床に裏打ちされた実証性の高いものでなければならない．しかし，臨床実践の経験を積めば積むほど，漢方医学に対する独自の考え方や手法がそこから創出し，様々な意見の対立や見解の相違が生まれ，現在に至っているというのが漢方医学の歴史でもある．したがって，本書で示した漢方医学の用語や理論についても，より論理的整合性の高いものに普遍化する努力を今後とも継続することが重要であると認識している．

　そのような観点から本書を通読すると，執筆していただいた先生方それぞれの臨床経験に裏打ちされた独自性というものが，学会の編集方針によって大幅な加筆・修正を行った後も，随所に残されていることに気がつく．そのことで，テキスト全体の統一性がやや損なわれることを危惧するよりは，今後の発展的な議論に寄与することを期待したいと考えている．

　最後に，本書の執筆を担当していただいた先生方，編集を担当した社団法人 日本東洋医学会学術教育委員会の委員の方々および学会事務局各位，そして『学生のための漢方医学テキスト』を出版する時にもお世話になった南江堂の関係者に謝意を表したい．

2009年6月

社団法人 日本東洋医学会
学術教育委員会担当理事　喜多　敏明

文献

目　　次

Ⅰ．歴史からみる漢方

1　漢方医学の歴史 ……………小曽戸　洋　2
A　中　国 ……………………………………2
   1　中国医学の形成 ………………………2
   2　古代中国の医書—三大古典の成立 ………2
   3　唐代までの医学書 ……………………4
   4　宋代の医学書 …………………………5
   5　金，元の医学 …………………………5
   6　明，清の医学書 ………………………5
   7　現代中医学の成立へ …………………6
B　日　本 ……………………………………6
   1　奈良時代以前 …………………………6
   2　平安時代 ………………………………6
   3　鎌倉・南北朝時代 ……………………6
   4　室町時代～江戸時代前期 ……………7
   5　江戸時代中～後期から現代へ ………7

2　現代医療の中の漢方医学 ……石野尚吾　9
A　日本東洋医学会の歴史 …………………9
   1　学会設立 ………………………………9
   2　日本医学会加盟，専門医制度の実施および標榜科 …………………………9
   3　医療用漢方製剤の健康保険薬価収載とその後の削除問題 ……………………9
   4　用語の標準化 …………………………10
   5　学術雑誌等の刊行物 …………………10
   6　学術総会，学術教育事業の開催 ……11
   7　終わりに ………………………………11
B　日本と世界の現状 ………………………11
   1　日本東洋医学会の海外との交流 ……11
   2　経穴を中心にした用語の国際統一 ……12
   3　WHO からの呼びかけと学会の対応 ……12
   4　日本東洋医学サミット会議（JLOM）の結成およびその目的 …………………12
   5　その他の国際会議・学会 ……………13
●コラム　伝統医学の国際化 ……渡辺賢治　14

3　これからの漢方医学 …………寺澤捷年　15
   1　パラダイムの相違を明確に …………15
   2　二つのパラダイムの和諧 ……………15
   3　薬効発現の機序の解明 ………………16
   4　エビデンスの構築 ……………………16
   5　新たな治療学へ ………………………17
●コラム　漢方薬のエビデンスレポート ……津谷喜一郎　18

Ⅱ．病態からみる漢方

1　漢方医学の基本理論 ……辞書編纂委員会　20
A　陰陽説 ……………………………………20
B　五行説 ……………………………………21
C　臓腑説—10 と 12 の併存 ………………22
D　三陰三陽と経脈学説 ……………………23
  ●コラム　陰陽について ……辞書編纂委員会　24

2　病態と治療 ……………辞書編纂委員会　25
A　虚　実 ……………………………………25
   1　虚実の概念 ……………………………25
   2　虚実の診断と治療 ……………………26
B　寒　熱 ……………………………………27
   1　寒熱の概念 ……………………………27

2 寒熱の診断と治療 …………………27	8 望診での印象 …………………………39
C 表裏(内外) …………………………………29	B 聞　診 …………………………………………42
1 表裏の概念 ………………………………29	1 言語と音声 ………………………………42
2 表裏の診断と治療 ……………………29	2 咳嗽と呼吸音 …………………………42
D 六病位(三陰三陽病) ……………………30	3 グル音 ……………………………………42
1 六病位の概念 …………………………30	C 問　診 …………………………………………42
2 六病位の診断と治療 ………………30	D 切　診 …………………………………………46
E 気血水 …………………………………………34	1 脈　診 ……………………………………46
1 気血水の概念 …………………………34	2 腹　診 ……………………………………47
●コラム　三陰三陽の進行について	補1 背診や手足の触診 …………………51
辞書編纂委員会　34	補2 四診の注意点 ………………………51
2 気の異常と治療 ………………………35	補3 漢方所見の意義 ……………………52
3 血の異常と治療 ………………………36	**4 病態治療学概論** ……………三潴忠道　53
4 水の異常と治療 ………………………36	A 証とは …………………………………………53
3 漢方の診察法 ……花輪壽彦，村主明彦　38	B 病態治療の基本 ……………………………53
A 望　診 …………………………………………38	1 病態と治療法の対応 ………………53
1 動作・歩容の観察 …………………38	2 治療法の適否判断 …………………54
2 眼光の観察 …………………………39	C 病態治療の応用 ……………………………56
3 顔色の観察 …………………………39	1 合病・併病とその治療法 ………56
4 皮膚の観察 …………………………39	2 治療中の病態変化への対応 ……58
5 爪の観察 ……………………………39	3 西洋医学との併用 …………………58
6 頭髪の観察 …………………………39	4 養生・食事 …………………………58
7 口唇と歯肉の観察 …………………39	5 漢方診療上達への手引き ………59

Ⅲ．方剤からみる漢方

1 生薬と方剤 ……………………………………62	2 修　治 ……………………………………67
A 薬物としての生薬・方剤の特性	3 品　質 ……………………………………69
吉﨑 文彦　62	4 四気・五味と薬能 …………………70
1 生薬ゆえの長所 ……………………62	5 成分と薬理作用 ……………………71
2 煎出液中への成分の溶出に対する	C 方　剤 ……………………………丁　宗鐡　73
共存生薬の影響 …………………63	1 構成生薬と君臣佐使 ………………73
3 成分の揮散 …………………………63	2 組み合わせの効果 …………………74
4 成分の変化と薬効の変化 ………64	3 治　方 ……………………………………75
5 成分どうしの反応と薬効の変化 ………64	4 加減方と合方 …………………………76
6 共存生薬による作用の増強，減弱 ……64	5 漢方薬の服用法と注意点 ………77
B 生　薬 ……………………………米田該典　66	●コラム　適用外処方に際しての注意
1 基　原 ……………………………………66	丁　宗鐡　78

D	剤　形 …………………金　成俊　79		1 人参を含有する方剤の特徴 …………112
	1 湯　剤 ………………………………79		2 主な方剤 …………………………112
	2 丸　剤 ………………………………81		3 発　展 ……………………………114
	3 散　剤 ………………………………81	H	地黄を含む方剤群 …………長坂和彦　116
	4 エキス製剤 …………………………83		1 地黄を含有する方剤の特徴 …………116
	5 外用剤 ………………………………83		2 主な方剤 …………………………116
2	**主な方剤群** ………………………………84		3 発　展 ……………………………119
A	桂枝(桂皮)を含む方剤群 ……石川友章　84	I	附子を含む方剤群 …………関　直樹　120
	1 桂枝(桂皮)を含有する方剤の特徴 ……84		1 附子を含有する方剤の特徴 …………120
	2 主な方剤 …………………………84		2 主な方剤 …………………………120
	3 発　展 ……………………………87		3 発　展 ……………………………123
B	麻黄を含む方剤群 …………福田佳弘　88	3	**副作用** ……………………新井　信　124
	1 麻黄を含有する方剤の特徴 …………88	A	漢方における副作用 …………………124
	2 主な方剤 …………………………88		1 漢方薬の安全性 …………………124
	3 発　展 ……………………………92		2 誤治，瞑眩と副作用の違い …………124
C	柴胡を含む方剤群 …………三谷和男　94		3 合方についての注意 ………………124
	1 柴胡を含有する方剤の特徴 …………94	B	臨床からみる副作用 …………………125
	2 主な方剤 …………………………94		1 偽アルドステロン症 ………………125
	3 発展(柴胡剤，とくに小柴胡湯の合方)		2 間質性肺炎 ………………………125
	………………………………………98		3 皮　疹 ……………………………126
	●コラム　口苦，咽乾，目眩について		4 肝機能障害 ………………………126
	……………………三谷和男　99		5 その他の副作用 …………………126
D	黄連を含む方剤群 …………柴原直利　100	C	生薬からみる副作用 …………………127
	1 黄連を含有する方剤の特徴 …………100	D	特殊な病態に対する治療上の注意 ……128
	2 主な方剤 …………………………100		1 妊婦への投与 ……………………128
	3 発　展 ……………………………102		2 透析患者への投与 ………………128
E	大黄を含む方剤群 …………木村豪雄　104	E	西洋薬との相互作用 …………………128
	1 大黄を含有する方剤の特徴 …………104		1 併用禁忌，併用慎重，併用注意 ………128
	2 主な方剤 …………………………104		2 その他の相互作用 ………………129
	3 発　展 ……………………………106	F	その他の注意事項 ……………………129
F	石膏を含む方剤群 …………新谷卓弘　107		1 臨床検査値への影響 ……………129
	1 石膏を含有する方剤の特徴 …………107		2 薬剤リンパ球刺激試験(DLST)と漢方
	2 主な方剤 …………………………107		………………………………………129
	3 発　展 ……………………………110		●コラム　漢方薬の薬理作用
G	人参を含む方剤群 …………盛岡頼子　112		……………………鳥居塚和生　130

IV. 症候からみる漢方

1 頭部 …………………………… 134

A 頭痛 ………………………村松慎一 134
　1 疾患と治療の考え方 ……………… 134
　2 漢方における病態と特徴 ………… 134
　3 方剤の選択 ………………………… 135

B めまい・耳鳴り ……………齋藤　晶 139
　1 疾患と治療の考え方 ……………… 139
　2 漢方における病態と特徴 ………… 139
　3 方剤の選択 ………………………… 140

C くしゃみ・鼻汁・鼻閉・後鼻漏
　　　　　　　　　　　　……金子　達 144
　1 疾患と治療の考え方 ……………… 144
　2 漢方における病態と特徴 ………… 144
　3 方剤の選択 ………………………… 146

D 口腔内違和感 ……………山口孝二郎 149
　1 疾患と治療の考え方 ……………… 149
　2 漢方における病態と特徴 ………… 149
　3 方剤の選択 ………………………… 151

2 胸部 …………………………… 153

A かぜ症候群 …………………本間行彦 153
　1 疾患と治療の考え方 ……………… 153
　2 漢方における病態と特徴 ………… 153
　3 方剤の選択 ………………………… 154

B 遷延性咳嗽・慢性咳嗽，喀痰
　　　　　　　　　　　　……巽　浩一郎 157
　1 疾患と治療の考え方 ……………… 157
　2 漢方における病態と特徴 ………… 158
　3 方剤の選択 ………………………… 159

C 喘鳴・呼吸困難 ……………伊藤　隆 163
　1 疾患と治療の考え方 ……………… 163
　2 漢方治療の適応となる病態と特徴 …… 163
　3 方剤の選択 ………………………… 164

D 動悸・息切れ ………………矢久保修嗣 168
　1 疾患と治療の考え方 ……………… 168
　2 漢方における病態と特徴 ………… 169
　3 方剤の選択 ………………………… 170

3 腹部 …………………………… 173

A 食欲不振・悪心・嘔吐・胸やけ
　　　　　　　　　　　　……及川哲郎 173
　1 疾患と治療の考え方 ……………… 173
　2 漢方における病態と特徴 ………… 173
　3 方剤の選択 ………………………… 174

B 便秘・下痢・腹痛・腹部膨満感
　　　　　　　　　　　　……新井　信 177
　1 疾患と治療の考え方 ……………… 177
　2 漢方における病態と特徴 ………… 177
　3 方剤の選択 ………………………… 178

C 排尿異常 …………………池内隆夫 182
　1 疾患と治療の考え方 ……………… 182
　2 漢方における病態と特徴 ………… 182
　3 方剤の選択 ………………………… 184

D 月経異常 …………………後山尚久 187
　1 疾患と治療の考え方 ……………… 187
　2 漢方における病態と特徴 ………… 187
　3 方剤の選択 ………………………… 188

4 四肢・関節・皮膚 ………… 192

A 浮腫 ………………………渡邉賀子 192
　1 疾患と治療の考え方 ……………… 192
　2 漢方における病態と特徴 ………… 193
　3 方剤の選択 ………………………… 193

B 関節痛・神経痛 ……………小暮敏明 196
　1 疾患と治療の考え方 ……………… 196
　2 漢方における病態と特徴 ………… 196
　3 方剤の選択 ………………………… 197

C 感覚障害・運動麻痺・不随意運動
　　　　　　　　　　　　……嶋田　豊 200
　1 疾患と治療の考え方 ……………… 200
　2 漢方における病態と特徴 ………… 200
　3 方剤の選択 ………………………… 200

D 湿疹・蕁麻疹・皮膚瘙痒症 …夏秋　優 205
　1 疾患と治療の考え方 ……………… 205
　2 漢方における病態と特徴 ………… 206

		③ 方剤の選択 …………………… 206			① 肥　満 ………………………… 228
5	全身・精神 …………………………… 209				② 糖尿病 ………………………… 229
A	疲労・倦怠感 ……………喜多敏明 209				③ 脂質異常症 …………………… 231
		① 疾患と治療の考え方 ………… 209	B	腎・尿路系障害 …………三潴忠道 233	
		② 漢方における病態と特徴 …… 210			① 疾患と治療の考え方 ………… 233
		③ 方剤の選択 …………………… 210			② 慢性腎炎・ネフローゼ症候群 …… 233
B	虚弱体質・冷え症 ………頼　建守 213				③ 慢性腎不全・腎機能障害 …… 234
		① 虚弱体質 ……………………… 213			④ 尿路感染症（膀胱炎様症状を含む）…… 236
		② 冷え症 ………………………… 215			⑤ 尿路結石 ……………………… 237
C	抑うつ状態・不安・不眠 ……久保千春 218		C	肝機能障害 ………………佐藤　弘 238	
		① 疾患と治療の考え方 ………… 218			① 疾患と治療の考え方 ………… 238
		② 漢方における病態と特徴 …… 219			② 漢方における病態と特徴 …… 239
		③ 方剤の選択 …………………… 219			③ 方剤の選択 …………………… 241
D	認知症・異常行動 ………田原英一 223		D	貧血・出血傾向 …………小菅孝明 243	
		① 疾患と治療の考え方 ………… 223			① 疾患と治療の考え方 ………… 243
		② 漢方における病態と特徴 …… 223			② 漢方における病態と特徴 …… 244
		③ 方剤の選択 …………………… 224			③ 方剤の選択 …………………… 245
6	検査異常 ……………………………… 228		●	コラム　がんと漢方 …………元雄良治 248	
A	代謝性疾患 ………………福澤素子 228				

Ⅴ．症例からみる漢方　　学術教育委員会

1	頭　部 ………………………………… 250				② 非定型抗酸菌症 ……………… 256
A	頭　痛 ………………………………… 250		C	喘鳴，呼吸困難 ……………………… 256	
		① 頭　痛 ………………………… 250			① 気管支喘息 …………………… 256
		② 頭重感 ………………………… 250	D	動悸，息切れ ………………………… 257	
B	めまい，耳鳴り ……………………… 251				① 拡張型心筋症 ………………… 257
		① めまい症 ……………………… 251			② 胸痛，呼吸困難感 …………… 258
C	くしゃみ・鼻汁・鼻炎・後鼻漏 …… 252		3	腹　部 ………………………………… 260	
		① アレルギー性鼻炎 …………… 252	A	食欲不振，悪心，嘔吐，胸やけ …… 260	
D	口腔内違和感 ………………………… 252				① 慢性胃炎 ……………………… 260
		① 舌痛症 ………………………… 252			② 慢性胃炎 ……………………… 260
2	胸　部 ………………………………… 254				③ 胃がん術後 …………………… 261
A	かぜ症候群，インフルエンザ ……… 254		B	便秘，下痢，腹痛，腹部膨満感 …… 262	
		① かぜ症候群 …………………… 254			① 胆石症 ………………………… 262
		② A型インフルエンザ ………… 254			② 過敏性腸症候群 ……………… 262
B	咳嗽，喀痰 …………………………… 255				③ 潰瘍性大腸炎 ………………… 263
		① 急性気管支炎 ………………… 255			④ 便秘症 ………………………… 263

C	排尿異常 …………………………… 264		D	湿疹，蕁麻疹，皮膚瘙痒感 …………… 276
	1 排尿困難・残尿感 …………… 264			1 アトピー性皮膚炎 …………… 276
	2 膀胱炎（再発性）………………… 265			2 アトピー性皮膚炎 …………… 277
	3 夜尿症 ………………………… 265			3 アトピー性皮膚炎 …………… 278
D	月経異常 …………………………… 266			4 尋常性痤瘡 …………………… 278
	1 更年期症候群 ………………… 266			5 ベーチェット病不全型 ……… 279
	2 月経困難症 …………………… 267	5	全身・精神 ………………………………… 280
	3 月経不順 ……………………… 267	A	疲労，倦怠感 ……………………… 280
4	四肢・関節・皮膚 ……………………………… 269			1 全身倦怠感 …………………… 280
A	浮　腫 ……………………………… 269			2 全身倦怠感 …………………… 281
	1 ネフローゼ症候群 ……………… 269			3 全身倦怠感 …………………… 281
	2 下肢浮腫 ……………………… 270			4 疲労倦怠感 …………………… 282
B	関節痛，神経痛 …………………… 270		B	虚弱体質，冷え症 ………………… 283
	1 五十肩，腰痛症 ………………… 270			1 虚弱体質 ……………………… 283
	2 変形性膝関節症 ………………… 271			2 冷え症 ………………………… 283
	3 腰下肢痛 ……………………… 272			3 しもやけ ……………………… 284
	4 脊柱管狭窄症 ………………… 273		C	抑うつ状態，不安，不眠 ………… 285
	5 関節リウマチ ………………… 273			1 抑うつ状態 …………………… 285
C	感覚障害，運動不全，不随意運動 ……… 274			2 不安神経症 …………………… 285
	1 脳血管障害後遺症 …………… 274			3 パニック障害 ………………… 286
	2 脳血管性パーキンソニズム …… 275			4 不　眠 ………………………… 287
	3 本態性振戦，頸部ジストニア …… 276		D	認知症，異常行動 ………………… 288
				1 認知症 ………………………… 288

VI．古典からみる漢方

学術教育委員会

茵蔯蒿湯　290／茵蔯五苓散　290／温経湯　290／越婢加朮湯　290／黄耆建中湯　290／黄芩湯　290／黄連湯　290／葛根湯　290／甘草瀉心湯　290／甘草湯　291／甘麦大棗湯　291／桔梗湯　291／芎帰膠艾湯　291／桂枝加黄耆湯　291／桂枝加葛根湯　291／桂枝加厚朴杏仁湯　291／桂枝加芍薬大黄湯　291／桂枝加芍薬湯　291／桂枝加竜骨牡蛎湯　291／桂枝芍薬知母湯　291／桂枝湯　291／桂枝人参湯　291／桂枝茯苓丸　292／桂枝麻黄各半湯　292／呉茱萸湯　292／五苓散　292／柴胡加竜骨牡蛎湯　292／柴胡桂枝乾姜湯　292／柴胡桂枝湯　292／三黄瀉心湯　292／酸棗仁湯　292／三物黄芩湯　292／四逆散　292／炙甘草湯　293／芍薬甘草湯　293／小建中湯　293／小柴胡湯　293／小青竜湯　293／小半夏加茯苓湯　293／真武湯　293／大黄甘草湯　293／大黄牡丹皮湯　293／大建中湯　293／大柴胡湯　293／大承気湯　294／調胃承気湯　294／猪苓湯　294／桃核承気湯　294／当帰建中湯　294／当帰四逆湯　294／当帰四逆加呉茱萸生姜湯　294／当帰芍薬散　294／当帰貝母苦参丸料　294／人参湯　294／排膿散　294／排膿湯　294／麦門冬湯　294／八味腎気丸（八味地黄丸）

295／半夏厚朴湯　295／半夏瀉心湯　295／白虎加人参湯　295／白虎湯　295／茯苓飲　295／防已黄耆湯　295／麻黄湯　295／麻黄附子細辛湯　295／麻杏甘石湯　295／麻杏薏甘湯　295／麻子仁丸　295／木防已湯　296／苓甘姜味辛夏仁湯　296／苓姜朮甘湯　296／苓桂朮甘湯　296

VII. 鍼　灸

1　鍼灸医学総論 …………………石野尚吾　298
　1　鍼灸治療とは ……………………… 298
　2　病態把握――陰・陽，五行論と経絡・経穴
　　　　……………………………………… 298
　3　治療原則としての虚・実，補・瀉 …… 299
　4　治療上の経穴の選択・取穴 …………… 300
　5　鍼灸治療の道具　鍼・灸 ……………… 300
　6　わが国における鍼灸治療の現状 ……… 302
　7　臨床的効果 ……………………………… 302
　8　安全性，注意事項，禁忌 ……………… 302

2　鍼灸医学各論 ……石野尚吾，柳澤　紘　304
　1　治療対象および目標 …………………… 304
　2　診察方法 ………………………………… 304
　3　気・血 …………………………………… 305
　4　鍼灸の刺激量 …………………………… 305
　5　鍼灸の適応 ……………………………… 306
　6　疾患別使用経穴 ………………………… 306
　●コラム　鍼灸の作用のメカニズム
　　　　………………………………久光　正　309

社団法人　日本東洋医学会　倫理綱領 ……………………………………………………………… 311
事項索引 ……………………………………………………………………………………………… 313
方剤索引 ……………………………………………………………………………………………… 324

I 歴史からみる漢方

1 漢方医学の歴史 　　　小曽戸　洋

2 現代医療の中の漢方医学 　　　石野尚吾

3 これからの漢方医学 　　　寺澤捷年

I 歴史からみる漢方

1　漢方医学の歴史

【小曽戸　洋】

A　中　国

1　中国医学の形成

　世界四大文明の一つである中国文明は，東方の黄河流域に発生した．現在，確認されている中国最古の王朝は甲骨文字で知られる殷王朝（前15〜11世紀）である．これより周（〜前770年），春秋（〜前453年），戦国（〜前221年）の時代が続き，秦（〜前206年）の始皇帝にいたってはじめて中国は統一され，中央集権化が進められた．

　殷の甲骨文字には医療に関する記述が多くみられるが，いずれも帝王の病気の原因や予後を占う目的のものばかりである．だからといって宗教的医療がはじめに芽生えたということではない．経験的医療もまたこれと並行して，あるいはこれに先行して行われていたと考えられる．

　中国の古典に，周王朝の制度を記したとされる『周礼』という書がある．そこにはすでに医師に関する規定があり，医師に食医（食事療法医）・疾医（内科医）・瘍医（外科医）・獣医の四つの区別があると記されている．

　中国古代きっての名医に，扁鵲と呼ばれる医師がいる．扁鵲は春秋戦国時代に生きたとされる伝説的人物で，司馬遷の『史記』（前97年）にその伝記が載っている．そこには扁鵲が鍼灸や漢方薬を用いて巧みな治療を施し，起死回生の医術を行ったことが記される．しかし扁鵲は「巫（おがみやさん）を信じて，医を信じない人」などの疾患は治すことができないとした．この言葉は，宗教と医学の分離を説いたものとされる．こうして春秋時代を通じ，数多くの医療経験と知識が蓄積され，中国の伝統医学が形成されていった．

2　古代中国の医書―三大古典の成立

　漢（前202〜後220年）は中国の代名詞として用いられるほど歴史上重要な時代である．中国医学もこの時代に基盤が確立した．「漢方」とは漢（中国）の方技（医学）の意にほかならない．

　『漢書』（後80年ごろ）には，当時政府に存在した書籍の総目録である「芸文志」という部分がある．医学書は方技書と称され，さらに4種類に区分し，計36書，868巻が記録されている．①医経（医学総合理論書），②経方（薬物を中心とした具体的治療書・処方集），③房中（権力男子のセックス養生書），④神仙（不老長寿追求術の書）の4種である．『漢書』芸文志に載せられた医学書自体はほとんど失われてしまったが，伝世史料によってその一部をかいまみることができる．さらに1973年，中国湖南省の長沙，馬王堆漢墓から戦国末期の医療の実情を伝える医書類が出土し，2200年も前の現物史料によって，当時の医学書の実態が明らかになった．この馬王堆医書は14種類ほどあり，上述の医経・経方・房中・神仙のすべてに該当する内容が含まれている．

　このような状況のもとに中国医学の基礎が培われ，前漢（前202〜後8年）から後漢（25〜220年）にかけて，中国医学の三大古典といわれる『黄帝内経』

『神農本草経』『傷寒雑病論（張仲景方）』の3書が成立した．これら漢代になった三大古典は，いまもって中国伝統医学の最重要書として不動の地位を保っている．

●『黄帝内経（こうていだいけい）』

『黄帝内経』は前述の医経に該当する書で，春秋戦国以来の医学論文を綴り合わせたものである．したがって，一人の作者になるものではなく，また編集者や編集年も明らかではない．書名に冠される黄帝は伝説上の帝王で，伏羲・神農と合わせて三皇と称される．

現在伝わる『黄帝内経』は『素問』と『霊枢』という二つのテキストからなっており，それぞれが81（9×9）篇の論文で編成されている．内容は『素問』には生理，衛生，病理などの基礎医学が，また『霊枢』には診断，治療，鍼灸術などの臨床医学が中心に論じられている．また，『黄帝内経』の別テキストとして『太素』（『素問』＋『霊枢』の異本）や『明堂』という経穴（つぼ）や経脈（気血の流通路）に関する専門書も伝えられており，『黄帝内経』研究上，貴重な資料となっている．

この『黄帝内経』に一貫して流れる理論基盤は，陰陽五行説という中国独自の哲学思想である．陰陽説は，世の中すべての物質・現象を陰と陽との相対する性質に分けてとらえようとするものである．陰陽五行説については「Ⅱ．病態からみる漢方」で詳述する．

●『神農本草経（しんのうほんぞうきょう）』

『神農本草経』は，個々の生薬の薬効について述べた，いわゆる薬物学書である．書名に冠される神農は前述のように伝説上の帝王で，農耕・医薬・商業の神とされる．中国古典に記された伝説によると，神農ははじめて人民に農耕を教え，赤い鞭で草木を打って採取し，その効用・毒性を定めた．このため1日に70回も中毒したという．むろんこれは先秦時代からの数限りない中国人の経験の集積を，一人物の業績になぞらえて神話化したものである．したがって『黄帝内経』と同じく，編者や詳しい成立年は知られていない．

『神農本草経』には365種の動・植・鉱物薬が，薬効別に上，中，下の3ランクに分類して収録されている．これを本草の三品分類と称し，次のような規定がなされている．

① 上薬：120種あり，君主の役目をするものである．生命を養う薬（養命薬）で，無毒であるから長期間服用してもよいし，またそうすべきである．身体を軽くし，元気を益し，不老長寿となる．

② 中薬：120種あり，臣の役目をする．体力を養う薬（養性薬）で，使い方次第で無毒にも有毒にもなるから，気をつけて服用すること．病気を予防し，虚弱な身体を強くする．

③ 下薬：125種あり，佐使（召使い）の役をする．病気の治療薬（治病薬）で，有毒であるから長期服用してはいけない．寒熱の邪気を除き，胸腹にできたしこりを破り，病気を治す．

365の数は1年の日数に合わせたもので，ちなみに人体の経穴（つぼ）も365ある．この三品分類は薬効別分類であるが，上薬は不変（不老長寿に通ずる）の鉱物薬が多く，下薬には人間により近い動物薬が多い傾向にある．これらの分類が現代的な目ですべて納得できるものではないが，そこに記された薬効は，生薬の成分・薬理研究上，いまなお参考にされている．

中国では薬物学のことを本草学といった．「本草」とは草に本づくの意で，薬に植物性のものが多いところからきている．この本草学はのちに博物学へと発展していく．ことに日本の江戸時代においては，博物学そのものをさす言葉として用いられた．

西洋の本草書との大きな違いを一つ指摘しておこう．ほぼ同時代にできたヨーロッパの『ギリシャ本草（ディオスコリデス本草）』では，植物などを自然形態的な観点から分類している．それに対し『神農本草経』の三品分類はすでに述べたように人間本位の薬効的分類となっていて，きわめて対照的である．この好対照は自然を主体においた西洋の分析的科学思考法と，人間中心主義的に万物を分類しようとした東洋思想を如実に反映している．

●『傷寒論』と『金匱要略』

漢方の湯液(生薬処方)療法における古典として今日まで最高の評価を得ている書に，『傷寒論』ならびに『金匱要略』がある．この2書は共に張仲景という人物によって著されたと考えられている．張仲景は後漢後期の人とされるが，『後漢書』『三国志』などの正史には伝記がみえない．唐代の『名医録』という書の伝えるところによれば，「南陽(河南省)の出身で，名は機といい，仲景とはその字で，孝廉という官吏登用資格に推挙され，官職は長沙の太守まで上った」という．

現在伝わる『傷寒論』の冒頭には「傷寒卒病論集」という標題の張仲景の序文がついていて，その著述の動機に関しては次のように述べられている．「自分の一族はもと多人数で，以前は200人あまりもいたのだが，建安紀年(196年)以来，10年もたたないうちに死亡者は2/3にも及び，死者の70%は傷寒によるものであった．そこで『素問』『霊枢』『難経』や薬物書ほかを参照して，傷寒と雑病についての論，合計16巻の書を作ったのである」．

この張仲景の著述した書は，次の西晋時代(280年ごろ)，太医令の王叔和という人によって再編纂されたが，いつのころか傷寒を扱った部分と，雑病を扱った部分の二つに分かれた．そして前者は唐代には『傷寒論』と題して単行され，また後者は宋代に『金匱要略』と題して単行された．はじめて中国で印刷出版になったのは『傷寒論』は1065年，『金匱要略』は翌1066年のことである．2書を合わせたもともとの書名については，上述の序文に「傷寒・雑病の論」の出てくるところから「傷寒雑病論」を旧書名とする説が後代現れたが，古くは「張仲景方」もしくはそれに類した名称で呼ばれていたに違いない．新出の史料(5世紀の『小品方』)には「張仲景弁傷寒并方，九巻」(傷寒の部)，「張仲景雑方，八巻」(雑病の部)などと記されている．『傷寒論』『金匱要略』は共に，『漢書』芸文志の「経方」に相当する医書で，いくつかの生薬を巧みに組み合わせたいわゆる複合処方を用いて種々の病態に対応する薬物治療書である．

『傷寒論』は文字どおり腸チフス様の「傷寒」という急性熱性病の病態と治療を論じたもので，傷寒の病態を，太陽病，陽明病，少陽病，太陰病，少陰病，厥陰病という六つのstageいわゆる病期に分類し，それぞれの病期の病態と，適応処方を説き記している．三陰三陽の理論，適応処方と証については，次章以降，各論で述べる．

『金匱要略』は傷寒に対し「雑病」「雑方」，すなわち種々の慢性病や雑病の治法を論じた書である．百合，狐惑，瘧，中風，歴節，血痺，虚労，肺痿，肺癰，咳嗽，奔豚，胸痺，心痛，短気，腹満，寒疝，宿食，積聚，痰飲，消渇，水気，黄疸，驚悸，吐衄，下血，胸満，瘀血，嘔吐，噦，下痢，瘡癰，腸癰，浸淫，腫，転筋，陰狐疝など，あるいは婦人病，そして食物の禁忌など，全部で25篇にわたって記される．循環器障害，呼吸器障害，泌尿器障害，消化器障害，皮膚科疾患，婦人科疾患から精神疾患，そして救急療法まで，あらゆる分野の疾病の治療に及んでいる．漢方処方として著名な八味地黄丸，当帰芍薬散，桂枝茯苓丸などはこの『金匱要略』を出典とする．『金匱要略』の現代病に対する応用価値はすこぶる高いといえよう．

3 唐代までの医学書

『黄帝内経』『神農本草経』『傷寒論』『金匱要略』など漢方の基本典籍を生んだ漢の次の時代には，魏晋南北朝(220～580年)，そして隋，唐(581～901年)の時代がやってくる．この時代にも数多くの医薬書が著述された．その代表的なものとしては，次のような書をあげることができる．

診断学書，鍼灸学書としては，王叔和の『脈経』(280年ごろ)，皇甫謐の『甲乙経』(同じころ)．本草学書としては，陶弘景の『本草経集注』(500年ごろ)，蘇敬らが唐政府の命を受けて編纂した『新修本草』(659年)．処方集ないしは医学全書としては，葛洪の『肘後備急方』(4世紀前半)，陳延之の『小品方』(5世紀後半)，姚僧垣の『集験方』(6世紀後半)，孫思邈の『千金方』『千金翼方』(7世紀後半)，王燾の『外台秘要方』(752年)などがある．紙面の関係上

詳細は述べないが，要するにこれらの多くは，前述の三大古典を基本に，さらに経験と知見とを積み重ね，発展させたものといえる．

4 宋代の医学書

宋，金元，明，清の時代を中国史の時代区分では近世という．宋王朝の前半，北宋の時代（960〜1127年）には印刷技術が飛躍的な発達をとげた．しかも宋の皇帝が医学に関心を持ち，政府が医療政策に力を入れたため，従来，手で書き写されていた医学書がはじめて印刷され，多種多量の医書が出版物として世に出回ることとなった．これは医学知識の普及という面において革命的なことであった．医書が普及すると知識水準は高まり，いっそうの発展を促す．『太平聖恵方』（992年）や『聖済総録』といった膨大な医学全書，あるいは『和剤局方』（1110年）という簡便な国定処方集が宋政府の方針によって編纂，出版された．和剤局とはすなわち国営の薬局である．前述の『傷寒論』をはじめ，『金匱玉函経』『金匱要略』『千金方』『千金翼方』『外台秘要方』『脈経』『素問』『甲乙経』といった重要古典も1065年から69年にかけて初版され，版を重ね，これによって医学古典の研究も格段に進んだ．

宋王朝はその後半，北から侵入した異民族の金や蒙古に追われて中国南半分に撤退を余儀なくされたが（南宋，1127〜1279年），この時代にも数々の医書，ことに個人の経験処方集が多く著され，出版物ともなった．

5 金，元の医学

一方，金，さらにジンギスハンを祖としフビライハンによって中国全土が征服された元の時代（1115〜1368年）には，革新的な医学理論の展開運動がなされた．それはたてまえは前述の三大古典の理論統合の試みであったが，結果は新たな方向性を開くことになった．その主導者として後世，金元の四大家と賞讃されることとなった劉完素（河間），張子和（従正），李東垣（杲），朱丹渓（震亨）という人物がいる．彼らはその治療方針の考え方の特徴から，それぞれ，寒涼派（心火を下す），攻下派（汗・吐・下剤を多用する），補土派（脾胃を養う），養陰派（陰の不足を補う）などと称された．例えば劉完素の創製した防風通聖散，あるいは李東垣の補中益気湯などは今日でも頻繁に用いられる漢方処方である．一連の学統に張元素，王好古といった有名な医家もいる．また，金の成無已という人は『傷寒論』の研究において独自の理論展開をなし，新境地を開いた．これらの金元医学理論は明清時代に引き継がれ，現代中医学理論の柱を構築している．

6 明，清の医学書

明（1368〜1644年），そして清（1636〜1912年）の時代となると，金元の新機軸を推し進めて，その後の経験・研究を加味した医書が数多く世に出た．明代の著名な医薬書には次のようなものがある．

『黄帝内経』の研究・解説書としては，馬玄台の『素問霊枢註証発微』（1580年代），張介賓の『類経』（1624年）．本草書としては劉文泰らが皇帝の命を受けて編纂した『本草品彙精要』（1505年），そして従来の本草知識を集大成して作られた李時珍の『本草綱目』（1578年）．医方書では龔廷賢の『万病回春』（1578年），『傷寒論』関係では方有執の『傷寒論条弁』（1593年）ほかがあげられる．

清代には『医宗金鑑』（1742年）という医学全書が政府の命で編刊．また明の呉有性『温疫論』（1642年）に発し，葉天士の『温熱論』（18世紀前半），呉鞠通の『温病条弁』（1798年）などの書に代表される温病学理論も登場した．この学説は現代中医学理論の一部を形成している．

明清代に相当する朝鮮李朝では，金礼蒙らが政府の命を受けて編集した『医方類聚』（1443年），また許浚の『東医宝鑑』（1610年）という優れた医学全書が作られた．

7 現代中医学の成立へ

清朝が倒れ，中華民国を経て毛沢東政権の中華人民共和国が成立してから，伝統医学の教育制度の必要上，新政府の指導で従来の医論の統合化が図られた．いま一般に中医学理論と呼ばれているのがそれである．ただ，この伝統医学理論は完全に統合されたわけではなく（またできるような性質のものではないが），中国にもさまざまの流派がある．現在，中医学理論と称されているものは，あくまで教科書レベルのことであり，伝統医学といえども常に試行錯誤の状態にある．

B 日本

1 奈良時代以前

日本における大陸医学文化の導入はむろん他の大陸文化と軌を一にし，6世紀ごろまでは主に朝鮮半島経由で行われていた．医薬書伝来の初出記録は，仏教伝来にわずかに遅れる562年，呉人，智聡の半島経由による「薬書・明堂図」などの到来である．「明堂図」とは鍼灸のつぼを図解した人体経穴配置図であろう．

7世紀以降，遣隋使，遣唐使による中国との正式交流開始に伴い，医学文化が直接，大量に輸入されるようになった．恵日，福因らが大きな役割を担った．やがて律令制が導入され，701年には大宝律令が施行．医制を定めた医疾令には医学の教科書に『脈経』『甲乙経』『本草経集注』『小品方』『集験方』『素問』『針経』といった漢～六朝の中国医書が指定され，学習された．『針経』は『霊枢』の古称であり，『素問』と合わせて『黄帝内経』をなす．『甲乙経』（西晋）は『素問』『霊枢』に経穴解説書『明堂』を加えて再編集した鍼灸医学書．『脈経』（西晋）は『黄帝内経』『傷寒論』その他の古典から再編成した脈診学の典籍．『本草経集注』（500年ごろ）は『神農本草経』を補注した薬物学書．『小品方』（5世紀後半）および『集験方』（6世紀後半）は『傷寒論』系の処方医学を中心とした医書である．いずれも前述の三大古典の延長線上にあった．

2 平安時代

平安時代には自国の文化意識の高揚によって日本独自の医学書が編纂されるようになった．808年には出雲広貞らが『大同類聚方』を，870年以前にはその子，菅原岑嗣らが『金蘭方』なる医書を勅を奉じて撰したというが伝わらない．現伝本はいずれも偽書である．

遣唐使は838年を最後に廃止されたが，それまでには唐の主だった医書のほとんどは輸入されていた．『日本国見在書目録』（898年ごろ）には166部，1,309巻もの漢籍医薬書の存在が記録されており，日本人の中国医学文化に対する摂取意欲の旺盛さがうかがえる．

984年にはこれらの渡来医書を駆使して日本現存最古の医学全書『医心方』30巻が編纂された．撰者は帰化中国人の8世の子孫，丹波康頼である．この書の記載のほぼすべては200種近くの中国医書（一部に朝鮮医書）からの引用でなりたっており，その意味では本質的に中国医書であるが，資料の選択眼には日本の風土・嗜好の反映が認められる．本書は成立時に近い古写本が現伝しており，中国には宋の印刷本を介した古典しか伝存しないのに対し，六朝・隋唐医学書の原姿を研究するうえで貴重な資料を提供している．

3 鎌倉・南北朝時代

鎌倉時代に入るころとなると，中国より宋の医学

書が伝えられるようになり，その様相は一変した．前述のように宋代には数多くの医書が出版され，それらが日宋貿易を背景に続々と舶載された．金沢文庫伝来の古版医書はその一端を示すものである．

武士の時代にあって，医学の新しい担い手は従来の貴族社会の宮廷医から禅宗の僧医へと移行し，医療の対象は貴族中心から一般民衆へも向けられるようになった．僧医，梶原性全の『頓医抄』（1303年）や『万安方』（1315年），そして有林の『福田方』（14世紀末ごろ）はこの時代の特徴をよく反映した医学全書といえる．従来の日本の医書は，中国医書から漢文のまま忠実に抜粋したものであったが，『頓医抄』や『福田方』は新渡来の多くの医書を駆使しつつも和文に直して咀嚼され，しかも著者独自の見解が随所に加えられている．

4　室町時代〜江戸時代前期

室町時代には明朝との勘合貿易が始まり，明に留学し帰朝した医師たちが医学界を先導するようになる．南北朝末の竹田昌慶を皮切りに，月湖，田代三喜，坂浄運，半井明親，吉田意庵などがいた．当時導入された明初の最新医学は，金元医学を継承したもので，ことに補養を軸とする李東垣，朱丹渓の医学は日本でも李朱医学と称して大いに受けた．室町時代の知識階級の医家たちはこの新医学を盛んに摂取し，普及につとめた．その機運の高まりの中で，1528年，日本ではじめて医学書が印刷出版された．それは明の熊宗立が編纂した『医書大全』を堺の阿佐井野宗瑞が財を投じて復刻したもので，医書の印刷出版は中国に遅れること500年であった．さらに70年後には豊臣秀吉の朝鮮出兵によって朝鮮から活字印刷の技術が伝えられ，これを用いて金元・明を中心とした多量の医薬書が印刷され広く普及するようになった．日本の医書出版文化はここに始まる．

室町末期から安土桃山時代に活躍した名医に曲直瀬道三がいる．道三は当時の中国医学を日本に根づかせた功労者として特筆すべき人物である．田代三喜に医を学び，京都に医学舎啓迪院を創建．合わせて宋，金元，明の医書を独自の創意工夫によって整理し，『啓迪集』をはじめとする幾多の医書を著述して，後進の啓発，育成に尽力した．道三の医学理論は明の医書を介するところの金元医学に依拠する．この陰陽五行説を背景とし，経験処方の駆使運用を手段とする曲直瀬流医学は，後継者の輩出によってさらに後の明代医書（例えば『万病回春』など）を積極的に吸収し，江戸前期にはもっとも隆盛をきわめ，中期から末期へと及んだ．この流派を，その後興った古方派に対して，後世方派と称している．

5　江戸時代中〜後期から現代へ

17世紀後半，日本の漢方界には新たな潮流が興った．古方派の出現である．古方派とは『傷寒論』を最大評価し，そこに医学の理想を求めようとする流派である．江戸中期以降の漢方界は，漢の時代に作られた『傷寒論』の精神に帰れと説くこの古方派によって大勢が占められるようになった．

中国では宋代に『傷寒論』が印刷出版されて再評価され，さらに明から清にかけて復古と称し『傷寒論』に理想を求める一学風が生じた．『傷寒論』を自己流に解析し，『傷寒論』中の自説に合う部分を張仲景の正文とし，自説に合わない部分を王叔和や後人の竄入として切り捨てる過激ともいえる学派（方有執，喩嘉言，程応旄ら）である．日本の古方派はこれに触発されたのである．この古方派に属する医家として，名古屋玄医，後藤艮山，香川修庵，内藤希哲，山脇東洋，吉益東洞らがあげられるが，それぞれ違った観点にたっていた．中でも吉益東洞はもっともきわだった考えを持ち，自説をもって周囲を強く感化した医家であった．

東洞は，病気はすべて一つの毒に由来し，その毒の所在によって種々の病態が発現するにすぎないと説いた．万病一毒説である．また，薬というものはすべて毒である，毒をもって毒を制すると主張した．これは前述の『神農本草経』や李朱医学とは真向から相反するもので，むしろ西洋医学的な薬の発想である．いきおい治療は攻撃的なものとなった．医者は

病気を叩くのみ，患者がもし治らずに死亡したとしてもそれは天命であり，医者のあずかり知るところではないとする天命説を唱え，当時の医学界に大論争を巻き起こした．東洞は陰陽五行説を否定し，『傷寒論』を思うがままに改変して自己の『傷寒論』である『類聚方』や，自己の本草書『薬徴』を創作し，最左翼の古方派となった．日本的な漢方の証概念や主義はこの時点で形成されたといえる．その一刀両断の医論は江戸時代後半の医界を風靡し，現代の日本漢方に絶大な影響を及ぼすこととなった．『類聚方広義』や『方伎雑誌』を著して今日高い評価を得ている尾台榕堂は，東洞の学統を継ぐ医家である．東洞の嗣子，吉益南涯は，父の過激ともいえる医説を修正する方向に向かい，気血水学説を立てて病理と治療の説明を行った．この南涯の医説も現代漢方に大きな影響を与えている．

中国人は論理性，いわば抽象的理屈を好み，日本人は実用性，具体性を優先する傾向にあるといわれる．これは医学でも同じである．古方派が極端な主義に陥った反省もあって，処方の有用性を第一義とし，臨床に役立つものなら学派を問わず良所を享受するという柔軟な姿勢をとる流派も現れた．こういった立場の人々を折衷派と呼んでいる．代表的人物の一人に和田東郭がおり，その臨床手腕の評価は高い．蘭学との折衷を図った漢蘭折衷という派もある．筆頭に有名な華岡青洲がいる．青洲は生薬による麻酔剤を開発し，世界初の乳がん摘出手術に成功を収めた．幕末から明治前期にかけて活躍した浅田宗伯もその学術においては折衷派に属する．宗伯は幕末明治の漢方界の巨頭として最後の舞台の主役をつとめた．臨床家としての業績は今日の漢方界でも最大級の評価を受け，その常用処方を解説した『勿誤薬室方函』『勿誤薬室方函口訣』は現在汎用される漢方処方の直接の出典となっている．

江戸後期には従来の身勝手な古典文献解釈に対する批判，反省のもとに考証学派という学派も興り，幕末に頂点をきわめた．考証学派は清朝考証学の学風を継承し，医学の分野に導入して漢方古典を文献学的，客観的に解明し，整理しようとするもので，高度な学問の素養を必要とした．その中心的存在は江戸医学館で，多紀元簡・多紀元堅父子をはじめ，伊沢蘭軒，渋江抽斎，小島宝素（3者には森鷗外の史伝がある），森立之らのすぐれた学者がいる．医学における考証学者の業績は中国のそれをはるかに凌ぎ，明治以降中国に逆輸入されて少なからぬ影響を及ぼした．

明治時代となってから，西洋化・富国強兵を目指す新政府は，漢方医学廃絶の方針を選択し，1895年，国会第八議会において漢医継続願は否決．これによって漢方は極端に衰退し，学問的にはほとんど断絶の状態となった．しかし法律と西洋医学は漢方の有用性を完全に否定し，抹殺し去ることはできなかった．ごく一部の人々によって民間レベルで伝えられた漢方は，和田啓十郎の『医界之鉄椎』(1910年)，さらに湯本求真の『皇漢医学』(1927年)などの著述が引き金の一つとなって，昭和になって漢方は次第に脚光を浴びるようになった．そして，戦前・戦後を通じて活躍した大塚敬節，奥田謙蔵，細野史郎，矢数道明らをはじめとする先人の努力によって今日では完全に復権を果たし，現代医療の中で生かされている．

参考文献

1) 小曽戸　洋：漢方の歴史．大修館書店，東京，1999

I 歴史からみる漢方

2 現代医療の中の漢方医学

【石野尚吾】

A 日本東洋医学会の歴史

1 学会設立

　第二次世界大戦後全国に離散していた漢方の研究者を糾合すべく，龍野一雄らの提案により1949年，日本東洋医学会（当時仮称）設立準備委員会が結成された．メンバーは細野史郎，大塚敬節，和田正系，龍野一雄，長浜善夫，矢数道明，山崎順，丸山昌朗，間中喜雄，藤平健，森田幸門の11名であった．

　1950年3月12日，慶應義塾大学北里講堂で日本東洋医学会発会式が開催された．設立当時の研究目的は，① 薬物療法の臨床研究，② 薬物学的研究，③ 鍼灸療法の臨床研究，④ 文献の書誌学的研究の4項目であった．会員数わずか98名での船出であった．

2 日本医学会加盟，専門医制度の実施および標榜科

　明治以来の西洋医学中心の医療制度の中で，日本医学会の分科会に加盟することは，専門医制度の実施，漢方標榜科の実現と共に，本会設立時からの主要課題であった．歴代の執行部による数度の申請を経て，1991年6月，日本医学会加盟87番目の分科会として加盟が承認された．

　日本医学会加盟申請と並行して検討されていた専門医制度は，1987年開催の第38回日本東洋医学会総会において漢方認定医・指導医制度の設置が決議され，準備作業を経て1990年に実施された．当初の専門医認定数（経過措置）は，5,369名であった．その後制度は整備され，1996年から試験制度を実施，日本専門医認定機構（現社団法人日本専門医制評価・認定機構）に加盟，2005年，広告可能な漢方専門医の認定団体として厚生労働省より認可された．

　標榜科についても歴代の執行部は陳情を重ねたが，2000年，衆議院議員・鴨下一郎主催の「標榜診療科に関する勉強会」に参加，2002年1月9日，時の厚生労働大臣・坂口力への要望書提出などの経緯を経て，2008年4月，標榜診療科が実現した．これにより，学会設立以来の三大懸案事項が，59年目にして，そのすべてが達成されたのである．

　さらに付け加えれば，2001年3月には，医学教育に関して，医学教育モデル・コア・カリキュラムの一般目標「診療に必要な薬物治療の基本（薬理作用，副作用）を学ぶ」の到達目標に「和漢薬を概説できる」が追加された．医師国家試験への漢方設問の出題が望まれる．

3 医療用漢方製剤の健康保険薬価収載とその後の削除問題

　薬価収載までの道のりは当時の社会情勢，技術革新，製薬メーカーの存在，法的整備など種々の要因が重なり合ってのものであった．当時の日本医師会長・武見太郎，津村順天堂社長・津村重舎，大塚敬節をはじめとする漢方界が，一致協力して活動した結果，1967年，漢方エキス製剤が健康保険に適用，1976年，薬効分類に漢方薬・漢方製剤の項目ができ，多種類の医療用漢方製剤が薬価に収載され，保険に

よる日常診療で漢方治療が行われるようになった.

しかし，一方で医療用漢方製剤を薬価基準から削除する動きがみられるようになった．1983年，厚生省は医療費抑制対策の一環として，ビタミン剤，かぜ薬などとともに漢方製剤の保険薬価削除案を検討しているとの報道があった．その後，1994年度の診療報酬の改定財源として，パップ剤・ビタミン剤・漢方薬の保険給付除外発言が旧厚生省高官からなされた．1996年には，三度，保険給付除外の動きがあった．学会はそのつど，各方面へ働きかけ，国民の署名活動を展開した．また，正しい漢方薬使用のための指導書『漢方保険診療指針』(1986年)，『漢方保険治療ハンドブック』(1993年)などを発行し，その普及をはかり必要性を訴えた．国民の反応は目覚ましく，1994年の署名活動では，1,463,716人もの多数の署名が集まったことは注目に値する．また，2003年，論文集『漢方の有用性・経済性について』，2005年には『日本東洋医学雑誌』第56巻EBM別冊号『漢方治療におけるエビデンスレポート』を発行しており，医療経済的にも漢方治療が有用な場合が多いことを実証し，西洋医学におけるEBMレベルでの漢方医学の実効性の証明を行った．

1997年11月，日本東洋医学会と連携して保険削除問題などに取り組むべく，医師約1,200人による日本臨床漢方医会を結成した．その後も保険削除問題が浮上し続けたが，学会および日本臨床漢方医会などの働きにより沈静化した．

1996年3月厚生労働省(当時 厚生省)から小柴胡湯に対する緊急安全性情報が出た．1989年から1996年までにとくに小柴胡湯による薬剤性肺炎が副作用として135例発生し，19例が予後不良の転帰をとった事によるものであった．第49回日本東洋医学会学術総会において「小柴胡湯による間質性肺炎をめぐって」のシンポジウムを開催し，漢方薬による好ましからざる作用，有害事象として早期発見，速やかな対処が絶対必要である．漢方薬との因果関係などについて前向きに検討する必要があると締めくくっている．その後，小柴胡湯による不幸な転帰の報告はみられないようである．

4　用語の標準化

論文作成，学会発表などにおいて使用する用語には共通の理解，認識が必要である．本会では発足以来，漢方用語の簡易化，標準化をはかる試みがなされてきた．『東洋医学用語集1漢方古方篇上』が1969年に，『東洋医学用語集 漢方後世方篇・漢方古方篇下』が1980年に発刊された．1999年，約1,500の用語を網羅した『東洋医学用語集』が発行され，2000年には漢方処方名，生薬名の英文リストが『日本東洋医学雑誌』に掲載された．鍼灸関係の用語は，WHO(世界保健機関)西太平洋地域事務局と協力して『WHO標準鍼用語(14経絡・361古典穴)』の二つのパンフレットを1989年に出版した(『日本東洋医学雑誌』第43巻4号(1993年)に掲載).

2007年，WHO/WPROは『WHO International Standard Terminologies on Traditional Medicine in Western Pacific Region(IST)』と2008年に『WHO Standard Acupuncture Point Locations in Western Pacific Region』を出版したが，その編集作業に学会は日本東洋医学サミット会議(JLOM；後述)の議長団体として参画した．

5　学術雑誌等の刊行物

1950年設立時に会報は年に4回発行された．敗戦後間もない時期で経済も安定せず物資も不足していた中でのことであった．その後幾多の変遷を経て，現在，年に6号(別に学術総会抄録号)を発行している．その他の学術刊行物の主なものは以下のとおりである．

東洋医学用語集Ⅰ(1969年)，東洋医学用語集Ⅱ(1979年)，漢方医学講義上・下(1981年)，漢方保険診療指針(1986年)および同改訂版(1993年)，漢方保険治療ハンドブック(1993年)，漢方診療におけるEBM(雑誌55巻5号別冊1994年)，東洋医学用語集(1999年)，入門漢方医学(2002年)，漢方の有用性・経済性について(2003年)，Introduction to Kampo(2005年)，漢方診療にお

けるエビデンスレポート(雑誌56巻 EBM 別冊号 2005年),実践漢方医学(2006年),学生のための漢方医学テキスト(2007年),専門医のための漢方医学テキスト(2009年)

6 学術総会,学術教育事業の開催

現在,全国規模の学術総会を年1回行うほか,8支部における支部学術総会,県部会,専門医学術総会講演会など年間70回程度開催されている.専門医を目指す者,すでに専門医で5年ごとの更新を行う者は,このような学術教育事業に参加し所定の点数を取らなければならない.専門医制度の指導医に対しては,指導医講習会を実施している.また,医学部学生を対象に,例年,8月の夏期休暇を利用して3日間の集中形式で漢方医学を系統的に学べる機会を設けることを目的として開催している.

7 終わりに

60年の歴史を顧みると多くの先人,諸先輩の努力のたまもので学会が発展してきたことがわかる.

前半は学会立ち上げ,学術総会の開催の基礎作り,さらに本部・支部など組織の確立,そして法人化への道程であり,中盤は医療用漢方製剤の医療現場への普及であった.そのような努力の集積として日本医学会加盟,医学・薬学教育に漢方の必修化,専門医制度の整備,標榜科の実現があったといえる.今後も公益法人の制度改革を踏まえて,各々の事業が継続し発展することが期待される.

参考文献

1) 日本東洋医学会:10年史,20年史,30年史,40年史,50年史
2) 矢数道明:創立沿革.日本東洋医学雑誌,復刻第1巻第1〜6号(1950年),1960
3) 菊谷豊彦:「漢方と健康保険」に関するアンケート調査報告書.日本東洋医学雑誌31(1),1981
4) 医学・歯学の教育のあり方に関する調査協力者会議報告書,2001,文部科学省
5) 専門医制度発足について室賀昭三会長に訊く,専門医通信 0巻,1989
6) 専門医制度発足について松田邦夫副委員長に訊く,専門医通信 0巻,1989

B 日本と世界の現状

1 日本東洋医学会の海外との交流

戦後日本における伝統医学関係の国際化は非薬物療法分野,とくに鍼灸治療での学術交流が活発であり,薬物療法よりも先行していた.日本東洋医学会(以後,本学会)として最初の国際交流は,1953年3月ドイツ鍼医学会副会長ヘルベルト・シュミトが来日し,ヨーロッパの学会との交流を提唱したことに始まった.1954年1月フランス鍼医学会パラ・デュポンが来日しドイツ,フランスの同系学会との国際交流が開始された.坂口弘,間中喜雄は学会理事,代表として両国の国際鍼学会において,それぞれ,1954年,1959年に講演を行い学術交流の任に当たった.1955年第6回日本東洋医学会学術総会(以後,学術総会)に台湾,香港,マニラから参加者があった.第12回学術総会から30回以上,韓国の裵元植が毎年学術総会に参加し,日本,韓国の伝統医学の交流,発展の礎となった.第54回学術総会では「韓国医学への理解」のシンポジウムを開催し好評であった.それらをふまえて2009年3月29日,日本東洋医学会と大韓韓医学会が「日韓学術交流協定」を結び調印式を行った.1980年の第31回学術総会におけるジョンズ・ホプキンス大学教授・ウンシュルドの特別講演「ドイツにおける現代医学ともう一つの医学との共存の問題」(同氏は第45回学術総会で特別講演を行っている),1986年の第37回学術総会における成都中医学院各家学説教研室主任・郭子光による柴胡剤の雑病例などと国際交流は継続

2 経穴を中心にした用語の国際統一

1965年「経絡経穴の国際的統一」を目的に日本経絡経穴委員会が設立された．その年に第1回国際鍼灸学会（東京，参加19ヵ国）を開き，「経絡経穴の表記の統一」が提案され継続審議となった．このことは戦後における国際化の出発点である．その後日本経絡経穴委員会は自然消滅したが，1973年からは日本経穴委員会（後に第一次経穴委員会）が再発足し，その構成団体として本学会も標準化作業に参加してきた．日本経穴委員会は国際標準化をみすえて，1975年に『経穴部位調査の基礎資料』を，1976年に『経穴名の名称と標準部位』を，1989年に『標準経穴学』を出版した．

1982年マニラにおける「WHO鍼用語標準化ワーキンググループ」の会議で，14経絡，361古典穴について標準化がなされ，さらにその後何回かの会議のあとに，1989年のジュネーブでの「国際鍼用語標準化のための科学グループ」において改訂され，現在にいたっている．改訂されたものはWHO西太平洋地域事務局から『Standard acupuncture nomenclature Part 1，2』(1989年版）として1991年に発行された．2003年に標準経穴部位の開発がWHO西太平洋地域事務局から提案され，このために2004年にわが国では第二次経穴委員会・作業部会を結成し，その作業に協力してきた．

3 WHOからの呼びかけと学会の対応

伝統医学が世界的に注目を集めるようになった背景に，1978年9月，プライマリーヘルスケアに関する国際会議におけるAlma-Ata宣言がある．

2003年8月，WHOからの依頼により，本学会はProposed WHO International Standard Terminology in Acupuncture for Basic Trainingの草案にコメントを返送した．2004年，WHO西太平洋地域伝統医学諮問官・崔昇勲が来日し，次の5項目について協力依頼を本学会に求めた．すなわち，①経穴の位置標準化，②西太平洋地域伝統医学用語の標準化（WHO International Standard Terminologies on Traditional Medicine in the Western Pacific Region (IST), WHO Regional Office for the Western Pacific, 2007年発刊），③伝統医学の疾病分類，④伝統医学臨床27領域の診療ガイドライン作成，⑤情報の標準化である．診療ガイドラインについては，各国における医学教育制度，医療制度が異なり，その作成は問題が大きいので反対を唱え，ガイドラインを作るためのガイドライン作りを提唱した．

WHOの伝統医学の用語を中心にした標準化作業については，国際的な影響が大きく協力すべきであるが，中国，韓国の国としての取組に対して，日本はこれまでその体制作りが遅れていたのであり，行政との連絡を密にして取り組んでいくべきである．日本は，伝統医学の用語の整理が不十分であり，文献検索や情報交換に不都合が生じ，議論も混乱するなどの弊害がある．医学薬学教育におけるコア・カリキュラムへの伝統医学の組み込みという状況を考えれば，用語標準化は学会の喫緊の重要課題である．

4 日本東洋医学サミット会議（JLOM）の結成およびその目的

WHO会議出席者が政府経由で選ばれる場合，政府がその領域に不案内で適任者を選任できない場合もある．日本の行政には，伝統医学に関して専門的に検討し，総合的に指導，監督する部署が存在しなかった．

WHO西太平洋地域加盟国の多くでは，国を代表する人材が会議に参加するという状況の中で，わが国では，個人の立場での参加，あるいは国内から1団体の代表のみの会議へ参加するということも多かった．このことは伝統医学に関する世界の流れに国として遅れをとり，その結果国益を損なうこともあり得るわけである．そこで，2005年5月，日本東洋医学会，全日本鍼灸学会，和漢医薬学会，日本生薬学会，北里大学・東洋医学総合研究所・WHO伝統医学協力センター，富山大学医学部・WHO伝統医

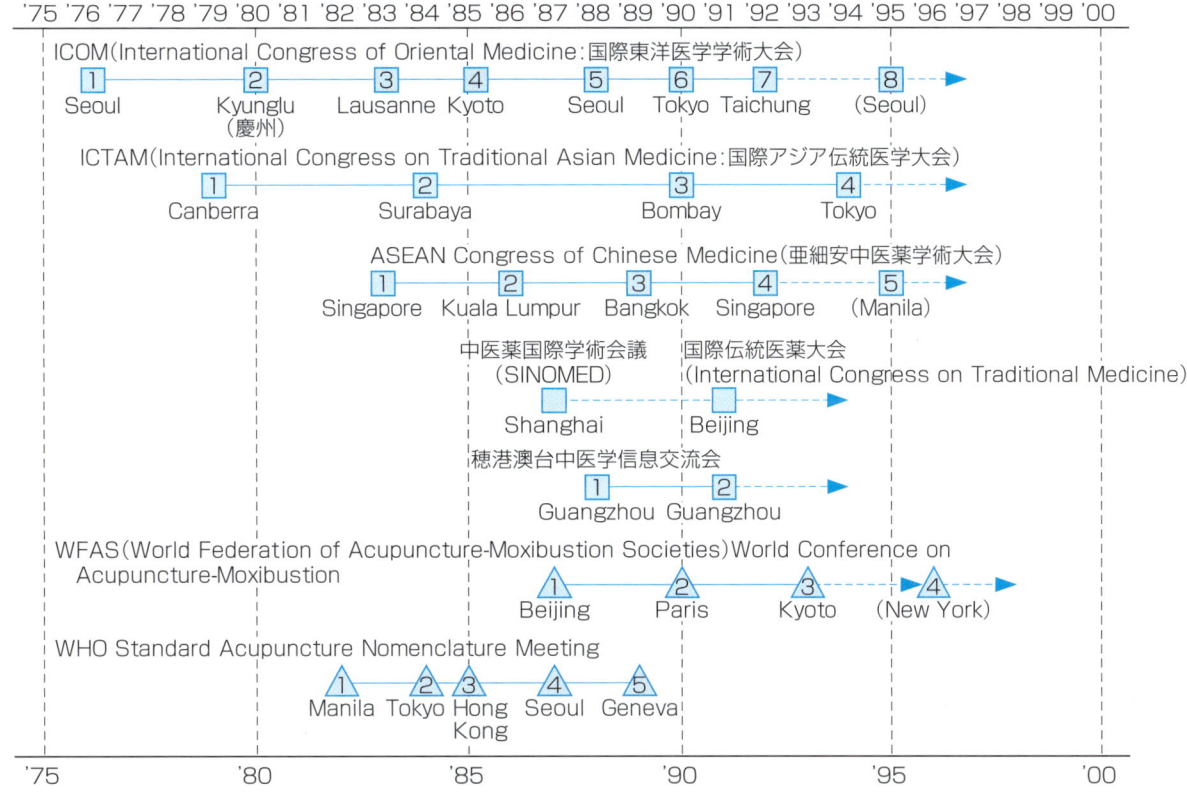

図1　アジア伝統医学分野におけるNGOの学術大会の歴史
(津谷喜一郎：保健分野のパートナーとしてのNGO. 現代東洋医学 15(2)：1994年4月)

学協力センターの6組織が協力し，日本東洋医学サミット会議(The Japan Liaison of Oriental Medicine；JLOM)を発足させた．

　JLOMの事業目的は，① 伝統医学に対する国の支援体制確立，② WHO関連伝統医学用語・情報の国際標準化への協力，③ その他伝統医学に関する国際的事業への協力，の3項目である．2005年5月，JLOMは厚生労働省に請願し，伝統医学は厚生労働省医政局研究開発振興課の新たな所管となった．JLOMの発足は，WHOはじめ世界各国との協力，協調関係を保つための状況整備の一環となった．

5　その他の国際会議・学会

　鍼灸医学の世界大会が活発な中で，湯液を中心にアジア伝統医学分野に関する国際東洋医学会(The International Society of Oriental Medicine；ISOM)がソウルを本部として発足した．日本支部が設けられているが，本学会とは別組織である．国際東洋医学学術大会(The International Congress of Oriental Medicine；ICOM)として，わが国では1985年第4回(京都)，1990年第6回(東京)，1999年第10回(東京)は，本学会がその運営を担った．

　そのほか国際アジア伝統医学大会，ASEAN中医薬学術大会，中医薬国際学術会議，国際医薬伝統大会，穂港澳台中医学信息交流会事日中東洋医学学会などが開催されている．これらの多くは国際化によって主催者の国での地位向上を目指すという理由もあったようである(図1)．

　2007年に米国食品薬品管理局(FDA)が，伝統医学を補完代替医療(CAM)の範疇から分離し，西洋医学を中心とした現代医学同様に，独立した科学体系を持つ理論・実践医学として認める方針を打ち出したことや，中国の伝統医学に関する世界戦略をみる時に，日本のこれまでの伝統医学政策は十分なものであったとはいえない．日本の漢方医学の優秀性を認識し，人類の健康に多大な貢献が可能であるこ

とを，国とともに本学会およびJLOMが主張していくことが重要である．

参考文献
1) 津谷喜一郎：世界共通の鍼用語をめざして(1, 2). 現代東洋医学 12 (4)：1991, 現代東洋医学 13 (1)：1992
2) 坂口　弘：国際交流　国際東洋医学会の沿革. 日本東洋医学雑誌 40(5)：1990
3) 第二次日本経穴委員会：WHO/WPRO 標準経穴部位公式版，発刊記念講演会抄録号，2008
4) 坂口　弘：日本東洋医学会45年の歴史を振り返って. 日本東洋医学雑誌 45(4)：1995

コラム

● 伝統医学の国際化 ●　　　【渡辺賢治】

　伝統医学は本来限定された地域で伝承されたものであるが，現代のようなグローバル化の中では情報がユビキタスとなり，必然的に世界的に注目されるようになる．伝統医学も例外でなく，近年の補完・代替医療(CAM)の大きなうねりの中で注目を集めている．とくに，米国国立衛生研究所，食品医薬品局が相次いで，伝統医学その他を whole medical systems として，他の CAM と区別したのは特記すべきことであろう．伝統医学の例として，伝統中医学(TCM)とインドのアユルヴェーダがあげられている．韓国の韓医学，日本の漢方はそれぞれ古代中国にその端を発しているものの，長い歴史の結果として，似て非なるものとなっている．この違いは米国からは認識されなかったのである．

　そうはいっても共通点のほうが多いので，小異を誇張して争うのは愚であろう．ここはお互いの違いを認め合って，きちんと世界保健に貢献することが重要と考える．ここ数年 WHO 西太平洋地域事務局が東アジア伝統医学の調和をはかる活動を行ってきた．大切なことは調和と統一は異なる，ということである．調和はお互いの小異を尊重しながら大同を強調することであり，この路線がもっとも効率的であると考える．東アジア伝統医学の中心である日中韓が中心となり，2007年に『東アジア伝統医学用語集』が出版され，2008年には『経穴の位置の標準化』が出版された．現在，国際疾病分類(ICD)類似の伝統医学分類を作成中である．WHO 国際分類ファミリー(WHO-FIC)は伝統医学に注目している．その理由の一つは，世界保健機関という名を冠しているにもかかわらず，保健統計が取れているのは欧州・北米などの限定された地域のみであるからである．これを情報のパラドックスと呼ぶが，伝統医学の使用者は世界で40億人とも試算されており，これからは伝統医学もきちんと世界保健の枠組みに組み入れられていく必要がある．

　こうした世界的な潮流を踏まえたうえで，漢方をどのように国際化していくか，をも考えなくてはならない大きな転換期にきている．海外で行われてきた多くの伝統医学の学会，CAM の学会には日本からの参加がほとんどなされてこなかった．このことは情報収集ができないばかりではなく，情報発信も怠ってきたことになる．米国で用いられている鍼は鍼管のついている日本式であるが，日本発であることはほとんど認識されていない．米国国立衛生研究所が whole medical system として，伝統中医学のみをあげて，「東アジア伝統医学」としなかったのも，情報発信を怠ってきた結果ともいえる．西洋社会向けのアピールと共に，アジア諸国の団結も重要である．近年では，ASEAN諸国も伝統医学の国際化に熱心であり，こうした国々との情報交換が重要である．

　まだまだ世界的規模からいうと西洋医学主流であって，伝統医学の声は小さいが，今後はますますグローバル化の波に洗われていくことが予想される．その時に，何をどのようにグローバル化するかも含め，準備していくことが重要であろう．

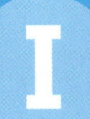

I 歴史からみる漢方

3　これからの漢方医学

【寺澤捷年】

1　パラダイムの相違を明確に

　漢方医学のパラダイム（思考の枠組み）は西洋医学のそれとはまったく異なっている．そこで重要なことは漢方医学のパラダイムを十分に理解し，臨床で活用する技能を磨きあげていくことである．そして，先人の過去の経験を大切にしつつ，自らの深い洞察力によって，より精度の高い症候学，治療学を形成していくことである．

　その過程においては，先人の唱える症候学，あるいは自らが見出した特異的症候の「妥当性の検証」も必要である．また，可能な限り臨床の知（暗黙知）を，より普遍的な知（形式知）とする努力をしていきたいものである．

　漢方医学の世界では臨床報告がとくに重要視されるが，その理由は，この医学の体系はきわめて個別性の高い医療技術であって，多面的な生体情報をいかに処理したかの経験の蓄積がその技術的発展の基礎となるからである．これに加えて多数例の前向き臨床研究も重要であって，先に述べた「妥当性の検証」には多数例での検討も不可欠であろう．日本漢方の特色の一つである「方証相対」の方法論はこのような検証作業にとって有利な方法論である．

　このような努力の積み重ねによって，漢方医学の体系が大きく膨らみ，客観性の高い医療技術として理解が容易になり，広く受け入れられるものとなると筆者は考えている．

2　二つのパラダイムの和諧

　まったく異なった二つのパラダイムを「融合」させたり「統合」させることは不可能である．そこで大塚敬節は「和諧」という用語を提唱している．和諧とは「調和する．むつびあう」と辞書に記されている．すなわち異なったパラダイムの各々を認め合い，協調して事に当たることを意味する．

　筆者自身の臨床形態はまさに「和諧」の世界で展開されている．すなわち眼前の一人の患者に対して，西洋医学のパラダイムで診断を行い，加えて漢方医学のパラダイムで証を決定し，最善の治療成果を得ようとするものである．治療に当たっては漢方方剤単独であったり，これに西洋薬を併用することもしばしば行っているが，この手法の目指すところは，より早く，より安全に，より経済効率よく患者の健康回復を達成するところにある．

　漢方方剤を用いる場合には，徹底して漢方医学のパラダイムに則ることがきわめて重要である．しかし，漢方医学のパラダイムを膨らませる材料が西洋医学的な知見によってもたらされることも少なくない．例えば頭部MRI画像で多発性の微小脳梗塞の所見があれば，「瘀血」の存在を考えるべきであろう．また，脊柱管狭窄症の病態は脊髄や馬尾神経の圧迫をきたすが，そこでは血流障害や虚血による神経浮腫などが容易に想定される．これは漢方医学のパラダイムでは「瘀血と水滞」の病態を想起させる．「これからの漢方医学」の一つの方向ではないかと考えている．

　また，西洋医学の専門領域における新たな展開も

期待される．専門家の目はその専門領域においては他の追随を許さない．その鋭い眼力で漢方方剤の新たな運用法を開拓していただきたいと願っている．先年，日本呼吸器病学会からCOPD（慢性閉塞性肺疾患）の治療プロトコルに補中益気湯が推奨された．これはこれで十分に評価される第一歩ではあるが，漢方医学のパラダイムとの和諧という立場からは，「第一選択薬・補中益気湯，無効な場合には漢方専門医の助言を得ること」などの文言が正式に加わることが期待される．

さらに，2008年から基幹12診療科に「漢方」の名を付した標榜科が公認されたことは画期的な出来事である．例えば「漢方内科」「内科漢方」という具合である．これによって漢方医学を中心に据えた医療の展開も制度的に容易になった．「これからの漢方」にとって非常に明るい材料である．

3　薬効発現の機序の解明

漢方医学のパラダイムは自然科学とは無縁な歴史をたどってきた．その最大の欠点は「なぜだろう」「どうしてこうなるのか」という疑問を持たずに継承されてきたことである．また，疑問が生じた場合にもそれを客観的に解明する手段も開発してこなかった．歴史的にみると，この前近代的なありようが，明治政府の政策に馴染まなかったのである．漢方医学の診断学および用いられる薬剤の科学的解明は容易ではない．その理由は共に多変量を解析しなければならないからである．薬剤についていえば「複合成分系薬物としての薬理」に取り組まなければならないが，研究手法としてはどうしても要素還元論的な手法を用いなければならないというジレンマを抱えている．

先年，筆者らは茵蔯蒿湯がFasリガンドにより誘発される肝細胞のアポトーシス阻止作用を報告したが，この薬理作用が山梔子に含まれるゲニポシドの糖鎖がはずれたゲニピンによるものであることを明らかにした．それでは茵蔯蒿湯を構成する茵蔯蒿や大黄は何の役にも立っていないのかというとそうではない．利胆作用や瀉下，抗酸化作用などは茵蔯蒿や大黄が担っている．

ここで，筆者が主張したいことは，要素還元論の限界を知りつつ，しかもその助けを借りて一歩一歩前進することが「これからの漢方医学」の歩む一つの方向ではないかということである．また近年，情報解析の手法としてバイオインフォマティクスが登場した．これは複雑系を解析する有力な手法であり，これをいかに活用するかが今後の課題であると考えている．

4　エビデンスの構築

漢方医学のパラダイムを活用することが臨床上きわめて有用であるといくら主張しても，現在の医療制度の枠内ではきわめて窮屈な状況にあることは否めない．

それはわが国の医療制度そのものが西洋医学のパラダイムによってガッチリと構築されているからである．このような現状を直視する時，1976年に漢方エキス製剤が保険薬価に収載されたことは奇跡に近い出来事であったことを改めて思い知らされる．

現状の医療制度の中での漢方医学の評価は極端に低い．具体的には，例えば特定疾患（難病）に対して漢方治療を介入させ，これに対して公費負担による医療費補助の認定を申請しても，漢方治療が非特異的治療（特定の疾患の治療薬ではない）との理由で，認定は拒否されるのが現状である．また，診療報酬の査定に当たっても，西洋薬と漢方製剤を併用し，過剰診療と認定された場合，削除されるのは漢方製剤である．これは相当に不当な扱いではなかろうか．

このような状況を打開するためには，エビデンスの構築が重要である．漢方医学は「個の医療」であり，多数例の解析に基づくエビデンスの構築とは根本的になじまないが，現状を打開するための必要悪として，ここは乗り切るほかない．日本東洋医学会が学会主導型のエビデンスづくりに積極的に取り組む時期を迎えていると考えている．

しかし上述のような漢方軽視のスタンスは，実は

純粋に学問的な問題だけでなく，限られた医療資源の奪い合いという政治的要素も内包していると筆者は考えている．したがって，漢方治療の採用によって医療費が軽減されるという，医療経済上のエビデンスも行政当局に呈示していくことも重要な課題である．

5 新たな治療学へ

グローバル・スタンダードという言葉が喧伝されている．しかし，その裏にはある強大な国家の利益を保護するという意図がありありと感じられる．こと，医療についてはわが国は西洋医学のパラダイムのみならず，漢方医学のパラダイムも有する特異な国家である．いわゆるグローバル・スタンダードに追随する必要はまったくない．例えば国民皆保険制度はグローバル・スタンダードであろうか．否である．この制度はわが国が世界に誇る独自の制度である．このことと同様に，わが国独自の医療制度を東西医学の和諧の中に構築し，臨床成績の上で，また，医療経済上も効率的ですべての国民が満足できるものにしていくことがもっとも重要である．「これからの漢方医学」はその一翼を担う大きな存在であり続けるものと確信している．

参考文献

1) 日本呼吸器病学会COPDガイドライン第3版作成委員会：COPD（慢性閉塞性肺疾患）診断と治療のためのガイドライン第3版，メディカルレビュー社，大阪，2009
2) Yamamoto M, Miura N et al：Genipin, a metabolite from the herbal medicine Inchin-ko-to, and suppression of Fas-induced lethal liver apoptosis in mice. Gastroenterology 118(2)：380-389, 2000

コラム

●漢方薬のエビデンスレポート●　　【津谷喜一郎】

　エビデンスは，それを「つくる」「つたえる」「つかう」というステージに分けると理解しやすい．「エビデンスに基づく医療」(evidence-based medicine: EBM)はその定義上，エビデンスを「つかう」立場のものである．

　エビデンスは漢方薬などについても必要と認識され，2001年6月にEBM特別委員会(http://www.jsom.or.jp/medical/ebm/index.html)が設立された．第1期の委員長・秋葉哲生を中心として「よい臨床研究」が各種データベースを用いて検索され，2005年7月に『漢方治療におけるエビデンスレポート』が発行された．

　同年の第2期からは津谷が委員長を引継ぎエビデンスを「つたえる」の領域で，よりシステマティック・レビューに近いアプローチが取られ，ランダム化比較試験(RCT)を収集することとし世界的標準である8項目の構造化抄録が作成された．さらに「漢方医学的考察」，「論文中の安全性評価」，「アブストラクターのコメント」，「アブストラクター名と日時」も付してある．

　収集する時期を三つに分け作業を進め，最終的に1986〜2008年について『漢方治療エビデンスレポート2009 -320のRCT-』(EKAT 2009)として上記のウェブサイトで2009年6月に公開された．そのうちの1999〜2008年分は英文版も作成され公開された．現在，残りの部分の英語訳も準備中である．1986年は漢方製剤が現行の品質基準に切り替った年である．それ以前は歴史的なものになり，拙稿「伝統薬の比較試験の歴史と現状」(医学のあゆみ132(2)：103-106，1985)などを参考にされたい．

　漢方医学は長い歴史を持つが，すべてのエビデンスがRCTによって「つくられ」たわけではない．そこで同じく2005年から，ノルウェーや米国国立がん研究所(NCI)の例をモデルにして，「劇的(dramatic)な経緯を経た」一例報告である「ベストケース」を集めるプロジェクトを開始した．エビデンスの強さのグレードは低いが，これを探索型の研究と位置づけている．一例報告としての質が高ければ，意思決定に用いることができるものである．同じくウェブで公開している．

　2004年に世界保健機関西太平洋地域事務局(WHO/WPRO)が伝統医学の診療ガイドラインを作成するプロジェクトを開始した．だが各国間で伝統医学システムや薬事行政に違いがある．そこで当初のWHO/WPROの方針を修正させ2007年11月に"A guide to develop clinical practice guidelines for traditional medicine"を香港で完成し公表を待っているところである．

　また日本の診療ガイドラインの中で漢方薬を含むものをレビューした．ウェブ上で上記のエビデンスレポートのRCTとリンクしている．ここで漢方薬のエビデンスがあるにもかかわらず，診療ガイドラインでとりあげられていないことも明らかになった．Motoo Y et al: Current status of Kampo (Japanese herbal) medicines in Japanese clinical practical guidelines. *Complement Ther Med* 17(3)：147-154, 2008としても発行された．診療ガイドライン作成者は，ぜひウェブサイトをご覧になっていただきたい．

II 病態からみる漢方

1　漢方医学の基本理論　　　辞書編纂委員会
2　病態と治療　　　　　　　辞書編纂委員会
3　漢方の診察法　　　　　　花輪壽彦，村主明彦
4　病態治療学概論　　　　　　　　　三潴忠道

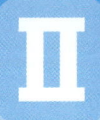

II 病態からみる漢方
1 漢方医学の基本理論

【辞書編纂委員会】

A　陰陽説

　混沌(漠然)としたものは認識できない．無である．均衡が破れてこそはじめて有が生じ，事象を認識することができる．森羅万象，あらゆる事象の存在は，いずれに均衡が傾いているかを知ることによって生ずる．情報(知識)とは，極論すれば分類するということである．分類の始まりは二である．これが陰陽である．ある条件で事象を二分類した時，どちらに均衡が傾いているか，すなわち二極性いずれに属性が高いかを判断する．これによって事象は存在性を持ち，知が生ずるのである．

　正(＋)に対して負(－)がある．無(０)に対して有(１)がある．可視光線の無を暗といい，有を明という．夜と昼，ここから１日，すなわち時間の認識が生ずる．上下を宇宙にあてれば天と地がある．高低もある．深浅もある．時間でいえば新と古があり，過去と未来もある．方向でいえば前後がある．度には長短があり，量には大小があり，衡には軽重があり，巾には厚薄があり，曲線には鋭鈍があり，観点には表裏があり，温感には寒熱があり，水分の量には乾湿があり，状態には虚実・動静・急慢があり，性には雌雄がある．

　人間界においても，男女，老若，賢愚，肥痩，貧富，善悪，苦楽，勝負，往復……など陰陽の対比は限りない．

　一方があってこそ他の一方が存在する．一方のみの存在はありえない．数多くの条件をもって森羅万象を分類していく．これが認識度を深めることにほかならない．たとえ植物・下等動物，どんな生物であろうとこの方法で事象を認識し，行動する．この意味から陰陽(二元認識法・二進法)は知の根本原理といえる．

　陰陽の二極性のうち，陰とは収斂的，消極的，内向的，負極性(マイナス・ネガティブ)の傾向を持つものをいい，陽とは発散的，積極的，外向的，正極性(プラス・ポジティブ)の傾向を持つものをいう．いわゆる陰性・陽性とはまさしくこの性質をいう．しかしながら，陰陽は必ずしも一定したものではない．対立しては統合し，また消長し転変することによって森羅万象は運行し続けるのである．中国医学古典の『黄帝内経』には，「陰陽は仮の名称であって形に示すことはできないものである．分析すれば千変万化となる．陰の中にも陽があり，陽の中にも陰がある．さらに陰が極まって陽になり，陽が極まって陰になることもある」といったことが説かれている．

　次節，「2 病態と治療」で説明される虚実，寒熱，表裏，気血もみな陰陽の一つの分類局面にすぎない．

B 五行説

　陰陽説は2進数のデジタルである．これとは別に事物を多様化認識するために考案された思想に5進数のデジタルともいうべき五行がある．すなわち五行とは，物質の属性およびその相互関係を理解するために想定された方則で，「五」は木・火・土・金・水に象徴される事物とその属性，「行」は運動・運行の規律をさす．

　2次元の平面（地理）を認識するには南北（陰陽）だけではなく，東西を含めた四方を考える必要がある．そして四方を認識するのは中央にいる主観者である．東西南北・中央の五部こそが五行の起源である．「五」の漢字の祖形は「X」で，四方と中央の五点の象形にほかならない．

■方角と時間

　図1に五行の方位と配当を示した．東は木，南は火，西は金，北は水，中央が土である．1日（24時間）でいえば，木は日の出，火は正午，金は日没，水は夜半で，1周で1日（日夜）である．

■季節

　1年でいえば木は春，火は夏，金は秋，水は冬，中央は土用（四季の間にある18日間）である．この場合，1周1年である．

■五色

　目でみる色彩もこれに基づく．春に芽生える木（植物）は青（Green）い．火（南・夏）は赤，金（西・秋）は白，水（北・冬）は黒のイメージである．四方の神獣説（東に青竜，南に朱雀，西に白虎，北に玄武）はこれに基づいており，『傷寒論』の方剤の命名も一部これに由来している．

■五音

　耳で聞く音階は12の音律より選ばれた五音が基本（penta-tonic）．木は角（ミE），火は徴（チG），土は宮（ドC），金は商（レD），水は羽（ラA）である．

■五味

　舌で味わう味覚も五つ．木は酸，火は苦，土は甘，金は辛，水は鹹（塩）で，この五味は中国本草薬理説の基本である．

■相生相剋

　中央に位置する土は特殊な要素であるが，のち他の元素と対等化され，図2に示すような五角形の関係として認識されるようにもなった．ここに五行の対等の相生・相剋関係が成立する．すなわち木から火が生じ，火から土が生じ，土から金が生じ，金から水が生じ，水から木が生じ，さらに輪廻を重ねていくという相生関係（母子関係）．そして木は土より強く，土は水より強く，水は火より強く，金は木より強く，……，それぞれが抑制し，抑圧されるという相剋関係である．

　この五行の対等に相生し相剋しあうという相互関係は，あらゆる事象，すなわち，天文，物理，地理，

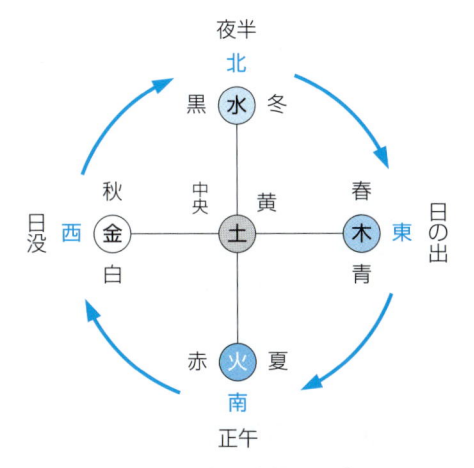

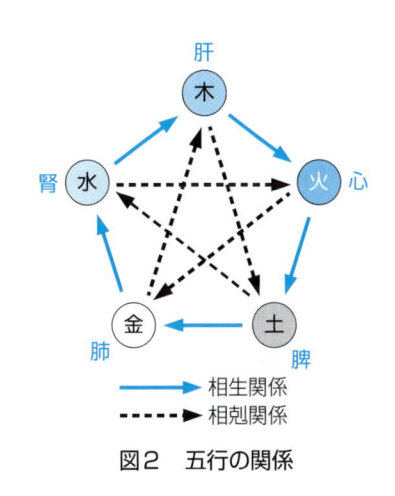

図1　五行の方位と配当

図2　五行の関係

工業，農業，建築，政治，経済などのしくみを理解・説明する便法として応用されるようになった．次に述べる医学（生理・病理）における臓腑学説も例外ではない．

C 臓腑説—10と12の併存

中国伝統医学では内臓（internal organ）を元来，蔵府と称した．蔵とは陰の器官（organ）をいい，物をしまい込んでおく実質器官．府とは陽の器官で物が出入する中空器官である．月（肉づき）が付いたのは中国中世以降である．

もともとは五蔵五府，計10の臓腑を認識し，陰陽・五行の配当を試行錯誤した結果，陰の蔵を肝（木）・心（火）・脾（土）・肺（金）・腎（水）とし，陽の府を胆（木）・小腸（火）・胃（土）・大腸（金）・膀胱（水）とする学説が固まっていった．そして，五行の相生・相剋関係に照らし合わせ，生理・病理を説明したのである（臓腑学説・蔵象学説）．治療（薬理）もそれに従った．

中国戦国末期頃には，生理・病理をより合理的に説明するため，三焦という名があって形のない器官が想定され，これが府に加わり，五蔵六府となった．しかし，計11の臓腑では，数理上，不都合な面がある．よって三焦に対し，さらに第六の蔵として心包が想定され，六蔵六府とも称されるにいたった．

事物を数理的に理解・説明するため，古来，人類は手の指の数による10進法（5×2）を多く用いたが，一方，自然の摂理は12進法（12分類，2×3×2）に制約される場合も多い．時間の存在は，前述のように人間が明（昼）・暗（夜），つまり1日を認識することによって生まれた．それが約365回すると四季がもとに戻る．1年である．その間，月は約12回満ち欠けする．1年12ヵ月のゆえんで，女性の生理周期もこれによる．地球が自転し，月が地球を公転し，地球が太陽を公転する結果である．木星は12年をかけて太陽を公転するので，歳星と称され，12年周期の指標とされる．電波や音波が，アンテナや弦に同調（共鳴）する場合，2倍・3倍（その倍数）でも共鳴が起こる．音楽が洋の東西を問わず12音律に帰し，音楽理論が成立するのはこの結果である．2次元の方向も，あるいは1日の時間も，10に均等に割ることは不合理で，結局は12分割が合理的となる．以上のことから人類は10進法と12進法とを古来，併用してきた．

10進法では，一・二・三…の数字のほか，五行を2倍した甲乙丙丁戊己庚辛壬癸の十干が用いられた．12進法では子丑寅卯辰巳午未申酉戌亥の十二支が当てられ，方角，1日の時間，12年の周期などがこれで分割された．十干十二支，60の組み合わせで還暦となるのはこのためである．

五蔵五府，五蔵六府，六蔵六府の考えは漢代以降，中国伝統医学で常に並行して用いられてきたものである．中国医学古典，つまり伝統医学理論は，これらの事情を知っておかなければ理解しがたい．伝統医学理論は一つのものでなく，どれ一つ絶対的なものはない．このような陰陽・五行・臓腑説をすべて否定する説すらあり，それとても漢方医学の範疇を外れないのである．

a．各臓腑の機能の特徴

現在，西洋医学の日本語訳として用いられている肝臓・心臓・脾臓・肺・腎臓・胆嚢・小腸・胃・大腸・膀胱などの臓器名は，江戸後期に西洋医学が翻訳される際，中国の古医語を便宜上転用したものであって，同じ意味ではない．すなわち西洋医学のliverと漢方医学の肝，同じくkidneyと腎，gall bladderと胆などは元来同一物ではないのである．各臓腑が密接に関係し，支配するとされる感情・味覚・感覚器・組織の配当を表1に示した．

b．病理と診断と治療の原則

上述の中国伝統医学理論では，人体の陰陽五行，

表1　一般的な臓腑の配当

	臓	腑	感情	味覚	感覚器	組織
木	肝	胆	怒	酸	眼	筋
火	心	小腸	喜	苦	舌	血脈
土	脾	胃	思	甘	口	肌肉
金	肺	大腸	憂	辛	鼻	皮毛
水	腎	膀胱	恐	鹹	耳	骨
	心包	三焦				

すなわち臓腑経絡の変調が病気とされる．変調には実と虚の二つの状態がある．

実とは邪気が充満した状態，虚とは正気(精気・真気)が失われた状態をいう．何らかの原因(三因＝内因・外因・不内外因)で，ある臓腑に実や虚の状態が生じたとする．すると相生・相剋の関係で，次々と臓腑間に不均衡が波及する．これが病気である．

では診断とは何かといえば，どの臓腑が実(邪盛)で，どの臓腑が虚(精奪)の状態となっているかを察知する行為にほかならない．その手段に後述する四診法がある．

治療とは何か．それは生体内の不均衡を均衡にもどす作業である．これには二大原則がある．実の部分を瀉し(邪を体外に泄らす)，虚の部分を補す(精気を補入する)ことである．薬物療法においては，各臓腑に特殊な親和性を持つ五味(酸苦甘辛鹹)と，補瀉作用を有する四気(寒熱温涼)を巧みに利用して，その調整をはかる．鍼灸治療においては各臓腑に流注する経絡に補瀉手技を施し，もって虚実を解消し，平復させる．

以上が中国伝統医学の基本原理である．

D　三陰三陽と経脈学説

　三陰三陽はいうまでもなく陰と陽をそれぞれ3分割した6分類で，医学でのみ行われた学説である．もとは二陰二陽に始まり，やがて三陰三陽にいたったが，普遍化にいたるまでの展開過程はたいへん複雑である．

　その成立過程の一端は近年，馬王堆漢墓医書『十一脈灸経』の発見によって明らかとなった．紀元前2世紀頃にはすでに経脈なるものが想定されていた．経脈とは身体の末端と内部をつなぎ，気血が流通する経路である．当時，三陰三陽の称はあったが，臓腑は五蔵六府の11で，心包(厥陰心主)はなかった．のち漢の『黄帝内経』の時代にいたり，六蔵六府と三陰三陽の手と足の脈の配当が完成し，十二経脈(手太陰肺経→手陽明大腸経→足陽明胃経→足太陰脾経→手少陰心経→手太陽小腸経→足太陽膀胱経→足少陰腎経→手厥陰心包経→手少陽三焦経→足少陽胆経→足厥陰肝経)が成立したのである．この十二経脈説は中国鍼灸医学理論の基本概念として今日にいたるまで実用に供されている．三陰三陽は1年12ヵ月に配当され，運気論にも応用された．

　『黄帝内経』では熱病(傷寒)の病理・経過説明に三陰三陽を用いているが，そこでの三陰三陽は経脈の伝経を述べたものである．

　一方，『傷寒論』では後述するように，三陰三陽を傷寒の日期による病態の類型分別に応用したとみられる．『傷寒論』の三陰三陽については，古来，中国でも日本でも論議が重ねられてきたが，一定の見解にはいたらなかった．その概略については「六病位」の項で述べるが，日本の伝統漢方では三陰三陽説を排除する傾向も強い．吉益東洞・尾台榕堂らの古方派がそれで，ゆえに東洞は三陰三陽の『傷寒論』を解体して薬方別の『類聚方』を作り，榕堂はそれを敷衍して『類聚方広義』を撰したのである．

コラム

●陰陽について●　　　　　　　　　　　【辞書編纂委員会】

昭和の漢方医学復興の礎となった『漢方診療医典』（大塚敬節，矢数道明，清水藤太郎）の術語解「陰陽」の項をみると，次のような嘆きが記されている．

「漢方医学の古典に出てくる陰陽の概念は，時と場合によって種々雑多であるため，この医学を研究する者にとってひとつの障害にさえなっている」

この中にある種々の使用例を以下にあげてみる．
- 体表を陽とし，内臓を陰とする．
- 背中が陽で，腹部が陰．
- 上半身が陽で，下半身が陰．
- 気が陽で，血（や水）が陰．
- 形のない機能が陽で，形のある肉体が陰．
- 熱が陽で，寒が陰．
- 病状が発揚性のものは陽で，沈伏性のものが陰．
- 表面で触れる脈が陽で，少し圧してから触れる脈が陰．

使用例の中には混乱や誤解のもとになりそうなものもある．例えば「陰虚証」といった場合に，「陰証かつ虚証」ととらえると「身体が冷えて元気がない人」ということになる．また「陰が虚している」ととらえると「潤いがなくなり，そのために熱性の症状のある人」というまったく正反対のイメージになってしまう．

また，陽証は熱証とほぼ同じ意味になり，また陰証は寒証とほぼ同じ意味になることが多い．陽実証は熱実証でも通じるし，陰虚証は虚寒の証でも通じる．

このような混乱を避けるために，『傷寒論』における三陰三陽（太陽病・少陽病・陽明病，少陰病，太陰病，厥陰病），あるいは，これらを総称して陰病・陽病などと使用する以外には，陰陽という言葉を安易に使用しないようにすれば誤解が少なくなる．

参考文献

●コラム「陰陽について」
1) 大塚敬節・矢数道明・清水藤太郎：漢方診療医典，第4版，南山堂，東京，1979

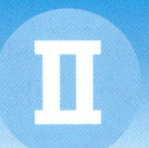

II 病態からみる漢方

2 病態と治療

【辞書編纂委員会】

A 虚実

1 虚実の概念

虚とは「中身がからっぽ」のこと，実とは「中身がつまっている」ことである．

虚と実は相対的なものであり，さらに状態が相互に移行してゆくということでは，陰陽説に沿った概念である．一見わかりやすそうに思えるものの，漢方医学における虚実は，多少の議論と変遷を経て今日にいたっている．

『素問』通評虚実論に，「邪気盛則実，精気奪則虚」（邪気盛んなれば則ち実し，精気奪はるれば則ち虚す）という．昔から虚実のことを論ずる場合，必ずといっていいほどこの言葉が引用されてきた．

吉益東洞はこれに対し次のように述べた．

「古語に曰く，邪気盛んなれば則ち実し，精気奪はるれば則ち虚すと．［中略］邪は常にはなきものなり．精は常にあるものなり．故に古謂ふところの実は病なり．しかして虚は精なり．病によって虚すれば，則ち毒薬を以ってその病毒を解く．しかしてその故に復するなり．病にあらずして虚すれば，則ち毒薬の治するところにあらず，穀肉を以って之れを養ふ．故に曰く，病を攻むるには毒薬を以てし，精を養うには穀肉果菜を以ってすと」（邪気が盛んな時は実で，これは常の状態ではなく病気である．これに対しては攻撃的な薬物治療をして邪気を排除しなければならない．病気のために精気が奪われて虚になったものは，攻撃的治療で邪気がなくなれば治る．普段から精気が不足して虚になっている時は，通常の食物と休養などで精気を養えばよく，薬物を使用する必要はない）（『薬徴』黄耆の項）．

東洞によれば病気になっているということは即ち邪気が実していることであり，その治療法は瀉すことのみということになる．虚というのは病気ではなく，食物などで保養すべきものであるという．

山田図南は虚実について次のように考えた．

「虚実は治療の根本である．だが，『素問』をみると記載が混乱している．（刺志論では）体質の強弱（柔弱剛強）を指しているようだし，（通評虚実論では）邪気や精気の過不足（有余不足）を指しているようでもある．わたしの理解は以下のようである．病状が実となっている者は，邪気だけが盛んでそうなっているのではない．もともと精気も強いので，盛んに邪気と対抗しているのだ．例えば川の流れの中に大きな岩があるようなもので，流れ（邪気）が急であれば岩（精気）と激しく衝突して，波だち水流が乱れるようなものだ．虚となっている者は，故なくして精気が奪したものではない．もともと精気が弱くて邪気に対抗できないのだ．例えば川の流れの中の小石のようなもので，流れに抵抗できず，水流の乱れも大きくならないが小石は流されてしまう．だから病気の場合（邪気精気の有余不足の場合），実であれば瀉するべきだし，虚であれば補うべきだ．ただ病気ではない場合（柔弱剛強の場合），実していても，これは日常の状態だから瀉することはないし，虚していても日常の状態なら補うこともない」と（『新論（虚実編）』より抜粋して現代語訳）．

山田説では，虚実とは発病因子（邪気）とそれに対抗する抵抗力（精気）の間の反応の強さの様子であり，その抵抗力の基礎として体力があるということになる．このような考え方が現代の漢方医学における虚実論の形成につながったといってよいであろう．

現代日本漢方の指針となった大塚・矢数・清水の『漢方診療医典』には次のように書かれている．

「虚とは病に抵抗して行く体力の衰えている状態をいい，実とは病に抵抗する体力の充実している状態をいう．一般に頑強な体格の人を実とし，虚弱な筋骨薄弱な人を虚とする説が行われている．しかし平素の体質は病気になった時の虚実に，必ずしも一致しない．虚証と思ったものが，案外に実証であったり，実証にみえる虚証がある．また表が虚していて，裏が実していることもあり，上半身が虚していて，下半身が実していることもある．虚実の判定は，漢方の診断治療の根本であるが，この診断は必ずしも容易ではない．なぜならば虚実にも段階があり，かつ虚中に実があり，実中に虚があり，これを鑑別するには多年の経験を必要とする」（抜粋）．

この文章によると，虚実の判断には「病的過程に対する反応力あるいは抵抗力」と「その基礎としての体力」の二つの因子について検討する必要があることがわかる．

さらに，漢方では虚実の判定が処方選択の重要な基準となるので，その処方が服用できるような消化器の能力を持っているかどうか（腹診）も虚実判定の一部を構成する．これらを臨床状況に応じて総合的に判定し，次に治療方針を決定してゆくことになる．

2 虚実の診断と治療

虚していれば補い，実していれば瀉すのが原則であるが，虚実にもさまざまな段階があるので，さまざまに対応しなければならないのが現実である．その例を以下にあげる．

a．急性発熱性疾患初期の場合（寒熱の項も参照）

かぜなどの急性発熱性疾患の発病時には脈診所見と発汗状態が手掛かりになる．

発熱，悪寒が強く，頸や肩がこわばり痛み，頭痛，腰痛，身体痛などが強い場合は，大概の場合は発汗を認めず（無汗），肌にさわると乾燥感があって熱い．脈は浮で緊となる．これは病的過程への反応力が強いことを示しており，実証と考えられる．葛根湯や麻黄湯などの適応となる．

これに対して発熱し風にあたるのを嫌がったり（悪風）していても，頭痛がある程度で他の症状は強くなく，発汗がある（自汗）ような場合は，肌にさわると少し潤いを感じ，それほど熱くない．脈は浮だが弱となっている．これは病的過程への反応力がやや弱いことを示しており，虚証と考えられる．桂枝湯の適応になる．

b．慢性疾患の場合

患者はいろいろな愁訴を抱えて受診する．その愁訴の西洋医学的な原因がはっきりしていることはそれほど多くないし，原因は明瞭になっていても西洋医学的な治療では効果が得られないと訴える場合も多い．そのような時は，腹部所見と病歴が手掛かりになることが多い．

腹力が強く，筋肉の発達の良い人は，実証のことが多い．肥っていても，腹力が弱く，皮下組織の軟弱さが目立つ人は虚証のことが多い．脈も腹力に応じて，腹力が強い人は緊張の良い実脈が多く，腹力の弱い人は緊張の弱い虚脈のことが多い．もし，腹力と脈の緊張力に大きな隔たりがあったら，気や血の滞りなど，何らかの事情があると考えなければならない．

腹力の強い人に，強い胸脇苦満と強い心下痞鞕がみられ，脈も沈実であったら，大柴胡湯が有効なのではないかと疑ってみて，便秘の有無などを確認する．そんな場合，脈が沈実というまでは強くなく，心下痞鞕がめだたず，神経質で，いらいらしていたら，柴胡加竜骨牡蛎湯が有効かもしれない．この場合は，ときに臍上に悸を触れることもあるが，それほど頻度は高くない．同じような腹力で，胸脇苦満とともに肩こりが強く，ストレスで掌に汗をかきそ

うな真面目な印象の人だったら，四逆散を思い浮かべる．腹力も中等度，脈も中ぐらいの強さで，胸脇苦満と心下痞鞕がはっきりとあれば，小柴胡湯が有効かもしれない．四逆散に似て真面目で緊張しやすく，やや腹力が弱くて，弱い胸脇苦満があり，両側の腹直筋が緊張していたら，柴胡桂枝湯かもしれない．ときどき腹痛を起こすのではないかと訊いてみる．腹力が弱く，臍上に動悸がはっきりと触れ，頸から上に汗をかきやすいか，あるいは盗汗があり，臍下に力があまりなく，胸脇苦満だけは明瞭な人は，柴胡桂枝乾姜湯が有効かもしれない．

上の例は柴胡剤の虚実の系列を述べたものだが，主訴や病歴から，例えば柴胡剤ではなく駆瘀血剤がふさわしいと感じたなら，駆瘀血剤についても同じような検討が必要である．一つ一つの処方には虚実とともに，それ以外の特徴がある．さまざまな状況の中で応用できるように，処方についての知識と経験を自分なりに保持し拡張しておかなければならない．

参考文献
1) 素問・霊枢・難経，たにぐち書店，東京，1996
2) 吉益東洞：薬徴(大塚敬節校注)，たにぐち書店，東京，2007
3) 山田図南の医学について，安西安周選集第三巻，長谷川弥人編，たにぐち書店，東京，pp20-23，2002
4) 大塚敬節・矢数道明・清水藤太郎：漢方診療医典，第4版，南山堂，東京，1979

B 寒 熱

1 寒熱の概念

いうまでもなく，「熱」は温かいこと，「寒」は冷たいことを意味している．このような素朴な意味は徐々に拡張されてゆき，漢方医学では「熱」や「寒」という言葉を含む表現が，種々の状況で使用されるようになった．

『傷寒論』の陽病(太陽病，少陽病，陽明病)は熱性の病態を指し，陰病(少陰病，太陰病，厥陰病)は寒性の病態を指しているように，熱は陽と，また寒は陰と相互に通用されることがある．また寒熱は局所の性状を指す言葉とし，陰陽は全体の性質を表す言葉として使用されることもあるが，熱性の症状を「熱」，寒性の症状を「寒」と表現するほうがわかりやすい．病状全体として熱性の性質があれば「熱証」，寒性であれば「寒証」であり，局所的な熱や寒が入り交じっていれば「寒熱錯雑」，上半身に熱状があり下半身が冷えていれば「上熱下寒」という．

2 寒熱の診断と治療

a. 急性発熱性疾患の場合(表裏および六病位の項も参照)

急性発熱性疾患を記述した『傷寒論』に準じて診断と治療を行うが，『傷寒論』に特有の言葉づかいがあるので注意が必要である．これらについて説明を加える．

(1) 発 熱

体表の熱で自他覚的に熱感があるものをいう．原則的には熱感と同時に悪寒・悪風を伴う．浮脈を呈するものは桂枝湯や麻黄湯の適応である．

「悪寒」とは，身体を衣服などで覆っていてもゾクゾク寒く感じる状態．これに自他覚的熱感を伴えば発熱であり，脈が浮であれば桂枝湯や麻黄湯の適応がある．これに対して，まったく自覚的には熱感がなく，脈が沈小であれば麻黄附子細辛湯などの適応である．以上が通説であるが，最近なされたインターフェロン使用後の発熱悪寒時の観察によると，早期には悪寒が生じても脈はまだ沈になっていることがあり，しばらくすると脈が浮となって麻黄湯など

が有効な状態に移ってゆくという．発症の超早期には脈の変化をしばらく観察し，慎重に判断する必要がある．

「悪風」とは，風にあたったりした時にのみ寒気を感じる状態．意義は悪寒と同様である．

(2) 往来寒熱

悪寒が止むと発熱し，発熱が止むと悪寒がくる．すなわち寒熱が交互に往来する．体温計で測定して熱型をとってみると弛張熱や間歇熱になっていることが多い．このような状態は発症から数日を経て出現し胸脇苦満（季肋下部の抵抗や同部の自覚的な圧重感）を伴うことが多い．このような時には小柴胡湯などの適応である．

(3) 身　熱

少陽病や陽明病・三陽合病にみられる．全身に熱があるが発汗を伴うことはない．自他覚的な灼熱感を伴う．脈は沈である．小柴胡湯や白虎湯の適応であることが多い．悪寒は伴わないのが通常だが，少陽病ではときに悪風を伴うことがあるし，白虎湯の適応症であれば背部に悪寒（背微悪寒）がみられることがある．

(4) 潮　熱

悪寒はなく，時を期して体温が上昇し，全身から発汗する．陽明病，大承気湯の適応の時に現れる．

「悪熱」とは，悪風や悪寒を伴わず，熱を苦痛に感じる状態．大承気湯や白虎湯の適応症にみられる．

「熱厥（真熱仮寒）」とは，（裏の）熱が盛んなのに四肢が冷える状態である．白虎湯の適応症などに，ときにみられる．

(5) 真寒仮熱

病態の本質は寒であるのに，体表は熱を表し，体温も上昇していることがある．しかし尿は透明であり，脈は緊張不良で遅脈の傾向がある．四逆湯などの適応の時に現れることがある．

「厥，厥逆」とは，手足が尖端から中枢に向けて冷えている状態．他覚所見としてみられる．四逆湯類などで温める目標になる．

b. 急性発熱性疾患以外の場合

(1) 熱証の典型例

顔は赤くほてり，または分泌物が多くて濃い，身体にさわると温かい．舌苔は厚く，粘る．脈は緊張良好で数脈の傾向がある．口渇は強く，尿色は濃く，濁りをみることもある．体温の上昇がなくても，自他覚的な熱感がある．腹部には胸脇苦満がみられたり（柴胡剤の適応を示唆する），心下に軟らかい抵抗を触れたり（黄連剤・瀉心湯類の適応を示唆する），上腹部全体が堅く膨満したり（白虎湯類の適応を示唆する），臍中心に膨隆したり（承気湯類の適応を示唆する）する．

ただ顔が赤くても，上熱下寒や真寒仮熱のことがある．上熱下寒の場合は桂枝人参湯などを用いて上部の熱をさましつつ下部の寒を温めたり，真寒仮熱の場合は四逆湯などを用いて，病状の本質としての寒を温めなければならない．一つの症候にとらわれることなく脈や腹部の所見，病歴，尿便や発汗の状態などを総合して鑑別しなければならない．

(2) 熱を伴う病態

「瘀熱（湿熱）」は，身体の内部にこもった熱で，尿量の減少を伴う．この状態を湿熱と表現することもある．茵蔯蒿湯などの適応となる．

「虚熱」は，疲労や衰弱のために起こった熱性の症状をいい，補中益気湯などの適応になるが，ときに「血熱」と同様の意味で使用されることもある．

「煩熱」とは，わずらわしい不快な熱感．種々の病態で現れる．病態に応じて，石膏，黄連，黄芩を含む処方が使用されたり，地黄を含む処方，梔子を含む処方が使用されたりする．ときに人参や黄耆を含む処方，建中湯の類また駆瘀血剤も使用されることがある．

「手足煩熱」は，出産後の女性などにみられる熱性症状で，手足などの熱感と煩躁や頭痛があることが多い．小柴胡湯や三物黄芩湯の適応になる．なお温経湯の適応症で，ときにみられるのは「手掌煩熱」である．

「血熱」の語は，ときに「手足煩熱」や「煩熱」と同じ意味で用いられることもあるが，元来は出血など瘀

血のからむ経過に伴って現れる熱性症状をいう．地黄を含む処方，梔子を含む処方，黄連を含む処方あるいは駆瘀血剤や小柴胡湯などの適応になる．

(3) 寒証の典型例

顔色は蒼白く，舌苔はうすく，唾液は水様である．四肢の冷えを訴え，触診すると冷たい．脈は沈んでいて小さく細く，遅脈の傾向がある．一般には口渇は著しくない（例外もある）．尿は清澄で薄い．体温の上昇を認めることもあるが自覚的な熱感はない．腹部には心下に抵抗を触れるが冷たかったり，ベニヤ板のようだったり（人参湯の適応を示唆する），腹直筋が薄くはっていたり，正中芯が触れたり（建中湯類の適応を示唆する徴候），あるいは軟弱になっていたりすることがあるが，まったく特徴がないこともある．人参や附子，乾姜を含む処方が使用されることが多い．

(4) 寒を伴う病態

外からの寒気などによって手足の末端が冷え，しもやけなどになる．『傷寒論』では，これを「厥寒」と表現し，患者は寒冷を訴える．当帰四逆湯・当帰四逆加呉茱萸生姜湯の適応症である．大塚敬節は，ここからの敷衍と臨床例の解析から，この二処方の適応例を「疝気症候群A」として発表している．腹部や婦人科の手術などの病歴のあるものに多くみられ（手術を「外からの寒冷」ととらえることができる）慢性の疼痛（下腹部痛，腰痛，背痛，頭痛など）を訴え，寒冷で増悪する傾向がある．

参考文献

1) 大塚敬節・矢数道明・清水藤太郎：漢方診療医典，第4版，南山堂，東京，1979
2) 大塚敬節：疝気症候群A型の提唱．日本東洋医学雑誌 25(1)：19-23，1974
3) 貝沼茂三郎：C型肝炎に対するインターフェロンと麻黄湯の併用療法（インタビュー）．活 47(3)：6-12, 2005

C 表裏（内外）

1 表裏の概念

表とは，観察者からみえる側，裏とは，その逆の観察者からみえない側をいう．現代の日本漢方では，身体の中である現象が起こっている場所（深さ）を指定する時に，「表」「裏」「半表半裏（半外半裏）」という言葉を使用している．これらの用語は『傷寒論』における使用法が基本になっている（『黄帝内経』の表裏と同一ではない）．すなわち，「表」とは体表のことで，皮膚，筋肉，関節などを指していることが多い．一方，「裏」とは，主に消化管を意味している．また，半表半裏（半外半裏）とは，表でも裏でもない，その中間で，気管支や肺あるいは肝臓を指すと考えられることが多い．

2 表裏の診断と治療

疾病反応が表にあることを示す症状を「表証」といい，裏にあることを示す症状を「裏証」という．また，これが半表半裏であれば「半表半裏証」という．表証の例としては「悪寒を伴う熱感」「頭痛」「身体痛」などがあり，裏証には「下痢」「腹満」「腹痛」などが，半表半裏証としては「往来寒熱」「咳嗽」「悪心」「嘔吐」「胸脇苦満」などがあげられる．

a．六病位（三陰三陽）と表裏

『傷寒論』の熱を主とする病態である「陽病」のうち，「太陽病」は熱が表にあって，表証を呈するもの．同じく，「少陽病」は熱が半表半裏にあって半表半裏証を呈するもの．「陽明病」は熱が裏にあって裏証（くわしくいえば裏の実熱証）を示すものである．これらは治療方法とも関連しており，表証であれば発汗

剤や解肌剤（麻黄湯や桂枝湯の類）が，半表半裏証であれば和剤（小柴胡湯など）が，裏（の実熱）証であれば瀉下剤（大・小承気湯など）を使用することが多い．

なお『傷寒論』でいう「陰病」（少陰病・厥陰病・太陰病）は寒を主とする病態であるが，すべて裏に寒がある病態といわれている．一般的な治療原則は真武湯や人参湯，四逆湯などの附子や乾姜を含む処方で裏を温めることである（六病位の項参照）．

b．内外について

このほかに現伝の『傷寒論』では「内外」という言葉が用いられることがある．例えば，「太陽病．外証未だ解せず．脈浮弱なる者，当に汗を以て解すべし．桂枝湯に宜し」などである．この場合の「外証」は「表証」と同じ意味で使用されている．

また，「傷寒十三日，解せず，胸脇満して嘔し，日晡所潮熱を発し，已りて微利す．潮熱は実なり．先ず宜しく小柴胡湯を服し，以て外を解すべし．後に柴胡加芒硝湯を以て之を主る」という条文がある．「胸脇満して嘔し」までは小柴胡湯の適応する状態（半表半裏の熱）である．ところが，「日晡所潮熱を発し」以下は裏の実熱を合併したことを示す．裏の実熱は大承気湯などで瀉下することが原則である．しかし，すでに軟便となっており，しかも小柴胡湯の適応状態も残っていて，この場合は原則的に下すことは禁忌となっている．そこで，まず小柴胡湯を服用して「外」を治し，そのあと，柴胡加芒硝湯で瀉下を加えて治すのである．この場合の「外」は，「少し瀉下すべき状態（柴胡加芒硝湯の適応：裏と半表半裏の熱）」に対して相対的に外側にある「下してはならない状態（小柴胡湯の適応：半表半裏の熱）」のことを指している．

参考文献
1) 大塚敬節：臨床応用傷寒論解説，創元社，大阪，1966

D 六病位（三陰三陽病）

1 六病位の概念

急性発熱性疾患を論じた『傷寒論』には，太陽病，陽明病，少陽病，太陰病，少陰病，厥陰病という六つの病期・病態（三陰三陽と総称される）が記載されている（コラム「三陰三陽の進行について」参照）．太陽病，少陽病，陽明病は，「熱」が主となる病態で，陽病と総称され，太陰病，少陰病，厥陰病は，「寒」が主となる病態で，陰病と総称される．

臨床的には太陽病から始まり，数日で少陽病に進むことが一般的である．しかし，ときには少陰病から始まることもあり（「直中の少陰」といわれる），少陽病から始まったとしか思えない症例もある．臨床では，思いもかけない種々の経過がみられるのは，むしろ当然のことであろう．重要なことは，目の前にいる症例が，どの病期・病態にあり，どのように治療すればよいかを判断することである．

2 六病位の診断と治療

a．陽病
(1) 太陽病

熱が表にある病期・病態である．自覚的熱感と同時に悪寒がある．悪寒・悪風を伴う発熱，頭痛，項筋の緊張，関節痛，筋肉痛などの症状があり，これらは表証と呼ばれる．脈は浮である．

〔中風と傷寒〕

太陽病は，軽症の中風と，重症の傷寒（急性発熱性疾患の総称としての「傷寒」と区別するために，「狭義の傷寒」と注釈されることもある）に分けられる．

中風は，脈が浮緩あるいは浮弱など穏やかで，自汗を伴う．随伴する頭痛や身体痛などの症状も軽微なことが多い．太陽病の中風には桂枝湯やその類方を用いて微似汗と呼ばれる汗をとり，肌の機能を調

節するという方策（解肌）がとられる．

　傷寒は，脈が浮緊などの強い脈で，自汗はみられない（無汗）のが特徴である．随伴する悪寒・頭痛，筋肉のこわばり，身体の痛みなども強いことが多い．ときに嘔気など，疾病反応の裏への波及を思わせる症状を伴うこともある．太陽病の傷寒には麻黄湯など麻黄の配された処方を用いて発汗をはかることが多い．

〔熱多く寒少なし〕

　太陽病は数日で少陽病などに移行してゆくことが多いが，ときに太陽病のまま遷延し，熱感・悪寒の同時存在のパターンを保持しつつ，体温が上下するような熱型に変容してゆくことがある．このことを『傷寒論』では「瘧状の如く，発熱悪寒し，熱多く寒少なし」と記している．「熱多寒少」を，大塚敬節は「熱の出ている時間が長く，悪寒の間は短く」ととらえている．しかし藤平健は，自らの経験から，このような遷延する太陽病で「顔が赤く，全身に熱感があるのに肩先にだけ悪寒」があるものは，太陽病中風の桂枝湯証でもなく，太陽病傷寒の麻黄湯証でもなく，桂枝麻黄各半湯・桂枝二麻黄一湯・桂枝二越婢一湯の適応であるとした．どちらの説も臨床上の参考になる（併病の項参照）．

(2) 少陽病

　熱が半表半裏（表裏間ともいわれる）にある病態・病期である．熱感と悪寒のパターンが変わってくる．太陽病では熱感・悪寒が同時にあったが，少陽病では悪寒と共に体温が上昇し，熱感がくると体温が降下してゆく．悪寒と熱感は同時ではなく交互に去来する．これを往来寒熱という．また，胸脇苦満（季肋部直下の圧重感と同部の他覚的抵抗），食欲不振，嘔気・嘔吐，口苦（口の中が苦い），舌の白苔，咽喉の乾燥感（咽乾），めまい感（目眩），耳閉感（耳聾）などの半表半裏証が現れる．脈は沈弦となるのが原則である．小柴胡湯をはじめとする柴胡剤や，半夏瀉心湯，梔子鼓湯などの類が使用され，発汗や瀉下などの極端な瀉法を用いることなく，身体の調節をはかること（和法）が多い．

(3) 陽明病

　熱が裏にある病態・病期である．発熱のパターンは潮熱となり，ある時刻になると身体の隅々にまで発汗し発熱してくるという．だが基本的には往来寒熱の時にみられるような弛張熱や間歇熱のパターンではなく，持続・稽留する体温上昇となることが多い．悪寒は伴わず，悪熱する（持続する熱感に不快を感じている）．腹部，とくに臍周囲は充実し，膨満し，便秘して，譫言をいう．脈は沈実となる．大承気湯をはじめとする承気湯類で瀉下するのが治療の基本である．

〔三陽合病〕

　陽明病には，上記のように承気湯類の適応になるもののほかに，白虎湯類の適応になるものがある．この場合，発熱のパターンは身熱といわれるものになる．全身に灼熱感があり，発汗はなく，悪寒なく悪熱する．しかし，ときに背中に悪寒を感じることがある（背微悪寒）．身熱は少陽病でもみられる熱型である．また口渇が強く，頭痛，身体痛など表証に似た症候を伴うことも多い．尿量は保たれていることが多い．上腹部は膨満し緊張している．脈は沈滑数あるいは洪大などとなる．このような病態は，三陽合病といわれ，承気湯類による瀉下の適応ではなく，白虎湯により熱をさますこと（清解）の適応である．

b．陰　病

　一応は太陰病・少陰病・厥陰病に分けられる陰病であるが，その本質は，裏に寒があるということである．病態としての重症度は，太陰病・少陰病・厥陰病の順で重くなる．陽病のように，病態・病期により発熱の形式に特徴があるということはない．その治療は，乾姜や附子などの配された処方を用いて温めるのが原則である．

(1) 太陰病

　裏に寒がある病態・病期である．消化器の症状が主となる．腹満し嘔吐したりする．食事が進まず，下痢がちになる．ときに腹痛もある．脈は沈緩などであることが多く，腹部には腹直筋の緊張がみられ

たり，心下痞鞕がみられたりすることもあるが，特徴のないこともある．桂枝加芍薬湯，人参湯などが使用される．

(2) 少陰病

裏に寒があり，表にも寒を表すことがある．全体として元気がなく，顔色も悪く，すぐ疲れて横たわりたくなる．心煩，口渇（虚渇），下痢，身体痛などを伴うことも多い．発熱する場合も悪寒のみを訴え，熱感を欠く．発症時から少陰病を表す時があり，これを「直中の少陰」という．脈は沈小，沈微，沈細などになることが多い．真武湯，附子湯，四逆湯などが用いられる．直中の少陰には麻黄附子細辛湯などを使用する．

(3) 厥陰病

裏に寒があるが，逆説的な熱性症状が混じったりする．いわゆる陰陽錯雑であり，上熱下寒である．症状のつじつまが合わなくなっている．四肢が末端から冷えている（厥逆）のに動悸がして胸部に熱感を覚えたりし，空腹を覚えているのに食べることには気が進まず，食べると嘔吐したりする．裏寒外熱（手足は冷え，身体の内部も冷えて不消化便性の下痢をしているのに，身体表面には熱があり汗が出て，顔が赤かったりする）という状態も厥陰病の典型である．四逆湯，茯苓四逆湯，通脈四逆湯などの適応である．

c．合　病

『傷寒論』には「合病」と称する病態と，その治療指示が記載されている．

〔太陽と陽明の合病〕

下痢する者は葛根湯，下痢せず嘔吐する者は葛根加半夏湯，喘して胸満する者には麻黄湯を使用する．

〔太陽と少陽の合病〕

下痢する者は黄芩湯，嘔吐する者には黄芩加半夏生姜湯を使用する．

〔少陽と陽明の合病〕

必ず下痢をする．脈が滑で数の者には宿食があるので大承気湯で瀉下する．

〔三陽合病〕（陽明病の項参照）

白虎湯を使用する．

合病とは，どのような概念なのだろうか．「太陽・陽明の合病は，自ずから下利す」のものを例にとってみると，条文では「太陽と陽明の合病は，必ず自ずから下利す．葛根湯之を主る」のように，合病であることを告げたあとは治療指示があるだけであり，指示はほぼ決定的な一つの処方となっている．このことは，以下のような内容を暗示している．「太陽と陽明の合病とは，本質的には太陽病であり，その治療には太陽病の処方である葛根湯を使用すればよい」．

臨床例としては，発熱，悪寒，無汗，項部緊張，脈浮緊など太陽病（表の熱証），葛根湯証の特徴を備えているにもかかわらず，裏証とまぎらわしい下痢という症候を伴っている場合などである．この場合は葛根湯で表の熱証も下痢も治癒する．

d．併　病

『傷寒論』に以下のような文がある．

「二陽併病，太陽初め病を得るの時，其汗を発し，汗先ず出でて徹せず，因りて陽明に転属す．続いて自ずから微しく汗出で，悪寒せず，（若し太陽病証の罷まざる者は，下すべからず．之を下すを逆と為す）此の如きは小しく発汗すべし〔以下略〕」．

病初の太陽病の状態を発汗させたが，発汗のしかたが適当ではなかったので，病が解消せず，陽明病の状態に一部が移行してきた．それで（陽明病のように）少し自汗があり，悪寒もないという状態になった（ただし完全に病状は陽明病に移ったのではなく太陽病の状態も残っているので瀉下してはならない．これを瀉下するのは禁忌である）．こういう状況では，さらに少し発汗をはかるのが原則である（大塚敬節は，この場合に発汗をはかるには桂枝麻黄各半湯，桂枝二麻黄一湯，桂枝二越婢一湯などが良いという）．

このように病態は移行してゆくものであり，移行してゆくことを「転変」という．例えば病初は太陽病という病態であったものが，陽明病という病態に移

行してきているが，まだ移行が完全ではない状態を「転属」という．この場合，病態は太陽病と陽明病にまたがっている．この状態を，「太陽と陽明の併病」という．太陽病と陽明病の併病の場合は，まず発汗をはかるのが原則である．完全に陽明病に移行した場合は「転入」といい，そうなった場合は陽明病であるから，大承気湯などの適応になる．

　併病の場合は，その移行状態により，治療法も変化させてゆく必要がある．見方によって併病はいろいろと設定することも可能であり，治療法の変化のさせ方にも原則がある．例えば「先表後裏」（上の例の太陽と陽明の併病は，これにあてはまる）や「先急後緩」（急激重症なほうを先に治療して，緩慢軽症な症状のほうを後で治療する）という原則が提唱されている．もちろん，二つの病態を同時に治療するという方法をとることもある．

　藤平健は併病について詳しく検討，敷衍して独自の診断と治療の理論を展開し成果をあげている．

e. 壊病

　『傷寒論』には壊病という概念が記載されている．「太陽病三日，已(すで)に発汗し，若しくは吐し，若しくは下し，若しくは温針し，仍(なお)解せざる者，此れ壊病と為(な)す」である．すなわち病態に応じた治療原則を守らず，あるいは守っていても投与法などが適当でなかった場合（これらを逆あるいは逆治・誤治という）は，病態が通常みられる型をはずれて変容してゆく．これを壊病という．こうなった場合は，例えばもとは桂枝湯の証であっても，桂枝湯では治らなくなっていることがある．『傷寒論』に「其の脈証を観(み)，何の逆(いずれ)を犯したるかを知り，証に随(したが)いて之(これ)を治せ」とあるのはその場合のためである．

　慢性・難治の病態は，壊病になっている可能性が高い．現代の医療において慢性難治な疾患に『傷寒論』を応用する際には，やはり病歴を丁寧にとり，入念な診察により患者に現れている証をみきわめて対応してゆくのが原則になる．壊病ではあっても，六病位でみれば，いずれに相当するのか判断してゆくのが基本である．だが非常に錯雑した病態もある．その際には藤平健の併病論や小倉重成の潜証（一見，陽病とみられる病態に，実は陰病・虚寒証の処方を投与したり併用したりしなければ改善しない場合を，小倉は潜証と名づけた）なども参考になる．

参考文献

1) 日本東洋医学会学術教育委員会編：入門漢方医学，南江堂，東京，2002
2) 大塚敬節：臨床応用傷寒論解説，創元社，大阪，1966
3) 藤平　健：傷寒論演習，緑書房，東京，1997
4) 藤平　健：桂麻各半湯の臨床応用．日本東洋医学雑誌 35(2)：39-46，1984
5) 藤平　健：併病に関する考察．日本東洋医学雑誌 30(4)：55-60，1980
6) 藤平　健：併病の重要性について．日本東洋医学雑誌 32(2)：7-11，1981
7) 藤平　健：併病認識の重要性．日本東洋医学雑誌 39(3)：1-5，1989
8) 小倉重成：潜症（見落とされ易い症）．日本東洋医学雑誌 31(3)：13-15，1981
9) 小倉重成：潜症・続．日本東洋医学雑誌 32(2)：27-29，1981
10) 小倉重成：潜症と顕症．日本東洋医学雑誌 33(2)：15-17，1982
11) 小倉重成：虚寒証の顕在と潜在．日本東洋医学雑誌 37(4)：27-33，1987

E 気血水

1 気血水の概念

　もともと陰陽説では，「気」は体をめぐる作用で目にみえないものであり，「血」は体をめぐる目にみえるものであった．『傷寒論』や『金匱要略』にも「水」や「津液」についての記載はあるが，いつの頃からか「水（あるいは津液，痰飲）」という要素も，身体をめぐる目にみえるもの（赤い液体が血，透明な液体が水）として組み込まれ，気血水と一組になって呼ばれるようになった．このほうが病態の説明が容易であったからであろう．気も血も水も，身体を順調にめぐっているということが重要であり，これらが滞ったり逆流したりすると支障が起きることになっている．

　気の変調のない病態はないであろうし，血の変調や水の変調が起これば気の変調も起こる．気血水は

コラム

●三陰三陽の進行について●　　　【辞書編纂委員会】

　太陽・陽明・少陽・太陰・少陰・厥陰のいわゆる三陰三陽は，中国思想においても医学特有の概念である．本説の起源は陰陽・五行説にあり，五行説による五蔵五府から，中間移行期の五蔵六府，そして最終的に六蔵六府と認識するにいたった計12の蔵府を陰陽・手足に配当することによって成立した．『黄帝内経』では気血は手足の三陰三陽の十二経脈を循行し，また，天行（流行）の熱病においては，太陽→陽明→少陽→太陰→少陰→厥陰の順に日々進行（伝経）すると規定した．（『素問』熱論，『諸病源候論』『千金方』『外台秘要方』など）．後漢末に成立したとされる『傷寒論』では，太陽病篇・陽明病篇・少陽病篇・太陰病篇・少陰病篇・厥陰病篇を設け，この六経病分類で傷寒の病態を巧みに弁別している．

　以上のように，歴代中国の医書では太陽→陽明→少陽の順の伝経を原則とする（というよりも，もとはそのように規定した）のが通常であるが，後代，一部では太陽→少陽→陽明と移行するのが原則ではないか，とみるむきも現れた（元末明初『証治要訣』）．

　日本では，従来（平安・鎌倉の唐宋医学，また室町〜江戸の後世派）いうまでもなく中国の太陽→陽明→少陽の説に拠ったが，古方派の極致，吉益東洞にいたっては三陰三陽の六経病を無視（否定）し，伝経を考えなかった（『類聚方』）．

　江戸後期，日本では中国の一部の説を承けて，太陽→少陽→陽明と進行するのが通常であるとする説が興った．互いの影響の先後・経緯はいま詳かにしえないが，江戸後期，白水田良，中神琴渓，和田元庸，多紀元堅，喜多村直寛，山田業広，森立之，浅田宗伯らがそれぞれ見解を述べている．

　例えば多紀元堅は，父多紀元簡が『傷寒論輯義』で太陽病篇・陽明病篇・少陽病篇と論じたのに対し，『傷寒論述義』では太陽病篇・少陽病篇・陽明病篇の順に並べかえている．

　昭和の漢方復興期において中心となった古方派は六経病の伝経について不統一，曖昧な面があった．独自の医学を行った森道伯流は，六経の伝経は論じなかった．

　現代日本漢方に影響力の強い大塚敬節や奥田謙蔵は太陽→少陽→陽明説をとり，臨床重視の現代湯液派の多くはこれを支持するが，内経理論をとる人々や中医学派は太陽→陽明→少陽原則説をとっており，一定の見解にはいたっていない．

必ず，同時に変調をきたしているはずである．処方を考えてみても，方剤で気血水のどれか一つだけを目標にした配合で成り立っているものはほとんどない．総論的に気血水に触れようとすれば，すべての病態について説明しなければならないが，それは不可能であるから，ここでは逆説的ではあるが，例えば，口訣（臨床経験の口伝え）の上で主に気鬱に用いられて有効だといわれている処方を考え，その処方が有効な病態を「気鬱」と考えることにする．

2 気の異常と治療

a．気の滞り：気鬱，気滞

症状としては，いわゆる気持ちが落ち込んでうつ的な症状を示すものと，目にみえないもの（気体など）の停滞感，閉塞感として現れる場合がある．また種々の症状（例えば疼痛）の影に潜んで症状の改善を阻害していることもある．以下に例をあげる．

(1) 咽中炙臠（梅核気）

炙った肉片のようなものや，梅干しの種のようなものが，咽喉にいつもひっかかっているようで気になり，飲み込もうとしても飲み込めず，吐き出そうとしても吐き出せない．このような咽喉の異常感を訴える．半夏厚朴湯などを用いる．

(2) 喘 息

ときに喘息状の呼吸困難として表出される場合もあり，柴朴湯，半夏厚朴湯合麻杏甘石湯などを用いることがある．

(3) 耳閉感

かぜの治ったあとなどに耳がつまった感じがして，音の聞こえ具合がおかしくなる．小柴胡湯合香蘇散などを用いる．

(4) 膝痛など

防已黄耆湯を用いても治らない膝の痛みなどに半夏厚朴湯などを併用して著効をみることがある．

(5) 腹満感

いわゆる呑気症などで，空気を飲み込む癖があり，午後の腹満を訴える例の中には半夏厚朴湯などの有効な症例がある．

気の滞りを治療するための処方としては半夏厚朴湯，柴朴湯，香蘇散，帰脾湯，加味帰脾湯などがあげられる．その他にも厚朴・枳実その他を含む処方，例えば承気湯類などにも気の滞り（腹満など）への効果があると思われるが，これらは気の治療剤とはしないのが一般である．

b．気の逆流：気逆，気の上衝，衝逆

いわゆる「のぼせ」である．顔が赤くなり，足は冷え，めまい感や動悸を伴うこともある．

代表的なものとしては，次にあげるようなものがある．

(1) 奔 豚

『金匱要略』には「奔豚」という病態が記載されている．神経過敏になり，発作的に動悸が下腹から起こって胸のほうへ衝き上げてきて，腹痛，発熱，人事不省など種々の症状を引き起こす発作を反復するものである．治療には奔豚湯や苓桂甘棗湯を用いる．

(2) 火 逆

火傷を負うなど強い温熱にあうと発汗も過度になる．その結果，神経過敏になり奔豚のような状態となる．桂枝加桂湯，桂枝去芍薬加蜀漆竜骨牡蛎救逆湯，桂枝甘草竜骨牡蛎湯などが用いられる．

(3) 水毒のからむ者

苓桂朮甘湯など

(4) 血のからむ者

桂枝茯苓丸，桃核承気湯

気逆を治療する処方をみると，奔豚湯を除いては，桂皮が配剤されたもの，あるいは桂皮と甘草の組み合わせのあるものである．桂枝去芍薬湯，炙甘草湯，苓桂味甘湯なども，この系列の中に入る．

c．気 虚

気そのものが弱まり，種々の機能が低下してくる．いわゆる元気のなくなった状態である．患者は疲れやすい，だるい，やる気がでないなどと訴える．また必ずといっていいほど消化器の機能が同時に低下している．

気虚を治療する処方として代表的なのは補中益気

表1　瘀血の診断基準

	男	女		男	女
眼輪部の色素沈着	10	10	臍傍圧痛抵抗　左	5	5
顔面黒色	2	2	右	10	10
皮膚の甲錯	2	5	正中	5	5
口唇の暗赤化	2	2	回盲部圧痛・抵抗	5	2
歯肉の暗赤化	10	5	S状部圧痛・抵抗	5	5
舌の暗赤紫化	10	10	季肋部圧痛・抵抗	5	5
細　　絡	5	5			
皮下溢血	2	10	痔　疾	10	5
手掌紅斑	2	5	月経障害		10

判定 20点以下：非瘀血病態，21点以上：瘀血病態，40点以上：重度瘀血病態

(寺澤捷年ほか：日本東洋医学雑誌 34：1-17, 1983)

湯，四君子湯，六君子湯などである．これらの処方は気虚だけではなく消化器の機能低下も同時に回復させる．人参や黄耆の配された処方が多い．

3　血の異常と治療

a．血の滞り：瘀血

月経およびその前後，出産，産褥，更年期などには瘀血を表すことが多い．また打撲や痔疾も瘀血と解釈できる．発熱時に瘀血が関与すると錯乱や出血など強烈な症状を呈することがある．

(1) 瘀血の症状と所見

瘀血を思わせる症状・所見を列挙してみると次のようになる．①口が乾燥するが飲みたくはない（口乾）．②他覚的には腹部膨満がないのに自覚的膨満感を訴える．③全身あるいは局所の煩熱感を訴える．④皮膚や粘膜に紫斑や，青筋がある．⑤また皮膚の甲錯（ざらつき）がある．⑥舌が暗赤色，青色．⑦舌の辺縁に紫色の斑点がある．⑧唇が青い．⑨大便の色が黒っぽい．⑩出血しやすい．⑪発熱時に妙に食欲がある．⑫いらいらして他人にあたる．⑬脈が沈結あるいは沈濇である．⑭下腹部に抵抗や圧痛がある（小腹鞕満，小腹急結）．

瘀血の程度や有無を客観的に比較したい時は寺澤の診断基準を用いるとよい（**表1**）．

(2) 瘀血の治療

駆瘀血剤を使用する．温経湯，当帰芍薬散，加味逍遥散，女神散，桂枝茯苓丸，桃核承気湯，大黄牡丹皮湯，抵当湯など多数あるが，それぞれ特徴がある．その特徴を踏まえて使用する．

b．血　虚

いわば貧血であるが，それだけではなく栄養障害のような症状を呈する．原因としては出血や種々の栄養障害が考えられる．

(1) 血虚の症状と所見

貧血傾向で顔色が悪い．皮膚は潤いなく，かさついて栄養状態が悪い．髪がぬける．このように書いてみると元気がなくて，まるで気虚と同じような感じにとられてしまいそうだが，そうではない．ことさらに気虚に対して血虚という場合は，痩せて色黒で肉が硬く活動力のある人をいう．

(2) 血虚の治療

四物湯を中心とした処方を用いる．四物湯，七物降下湯，芎帰膠艾湯，連珠飲，温清飲などがあげられる．なお十全大補湯は，四物湯も含まれているが，さらに四君子湯と桂皮・黄耆が含まれており，気血両虚という状態に使用される処方である．消化機能がかなり低下していても服用できることが多いということで，上にあげた処方群とは一線を画している．

4　水の異常と治療

水のかかわる病態は非常に広範である．例えば

『傷寒論』の太陽病は，表に熱と水がある病態で，これを発汗あるいは解肌することで治癒に導くと解釈することもできる．解釈のしかた次第ではほとんどすべての病態にかかわるとさえいえる．水（痰，淡，飲，痰飲，寒飲，湿などともいう）の停滞，変調による病態を水毒あるいは水滞という．

a．全身の水分代謝の変調や全身浮腫にかかわるもの

症状としては，めまい，立ちくらみや浮上感，ふらつきなどがある．乗り物酔いしやすい，浮腫みやすい，頭痛や耳鳴りがする，尿量が少ない，あるいは尿が近い，口渇，嘔吐，水様下痢，などがあれば水の変調が疑われる．症例の特徴にあわせて沢瀉湯，五苓散，苓桂朮甘湯，真武湯，当帰芍薬散など，いわゆる利水剤（朮，茯苓，沢瀉，猪苓などを含む処方）が使用される．

b．関節痛や関節炎あるいは下肢の浮腫と関連のあるもの

越婢加朮湯，麻杏薏甘湯，防已黄耆湯など麻黄剤，附子剤，防已，黄耆，朮などを含む処方が使用される．

c．胃内停水とかかわりのあるもの

振水音や嘔気・嘔吐がみられる．小半夏加茯苓湯，五苓散，茯苓飲，茯苓沢瀉湯などが用いられる．胃内停水は水毒徴候としてだけではなく，消化器の機能低下の反映として現れることが多いので，その場合は四君子湯，人参湯，半夏白朮天麻湯などを用いる．

d．喘息・鼻炎・心不全にかかわるもの

水毒の反映として水様鼻汁や喘息症状がみられる時は小青竜湯などを使用することが多い．心不全症状がみられ，心下痞堅が明瞭な時は木防已湯が有効な場合がしばしばある．

以上，水毒の概念や分類については従来曖昧な点が多い．上記のa.とそれ以下のb.c.d.との間には内容・性質にかなりの差があり，単に水毒といえば多くの場合a.を指す．本項では言及し得ないが，『金匱要略』の風湿・風水・痰飲・水気病の記載や，『傷寒論』のとくに陽明病篇の便秘や五苓散との関連でみられる「亡津液」の記載についても考察が必要であろう．

参考文献
1) 日本東洋医学会学術教育委員会編：入門漢方医学，南江堂，東京，2002
2) 大塚敬節・矢数道明・清水藤太郎：漢方診療医典，第4版，南山堂，東京，1979
3) 寺澤捷年・今田屋章・土佐寛順ほか：瘀血症の症候解析と診断基準の提唱．日本東洋医学雑誌 34(1)：1-17，1983

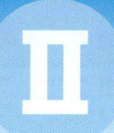

3 漢方の診察法

【花輪壽彦，村主明彦】

　漢方の診察は望・聞・問・切の四診による．望・聞・問・切は『難経』という古典に初めて記載され，四診として現在に伝わっている．

　古人は「望んで之を知るを神という」といって「望診」の重要性を強調している．

　望診のみで病気の本質を見抜いてしまう，まさに「神業」という意味であろう．

　四診の中でも望診がもっとも重要との記載もあるが，四診はどれも重要な診察であることはいうまでもない．

　診察の条件として，診察室は自然な明るさがあり，静かな雰囲気がよい．室温は患者が衣服を脱いでも，寒さを感じない程度にする．患者がしゃべりやすい環境を整え，静かに耳を傾ける．漢方の四診は診察と同時に診断・治療の過程でもある．

　尾台榕堂(1799-1870)の『方伎雑誌』には，

　　病人を診察するには，まず具合の悪いところを詳しく問いただすことである．また，過去に患った疾病があるかどうか，いわゆる「持病」（いつも抱えている病気）があるかどうか，また，それがいつ頃から，どのような経緯で起こったのか，その後どういう経緯を辿っているのか，そして日頃の様子を尋ねなければならない．婦人では月経・分娩の有無や月経血の多少や分娩回数，また帯下（おりもの）などがあるかどうかを問わなければならない．顔面や瞳に元気があり生き生きとしているか，音声や呼吸音が高いか低いか，澄んでいるか，かすれているか，全身の血色や色つやが潤沢か，枯れているか，盛んか，衰えているかなどを念入りに診察しなければならない．とりわけ，眼は人体の優れて美しい生命力が流入する所であるから，重い病気，長期間に亘る病気，精神錯乱，産婦，蛔虫症などにおいては殊にこの部分をよくみて観察することが重要である．

　　そして次に，脈を診て，疾病の陰陽・表裏，寒熱・虚実，体内の生気の閉じこもりや脱落，疾病が進行するのか退縮するのかを考察し，（次いで）舌の色調，乾燥・湿潤をみて，その後，腹部の状態を診察するとよい．

とある．

A 望　診

　視診のことを望診と称している．体格・肉つき・顔色・皮膚の艶・毛髪・発疹など静的状態と動作・歩行など動的状態を観察する．また全体的な観察と眼輪部のくま，しみ，毛細血管の拡張など局所を観察する．

1 動作・歩容の観察

　動作・歩容が機敏であるか，ぎくしゃくしているかなどは気血の過不足を知るために重要である．動作が異常に緩慢な場合や，椅子や診察台からの起居

で抑うつの程度や血の不足などを推量できる．いらいらしているとゆったりと椅子に座っていることができず，椅子を動かしたり，医師のほうにすり寄ってきたり，頬杖をついたり，ため息をついたりする．

2 眼光の観察

入室時の眼の輝きや，うつろさなどは気血の虚実をうかがうのに重要である．

眼に力があるのは気の充実や交感神経の緊張を示唆する．眼がうつろで力がないのは気のエネルギー不足や，抑うつ状態を示唆する．眼がつりあがったり，いらいらしている感じは「肝」の異常を示唆し，眼の充血は心火旺や肝鬱化火，気逆などを示唆する．

3 顔色の観察

顔色の良い・悪いは気血の虚実をうかがうのに重要である．顔色が潮紅している場合は血熱のような熱状があるか，気逆があるか，瘀血があるか考慮する．

顔面が蒼白の場合は血虚や陰証・虚証または水毒などの病態を考慮する．

顔面に毛細血管の拡張や色素沈着，眼のまわりのくまが多いと瘀血の所見であることが多い．

眼のまわりは筋肉や組織が柔らかく，むくみや色調の変化が出やすいので注意して観察する．眼のまわりが腫れぼったい場合は水毒を，黒ずんでみえる場合は腎虚や瘀血を考慮する．

4 皮膚の観察

皮膚の状態は全身の栄養状態や血行を示すので注意深くみる．カサカサした感じは血虚である場合が多く，四物湯を基本にした処方を考慮する．色素沈着が著明であれば瘀血を考慮する．

5 爪の観察

爪が脆くなったり，縦にしわが多く認められる場合は血虚や気血両虚を示唆する．

爪の色が悪いのは瘀血に関連する場合がある．

6 頭髪の観察

髪の毛が細くなったり，艶がなくなったり，抜け毛が異常に多い場合は血虚を考慮する．

7 口唇と歯肉の観察

口唇の乾燥，口角炎は脾虚・血虚・津液不足で起こる．口唇の乾燥しやすい虚弱小児には小建中湯証が多い．口唇や歯肉の色が暗紫色ならば瘀血症候を考慮する．口唇の乾燥と口唇や歯肉が暗紫色であれば温経湯などを考慮，津液不足があれば人参養栄湯などを考慮する．

8 望診での印象

慣れてくると「望診」だけで処方や生薬が連想されることがある．

地黄を含む八味地黄丸などの処方はどことなく色黒で枯燥傾向を感じ，麻黄剤はどことなく青っぽい感じを持つ．地黄は中高年の，あるいは慢性消耗性疾患の薬であり，麻黄は若年者の，あるいは病気の経過の初期に用いる機会が多い薬である．アトピー性皮膚炎のための顔の炎症による「赤み」も診察中に赤みに変化のある患者とない患者がいる．赤みに変化があるのは気の上衝による赤みで桂皮を含む処方を考慮する．診察中ずっと赤みに変化のない場合は血熱で黄連・山梔子・紅花などを含む処方を考慮する．

湿地に産出される茯苓・沢瀉などは「利水作用」を持つ生薬が多い．「似たものは似たものを治す」という考えは洋の東西を問わずある．

総じて生薬・処方の色と患者の顔色・皮膚の色が

相似するという印象を持つ．しかしこうした印象にはいつも例外がつきもので，外観で判断すると「人は見かけによらぬもの」となるので慎重に診察するのがよい．

a．舌　診

望診の中で特殊な位置づけがされているものに舌の診察がある．

舌診は『傷寒論』に白苔，『金匱要略』に「黄苔」「青色を帯びる舌」などの記載があるが，詳細な解説はない．舌所見は中国伝統医学に詳しいが，わが国でも名古屋玄医（1628-1696）によってすでに『舌胎秘書』（修琴堂蔵書）なる舌診の専門書が書かれ，江戸時代には能條玄長（保庵）が文化10年に『国字腹舌図解』を著して，『傷寒論』を中心に91種の図が示されている．漢方処方の特徴となる舌診所見と腹診所見が併記されたユニークな書である．

現在，舌診は中医診断学のものが主流のように考えられがちであるが，わが国においても舌の十分な観察記録が残されていることは知っておくべきである．

舌診は舌質と舌苔に大きく分けられる．舌質は舌色・舌形・舌態に分けられる．

▶舌　質
(1)　舌の色
・淡紅─正常
・紅─熱状を示すことが多い．地黄・石膏などを含む処方．
・暗赤色または暗紫色─血行不良の所見．当帰・芍薬・川芎・地黄や微小循環改善薬を考慮．舌が暗赤色の場合や瘀斑のある場合は，舌下の静脈を診て瘀血の兆候の有無をうかがう．
・絳（深紅色）─急性熱性疾患の陽明病期や津液不足の病態で起きるとされる．地黄・麦門冬・沙参などを考慮．
・瘀斑─暗紫色の斑がある場合，瘀血の兆候ととらえる．
・点刺─熱状に伴って現れる紅点

(2)　舌　形
・胖大─力を抜いて舌を突出した時，舌の幅が口角の幅より大きい場合を胖大という．気虚と水毒の病態を反映するとされる．
・歯痕（舌の辺縁の歯の圧痕）─同じく気虚と水毒の病態と考える．人参・黄耆などを含む処方や利水剤を考慮
・瘦薄─気虚や血や津液の不足の病態を反映する．先天的な場合もある．
・皺裂─血や津液の不足と関連がある．ドライマウスでもみられる．先天的な場合もある．

(3)　舌　態
舌態は舌の動きで振戦は自律神経疾患やパーキンソン病，偏位や萎縮は運動障害や麻痺と関連する．

(4)　舌下の静脈怒張
舌下静脈や舌深静脈の怒張は瘀血所見のサインとなることが多い．

▶舌　苔
舌苔の形成には口腔内の唾液のpH，唾液分泌量，微生物叢，糸状乳頭の状態などが関与している．
・無〜微白苔─正常
・白苔─少陽病の熱状，または消化機能の停滞・低下などの病態．柴胡剤や半夏・朮・茯苓などを含む処方を考慮．
・白黄苔─熱性疾患による消化機能停滞の病態．柴胡剤や大黄剤を考慮．
・黄苔─「胸やけ」「呑酸」「胃痛」「便秘」など「胃熱」の症状を反映する．黄連や大黄を含む処方を考慮．
・黒苔─大黄剤で瀉下させる実熱証の病態と附子剤を考慮する虚寒証の病態がある．
・地図状舌─苔が部分的に剥がれた状態を示すことがある．心身症や免疫・アレルギーがらみの疾患にみられることが多い．
・浄苔および膩苔─舌苔を形成する糸状乳頭がブラシ状にみられるものを浄苔，絵の具を塗ったように厚く隙間なく，表面を被う苔を膩苔と呼ぶ．
・鏡面舌─無苔で表面がてかてか光っている舌．気血両虚のことが多い．

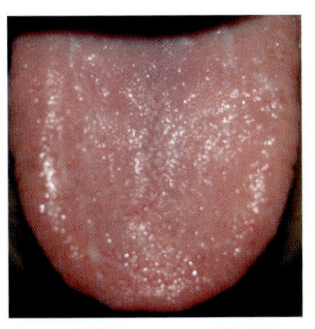

①薄い白苔あるが，ほぼ正常舌 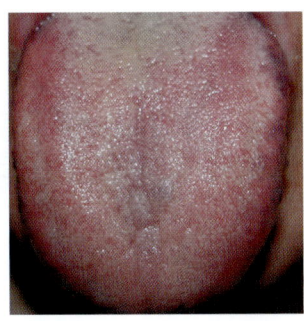　②舌色やや紅，白苔，一部瘀斑 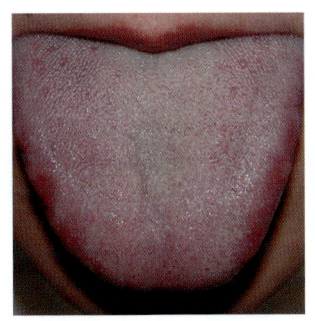　③舌色暗，白苔，軽度の歯痕 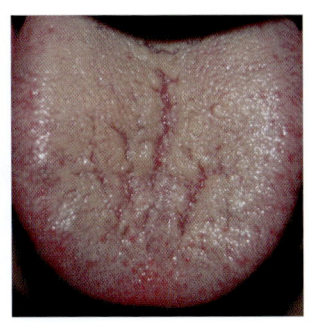　④厚白苔

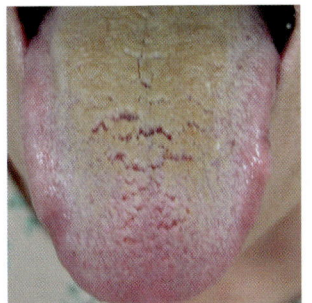

⑤厚い乾燥黄苔，皺裂あり 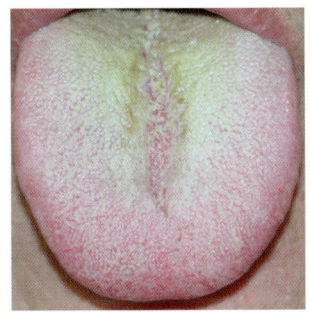　⑥やや胖大白黄苔 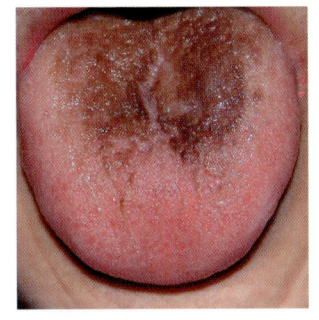　⑦茶濁色〜黒苔 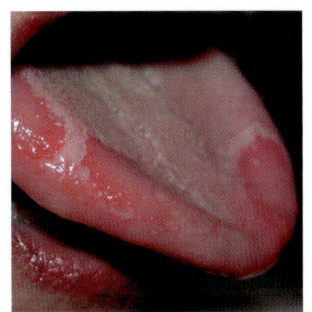　⑧地図状舌

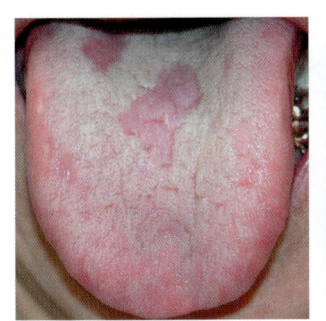

⑨地図状舌 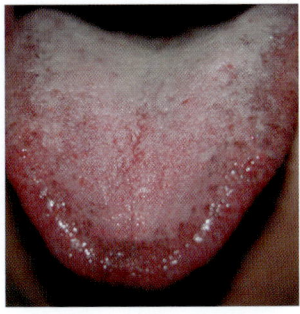　⑩やや瘦薄，瘀点および瘀斑 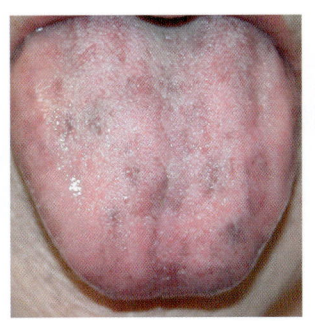　⑪瘀斑 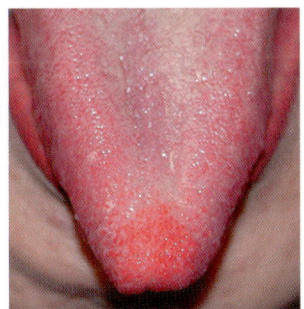　⑫舌尖の紅点

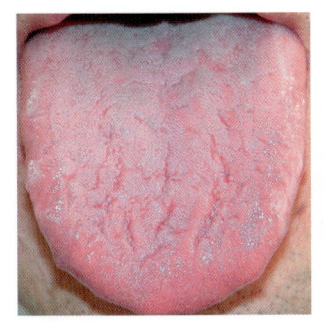

⑬皺裂 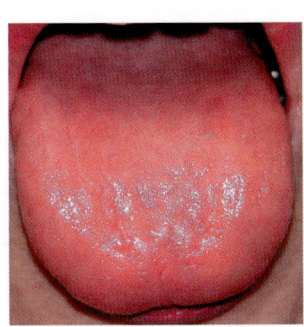　⑭鏡面舌 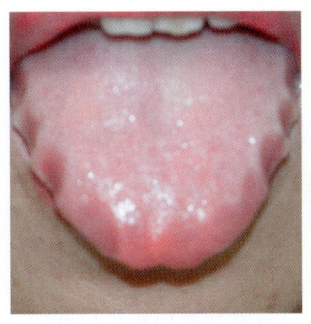　⑮湿，薄い白苔，著明な歯痕 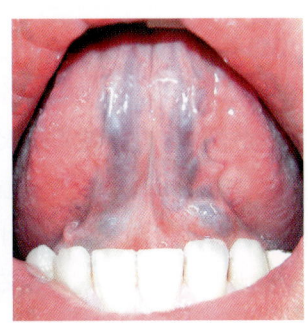　⑯軽度の舌下の静脈怒張

図1　舌質

舌苔は現代医薬品(抗生物質や抗炎症剤など)や喫煙・食事などによって修飾されるので，勘案する必要がある．

また舌の中に五臓を配置する考えもある．舌尖は心・小腸または肺・大腸に配当，舌縁は肝・胆に配当，舌の中央は脾・胃に配当，舌根は腎・膀胱に配当するなどである．

実際の臨床でも，脾胃の異常は舌の中央に白苔や黄苔などとして表れることが多く，「心」の異常(いらいら・不眠など)は舌尖の部位に所見が現れ，「肝」の異常は舌の辺縁に現れることがある．しかし例外も多いので総合的な判断が必要である．

B 聞　　診

聴覚と嗅覚からの情報を聞知という意味で聞診という．

香を「聞く」などの使い方もされる．喘鳴・お腹の鳴る音・体臭・口臭などである．問診や腹診の時に同時に行う．

1 言語と音声

言語に力があり，ハキハキ聞こえるのは気血水の調和が良い状態である．

気虚になると声がかすれたり，力のないしゃべりかたになる．補中益気湯の使用目標の口訣(けつ)にも「語言軽微」とある．

2 咳嗽と呼吸音

咳嗽や喘鳴は聞診で容易に聞き取れる．乾性の咳嗽には麦門冬湯のような滋潤性のある処方を，湿性の咳嗽には小青竜湯のような利水性のある処方を選択する．

3 グル音

空腹でもないのに腸の蠕動運動が聞こえるのは胃腸障害や脾胃の冷えと関連する．半夏瀉心湯や甘草瀉心湯などを考慮する．胃腸がモクモクと動くようなら大建中湯などを考慮する．

C 問　　診

漢方治療は第一に，自覚症状の改善によって日常生活をより快適に送ることを目指している．したがって患者の生きた言葉を上手に引き出すようにする．診療録にも患者の生の言葉をそのまま記録する．

「口が苦い，口が乾くが水は飲みたくない，甘いものが無償にほしい，ヤケ食いをしてしまう，咽に何か詰まったような感じがする，おなかが空いていないのにゴロゴロいって困る，口の中に生唾がたまってしゃべりにくい，夏でもソックスを何枚もはかないと冷えてつらい，足がほてって眠れない，天気が悪いと疼く，首から上だけにひどく汗が出る」など，現代医学では取るに足らない兆候が，漢方では処方を決める重要なサインとなることが稀ではないからである．

▶全身状態の把握

漢方治療の実際においては一つの症状で処方が決まることは稀で，いくつかの症状・兆候の組み合わせを，伝統医学的文脈において解釈し，いわゆる「証」にしたがって，最終的には漢方処方決定へと繋げていく．

漢方の問診は全身状態の把握と陰陽・虚実・五臓・気血水など漢方医学的異常の判断として行う．

まず全身状態の把握として次のような質問をする．

●食欲

「食欲はいかがですか？」

一般的には「良い」「ふつう」「ない」で答えてもらう．

病気になっても食欲が低下するとは限らない．「良い」といっても，例えば瘀血の兆候が顕著の場合，「無性に食べたい」などということがある．PMS（月経前症候群）などでも「生理の前に無性に，食欲が亢進します」という場合がある．便秘に伴って「食欲亢進」を訴える場合もある．他の症状・兆候にもよるが，「消穀善飢」といって瘀血の兆候である場合がある．肥満や高血圧を伴う習慣性の「過食」には当然，生活習慣の見直しを指導する．

「食欲普通」は消化器に障害が起きていないと通常はみる．

体格の実証は「早食い」，体格の虚証は「遅食い」（食事に時間がかかる）とする説もあるが，一概にいえない．

「食欲がない」という場合，消化器障害，心身症，熱性疾患など種々の要因が考えられる．

「食欲がない」という場合，八味地黄丸や麻黄剤の適応にみえても，地黄や麻黄の使用には慎重になる．逆に六君子湯に代表されるような「胃粘膜防御作用」と「胃排出能促進作用」を持つ処方がまず考慮される．漢方でいう「脾胃の虚」と「腎虚」がある場合，脾胃の虚を建て直すことから治療を始めるほうが無難である．抑うつ傾向のために食べられないのであれば，香砂六君子湯に代表されるように「理気薬」を加えるとさらに良い場合がある．

なお冷え性や柑皮症に甲状腺機能低下症，「だるさ」に肝機能障害など現代医学的チェックが見落とされてないか，検討すべきであることはいうまでもない．体重の急激な増加や減少は心身のバランス異常がある．

●睡眠

「良い，眠れない（寝つきが悪い・途中で目が覚める），夢をよく見る」などの質問になる．

漢方外来に来る不眠症は神経質性不眠か抑うつ性不眠が多い．神経質の場合は酸棗仁湯や桂枝加竜骨牡蛎湯に代表されるように「虚労による不眠」の処方が選ばれる．虚労による不眠は「虚煩」という．「疲れているのに，眠れず，悶々としており，盗汗（寝汗）がひどい」などと述べる．抑うつ性の場合は温胆湯を基本にしばしば黄連・酸棗仁が加えられる．温胆湯類も種々あるので他の症候を勘案する．遠志と酸棗仁は相性がいいので加味される．温胆湯の腹証は腹部動悸がないのが特徴である．心身症的訴えで，胃腸の調子が悪く，おなかがゴロゴロいって困る，心窩部が詰まった感じ，肩こり，夢が多いなどの場合は甘草瀉心湯が良い．頑健型で胸脇苦満がある場合は柴胡加竜骨牡蛎湯などが考慮される．顔が赤くなって，いらいらが強く，何事にも憤怒し，気分が落ち着かず眠れないものは三黄瀉心湯類や黄連解毒湯も考慮される．

●小便

漢方では水の排泄には五臓論の「脾」「肺」「腎」が関与すると考え，その障害は水毒と考えられる．

他の症候との関連では口渇―尿不利―自汗傾向なら五苓散．口渇―尿不利―無汗傾向なら猪苓湯．尿不利があって五苓散に似ているが，口渇のないものは茯苓甘草湯．口渇―小便自利―発汗過多なら白虎湯，口渇―多尿―枯燥傾向―小腹不仁なら八味地黄丸というように他の症状・兆候との関連で処方が考慮される．多尿，前立腺肥大による排尿困難や頻尿には八味地黄丸がよく用いられる．無菌性膀胱炎による頻尿には清心蓮子飲が好んで用いられる．

尿失禁には補中益気湯が試みられている．「小腹不仁」を伴うものは八味地黄丸がよい．排尿痛には猪苓湯，五淋散などが，血尿を伴うものには猪苓湯合四物湯などが用いられる．

●大便

便秘には大黄が好んで用いられるが，脾胃の弱いものには不適のことが多い．山梔子・麻子仁・山椒（蜀椒）などを上手に使う．細菌性の下痢（痢疾）には大黄剤を短期使用し，その後で脾胃を整える処方にする．抗生物質を服用すると大黄が腸内細菌叢の変化によって分解されず，瀉下活性が低下する．

慢性体質性下痢（泄瀉）は脾胃の虚や腎虚が関係す

る．胃症状中心のものは人参湯，冷えると下痢するものは真武湯．消化不良性下痢には小建中湯，黄耆建中湯，啓脾湯，参苓白朮散，下痢便秘交代型には「肝脾」を調節する，加味逍遥散，五積散などが考慮される．

● **疲れやすい**

「一身尽く重く転側する不能」（少陽病）や「ただ寝んと欲する」（少陰病）など病期の特徴として現れることもある．

愁訴の中でもっとも多い訴えである．必ずしも「気虚」ではなく，ストレス性，抑うつ性，腎虚，新陳代謝の低下など種々の病態が考えられる．

● **からだが重い**

「湿」の停滞，少陽病，陽明病，少陰病でも起こる．

● **もの忘れをする**

「喜忘」（しばしば忘れるの意）という用語があるが，瘀血症状の一つである．脳血管障害に関連したものには黄連解毒湯か釣藤散，アルツハイマー型認知症には抑肝散，帰脾湯，加味温胆湯などが考慮される．他の症状を参考にして選択される．

● **いらいらする**

一般には「肝気鬱滞」の症状とされる．少量の柴胡の入った加味逍遥散などが考慮される．

眉間にしわを寄せて話す，多怒，性急，不眠などの場合には抑肝散が考慮される．

● **汗をかきやすい，寝汗をかく**

「自汗」傾向の人は「表虚」，「水毒」などが考えられる．黄耆を含む処方が考慮される．

表虚の場合は桂枝湯，桂枝加黄耆湯，玉屏風散などが考慮される．表熱が奪われて「冷え性」を訴える場合がある．寝汗は「陰虚」（津液不足）の傾向に熱状や精神的興奮が重なって起こることが多いとされるが，水毒傾向の人，虚弱者，慢性消耗状態でもみられる．当帰六黄湯（とうきりくおうとう），柴胡桂枝乾姜湯などが考慮される．

● **頭痛・頭重**

冷えや胃腸症状，肩こり，瘀血などとの関連で処方が決まる．呉茱萸湯，半夏白朮天麻湯，釣藤散，加味逍遥散などが使われる．小腹不仁を伴う頭痛・頭重に八味地黄丸が奏効することがある．

● **耳鳴り，難聴**

柴胡剤・気剤（蘇子降気湯など）・補腎剤（滋腎通耳湯など）を考慮する．

● **めまい，のぼせ，立ちくらみ**

水毒兆候，気逆，気虚，血虚などさまざまな病態で現れる．

● **視力低下，目が疲れる，目がかすむ，目がショボショボする，目のくまができやすい**

気虚・肝血虚の兆候ととらえることが多い．「目のまわりのくま」は瘀血兆候である．

● **のどがつかえる**

半夏厚朴湯の使用目標である「咽中炙臠」が有名である．粘膜過敏ととらえると応用が広がる．

● **口渇・口乾，唇が乾く**

漢方では水分をよくとる口渇と口の中が乾燥するが水分をとるのをいやがる口乾を分けている．唇が乾くは脾虚，津液不足，瘀血の兆候で小建中湯・人参養栄湯・温経湯などが考慮される．

● **咳**

空咳には麦門冬湯，痰を伴う咳には清肺湯．麦門冬湯の咳は発作性に激しく咳き込む．清肺湯は気管支拡張症に伴う咳・痰に用いられる．

● **口が苦い**

「柴胡剤」の使用目標としてあげられる．

「少陽の病たる，口苦く，咽乾き，目眩（めくるめく）なり」とある．

高齢者，歯や歯肉炎，入れ歯，他の薬剤による場合もあるので注意が必要である．

口不仁―味がわからない．タバコの味が変わるともいわれている．

口中和―少陰病では口中の不快はないとされる．

● **生唾が出る**

「喜唾」（口に唾液があふれる）は人参湯の目標で「胃の冷え」を示す兆候とされる．過度の緊張による喜唾もある．

● **ゲップ，胸やけ，心窩部がつかえる，嘔気，嘔吐**

「胃気」の不和の兆候である．半夏厚朴湯・半夏瀉心湯などを考慮する．嘔吐は水毒兆候でもある．

●腹痛，腹が張る，腹が鳴る，ガスがよく出る

　腹痛は非常によくみられる症状である．芍薬と甘草の組み合わせを基礎にした処方を考慮することが多い．腹が張る腹満には虚・実がある．虚の腹満には厚朴生姜半夏甘草人参湯などを，実の腹満には承気湯類を考慮する．「腹が鳴る」は半夏瀉心湯・甘草瀉心湯のよい目標である．「ガスがよく出る」は半夏厚朴湯や承気湯類の目標になる．

●性欲の減退

　腎虚の兆候である．若年から中年までは脾胃の障害や肝鬱でも起こる場合が多い．

●爪がもろい，髪が抜けやすい，皮膚がカサカサする

　血虚の兆候ととらえるのが一般的である．四物湯を基本にする．ただし地黄が「胃にもたれる」という場合は「脾虚」の方剤から始める．気虚の処方で改善することもある．

●皮膚の痒み

　皮膚に触って「熱」があるか，乾燥性か湿潤性かを見極める．

●しもやけができる

　末梢循環障害で起こる．慢性的な寒冷刺激で起こる場合は当帰四逆加呉茱萸生姜湯などが考慮される．

●首や肩こり

　葛根湯のこりは項（うなじ）からまっすぐに背中や腰までこることが多い．柴胡剤の効くこりは肩から僧帽筋にそって広くこる（これは足の太陽膀胱系，足の少陽胆系という経絡との兼ね合いでいわれるものである）．肩こりは外感病でも起こるし，胸郭病変，横隔膜周辺病変，胃腸障害でも起こる．交感神経の持続的緊張でも起こる．

●痛む

　瘀血の痛みは移動せず，夜間に増強する．夜間に増強するのは末梢循環障害が強まるためと思われる．瘀血の痛みの特徴は，例えば『勿誤薬室方函口訣』の桃核承気湯の解説にみえる．気滞の痛みは移動しやすく，「風湿」の痛みは「天候の変化」に呼応することが多い．

　関節リウマチや片頭痛は「気圧」の低下と共に症状が悪化することが多い．漢方では「風湿」が相搏（あいう）つ状態と考える．

　気虚の痛みは「昼に増悪し，夜は鎮静する」傾向がある．

●冷える

　「冷え」は非常に重要な兆候である．『傷寒論』では，自覚的冷えは「寒」，他覚的冷えは「冷」である．

　手足寒（自ら寒気を覚える）は附子湯，手足厥寒（外からの寒冷刺激に過敏に反応して，内に自ら寒を感じる）は当帰四逆湯，手足厥冷（厥の甚だしきもの）は四逆湯または呉茱萸湯と冷えの程度を区別している．ちなみに「手足温」は熱や寒に対応する表現で「熱くも，寒くもない」状態．小柴胡湯，梔子豉湯，芍薬甘草湯が指示されている．表虚の自汗のために「冷え」が起こることも稀ではない．桂枝湯，桂枝加黄耆湯，玉屏風散などが考慮される．附子湯に「背微悪寒」とあるように，体の中心部の冷えは背中に感じることがある．水毒でも背中の冷えを訴える．清湿化痰湯には水が変化して痰となっている状態を，「背中一点，氷の如し」と述べられている．

　血行不良による末梢の手足の先の冷えか，体全体の冷えか，真寒仮熱・真熱仮寒などの区別は重要である．

●ほてる

　いわゆる「気逆」「血虚」「血熱」の兆候である．更年期症候群の不定愁訴の中に「足がほてって眠れない」という患者がいた．舌：紅で乾燥していたので地黄を含む滋陰清熱剤の適応と考え，三物黄芩湯を処方したところ，更年期症候群の不快も足のほてりもすべて解消した経験がある．

●嗜好品

　甘いもの，塩辛いもの，油っこいもの，冷たいもの，菓子，炭酸飲料を避け，魚（焼・煮・刺身），野菜（生・温），海藻，卵，乳製品，果物などをバランスよく食べているか聞く．甘みを好む人は脾虚の状態に多くみられる．

●「既往歴」は漢方では過去のできごとが現在の苦痛とどのようにかかわりがあるか，という観点から聞いていく．

D 切　　診

　切診は患者の体に直に触る視察で，脈診と腹診が重視される．その他，手足・背中の触診もする．古人は「外感病(急性熱性疾患)は脈を主とし，内傷病(慢性体質性疾患)は腹を主とす」といった．

　したがって脈診は急性疾患の治療方針の決定に重要とされ，腹診は慢性疾患の治療方針の決定に重要とされている．

1 脈　　診

　漢方の脈診は，現代医学的な意味の脈拍・不整脈の有無のチェックだけでなく，治療方針の決定のための情報としてみる．『霊枢』には総頸動脈(人迎の脈)，『金匱要略』には足背動脈(趺陽の脈)，後脛骨動脈(少陰の脈)などの脈診の記載もあるが現在はほとんど行われていない．「寸口の脈」と呼ばれる手首の橈骨動脈をみる．橈骨茎状突起の内側をさらに狭義の寸口(示指)・関上(中指)・尺中(薬指)に分ける．脈診の感覚には動脈だけでなく静脈や筋肉・支持組織の状況も含まれる．軽く按じてから徐々に重く力を加えていく(図2)．

　伝統医学では左右の寸・関・尺脈の状態を全身像へ配当している．とくに鍼灸では六部定位の脈状は治療の指針になっている．

　一方，現代の日本漢方の診断では，脈の左右差や寸・関・尺の感触の差を重視しないことが多い．現代医学の「脈なし病」など診断的意義を持つものや明らかな左右差は記載する．脈診を続けていると確かに脈の左右差や感触の相違を感じるのは事実であるが，臨床の実際では慢性疾患では弱いほうの脈状を参考にすることが多い．しかしこの脈診方法については議論の余地がある．

　王叔和(3世紀)によって著されたとされる『脈経』には24種類の脈の形態とその臨床的意義を解説しているが，日本漢方では脈の分類を簡潔にしている．

　浅田宗伯は『橘窓書影』の冒頭の「栗園医訓五十七則」の中で，「脈学は先(まず)，浮・沈，二脈を経とし，緩・緊・遅・数・滑・濇，六脈を緯として病の進退，血気の旺衰を考究する時は，其の余の脈義，追々手に入るものなり」と述べている．

▶脈診の実際

　一般的な脈診について以下に述べる．

　脈診はまず縦に按圧する．次に横方向に幅の大小をみる．そして血液の流れる方向に血液の流れ具合をみる．つまり3方向から脈を診察する(図2)．

　健康者の脈を平人の脈(平脈)という．

(1) 抗病反応の主たる場所をみる

　脈を縦にみる．軽く触れ圧をかけていく．

・浮：一般的には抗病反応が体表(表)にあると判断する．

・沈：一般的には抗病反応が消化管(裏)にあると判

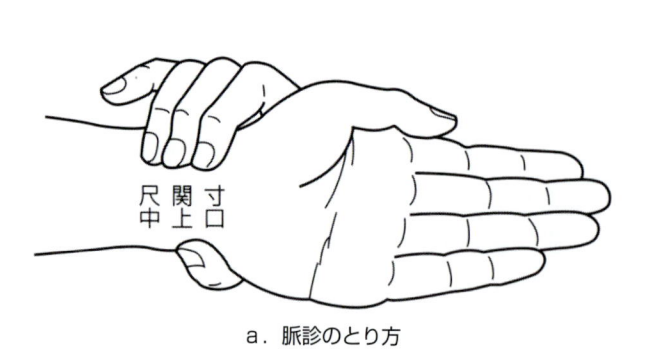

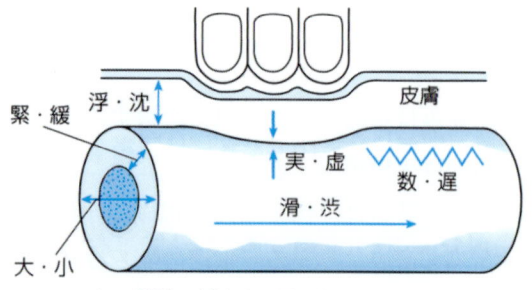

a．脈診のとり方

b．脈診で判定する脈の性状の模式図
(寺澤捷年：症例から学ぶ和漢診療学，第2版，医学書院，東京，p184，1998)

図2　脈診

断する．

次に，一番よく脈を触れる深さで脈の緊張具合をみる―抗病反応の強弱を診る．脈の緊張の強い場合を緊，反対を緩という．全体の強さをいう場合は実（強い），虚（弱い）と表現する．古典の中に「弦」という脈が記されている．弓を張った状態のピンとした脈である．一般に緊の軽度のものを弦としている．しかし古典では「弦は左右のぶれがなく，緊は左右にぶれる」と性状の違いを述べており，緊の意味も緊張(tension)というよりは「寒」や「痛」の意味で使われるなど諸説がある．混乱しないために，ここでは最初の理解としてこの点について言及しない．

(2) 脈の幅をみる

洪（大），細（小）：幅の広い場合を洪（大），狭い場合を細（小）という．洪は発陽性を細は陰状性を示している．

(3) 血流をみる

脈の性質を横方向に3本指でみる．

・「数(さく)」：急性疾患の場合は「数(さく)」（医師1呼吸に病人の脈6動(回)以上）；一般には90拍動・分以上は熱状を示す．逆に「遅」（医師1呼吸に病人の脈4動以下；一般には60拍動・分以下）は寒状を示す．
・渋(しゅう)（またはじゅう，同義で濇(しょく)）・滑(こう)・芤(こう)：慢性疾患の場合は渋(しょく)（濇）・滑・芤などを診る．渋(しょく)（濇）は血行のうっ滞・痰飲・瘀血を滑は熱状を示す．芤(こう)は血虚や体液の不足と関連する．
・結代：不整脈の意味と結と代の意味を分けて結は遅い脈に一止ある状態，代は「常なき脈」などの記載がある．

▶日常よくみられる脈状

(1) 急性疾患

・浮緊数（軽く触れて緊張が強く早く感じる脈）―麻黄の使える脈である．
・浮弱（軽く触れてわかるが緊張がなく弱く感じ，強く按じると消え入るような脈）―桂枝湯などで経過をみる脈
・細―不浮，不沈の糸のような脈．太陽病から少陽病に移行したことを示す．
・沈実（重按して強く触れる脈）―大黄剤などで瀉下する脈
・沈滑―石膏剤の必要な脈
・沈弱遅（軽く触れては手に応えず強く按じると消え入るような脈で徐脈傾向）―附子剤の必要な脈

(2) 慢性疾患

・浮弱―陽気が逃げていく「裏虚」の脈（散大無力は補中益気湯の脈であり，浮大微は附子の必要な脈，沈弱遅は小建中湯などの脈）．
・浮実―疼痛性疾患などで発汗療法を考える．病邪が充満しており，発汗・利水・瀉下などを考える．
・弦細―少陽病の脈．また水毒や病態が遷延化しているが，まだそれほど虚が強くなっていない状態の脈．
・沈実―瀉剤を使う脈（沈実渋なら瘀血を兼ねる）
・沈弱―補剤を使う脈（沈弱渋なら血虚を兼ねる）
・沈弱遅―附子を使う脈

2 腹　　診

腹診は古代中国でも行われ，『傷寒論』や『金匱要略』にも腹診の記載がみえる．

「心下痞これを按じて，濡(なん)（軟に同じ），……大黄黄連瀉心湯，これを主る」

「腸癰の者は少腹腫痞す，これを按じ，すなわち痛むこと淋の如し……大黄牡丹（皮）湯，これを主る」などである．「按之」というからには腹部の診察をしたことは明らかである．

しかし，腹診法の発達はわが国固有のもので，漢方診療の中でもことのほか重視されている．日本漢方の特色はなんといっても「腹診」の発達であり，江戸時代に数多くの腹診書が著されている．

大塚敬節は「腹診考」の論文の中で「腹診という言葉は，日本人の発明であるが，この言葉をいつ頃，誰が提唱したかははっきりしない」と述べ，浅田宗伯が『皇国名医伝』の中で「日本で初めて腹診を提唱したのは竹田定加である」という一文を「定加」と「定快」を誤る初歩的な誤謬と指摘している．大塚敬節は「腹診書の分類」という論の中で『難経』系の腹診書

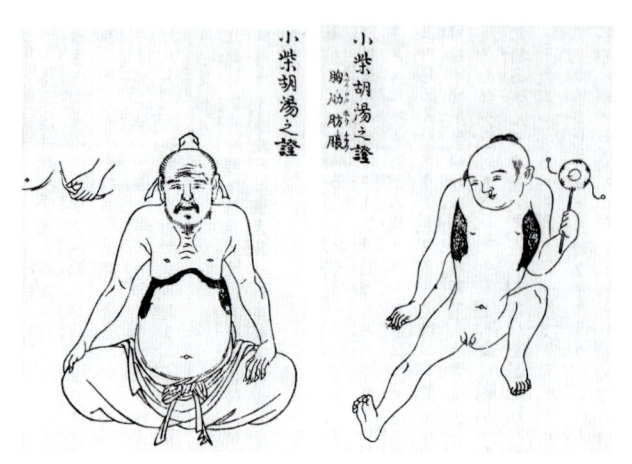

図3　小柴胡湯の腹証

36書,『傷寒論』系腹診書37書,折衷系腹診書5書を紹介している.

『傷寒論』系の腹診書である稲葉文礼の『腹証奇覧』,和久田叔虎の『腹証奇覧翼』や『診極図説』(吉益東洞の門人,瀬丘長圭の著)などが有名である.

図3は『腹証奇覧』に記されている小柴胡湯の成人の腹証と小児の腹証である.

いわゆる古方派の雄・吉益東洞は『医断』において「腹者有生之本百病根於比」(腹は生あるの本,百病ここに根ざす)と述べて腹診の重要性を強調した.ただし,この表現はすでに曲直瀬道三・玄朔によって成るとされる『百腹図説』にもみられる.江戸時代には多くの腹診書が著され,日本漢方の特徴となっている.

▶腹診の実際

尾台榕堂の『方伎雑誌』に診察一般について次のような主旨の記載がある.以下に

「腹部を診察するには,患者を仰臥させ,その両手を(身体の両脇に)まっすぐに伸ばすようにさせ,また,両足もまっすぐに伸ばさせる.(そして,診察に当たる)自分自身は気持ちを引き締め,集中力を高めて,下腹に力を入れ,患者に向き合うようにして,やや下側に座る.(その位置は)自分の膝と患者の肘の外側とがちょうど並びつくように座る.このように対座した後で,手掌を患者の胸壁の上におろし,胸郭の脹れあがりや陥凹,心尖拍動が穏やかか,亢進しているか(を診る).また,慢性咳嗽や喘息などの病歴では,呼吸に伴って痰が胸郭の中を上下に移動する振動が技術の手に響いてくる者がある.また,心尖拍動が亢進している者では咽の両側まで拍動がみられる者がいるので,注意してみなければならない.

次に,術者の指先を揃えて心下に下ろし,つかえ感があるか,硬く脹れ上がっているか,圧痛の有無,腹部大動脈の拍動亢進,振水音の有無などを,注意を払って診察すること.また,この心下に(指先で)圧を加えた時に肩・背中,腹部に痛みが放散する者もいる.(このように心下を診た)次に,肋骨弓の下(季肋下部)とさらにその外側(脇下)を圧して,硬いか軟らかいか,こり,ひきつれる痛み,水毒の溜まりなどを慎重に診察すること.

次いで,臍の上に手を下ろし,腹部大動脈の拍動が亢進しているか否かを診る.その次には手を左右に移動させ,腹腔内の腫瘤,こり固まり,水の溜まり,ひきつれの有無を詳しく観察すること.

そして次に,臍から下の腹部(少腹)に手を下し,瘀血の塊,筋肉のこり固まりや,ひきつれの有無を触診によって明らかにすること.(この際にも正中部だけでなく)左右についても丹念に探りを入れ,腰や股のほうへ響く牽引痛があるか否かを診察すること.また,水毒によって,小腹(の腹壁)が麻痺し,膨れあがることがある.

このように胸部,上腹部,季肋下部,小腹など余すところなく診察してから(適当する)方剤を処方しなければならない.以上述べたことは吉益東洞の腹部診察(腹診)の方法であり,(東洞の直弟子)岑少翁がこれを受け継ぎ,私の師匠・尾台浅嶽に授けられたものである」

尾台榕堂が述べるように,片手,または両手で柔らかく触診するのがコツである.強くグイグイ押すと患者が痛がったり,緊張して漢方所見がとれない.一般に虚弱体質の人には温かい手でゆっくり撫で

る．がっちりした壮年男性なら，むしろ指を立ててすばやく圧痛点などをチェックする．

▶腹診所見

以下に主な腹診所見を述べる．

腹診所見における腹部の名称は一般に図4のとおりである．

(1) 腹力

腹の弾力と緊張度をみる．腹力は実，やや実，中等度，やや虚，虚の5段階に分ける場合が多い．腹力の虚・実を診て抗病反応の充実度をみる．一般に心窩部の肋角弓の広い人は実証に，肋角弓の狭い人は虚証になりやすい．実際には「おなか」が丈夫かどうかをみている．腹力が弱く緊張の悪い人は抗病反応が弱く，瀉剤（麻黄や大黄，石膏などを含む処方）が使いにくく，補剤（人参，黄耆，附子などを含む処方）．

(2) 腹満

腸内のガスによる鼓音をみる．実満と虚満がある．実満には承気湯類を虚満には桂枝加芍薬湯や厚朴生姜半夏甘草人参湯などの処方を考慮する．

(3) 心下痞鞕（図5）

心窩部の抵抗（軽度の圧痛）をいう．心窩部の不快感（自覚症状）のみの場合を「心下痞」といい，この部分の他覚的抵抗を「心下痞鞕」という．圧痛が強い場合は「結胸」という表現があるが，臨床の実際では心下痞鞕でも圧痛を認めることが多い．半夏瀉心湯など黄連・人参・柴胡・半夏などを含む処方を考慮する．

(4) 胸脇苦満（図6）

季肋部の抵抗や鈍痛をいう．少陽病期に現れる代表的兆候とされる．柴胡剤の使用目標として日本漢方では非常に重要視されている．

胸脇苦満は横隔膜との関連が指摘されている．横隔膜周辺の肝臓，脾臓，肋膜などの炎症との関連や横隔膜と関連した脊髄神経と連動して起こる．横隔膜関連刺激は神経学的に肩に放散するので，肩背のこわばりを伴うことが多い．

(5) 腹直筋攣急（図7）

腹直筋の過度の緊張状態を指す．実証の場合は四逆散など，虚証の場合は腹皮拘急といい，小建中湯などを考慮する．

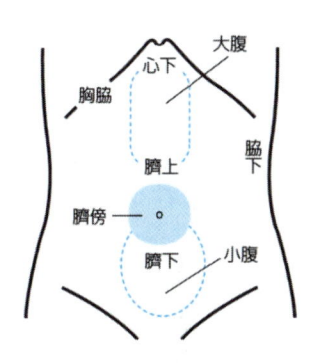

図4　腹部の名称

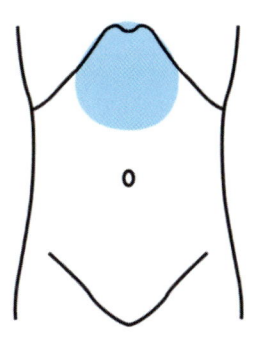

図5　心下痞鞕

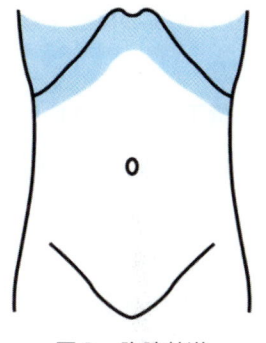

図6　胸脇苦満

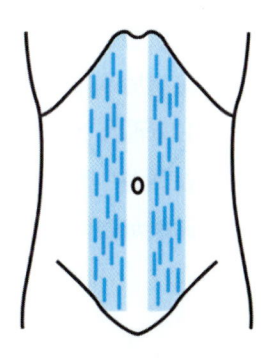

図7　腹直筋攣急

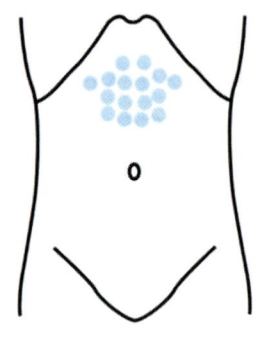

図8　胃内停水

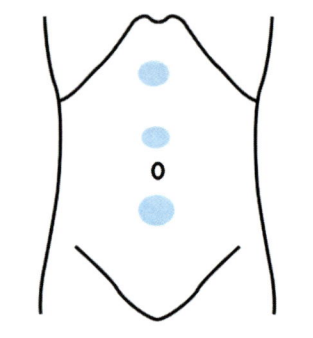

図9　心下悸・臍上悸・臍下悸

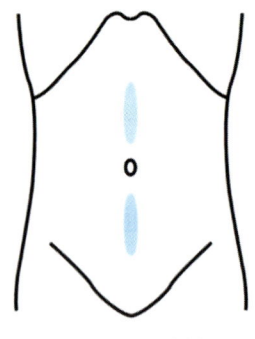

図10　正中芯

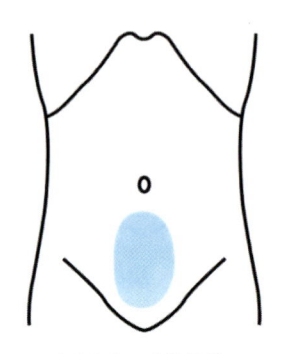

図11　小腹不仁

(6) 胃内停水（図8）

心窩部のあたりを軽くスナップをきかせて叩く．消化機能の低下や胃下垂があると振水音がポチャポチャと聞こえる．この場合「水捌け」をよくするような茯苓・白朮・半夏などを含む六君子湯などの処方を考慮する．

なお腹診は抵抗圧痛だけでなく，手のひらに感じる温感・冷感・湿潤・乾燥などの感じも大切である．腹診で典型的所見が得られれば，それに付随した兆候をもう一度質問して確認する．

(7) 腹部動悸（心下悸・臍上悸・臍下悸）（図9）

臍の周辺の大動脈の触知をいう．腹力・腹壁の緊張度と交感神経過緊張との兼ね合い，腹部大動脈の拍動が腹壁に伝播する状態．心下悸には苓桂朮甘湯，臍上悸には実証には柴胡加竜骨牡蛎湯，虚証には桂枝加竜骨牡蛎湯・炙甘草湯など．臍の部分で強く動悸があるものは補中益気湯，臍下悸は苓桂甘棗湯，臍から心下まで腹部動悸が強い場合は抑肝散加陳皮半夏などが考慮される．

(8) 正中芯（図10）

解剖学にいう白線（linia alba）の部分に鉛筆の芯のようなものを触れることがある．痩せた人，虚弱体質の人に現れやすい．臍の上に現れれば人参湯など，臍の下に現れれば附子剤の所見とされる．白線は左右の腹直筋の間に存在する腹直筋鞘など腹筋腱膜の腱線維が正中線で合わさって構成されている．老化や体力低下により白線部分の緊張が低下することによって，臍の上に現れる正中芯は臍動静脈の遺残である肝円索（lig. teres hepatis），臍の下に現れる正中芯は正中臍ひだ（plica umbilicalis mediana）である．

「正中芯」という名称は大塚敬節の命名であるが，江戸時代の腹診書に「任脈通り筋張りたる」などの記載がみられる．実習ではタオルの下に爪楊枝を置いて上から触れさせるとこの感触を理解させることができる．

(9) 小腹不仁・臍下不仁（図11）

臍下の知覚異常（鈍麻やときに過敏）を指すが，腹証では臍下部の「無力」（ふにゃふにゃと力のない状態）をいうことが多い．地黄・附子などの適応である．胃腸が丈夫なら八味地黄丸の類を，胃腸が弱ければ真武湯などを用いる．なお臍下の腹直筋の拘攣

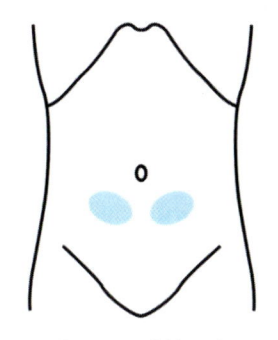

図12　臍傍圧痛

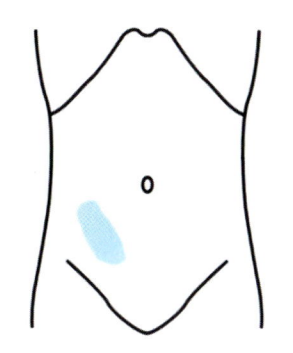

図13　回盲部の抵抗・圧痛

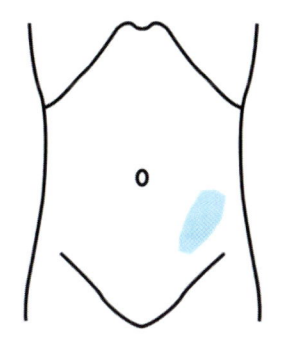

図14　小(少)腹急結

を「小腹拘急」と呼びこれも八味地黄丸の腹証となる．

(10) 瘀血の圧痛点(臍傍の圧痛・回盲部の圧痛・S状結腸部の圧痛)(図12〜図14)

　臍周囲の圧痛・左右の寛骨近傍の圧痛などをいう．とくに女性の場合，臍の下に馬蹄型に盛り上がった圧痛点を認めることがある．駆瘀血剤の適応を知る．

　回盲部の圧痛は元来，虫垂炎の兆候であったが，瘀血所見としてもみられる．

　S状結腸部は押す痛みより，擦過痛として認めることがある．「小(少)腹急結」の腹証とされる．便秘傾向があれば桃核承気湯の所見となる．跳びあがるほど痛がる人がいるので顔をみながら優しく擦過すること．

(11) 臍痛

　臍輪の直上を圧すと疼痛を訴える状態．大塚敬節の考案した葛根湯の使用目標の一つである．

補1　背診や手足の触診

　場合によっては背部の診察も行う．香川修庵の『一本堂行余医言』にも背診の意義が述べられている．おなかに力のない人は背筋が薄く拘攣していることがある．肩甲骨や首筋のこりも触ってみる．内臓の反応点が背部に現れることがある．左右差などをみてねじれをうかがう．背中に発疹が現れる時，生体の解毒作用の反応として現れることもある．背中の肩甲骨の間の部分の冷えは裏寒や水毒兆候である．

　手足の冷えは自覚的に冷えるか，他覚的に冷えるか，自他覚的ともに冷えるか，鑑別しなければならない．また手足のほてりも漢方所見では重要なので必ず手足の触診はすべきである．

補2　四診の注意点

　漢方所見が現在の病気とどうつながっているか，意義のある所見か否か注意して診察する．治療行為によって「変化」していく所見が意味のある所見である．変化しやすい所見，変化しにくい所見，自然経過による変化を考慮する必要がある．例えば舌の皺裂紋や瘀斑は先天的なもので治療によっても変化しないものがある．服用している現代医薬品による修飾も考慮する．抗生物質を服用するとしばしば苔がつくし，向精神薬を服んでいると舌がただれたように赤く，点刺が多くなることがある．現代医薬品によって脈状も修飾されていることが少なくない．降圧剤・安定剤などを服んでいると脈が沈んだ遅い感じになることが多い．なお食事時間などによる影響もあるので，比較する時は時間を決めて診察するのが望ましい．また腹診と脈診が食い違う場合があり，腹診では柴胡剤の証と思われたものが，脈の虚状によって小建中湯など補剤から始めるべきであること

がわかる場合もある．

脈診や腹診は古典の中では諸説がある．共通の理解として妥当なところを記したが，各論についてなお諸説の再検討の余地がある．

補3 漢方所見の意義

「診断学」としては「現代の漢方医学」は現代医学的診断技術による補完が必要なことはいうまでもない．例えば「早期癌」は漢方所見ではとらえられない．

五感に頼る漢方の診察方法は科学技術の発達した現代医学の検査に比較すれば自から限界がある．

ただし，舌証も脈証も腹証も「局所」を診ているのではない．生体全体のゆがみを診ている．しかも正常へ修復しようと生体の発する「抗病反応」を診ている．

『史記』扁鵲蒼公列伝に，「病の応は大表(体表)に現わる」とある．病気のようすは体表に現れる，だから治療者の側には「体表から体内の生体反応を察知できる技術の修得」が必要なのである．

参考文献

1) 寺澤捷年：症例から学ぶ 和漢診療学，医学書院，東京，pp172-198，1990
2) 大塚敬節・矢数道明・清水藤太郎：漢方診療医典，南山堂，東京，pp15-44，1972
3) 大塚敬節：大塚敬節著作集，第八巻，春陽堂，東京，pp266-304，311-328，1982
4) 花輪壽彦編：北里研究所東洋医学総合研究所東洋医学教科書(文部科学省基盤研究報告書Ⅰ)，東京，pp104-119，2002
5) 伊藤　剛：「証の解明」 第30回 医学生・研修医のための東洋医学セミナーテキスト，北里大学東洋医学総合研究所編，p57，2008
6) 尾台榕堂原著・寺澤捷年注訳：完訳　方伎雑誌，たにぐち書店，東京，p45，2007

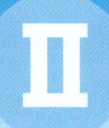

II 病態からみる漢方

4 病態治療学概論

【三潴忠道】

A 証とは

　生体に健康状態を阻害する因子（病因）が作用すると，生体は主として防御的な反応を呈する．漢方医学の基礎は，病因に対する生体反応の様式，あるいは生体反応によって生じた状態（病態）を漢方医学的に認識し，その病態に対応した治療手段を講ずることである．この漢方医学的な病態あるいは漢方医学的診断が証である．証は生体反応によって生ずる病態であるから，臨床経過に伴って時々刻々変化し得るものであり，証に対応した治療方法も経時的に変化せざるを得ない．証の変化は，急性疾患においては急速であり，慢性疾患では緩慢なことが多い．い

ずれにしても，その時点における病態に対応し，いかに病態を改善するかを求めてきた漢方は，治療学が中心をなす．『傷寒論』は急性熱性疾患をモデルとし，証（病態）の経時的変化に応じて，その時々の治療方法について述べた治療学の書といえるし，本書においても多くの項において，治療方法が論じられている．

　本項では漢方治療の大枠について述べるが，他項の記載と重複する点も多く，詳細はそれぞれの項を参照されたい．

B 病態治療の基本

1 病態と治療法の対応

　病態を示す尺度はいくつかあるが，それぞれに対応した治法がある．治療方針の原則は，健康体（中立）からの病的偏倚を正常化することである．

a．病態（の性質）を示す尺度と治療

表1　病態を示す尺度と治療

尺度	病態（証）	治法原則	治療薬（方剤）
虚実	虚	補	補剤
	実	瀉	瀉剤
寒熱	寒	温（熱）	温（熱）薬
	熱	寒（涼）	寒（涼）薬

例：虚寒証の治療には温補剤を用いる．

b．循環要素（気血水）の異常と治療

　生命活動を支える体内循環要素は，質量のない「気」と，流動体で物質的側面を担う「血」に分けられる．血はさらに赤色の「血」と無色の「水」に分けられる．病気は，これら循環要素の量的・機能的異常とも考えられる．

c．六病位に対する治療原則

　証（漢方医学的な病態）の基本的な分類は陰陽つまり陰証か陽証か，である．さらに病は進行するに従い，陽証から陰証へと変化しやすい．すなわち『傷寒論』に述べられている陰・陽は病態と共に病期を示す尺度でもある．さらに前半の陽証期と後半の陰

表2　循環要素の異常と治療

要素	病態(証)	治療方剤	対応生薬
気	気逆(上衝)	順気剤	順気薬
	気鬱	順気剤	順気薬
	気虚	補気剤	補気薬
血	瘀血	駆瘀血剤	駆瘀血薬
	血虚	補血剤	補血薬
水	水毒(水滞)	利水剤	利水薬

注：気・血・水は，お互いに関連しあっている．例えば代表的な駆瘀血剤である桂枝茯苓丸は，駆瘀血薬である桃仁・牡丹皮・芍薬と共に，方剤名の由来でもある桂枝(正確には桂皮，順気薬)と茯苓(利水薬，補気薬)から構成されている．

表3　六病位に対する治療原則

証(陰陽)	病期(六病位)	病位(表裏)	治療原則
陽証	太陽病	表	発汗(発表)
	少陽病	半表半裏	清解(和解)
	陽明病	裏	瀉下
陰証	太陰病	裏(寒)	温散
	少陰病		
	厥陰病		

証期を各々3病期ずつの三陰三陽に分け，合計六つの病期を六病位と呼び，各々その治療原則が異なる．『傷寒論』は急性熱性疾患をモデルに六病位について記述されているが，この分類と治法は慢性疾患にも応用される(なお，漢方医学において，他のいくつかの事象についても「陰陽」という同一の語が用いられることがあり，混乱しないように注意を要する)．

d．その他の治療理論

以上のほか，五臓(六腑)それぞれの異常としての病態，各臓腑における病態に対応した治療，さらに五行論に基づく相生相剋を考慮した病態把握と治療方法などもある．

2　治療法の適否判断

a．確定診断と治療効果

漢方診療における診察は望・聞・問・切の四診に分類され，証の判定に用いられる．現代医学的な検査所見や診断名も，証の判定や適応方剤の選択に有用である．これらすべての臨床情報を動員し，治療方針を決めていく．すなわち診断のアプローチとして，① 四診による陰陽・虚実，あるいは気血水の異常などからの証の判定，② 臨床経験上の秘訣である口訣による適応方剤の検討，③ 症候や現代医学的診断などによる頻用処方の検索など，すべてを動員して最終的な証(病態であると共に適応する方剤)を決定する．

例えば図1に示す，荒れ肌，黄色帯下，月経痛などの症状，脈状(実)や腹候(臍傍の抵抗圧痛)，病名(子宮筋腫)，その他の情報から，少陽病の実証で瘀血病態，さらに突き詰めれば桂枝茯苓丸の適応症(桂枝茯苓丸証)と診断したとする．逆に考えれば，桂枝茯苓丸証という病態(健康体からの病的偏倚)が生じており，それが成人，女性などの生態環境によって，各種の症候や病名を発現している，と推定する(推定診断)．そして，桂枝茯苓丸の治療により肌荒れの改善，月経痛の軽減，筋腫の消退など，病態が改善されれば，桂枝茯苓丸の適応病態であったことが確認される．つまり治療効果によって桂枝茯苓丸証との診断が確定したこととなる．

この理論からは，治療効果がなければ誤診となり，治療が無効であった時に推計学的な有効率を理由とした言い訳は成り立たない．漢方診療を行う際には無効である確率を考えず，常に「絶対に治す」との臨床姿勢が要求されることになる．漢方医学は治療学が中心で，有効な治療方法を探すことが診断の目的である．

b．効果判定上の注意点

(1) 病名治療と随証治療

漢方診療は本来，その生体における病的なアンバ

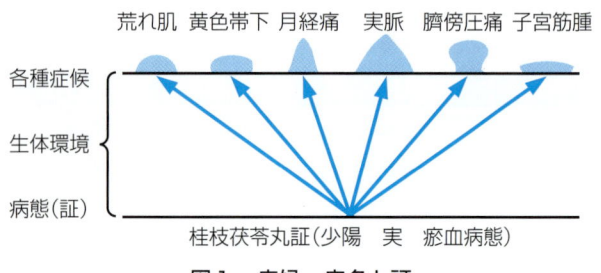

図1　症候・病名と証

ランス状態（証）の改善を目指す．病名や症候は治療手段選択のための手掛かりの一つにはなるものの，病名や症候に対応した治療ではなく，証の補正が治療の目標である．診療の目的として，主訴や治療対象となる病気の改善が重要であることはもちろんであるが，漢方方剤を服用することにより証が改善し，その証の改善に伴って対象疾患の病態と共に対象以外の症候や疾病にも効果が発現する．したがって漢方治療が成功すると，病気の改善だけではなく，病人が「元気」になったり「皮膚の艶が良く」なったりするなど，しばしば治療目的以外の病気まで改善する．

（2） 効果発現

一般的に，治療効果の発現は自・他覚症状の改善が先行することが多く，検査データの改善が遅れることがある．したがって有効性の判断には，まず症状や全身の診察所見に注目するとよい．直接の治療目標以外の部分の改善効果も，有効性判定の一つの指標となり得る．

（3） 副反応

漢方診断は五感を中心に行い，推定された証は，その証に対応した治療の効果確認により確定されるとの原則から，服薬（施術）後に自・他覚的な不快や検査異常をきたすことがあってはならない．原則として，治療により四診のいずれかに悪影響が出現した場合は，証の判定ミスであり誤診である．例えば「服薬により吐き気が出るが，どうしても必要な薬であるから続行する」といった，多少の好ましからざる作用は我慢して治療効果を優先させるという考え方は，漢方治療では誤りのことが多い．逆に，直接の治療目的以外に効果を現すことも多い．

（4） 瞑 眩

服薬後に出現する予期せぬ症状の悪化で，その後に顕著な薬効が出現する時，この悪化を瞑眩（めんげん）として好転反応の一種とする．瞑眩の出現期間は経験上，服薬開始から3〜4日以内が多く，1週間程度持続することもあり，その後は劇的に病態が改善する．しかし，真の瞑眩は稀であり，瞑眩か誤治かは結果次第であって，事前の判断は困難なことが多い．また，瞑眩なくして効果が出現するほうが患者にとっては好ましい．臨床所見の悪化を瞑眩と判断する際には細心の注意を要する．

（5） 副作用

副作用は，「治療により臨床的な悪化があれば誤診」との理論に随えば，ありえないこととも考えられる．しかし，現実には通常の証判定の方法（四診）によっては予知することの困難な，好ましからざる副反応が，ときには治療目的は達していても出現することがある．臨床的には，副作用（と同等の悪影響）と考えるべきで，注意が必要である．

c．効果判定の時期と治療期間

（1） 即効性

漢方治療の原典『傷寒論』がそうであるように，漢方の基本は急性熱性疾患の治療にある．かぜ症候群やインフルエンザなどの初期には，服薬後10分前後で臨床症状に何らかの改善が認められるので，30分経過しても無効であれば，治療（処方，服用方法，養生）の誤りを疑う．その他の急性症でも同様で，血液透析中の脚の痙攣，月経痛など，いずれも通常は分単位で効果が発現する．慢性疾患においては，病気の性質によっては十分な効果が得られるまでに時間を要することが多いのは当然だが，一般には5日間程度服用しても何の効果もなければ治療法を再確認すべきである．したがって，初回の処方日数は原則として1週間以内が望ましく，2週間服用して何の治療効果も認められなければ，治療方法が不適切である可能性が高い．

（2） 治療継続期間

病気の性質によっても異なるが，病態の完全な軽快が確認されれば，急性疾患では即時治療終了とする．慢性疾患では漢方医学的所見の正常化が確認されるまで治療するか，あるいは季節性の変動なども考慮し，疾患が治癒（緩解）してから1〜2年間は継続治療することもある．一般論として，四診による異常所見が認められ，証が残存していると考えられれば治療の対象となる．

d. 服用方法と養生

『傷寒論』の最初に収載されている方剤，桂枝湯の服用方法とその後の養生法が，漢方治療の根本的な考え方をよく示している(図2).

その記載内容は，概ね次のとおりである．
① 煎じた薬液はすぐに漉す．
② ほどほどの温かさで服用する．
(桂枝湯は太陽病虚証に適応するので)
③ 温かい重湯でも飲んで産熱を助け，風に当てないように布団などで覆う．
④ シットリと発汗させるが，過剰の発汗は逆効果．
(急性疾患では)
⑤ 一服服用して病気が治れば服薬は中止してよい．必ずしも煎じた薬を飲み尽す必要はない．
⑥ 証が合っているのに効果が不十分であれば，さらに服薬させる．
⑦ それでも効果が不十分なら，さらに服薬間隔を狭め，半日で3回服薬させる．
⑧ 医師たるものは終始枕頭に侍って患者をよく観察せよ．
⑨ 必要があれば，一昼夜で三剤(＝9服，すなわち3時間毎？)服用させる．
(食養生について)
⑩ 以下の食物を摂ってはいけない：生もの・冷たいもの，粘りや艶のある食品，肉の入ったこってりした麺類，刺激物，酒や発酵食品，匂いの強いものなど．

桂枝湯方
桂枝去皮三両 芍薬三両 甘草炙二両 生姜切三両 大棗擘十二
右五味㕮咀以水七升微火煮取三升去滓適寒温服一升服已須臾啜熱稀粥一升余以助薬力温覆令一時許遍身縶縶微似有汗者益佳不可令如水流漓病必不除若一服汗出病差停後服不必尽剤若不汗更服依前法若病重者一日一夜服周時観之服一剤尽病証猶在者更作服若汗不出者乃服至二三剤禁生冷粘骨肉麺五辛酒酪臭悪等物

図2

服薬方法などについての詳細は，「Ⅲ．方剤からみる漢方1．C．方剤」の項に記載されているので，参照されたい．

漫然と3分服ではなく，とくに急性疾患では間隔を縮めての服用が必要なことも多い．逆に，太陽病期の発汗や陽明病期の瀉下などの治療方法は，過剰であると体力を消耗するので，適度を心がける．さらに，生体の闘病反応を助け阻害しないために，産熱を阻害する陰性食品(摂取することで体を冷やす，生や冷たい飲食物)や胃腸に余計な負担をかけるような食品は避けるべきである．

C 病態治療の応用

1 合病・併病とその治療法

主に六病位の考え方において論じられることが多い(2．病態と治療—D．六病位を参照).

a．合病

六病位のとくに陽証において，主たる病位は一箇所にあるが，他病位の症候を呈する病態．治療は主病位に対して行う．太陽病と陽明病の合病では主位は太陽病にあり，太陽病に適応となる葛根湯で治療する．同様に，太陽と少陽の合病では少陽病の黄芩湯あるいは黄芩加半夏生姜湯，少陽と陽明の合病は陽明病の大承気湯，三陽の合病では陽明病の白虎湯が適応となる．合病の治療に当たっては，その病態に気づくことが重要である．

b．併病

漢方医学的な病態(証)の併存．本来の併病は，一

つの疾患が複数病位に証を発生させたもので，いわば証が病位の境界を越えて存在する．しかし，慢性疾患においてはしばしば複数の証が同一個体に同時に存在しており，これも広い意味での併病と見なせる．治療戦略として，順序だてて治療していく方法（先表後裏，先急後緩，先補後瀉）と，複数証を並行して治療する方法（合方＝複数の方剤を混ぜて用いる，併用＝時間を離して複数処方を服用）がある．

(1) 順序立てた治療方法

ⅰ）**先表後裏**：表証（太陽病）と裏証（陽明病）の併存時には，表を先に治療することを原則とする．さらに半表半裏の一部ずつを含み，外（表あるいは表に近い）証と内（裏あるいは裏に近い）証では外を先に治療することが原則である．一般的な応用として，慢性疾患患者が感染症などの急性疾患に罹患した時などは，急性疾患を先に治療する．

ⅱ）**先急後緩**：たとえ表証があっても，他に急な治療を要する証が併存している場合は先表後裏の原則にこだわらず，臨機応変に裏や内の証を先に治療することがある．例えば悪寒発熱などの表証があっても，ひどい便秘があって苦しい時などは，承気湯類などで先に治療する．ただし，本来あった表証が悪影響を受け，新たな病態に変化することがある．

ⅲ）**先補後瀉**：本来は鍼灸医学の用語である．とくに慢性疾患における証の併存時に，より虚証あるいは寒証を先に治療（温・補）する．『傷寒論』においても，陰証と陽証の併存した条文においては，陰証を先に治療している．これは一種の先急後緩ともいえるが，先補後瀉とも考えられる．

(2) 並行した治療方法

ⅰ）**合方**：証が併存している際に，それぞれの証に対する方剤を混合して用いる．合方できる方剤に明らかな法則はいまだ定まっていないが，病位の近い証同士において行われることが一般的である．とくに慢性疾患において応用されることが多い．湯本求真は柴胡剤と駆瘀血剤（いずれも少陽病）の合方を多用したといわれ，現在でも応用されている．また柴胡剤と五苓散あるいは半夏厚朴湯，麦門冬湯などの組み合わせも少陽病位内における合方として用いられる．初学者はむやみに合方せず，まず先人が用いて有効であった組み合わせから試みるべきである．

ⅱ）**併用**：複数の方剤を服用時間を別にして用いる．多くは慢性の病態において用いられる．併存する証の病位が近ければ合方することもあり得るが，それぞれの適応方剤の治療薬としての個性を活かすため，服用時間を離して用いる．例えば慢性疾患患者で，大柴胡湯証（陽・実証）と八味地黄丸証（陰証）のどちらも並行して治療したい時，病位や虚実が異なるため合方はせず，服用時間を離して併用とする．1日のうちで両方剤を服用する際には，より陰証・虚証に対する方剤を先に服用する（先補）という考え方もあるが，今後の検討を要する．

c．四診に整合性がない時

漢方医学的な診察所見に矛盾があり，証を決定しにくいことがある．多くは証の併存（上記の，広義の併病）であることが多く，併病の治療原則が参考になる．

例えば，脈の緊張は弱い（虚証？）が腹壁の緊張は強い（実証？），あるいはその逆など，実際の臨床では虚実の判定に苦慮することも多い．診断は四診を総合して行うが，注意点をあげる．

① 緊張して腹部に力が入っていないか？：緊張のため脈が浮で緊張が強く感じられることも多い．初診患者や若い女性，子どもなどではとくに注意が必要である．

② 脈は反応が速く，瞬時に変化する：かぜ症候群などの急性疾患が出現していないか？ 本来は体力のある人が，不摂生などで虚証に変化して日が浅いため，脈の緊張のみが虚弱な例もある．

③ 迷う時には虚証を先に考える：万一判断が違っていても，虚証に瀉法の誤治を施すよりは体力を消耗せず，害が少ない．また証の併存であれば，とくに慢性疾患では先補後瀉（まず補って虚弱を救ってから，瀉法を行う）が大切．先表後裏は急性疾患における陽証間の証の併存では有用であるが，とくに慢性の病態で陰

証が存在する際には，まず陰証を治療しないと本格的な改善は得にくい．

2 治療中の病態変化への対応

a．証の変化への対応

漢方医学的な診断すなわち証は経時的に変化するものであるから，西洋医学的な診断名は固定されていても，治療手段（方剤）は証の変化にしたがって変更すべきである．とくに急性疾患において，例えば熱性疾患のかぜ症候群や肺炎などは，初発の3，4日は太陽病であるが1週間前後の経過で少陽病になることが多い．また陽・実証として攻撃的な治療（瀉法）をしている際には，体力が低下して急に虚証や陰証に変化することがあり，注意が必要である．

b．新たな病態の出現に対する対応

慢性疾患で治療中に新たな病態を併発した時，多くは急性症である新たな疾患を中心に考えて証を見直す．茯苓四逆湯（高度の陰・虚証）で治療中の気管支喘息患者がかぜ症候群にかかり，脈の緊張が強くなって麻黄湯（太陽病実証）が有効であった例がある．ただしかぜ症候群治癒後は茯苓四逆湯証に戻った．発熱時に茯苓四逆湯で温補すれば，病態は反って悪化する．外傷や腰椎捻挫などでも，急性期には陽・実方向に証が変化することが多い．

陽・実証に対する治療（瀉法）を行っている際には，体力が低下して虚証や陰証の証を併発することがある．とくに高齢者では注意が必要で，例えば慢性疾患に対して大柴胡湯（陽・実証）で治療中に八味地黄丸証（陰証）が新たに併存し，八味地黄丸の追加併用が有効であったことがある．

c．逐機と持重

証は経時的に変化するものであり，その変化には十分注意して，急性症の出現などには早急に転方などの対応が必要である．これを逐機といい，急な発熱に「明日から処方を変えよう」などという対応は論外である．しかし，慢性疾患などでは種々の要因による些細な症候の変化で，そのつど治療方針を変えないほうがよいことも多い．これを持重といって，大きな臨床の流れが改善傾向であれば，一喜一憂せずにその治療を推し進めてみることも必要である．臨床家としての技量が問われる点である．

3 西洋医学との併用

漢方医学と西洋医学（現代医学）は矛盾するものではない．各々の特長を生かして治療を考え，より早く，より根治的に，より安価に患者のQOL向上に役立つように考えるべきである．原則として，両者の併用は問題なく，両者の融和した医療を目指すべきである．

注意すべき点は，以下のとおりである．

a．太陽病の治療

漢方治療は産熱援助の結果として治癒機転が働き，結果的に発汗し解熱する．一般の解熱剤は薬性が寒あるいは涼（服用することで生体の熱を取る）であり，両者の併用はやむを得ない場合に限る．

b．疼痛治療

疼痛治療に用いることの多い附子は温薬であるが，西洋医学的な消炎鎮痛剤は漢方医学的な薬性が寒であることが多い．したがって両者の併用は附子の薬効を阻害しかねず，できれば避けたい．

c．副作用の出現

甘草と利尿剤の併用は，血清カリウム値の低下をきたしやすいとされており，注意が必要である．

4 養生・食事

a．服薬後の措置

既に述べた（B.②d．，56頁）ように，『傷寒論』ではとくに太陽病の方剤について，服薬後の養生法が述べられている．桂枝湯条では，「……服し已って須臾にして熱稀粥一升余を啜り，以って薬力を助

け，温覆すること一時許ならしむ．遍身熱熱として微しく汗あるに似る者益々佳なり．水の流漓する如くならしむべからず．病必ず除かず……」とあり，服薬後に熱い薄粥を飲んで薬効を助け，体を布団などで覆い，しっとりと汗をかかせよ，との指示である．より実証に適応となる桂枝加葛根湯，葛根湯，麻黄湯などの方剤になると「……粥を啜るを須いず．余は桂枝の法の如く」と，粥はすすらなくてよいが，その他の養生は桂枝湯と同様と書かれている．さらに実証の方剤である大青竜湯では，"覆"（衣類などで体を覆うこと）の字がなく，また発汗過多（脱汗）後の措置や病態に触れている．

b．食養生

漢方薬はほとんどが経口投与で特殊な食品とも考えられ，生体にとって基本的には日常の食物のほうが重要である．食養生についても桂枝湯の方後に記載があり，古代中国でも重視されていたが，現在のところ体系的に確立された方法は乏しい．諸説があるが，概ね共通した認識を述べる．

(1) 食物の陰陽

ⅰ）陰性食品（摂取することにより体を冷やす食品）：なま物（とくに果物，生野菜），冷たい飲食物，酢，砂糖（とくに白砂糖）．主に気候が暑い時期に好まれたり収穫されやすい食品．寒（涼）薬に通ずる．

ⅱ）陽性食品（摂取することにより体を温める食品）：天日に干した乾物，温かい食物，漬物．野菜では地上部より地下（根）部のほうが陽性度が高いとされる．温（熱）薬に通ずる．

慢性難治性病態は陰証へと進みやすく，また老化などによっても体力が衰え熱産生能が低下して，生体には寒が生じやすい．そこで陰性食品の摂取は，好ましくないことが多い．また，動物性食品は一般に陽性であるが，日本人にはあまり適さないとの考え方がある．

(2) 少食と咀嚼

過食は健康に悪影響があり，腹八分目をよくかんで食べるのがよいとされる．

(3) その他

一物全食（天然物の部分のみを食べずに全体を食べる．精白した砂糖や穀物，抽出油など，精製した食品は不完全），身土不二（その土地でその時期に入手できる，旬の食物が体にあっている）などの考え方がある．

5　漢方診療上達への手引き

初心者への注意事項といえるが，漢方診療を行う者の基本でもある．

a．漢方医学的な手法を尊重する

漢方医学は漢方医学的な方法論により方剤の適否鑑別法を確立してきた．表裏，虚実，寒熱を含む陰証か陽証かが基本であり，気血水の異常に目を向け，そして口訣，病名などは参考として方剤を決定する．

b．基本処方を用いる

患者の証は陰陽，虚実，気血水，その他の座標軸でできた証空間の中を，時間とともに移動する．他方，同じ座標軸を用いて，薬方の証が散在する．ただし薬方の証（適応病態）はある程度の広がりを持っている．われわれは四診を用いて病人を診察し，病人の持つ証がどの薬方証に相当するのかを推定し，処方する．したがって，証の空間を頭の中に持つことが必要である．証空間を認識するには，まず中心的な方剤をよく理解することである．そのためには多種類の方剤を学ぶより，主要な方剤，自分の診療で頻用する方剤を熟知する．一般的に『傷寒論』『金匱要略』収載処方は基本的である．初期には10程度の処方を覚えれば，まずは十分だと考える．熟知した方剤の適応病態（証）をもとに，漢方医学的な病態（証）の立体空間を組み立てていくとよい．

c．単独投与を心がける

複数の症状や疾患があろうとも，漢方医学的な病態すなわち証は一つであることもある（異病同治）．個々の方剤の効能と限界を知るうえでも，一方剤で

の治療開始を心がけたい．やむを得ず複数の方剤を同時に用いる時は，できれば臨床効果を確認しつつ1剤ずつ加えていったほうがよい．

d．去加方は避ける

長い年数を経て組み立てられた方剤は，多くの経験のうえに成り立っている．とくに生薬を用いた臨床では，瀉下作用のある大黄と毒性のある附子以外は，勝手に加減せずに用いてみる．また，方剤は構成生薬数が少ないほど切れ味が良いことが多く，合方もなるべく避ける．やむを得ず合方する際には，先人の方法を真似ることから始めるとよい．

e．単独の良師を求める

漢方は臨床実地が基礎であり，初心者は良い指導者の教授を受けるほうが上達しやすい．しかし，複数の多くの先人・師に同時に教えを受けると意見の違いもあり，混乱しやすく，結局は筋の通った漢方本来の方法が身につきにくい．登山道にいくつかあっても，まず単一のルートで登頂を試みるべきである．また，独学は一人よがりに陥りやすい．ある程度上達して幹となる技量が身についてから，広く教えを受け，書籍を渉猟し，枝葉を広げたい．

参考文献

1) 張　仲景：傷寒雑病論，小曽戸丈夫編，たにぐち書店，東京，p24，1991
2) 藤平　健・小倉重成：漢方概論，創元社，大阪，1979
3) 三潴忠道：はじめての漢方診療十五話，医学書院，東京，2005

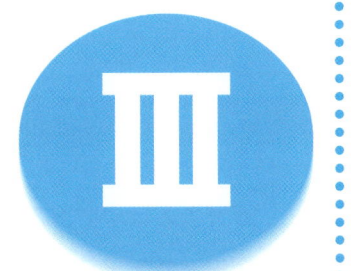

III 方剤からみる漢方

1　生薬と方剤
　A　薬物としての生薬・
　　　方剤の特性　　　　吉﨑文彦
　B　生薬　　　　　　　米田該典
　C　方剤　　　　　　　丁　宗鐵
　D　剤形　　　　　　　金　成俊
2　主な方剤群
　A　桂枝（桂皮）を含む
　　　方剤群　　　　　　石川友章
　B　麻黄を含む方剤群　福田佳弘
　C　柴胡を含む方剤群　三谷和男
　D　黄連を含む方剤群　柴原直利
　E　大黄を含む方剤群　木村豪雄
　F　石膏を含む方剤群　新谷卓弘
　G　人参を含む方剤群　盛岡頼子
　H　地黄を含む方剤群　長坂和彦
　I　附子を含む方剤群　関　直樹
3　副作用　　　　　　　新井　信

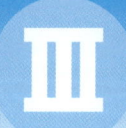

1 生薬と方剤

A 薬物としての生薬・方剤の特性

【吉﨑文彦】

　現代医療における化学医薬品では一般に構造が明確な化学物質が単独で，場合によってはそれぞれの作用が独立して発揮されるとの認識のもとに複数で用いられ，さらに賦形剤など薬効とは直接関係のない物質を含んで成り立っている．その薬効は，digitoxinが強心作用から派生して利尿作用を示したり，morphineが鎮痛作用のほかに止瀉作用も有する，といったように込み入ることもあるが，多くは単純に考えることができる．これに対し，生薬という薬物は有機化合物や無機化合物を非常に多数含んでおり，一見さまざまな薬理作用を持っているものが共存しているところに特徴がある．これらの物質は細胞内含有物として動植物の細胞質や液胞内（植物の場合）に存在しており，一次代謝産物と二次代謝産物とに大きく分けることができる．一次代謝産物は蛋白質，脂質，糖類あるいは核酸といった植物や動物の生活に不可欠でおよそ共通して存在する成分である．二次代謝産物は生活上その存在意義があまりはっきりしないもので，例えばアルカロイドやフェニルプロパノイドあるいはテルペノイドといったものがあり，「限られた種類の生物によってのみ生産され，活発な代謝活動を示さず，環境条件によっては生産されないこともある化合物」（J. D. Bu'Lockによる定義，参考文献1）より引用）と特徴づけられる．そして顕著な生理活性を持ち，薬としての機能をとくに現すのは多くがこの二次代謝産物である．

　生薬の中に含まれている成分の組成をすべて完全に明らかにすることができれば，各成分を用意し，同じ割合で混合することにより元の生薬と同じ薬物ができるはずであるが，そのようなことは現在の科学のレベルでは不可能である．われわれは生薬中のきわめて多くの成分の一部を分析できているにすぎず，これらを基に議論していることになる．一方，生薬中のさまざまな成分には多くの生理活性が報告されているが，その生薬を摂取した際に，これらが単純にそのまま生体内に取り込まれて動物実験と同質の作用を発揮するとは限らない．さらに，生薬が複数配合された漢方方剤，そして「煎じる」という製薬の過程を経たその湯液では話がいっそう複雑になる．

　以下に，生薬あるいは漢方方剤という天然薬物が化学医薬品に比べていかに特異な性質を持っているか，薬学の観点からいくつかの項目に分けてそれぞれ1〜2の例をあげながら紹介してみよう．

1 生薬ゆえの長所

　いうまでもなく生薬の薬効は，その中の単一成分に帰することはできない．もしそうであれば，その生薬は単なるその薬効を持った成分（医薬品）の製造原料になってしまう可能性もあるが，そのようなことは一般にはあり得ないはずである．あくまで共存している他の成分もあわせた総合的な作用としてその生薬の薬効が特徴づけられ，薬物として存在し，またその価値がでると考えられる．

　マクリという海草の全藻は虫下しの生薬として漢方処方に配合され，民間療法でも用いられてきた．この植物からはα-kainic acidと呼ばれる駆虫成分が単離され，医薬品として回虫の駆除に使用される．

表1　牡丹皮煎出液中のpaeonol含量と共存生薬の影響

Coinfused crude drugs	Content(%)	Relative content(%)
Moutan Cortex(牡丹皮)only	0.190	100.0
Plantaginis Semen(車前子)	0.201	105.8
Alismatis Rhizoma(沢瀉)	0.196	103.2
Ginseng Radix(人参)	0.184	96.8
Anemarrhenae Rhizoma(知母)	0.175	92.1
Ophiopogonis Tuber(麦門冬)	0.169	88.9
Achyranthis Radix(牛膝)	0.163	85.8
Linderae Radix(烏薬)	0.154	81.1

(Fang ZZ, Yoshizaki F et al：Paeonol content in the decoction of moutan cortex infused with another crude drug. Shoyakugaku Zasshi 44；52-54, 1990より一部を抜粋)

しかしこの成分の単独投与よりも生薬として投与したほうが，いっしょに含有される粘液質が有効成分の人体への吸収を妨げ，作用を持続させ，便通も促進するので優れている．

また，ケシから採られるアヘンはmorphineをはじめ，codeine, noscapine, papaverineといった医薬品の製造原料となるが，morphineを単独で投与するよりも生薬として使用したほうがこれらのアルカロイドの総合的な作用により毒性や副作用が少ないといわれる．

2　煎出液中への成分の溶出に対する共存生薬の影響

各生薬成分の湯液中への溶出は共存する生薬，成分によって微妙に変化する．漢方方剤の大きな特徴の一つである香りや味に影響することはわかりやすい．**表1**は牡丹皮配合の漢方方剤でいっしょに配合されている生薬について，それぞれ牡丹皮と1対1で煎じた場合に煎出液中に溶出する牡丹皮の主要成分，paeonolの量を調べたものである（一部を抜粋）．牡丹皮重量の何％が液中に存在するかでみてみると，単独で煎じた場合0.190％であるが，他の生薬といっしょに煎じると微妙に変化することがわかる．これになにか特殊な原因，例えば成分が特定の生薬に強く吸着される，特定の成分との反応や塩析により沈殿を起こす，あるいは特定の生薬により液のpHが変動するなど，が加わればさらに大きく変化することが想像できる．そうなると当然，薬効への影響

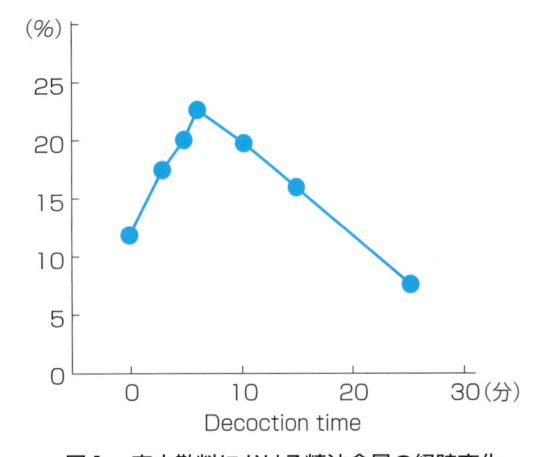

図1　安中散料における精油含量の経時変化
(吉崎文彦・寺沢則子ほか：安中散料における精油の挙動とパターンおよび各種製剤との比較. 日本東洋医学雑誌 35；23-27, 1984)

も考えられる．

共存成分が溶出を増加させる例としては，葛根湯において葛根のデンプンが麻黄のephedrineの溶出を助け，さらにephedrineが水蒸気とともに揮散するのを抑えるとの報告がある．

3　成分の揮散

植物中の精油成分は香りの主要な要素であり，きわめて揮散しやすい．paeonolには牡丹皮を特徴づける多くの薬理活性が報告されており，上述の生薬の場合重量の2.03％も存在していたが，**表1**に示されるように煎じるとその多くが水蒸気といっしょに揮散してしまい，わずかしか残っていない．湯液にpaeonolに基づく薬理作用がどれだけ期待できるか疑問になる．加味逍遥散や桂枝茯苓丸など，散剤や

図2 生姜の辛味成分の変化

丸剤として用いられるのが理解できる．

次に煎出液中での精油の挙動をみてみよう．図1に安中散に配合されている生薬由来の精油の煎出液中への溶出の経時変化を示す．料にした場合，沸騰開始6分後には元の方剤中の含量の22.7％と早くも最高になり，以後揮散して減少し，半量にまで煮詰まった時点では8％以下しか残っていないのがわかる．仮に湯液中の精油になんらかの薬効を期待するなら，煎出はおよそ10分以内に止めなければならない，ということになってしまう．

4 成分の変化と薬効の変化

図2に示すように，生姜中の辛味成分，gingerolsは加熱などにより反応を起こしてshogaolsに変化していくことが知られている．この変化は煎出時や蒸して乾姜を作る際，あるいは経時的にも起こる．この二つの成分の薬理作用については多くの報告があり，質的な差はあまりないようであるが，shogaolsのほうがgingerolsよりも強い薬理活性を示すことが多く，この変化は生姜と乾姜の薬効・薬能の違いの説明に反映できると思われる．

このように煎じるあるいは修治という製薬の過程，さらには生薬の長期保存などの際にその成分が変化することは起こりうることであり，それが明確な薬効の変化につながる場合も出てくる．例をあげると，大黄を長時間煎じていると瀉下成分であるsennosides

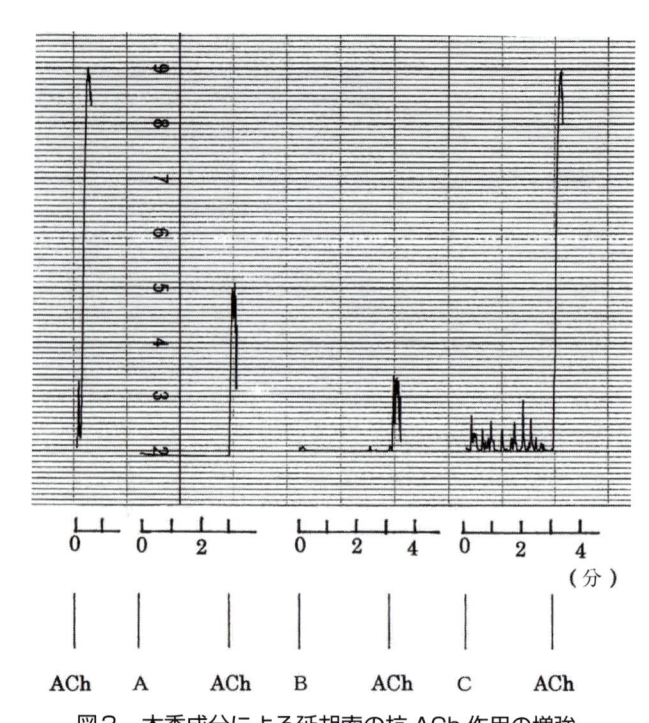

図3 木香成分による延胡索の抗ACh作用の増強
A：延胡索熱水抽出エキス，B：延胡索熱水抽出エキス
　　+dehydrocostuslactone, C：dehydrocostuslactone.
(Kobayashi K, Yoshizaki F et al：Augmentation of the pharmacological action of corydalis tuber by saussurea root in isolated mouse ileum. Yakugaku Zasshi 121；647-651, 2001)

が変化し，下剤としての活性が低下することはよく知られている．

5 成分どうしの反応と薬効の変化

生薬中の成分どうしが反応を起こす例も知られている．例えば，黄連の苦味が甘草や大黄が同時に配合された湯液では消失することに着目して，黄連の苦味成分berberineと甘草の甘味成分glycyrrhizinあるいは大黄のtanninsが複合体を作って沈殿を起こし，ろ過で取り除かれることが原因であることを示した報告である．煎出の過程でこのようなことが起これば，味の変化以外に薬効の変化や新しい薬効の発現の可能性も暗示できる．

6 共存生薬による作用の増強，減弱

共存する生薬により活性が増強されることもまた考えられる．延胡索は鎮痙作用を有し，マウスの摘出回腸を使ったマグヌス法による実験ではアセチル

コリンによる腸管の収縮を抑制する．延胡索によるこの抗アセチルコリン作用を共存する木香が増強するが，その主要成分 dehydrocostuslactone が活性の本体であり，図3に示すように延胡索の熱水抽出エキスと混合することによっても活性が発現する．両生薬が漢方方剤あるいは家伝薬や胃腸薬に同時に配合される意義が示唆される．

　逆に拮抗作用を示す生薬，成分が共存する場合もあり，いっしょに配合することによって副作用が軽減されることも考えられる．

　生薬とその成分および漢方方剤の薬理作用についてはここ30年ほどの間にきわめて多くのデータが積み重ねられつつあり，その中には古くよりいわれている生薬とその配合漢方方剤の薬能や臨床上の実際の妥当性を科学的に裏づけるものが数多く見受けられる．これらを薬物としてみた場合，多くの因子がその薬効の発現に関与しているゆえに，その特性の理解に努めつつ調剤や製剤（湯液やエキス製剤の作製，とくに一般の家庭で行われる煎出作業には注意が必要）に取り組み，臨床の現場でさらに治療効果を高めるべく対処，指導してゆくことが大切と思われる．

参考文献

1) 北川　勲・三川　潮・庄司順三ほか：生薬学，廣川書店，東京，2006
2) 高石清和ほか：デンプン水溶液による生薬成分の抽出および葛根湯の性状．薬学雑誌 91：1092-1097，1971
3) Noguchi M：Precipitation reaction of berberine and glycyrrhizin in aqueous solution. Chem Pharm Bull 26：2624-2629，1978
4) 日本薬局方解説書編集委員会編：第15改正日本薬局方解説書，廣川書店，東京，2006

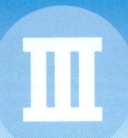

III 方剤からみる漢方

1 生薬と方剤

B 生薬

【米田該典】

漢方製剤にはさまざまな剤形があって，すべては生薬を原料として，各種の加工が施されている．

生薬は「天然から得られる動植鉱物の薬用となる部分を選別して乾燥し，保存できる形にした薬材である」と定義することができる．この定義には対応を求められる次のような課題がある．

　1　薬用となる動植鉱物の適切な選別
　2　薬用となる部分の加工・調製
　3　効能を維持するための調製と保存

これらのことは医師が薬剤を投与した時，期待どおりの効果を得るためには欠かせないことであって，製薬，調剤にかかわる人々だけでなく，投薬を決する医師にとっても習知しておく必要がある．

1 基原

初めに確認しておきたいのは，生薬が由来する動植鉱物は「基原」と記し「起源」ではない．基原は英語の origin と同意の用語であって，公用語でもある．

生薬は天然の動植鉱物を基原としているが，それぞれの分野での分類学の進展と共に，世界各地に形態の類似する動植鉱物が知られるようになった．

漢方医療が地域限定から，周辺各地，さらに国際的に伝播するには，安定して薬物の確保ができることが必要である．しかし，どこにでも同じ基原のものがあるとは限らず，地域ごとに効能の類似するものを選択して採取し，薬用としてきた．それでも地域で生産可能な薬種は限られるが，評価が高まると共に流通の対象となって，結果として生薬の基原が多様になった．その後，経験の積み重ねからより良いものと評価されると，それを広く求めるようになった．その歴史は古く，古代の医療の実態を伝える各地の生薬史料でも明らかである．例えばわが国では正倉院に所伝される薬物はすべて輸入薬品であって，その産地は南はインドネシア南端から北は渤海，西はペルシャにまで及んでいる．また，ピラミッドから発掘された植物性香料はインド南部産のものがある．

さらに，医療の拡大と共に薬剤の大量供給が求められると，原料生薬は野生株の採取では需要に追いつかず，栽培，飼養などの手段が講じられるようになった．その結果，薬効が優れ，生産性が高い薬種が選ばれ，結果として基原は限られるようになった．一方で品質は安定したが，微妙な差異を求めることが困難となった．

その例を，いくつかの生薬でみておこう．

●甘草

基原をみる時，薬用種の数は時代によって変動している．現在，甘草はマメ科の *Glycyrrhiza*（カンゾウ）属の *G. uralensis* および *G. glabra* を基原としている．しかし，10年ほど前であればこれに別の種が加わっていたし，同属植物という表現があった．このような変化の背景は以下のようである．甘草は世界的に使用される薬物であり，その生産域はユーラシア大陸の半砂漠のやや乾燥地で，そこには数多くの種が自生していた．ある時期までの需要量なら野生株の採取で対応できた．しかし，分布量（生産量）の多い種は限られ，自生地の環境保護が求められ，生態環境保全のため，その採取は制限され，生産の可能な種，さらには生産地も限定され，基原は

縮小して規定されるようになった．その後，栽培による生産が求められ，その方向に進んでいるのは，多くの薬用植物の場合と同様である．

● 麻黄

麻黄の基原はマオウ科の *Ephedra*（マオウ）属の *E. sinica*，*E. equisetina* および *E. intermedia* である．日本薬局方では同属植物としてその他の種の使用を認めていた時期もあったが，現在ではその記載はない．その理由は，同属植物種は多くても，野生株採取による生薬生産に応えられる種は限られ，同属種には主成分であるエフェドリン含量が極端に多い種があることから，種の限定が必要であった．自生地は先の甘草とほぼ同様であって，ユーラシア大陸の乾燥地で広汎であり，類似する点が多い．麻黄は漢方にとどまらず世界的な薬物ではあるが，漢方用薬の麻黄としての需要量は決して多くはない．しかし，自生地の環境保全の求めが高まり，栽培などの新たな生産方法が要求されている．なお，主成分のエフェドリンだけに絞れば，化学合成によって確保されるが，漢方製剤の場合には生薬中の多種の成分が複合的に作用することが求められており，生薬としての麻黄が必要である．

● 柴胡

柴胡の基原はセリ科 *Bupleurum*（ミシマサイコ）属のミシマサイコで，国内には数種の同属植物がある．しかし，薬効が顕著なことから，ミシマサイコのみを薬用として栽培し，生産してきた．日本産柴胡は油分が多く，しなやかな特徴がある．そんな生薬を作るため，さまざまな工夫を凝らして各地でそれぞれの栽培法が確立されたが，現在では漢方製剤の需要増大や農業構造の変化により国産では追いつかず，中国産のサイコが中心となっている．しかし，選品の基準はミシマサイコに形質共に近似した物とされ，実践されている．現状では国産と輸入品にとくに違いはないとして利用されている．

● 人参

人参の基原はウコギ科 *Panax*（ニンジン）属のニンジン *P. ginseng* 一種が規定されている．ニンジン属植物も多種がある．例えば日本にはチクセツニンジンと称する *P. japonicus* が自生していて，古来竹節人参（チクセツニンジン）として，人参とは別の医薬品とされてきた．効能効果において人参とは異なるからであって，主成分であるサポニンの組成から化学的にも違いが証明された．中国南部の三七（田七）人参も同様である．ニンジンは日本でも17世紀には栽培が行われたように，中国，韓国でも早くから栽培品が医療に用いられてきた．栽培株の種は同じで，基原に異同はない．このような事例は現時点では多くはないが，やがてその方向に移行するであろうことは避けられない．

● 朮

朮は基原の難解な薬物の一つである．当初の医書では一種のみの記載であったが，唐代には白朮，蒼朮の二種に分けられ，現在では化学成分の組成の違いからソウジュツとビャクジュツに区別されて別種の生薬とされ，厳密な区分が可能となっている．しかし，漢方処方上にあっては，ときに一処方中に併用されることもあり，区別がむずかしい．薬品に「品種がある」ことは理解しにくいことであるが，分類学的には同属で近縁の場合，概ね成分的にも類似しているが，朮の基原であるキク科 *Atractylodes*（オケラ）属植物では，それぞれが特異な成分構成を示すように，薬効上明らかな差異を生じている．ここに着目した時，朮は蒼朮，白朮の二種に分けられる．効能に大きな差異がなければ，甘草や桂皮などのように，同名異種の範囲内におさまることも多い．

2　修　治

修治とは生薬に何らかの加工手段を加えることで，本来の性質を最大限に引き出したり，望まない効果を減衰し，ときにはまったく異なった効能を求めることである．その手法には炒る，炙る，油熱，晒すなどの方法が古来用いられてきた．その例としては湯通しが今日も一般的に行われる技術で，それだけで修治とすることには異論があるかもしれないが，生薬の性質を変転させていることも事実である．

●甘草

そのまま乾燥させた甘草や，コルク層や表皮を去った皮去り甘草が知られ，両形状の甘草が正倉院に残されている．皮去りの加工は今日も広く行われている．江戸時代の処方書には炙甘草が配合された文献が目立つ．これは，甘草を火で炙って修治した薬材であって，炙甘草湯のように修治した甘草の使用を限定規定した処方もある．ただ，この場合，炙甘草以外の甘草を使用した時との差異は明確ではなく，修治の効果も詳らかではない．なお，修治法も各地で特徴があり，共通した固定の方法はなく，品質の違いが推測される．炙甘草などの修治について，臨床家からその効果を聞くが，理化学的な検証は進んでいない．今後の検討課題である．

●生姜

ショウガはショウガ科の $Zingiber$（ショウガ）属，熱帯〜温帯南部の植物で，香味と辛味をあわせ持ち，その香辛味はきわめて強い．他の生薬と同じく乾燥して用いた時，医書中の配合量では服用困難となる事例が多いことから，生(なま)の状態で指示量どおり配合したりする．文献中にあっても生姜，鮮姜，乾姜，乾生姜，干姜等と記録されている．その判別は加工製造の違いであって，生，乾燥，生干し，蒸乾などさまざまな工夫が施されている．修治としては蒸乾して仕上げた乾姜が一般的で，さらに炙ったり，炭化させることもある．その目的は，効能の変転で，刺激性の減弱ではない．

●人参

人参の加工は生干し，半湯通し，湯通しなどと称して，湯通しの時間，温度等に変化をつけたさまざまな方法が，それぞれの生産地で行われている．蒸乾した人参は紅参と称し，白参とは別種の生薬とする修治品の一つとみなされる．後世方で繁用される．

●地黄

ジオウはゴマノハグサ科，$Rehmannia$（ジオウ）属のカイケイジオウやアカヤジオウの根で乾燥が困難である．古来加熱などによって乾燥させてきたが，現在では加熱設備による強制乾燥を行っている．その理由は根に糖分などが多いためで，乾燥後も干物には仕上げにくい．古来，酒に漬けてから乾燥させたり，蒸乾させたりして生薬としてきた．実際の処方時には，成熟した根を生(なま)のまま煎薬に配合することもある．生(なま)の生薬の供給は時期が限られることから一般的とはいえない．市場では地黄を区分するため乾地黄（普通に地黄と呼ぶ），熟地黄，酒地黄，生地黄などと区別している．それらの使い分けには，熟達した知識が求められる．

●附子

キンポウゲ科の $Aconitum$（トリカブト）属植物の塊根を基原とし，その根は附子，烏頭，側子，天雄……などと呼ばれ，歴代の医書，本草書には多様な名をみることができる．しかし，それらの違いは必ずしも明確ではない．現在では「附子」「加工附子」の名が一般的であるが，これは共に減毒加工したもので，薬とするためにはトリカブト属に共通する有毒成分のアコニチンやその類縁アルカロイドを分解（減毒）することが求められている．一方「烏頭」は減毒が十分でない生薬を広く指したものとすることが多い．

トリカブト属は中国から日本，さらにはヨーロッパまで広汎な地域に多くの自生種があり，国内ではオクトリカブトが野生し，ハナトリカブトなどが中国から園芸用に導入されて広く栽培され，その塊根が生薬として用いられている．日本薬局方でもこの二種を基原種として規定している．多くの種の塊根は毒性が強く，矢毒などに利用されるほどである．東アジア各地ではそれぞれの地域に産する同属多種の植物を利用している．同時に，根を採取してから生薬に仕上げるまでに蒸す，生干す，燻蒸，他薬と煮沸などさまざまな加工や修治が加えられ，その方法は多様で，名前だけで判断することはできない．

修治の目的は減毒することにある．一般に「炮附子」と呼ばれてきた中国産の加工附子は有名でその歴史は古いが，今なお詳細かつ正確な製法の情報は得られていない．現在では，近代的な設備と方法で，効能は変わらず，毒性を減じて，炮附子と同類の加工附子を得ることができるようになり，広く安心して使えるようになった．なお，公定書で規定されて

から日は浅く，今後の検討次第では部分的に改正が行われる可能性もあろうが，大筋に問題はなく，薬物としての公定書中の附子は減毒加工した生薬である．古医書や本草書の記載の名の多くは死語となっているので，医書を読む時は注意が必要である．

なお，アコニチンと類縁アルカロイドは附子に加工する時に分解してベンジルアコニンなどのアミン類に変化し，強心作用などを表すことが知られているが，附子の本来の作用・効果が失われることはない．なお，減毒が不十分な生薬ではアコニチン中毒を示すことが懸念される．トリカブト中毒の対処法や薬剤が古医書には報告されているが，今日，実験的に妥当なこととうなずかせる結果はないようである．

3 品質

医薬品である以上，治療効果の再現を期待する品質が保持されていることは当然である．そのため，治療に適用される生薬は厳格な管理規定のもとで製造され，供給されていることは他の医薬品類と変わりはない．品質維持の観点からみれば，かえってむずかしいかもしれない．生薬を原料とする医薬品の品質管理がむずかしいのは，天産物であるという宿命があるからである．生薬は世界各地で生産し，収集されるが，土壌を支持体に風雨に曝された大気中で生産される物であって，地域の環境や，最近ではその変化により，品質にばらつきが出ることは避けられないからである．

品質の考え方で了解しておかねばならないことがある．従来生薬中の有効成分は高含量のものが良いとされ，含量規定も「……を○○％以上含む」という形で規定することが多い．原生薬としてはそれでよいが，臨床に応用する医薬品では許されない．現在では有効成分の含量規定は上限と下限を決めて製薬することが求められているし，そのようにされている．その最大の目的は，効能効果を安定させ，再現性を確保することである．

●黄耆

原植物はマメ科 *Astragalus*（キバナオウギ）属の *A. mongholicus* および *A. membranaceus* と規定されている．前者は内蒙古から中国北中部に分布し，後者はその東部地域に自生する．さらに周辺域やわが国には同属植物が多く，薬効上からも同類とされ，かつては黄耆として生産，使用されていた．その分布量が少ない種では，多くが保護植物となっていて，採取されることはない．黄耆は産地と原植物の種の違いが対応しているが，別の呼称を持つことはなく，区別することはない．このような事例は甘草における東北甘草と西北甘草の呼称の違いと類似しているが，甘草は成分組成がやや異なり，味覚においても差異を確認できることで，市場においても東北甘草，西北甘草などと区別されるが，黄耆では区別されることはない．

●桂皮（枝）

処方名は桂枝湯など「桂枝」とあるが，日本の処方内容は桂皮であって，クスノキ科の *Cinnamomum*（ニッケイ）属植物の樹皮である．用部については古来議論がある．さらに古典籍では桂心などの名もあるが，これは外皮を剥皮したもので皮部である．処方での桂枝は，現今では桂皮を用いるのが一般的である．市場生薬の趨勢も桂皮であるが，細枝の供給も少量はある．用部の違いは精油含量で表される．枝は皮の1/3〜1/5となることから，精油を重視して処方する時には配慮することが求められる．枝には木材部があるが，その成分についての議論はない．原植物の種による違いは明確ではない．

●黄連

黄連は江戸時代以来わが国の特産品として生産，利用されてきたが，胃腸薬としてのキノホルム製剤の扱いが困難にいたった時，代用薬としてベルベリン含有生薬が応用された．その結果，国産の生薬では量的に不足したことで，基原としてキンポウゲ科 *Coptis*（オウレン）属の植物で，同効が期待できる中国産黄連などを利用することで対応した．成分，効能においてほとんど差異は認められず，初期の目的は達した．しかし，その後，日本産黄連は生薬に調

製した後でもデンプン消化酵素を豊かに蔵していることが明らかとなり，粉末の消化機能をうまく説明できた．しかし，中国産黄連には消化酵素はきわめて少なかった．このことは，黄連の調製時の乾燥温度の差異によることが明らかとなった．湯液に製した時には両黄連に差異は認められなかったが，生薬末として服用した時には差異が生じたように，生薬の加工調製は日本薬局方などの公定書で厳しく規定されている．品質を高め，維持するために行うことであるから，厳密に規定を遵守することが要求される．

● 大黄

タデ科の *Rheum*（ダイオウ）属植物を基原とする大黄には薬用大黄と非薬用大黄の区分が知られている．これは臨床上での効果の発現の有無に拠っている．さらに薬用には重質系大黄（錦紋大黄など）と軽質系大黄（雅黄など）に区分されている．これは生薬の性状から区別したものであるが，成分化学的には構成成分に違いはないが，定量的な組成に違いがある．例えば瀉下の主成分とされるセンノシドの含量は，古来日本で賞用されてきた軽質系大黄は重質系大黄より高い傾向にあって，瀉下効果の強弱に対応している．しかし，大黄の効果を駆瘀血作用に絞れば，錦紋大黄を良しとする見解にも出会う．ただ，現状では駆瘀血作用の有効物質を特定するにはいたっていない．

● 石膏

石膏は天然の含水硫酸カルシウムである．産況からみる時他の鉱物成分が混入することは少なく，品質は安定している．その一般的な薬効はカルシウム剤のそれとよく似ているが，有機酸結合のカルシウム剤よりは吸収率が高いとの報告もある．石膏は熱を鎮める作用が期待されることから，新陳代謝機能の低下時には大黄との併用などには注意が必要である．

4 四気・五味と薬能

生薬には性と味があり，常に組み合わされて性味と記される．その事例として，『神農本草経』をはじめとする歴代の本草書，医書には薬物の特性をとらえて四気（寒，熱，温，涼）と五味（酸，鹹，甘，苦，辛）が記されている．この四気，五味は薬理学がいまだなかったころ，処方として薬物の配伍を考えるうえで重要な指針としてとらえられ，漢方の基本的な薬理理論とされてきた．長年にわたって集積された医療経験から導き出された理論であると解釈されている．『神農本草経』では「寒を治するに熱薬を以てし，熱を治するに寒薬を以てす」と記していて，寒，熱，温，涼の薬物の治療応用原則を述べたものと理解されている．その後，平を加えることが多いが，平は寒熱どちらにも属さないことから，五気とせず四気として，呼び習わしている．

また，生薬を口に含んだ時，さまざまに感ずる味覚がある．その味を分類して，酸，鹹，甘，苦，辛とし，五味と呼んでいる．しかし，その後，ほとんど味を感じない淡と呼び習わす味が加わったが，これも六味とはいわず，伝統的に五味と呼び習わしている．そして五味は平を除いて作用する五臓と対応していて，薬物の作用部位を考えるうえで参考になるとされている．例えば，辛の場合，辛はうっ滞する状態を発散させ，気を巡らせる作用を意味してい

表1　四気と薬物

四気	対応する生薬
寒	石膏，黄連，大黄，芒硝
涼	粳米，薄荷
熱	附子，乾姜，呉茱萸
温	桂皮，当帰，人参
平	甘草，大棗，茯苓

表2　五味と薬物

五味	作用部位	対応する生薬
辛	肺	生姜，蘇葉，薄荷，陳皮，香附子，縮砂
酸	肝	山茱萸，呉茱萸
甘	脾	人参，黄耆，甘草，麦門冬，熟地黄
苦	心	黄連，黄柏，大黄，蒼朮
鹹	腎	海藻，芒硝
平		木通，滑石，茯苓

るというが、それは肺に作用することで肺の鬱を改善すると解釈できる。これを伺わせる『黄帝内経』の記文があり、「辛は肺気の鬱を散じる……」と記載されている。しかし、これらの記文を理解しようとする時、肺、うつ状態、気などの用語をはじめとして現代の一般的な解釈とは異なることに注意が必要である。四気、五味に対応する薬物を一例としてあげたが成書によって一様ではなく、さらなる議論の積み重ねが求められている。

5　成分と薬理作用

　生薬には多種の化学成分が含まれ、処方となるとさらに複雑になる。多くの生薬では、徹底的に分析したとすれば数百種の化学成分を知ることは容易であろう。植物薬の場合、その大半はデンプンや糖類、さらにはその多糖類など植物体を構成する成分で、多くは特別な効能を発現するものではない。一方、植物にはサポニンやアルカロイド、フラボノイドなど非共通性の成分も多く、それが種の特異性を表していて、生薬ごとの特徴ある効能に寄与している。例えば、大黄のセンノシドや類似の化合物、レイン配糖体やその類似の化合物は大黄を特徴づける成分で、化学構造的に共通する特徴からアンスロン類、アントラキノン類とそれぞれ呼ばれる。これらは瀉下作用を発現することから、大黄の瀉下効果発現物質として認められている。その結果、これらの成分の含量を定量分析することで品質を評価することができる。

　しかし、作用の発現はこれらの成分が体内で直接的に働くのではなく、多くは腸内細菌による分解などで吸収可能な形に変化して、しかるべき器官で効能を発現する。その例をセンノシドの変化でみてみよう。センノシドはアンスロン配糖体の二量体であるが、腸内の嫌気性細菌による還元的開列とβ-グルコシダーゼの働きによりレインアンスロンに変換され、吸収されて作用発現にいたる。この時、抗生物質を併用すれば、瀉下作用の発現が抑制されることから、腸内細菌や包含される酵素類が薬効発現に関与していることは明らかである。同様の発現機構は、甘草や芍薬、山梔子などでも確認されている。

　腸内細菌の菌叢（フローラ）は個人によって、また同一人でも生活状態によって変化することから、薬物の効き方を分ける「証」と結びつけて考えようとす

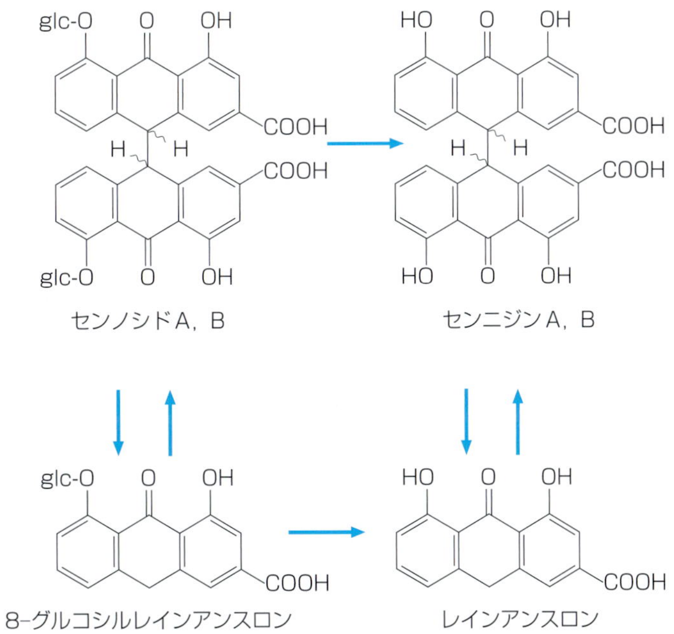

図1　センノシドの腸内細菌による分解と作用発現

る方向もある．いずれにしても漢方薬を受け入れようとする人体の状態によって，薬物の効果の発現に変化が生じるとする例としておいてもよいであろう．

従来，薬効と成分を考える時，分子量が1000以下のいわゆる低分子化合物が研究の対象であったが，近年では多糖類，タンニン，蛋白質等の高分子化合物の化学の進展で研究が進められ，ペクチン性の多糖類，ガラクタン，また多種のキノコのグルカンなどが明らかにされて，その化学構造から免疫調節活性，抗腫瘍活性，抗潰瘍活性などさまざまな活性が知られるようになり，薬効との関係が広く議論されるようになっている．

前項の「A．薬物としての生薬・方剤の特性」でも触れているように，生薬はそれだけでも複雑多様な「多成分系の薬物」で，その生薬を配合した処方ではさらに複雑な成分組成となっている．複数の活性成分の相互作用も考慮しなければならないであろう．この点については歴代の本草書，医書に七情の考え方がある．それは単行，相須，相使，相畏，相殺，相悪，相反であって，七種類の複合効果を示したもので，現代流に考えれば，相乗，相加，拮抗，薬効変換，副作用の抑制などが相当すると考えられる．

一つの生薬が，いっしょに配合される生薬によってまったく反対の作用を現すこともある．例えば，麻黄は葛根湯など桂皮と組み合わせた時，顕著な発汗作用を示すが，麻杏甘石湯など石膏と組み合わせた時，止汗作用が認められる．組み合わせることによって，薬効が抑えられたのか，他の成分が活性化したのかも不詳であるように，これらの科学的なメカニズムなどは解明されていない．今後の課題である．

なお，漢方処方中における成分の挙動について，考えさせられるデータがある．桂枝湯とそれに芍薬を増量した桂枝加芍薬湯を比較した時，甘草中のグリチルリチン酸の吸収に変動が生じている．甘草のグリチルリチン酸は経口投与ではグルクロン酸がはずれたグリチルレチン酸となって血中に取り込まれるが，その量は桂枝加芍薬湯では桂枝湯のほぼ2倍にも達する．芍薬の働きであることが推測されるが，詳しくはわからない．

このような事例は，当帰や川芎，柴胡，麻黄など多くの生薬で，また十全大補湯，三黄瀉心湯，四物湯，猪苓湯などでも把握されているが，簡明に説明できていない．

III 方剤からみる漢方

1 生薬と方剤

C 方剤

【丁　宗鐵】

現代医学では，配合禁忌を除いては，患者の個々の症状に対応する複数の薬剤を医師が任意に処方している．漢方では体質，病期，症候に相対した完成した薬方（方剤）として与えられる．方剤は，多年の経験により成立したもので，配合の妙と称されることもあるが，実は一定の構成理論がある．

1 構成生薬と君臣佐使

漢方では方剤を単に生薬を集めたポリファーマシーとはみなさない．構成とその比率を大切にする．それは，疾病は体内のシステムの異常であり部品の故障ではない．システムの異常にはチームで対応するというのが，漢方の立場である．方剤はそれ自体一つの構造（組織）を持つとみなされる．方剤には『神農本草経』で分類される上品，中品，下品の三つの生薬が配合され，さらにこれらは君臣佐使に配当されている（図1）．多くの場合，上品は君薬に，中品は臣薬に，下品は佐使薬として配当される．

さらに方剤中の君臣佐使のバランスを重んじる．そのためむやみに配合比率や内容を変更しない．漢方の方剤に対する考え方によって，初めてエキス製剤という近代的技法を取り入れた製剤が可能になってきたのである．ただし，煎じ薬の場合，症候や生薬の品質によっては，生薬の量の変更や他の生薬を追加する場合がある．しかし，これはあくまで方剤全体のバランスを変化させない範囲で行うこととしている．

一つ一つの生薬に固定した効能を決めずに，むしろ方剤（処方）の中で役割に重点を置く．個性を持っている個々の生薬の薬能を，組織の中で演じる役割によって引き出すのである（図1）．

この役割の配当に二つの考え方がある．一つは君薬をもっとも権力のある支配者，方剤の薬効を代表する主薬とするもの．君薬は主薬であり，主役となる．この立場では，臣薬は君薬の薬効を助け，薬効の方向を収束させるもの，佐使薬は服しやすくしたり，副作用を抑えたりするものとなる．方剤名は君薬をもって代表されると考える．例えば，人参湯では人参が君薬であり，朮と乾姜が臣薬，甘草が佐使薬となる．麻黄湯では，麻黄が君薬，桂皮，杏仁が臣薬，甘草が佐使薬となる．

もう一つの考え方とは，「君」を読んで字のごとく「君主」に位置づけるものである．「君」とは本来高所に座して全体を見回し，乱れが生じていないかなどをチェックして，適切な命令を出すリーダーのことである．この立場では，君は直接は働かない．方剤の中で実際に働いて薬理作用を発揮するのは佐使薬となる．佐使薬は使用人，現場のスタッフであり，下品をあてることが多い．下品は副作用があるので，君薬はその副作用を防ぎ，本来の薬理活性が働くの

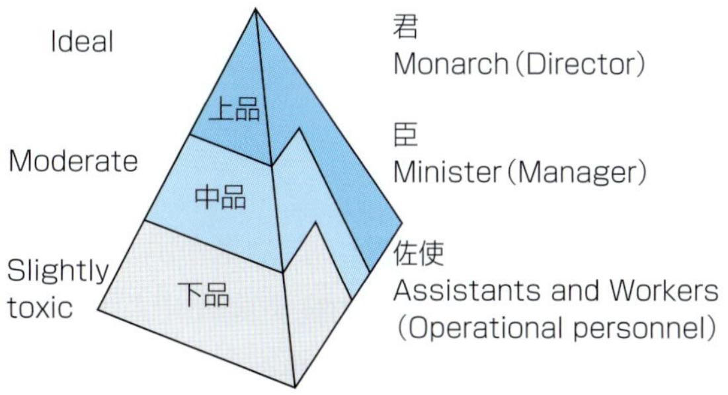

図1　漢方薬の構成

Ideal — 上品 — 君 Monarch (Director)
Moderate — 中品 — 臣 Minister (Manager)
Slightly toxic — 下品 — 佐使 Assistants and Workers (Operational personnel)

を見守っている役目をしている．「臣薬」は「君薬」と「佐使薬」の間を取り持つ，すなわち佐使薬の作用の方向を導き暴走するのを防ぐ．そのため，君薬になることのできる生薬には上品が多い．ただし，上品は臣薬としても佐使薬としてもオールマイティに働ける性質がある．中品は君薬にはなれず，臣薬および佐使薬として作用する性質の生薬が多い．下品は佐使薬のみを担当する．

この考えでは処方名に上品の生薬名が冠されている場合，その生薬は佐使薬として働く時とされている．概して上品は，君薬として働く場合は少量であり，佐使薬となる場合は大量配合されることが多い．

例えば，人参湯の中の人参は実際的に働いている佐使薬を演じ，そのために分量が多くなる．甘草は君薬であり，朮と乾姜が臣薬となる．麻黄湯の場合，麻黄は佐使薬であり，甘草が君薬，桂皮，杏仁が臣薬である．

2 組み合わせの効果

薬方の中で生薬はペア（薬対（やくつい））として配合されることが多い．一つの生薬でも多くの成分を含有している．そのため，複数の生薬をブレンドして用いた場合には，溶出してくる活性成分も異なるばかりか，成分間でも相互反応が起きることが知られている．成分間の相互反応とは，薬理活性物質だけでなく，抽出効率，活性の安定性など剤形的な性格も含まれる．その結果，生薬の組み合わせでは薬理作用も副作用も配合される生薬単独では説明し得ないことが多く起こる．ブレンドの基本類型は，二味の生薬の組み合わせから始まる．二味の組み合わせには，単行，相須，相使，相悪，相畏，相反，相殺などの分類もあるが，本項では薬理作用を念頭に以下の五つにまとめた．

(1) 相加作用

類似の薬理活性の和として，効果が示される場合．
[例]・黄柏-黄連：消化器の抗炎症作用．共に含有されるベルベリンの効果の和により説明される．

(2) 相乗作用

類似方向の薬理活性であるが，作用点が異なると，結果として大きな反応，効果が得られる場合がある（10＋10＝20ではなく，10×10＝100の反応）．

[例]・葛根-大棗：鎮痙，気管支拡張作用．葛根はPDE（ホスホジエステラーゼ）阻害活性，大棗はサイクリックAMPを含み，併用すると組織内のサイクリックAMP濃度が高まり，強力な平滑筋弛緩が得られる．

・酸棗仁-知母：中枢抑制効果．脂溶性の酸棗仁の成分が知母のサポニンの界面活性作用によって効率良く抽出されるため，両活性は強めあう．同様の活性は柴胡，人参，桔梗のサポニンにもみられる．

(3) 相殺作用

組み合わせにより副作用が減弱したり，薬理効果が消失したりする場合．

[例]・半夏-生姜：半夏の毒性（咽頭粘膜刺激作用）が生姜によって消去される．

相殺には薬能薬理作用が拮抗するため配合禁忌に相当する組み合わせを示す場合がある．寒性の石膏，芒硝，黄柏と熱性の附子，乾姜，山椒の組み合わせ，乾性の大黄，黄連と潤性の麦門冬，知母の組み合わせは，生体に相反して作用するので慎重に行う．

(4) 方向変換

薬理作用を変化させたり，作用の方向を転換させる組み合わせである．本来，その生薬に存在する活

表1 大黄

対となる生薬	目標となる薬理・薬能・活性	代表方剤
黄芩	瀉下	三黄瀉心湯
山梔子	利胆	茵蔯蒿湯
芒硝	鎮静	大承気湯，桃核承気湯
柴胡	抗炎症	大柴胡湯
牡丹皮	駆瘀血	大黄牡丹皮湯
防風	代謝改善	防風通聖散
附子	腎機能改善	温脾湯
芍薬	抗菌	桂枝加芍薬大黄湯

西洋薬としても，大黄は応用されているが，その際は単に緩下剤としてのみである．漢方の場合には，対になる生薬との組み合わせにより，きわめて多様な瀉法の薬能に応用することができる．

表2 麻黄

対となる生薬	目標となる薬理・薬能・活性	代表方剤
杏仁	鎮咳	麻杏甘石湯，神秘湯
桂皮	中枢刺激	麻黄湯（還魂湯）
薏苡仁	鎮痛，抗炎症	麻杏甘湯，薏苡仁湯
朮	抗浮腫	越婢加朮湯
半夏	抗アレルギー	小青竜湯

杏仁，桂皮は，エフェドリンの呼吸器系への活性を高め，薏苡仁，朮は，プソイドエフェドリンの鎮痛，抗炎症活性を高める．半夏は，両方の活性を引き出す組み合わせである．

表3 人参

対となる生薬	目標となる薬理・薬能・活性	代表方剤
朮（白朮・蒼朮）	消化吸収力賦活	四君子湯，人参湯
黄耆	抗疲労	補中益気湯，人参栄養湯
桂皮	循環改善	木防已湯，炙甘草湯
遠志	中枢賦活	帰脾湯，加味帰脾湯
附子	強壮	附子湯
麻黄	代謝改善	続命湯
黄連	消化管粘膜の抗炎症	黄連湯
蓮肉	尿路の滋潤	清心蓮子飲
山椒	腸管循環改善	大建中湯

人参は，漢方を特徴づける生薬である．輸液という手段のなかった古代においては，ターミナルの患者を救命する唯一の方法は，飲食の補給，および消化吸収力を補い，改善することであった．人参の薬能は補法の発展を示す組み合わせとみることができる．

性が，対となる生薬によってより顕著に引き出されたと考える（表1～表3）．

(5) 剤形作用

製剤の安定性のための組み合わせ．

[例]・桂皮‐茯苓：散剤，丸剤を製剤する際，揮発しやすい桂皮の精油成分を茯苓の多糖によって包み込み安定化する．
・竜骨‐牡蛎：バッファー（緩衝）作用，煎じ液に中性領域の緩衝作用を引き出し，他の生薬の酸性で溶出しづらい成分の抽出を促進する．

3 治方

治方（治療法）は，汗，吐，下，利，和，温，補，瀉に総括される．

汗法：発汗する法で，病邪（外邪）が表にある時に除去するために使用する．桂皮，麻黄を主とするが，ときに黄耆を使用する．皮膚，粘膜におけるマクロファージや抗体の活性は，発汗により賦活化され抗ウイルス作用が強まる．新陳代謝が活発になり，体温も上昇する．

吐法：吐法で，瓜蒂を用いる．毒物，腸内感染性病原微生物などを摂取した時の救急処置としても活用されていた．現在では胃洗浄などがあり，吐剤を使用することは稀である．

下法：病が裏にある時，大黄を主とした下剤を使用する．宿便を排除するほか，瘀血，蓄血，腸癰などに使用する．大黄を用いない下法には芒硝を使用する．さらに峻烈な効果を期待する時，気を巡らすことを目的に両者を同時に使うことをする．下法には寒下と温下とがある．寒下とは大黄と寒薬とを併用することで，大承気湯，桃核承気湯，調胃承気湯（三承気湯）などがこれに属し，温下とは同様に大黄に桂皮，乾姜，附子などの温薬を併用するもので，桂枝加芍薬大黄湯，大黄附子湯，温脾湯などである．大黄附子湯は重篤な腸内感染症に用いると，止瀉作用を増すことがある．

利法：利尿して病邪を去ることである．五苓散，猪苓湯などである．発汗を目的に用薬すると，利尿がついて治ることもある．

和法：汗吐下の法を用いずして治療する法で，病が半表半裏にあり，補も不可，攻も不可の時に用いる．実質臓器（肝，腎）に病邪が位置する時に行う．侵入した外邪と抗病力（抗体や免疫担当細胞）の反応物（免疫複合体）は自己障害性に作用することが多い．そこで，時間をかけて中和し，除去しなければならない．小柴胡湯，大柴胡湯，柴胡加竜骨牡蛎湯（柴胡剤）や半夏瀉心湯，生姜瀉心湯，甘草瀉心湯（瀉心湯類）などがこれに属する．

温法：温薬を用いて寒を去る法であり，苓桂朮甘湯や理中湯などがそれに属する．熱薬を用いて，陽気（生命を維持する力）を助けるものは四逆湯や真武湯である．また，温経と称するものは桂枝加附子湯，温経湯がある．温法は，低下した代謝機能を賦活化し，残存している治癒力を再編成して病態を一歩でも正常化するためのものである．温法は，食物，水

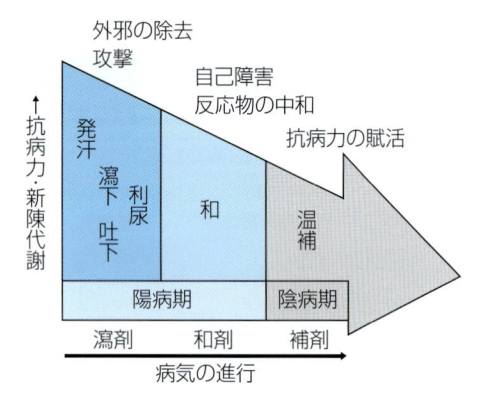

図2　急性熱性疾患の治療原則

分の補給を行い，体力の回復を目指すものであり，病部との直接対決を目的としていない．

補法：病人の体力，気力を補い中庸を目指すための治療法を補法という．このための方剤を補剤（補養剤，補益剤）という．十全大補湯，人参養栄湯，補中益気湯などがある．補剤には，気血水をいずれかに偏らず調整する生薬がまんべんなく配合されているが，下品が配合されていないのが特徴である．

瀉法：病邪への過剰な反応力を抑えて中庸に合わせ，病邪を効率よく駆逐するための治療法を瀉法という．大柴胡湯，防風通聖散，通導散など，前述の汗・吐・下の三法がこれに含まれる（**図2**）．

● 七方による分類

方剤には大，小，緩，急，奇，偶，複の別があり，これらを七方という．大のつく薬方は作用が強く，分量も大である．大柴胡湯，大建中湯，大承気湯などがある．逆に小は作用が弱く，分量は小である．小柴胡湯，小建中湯，小承気湯などがある．緩とはゆるめる意と作用が緩和なものである．急とはその反対で，作用が強く，急症に用いる．奇とは一味や二味からなる単方をいう．甘草湯，小半夏湯の類である．偶とは四味以上の薬味の多い薬方である．複とは複方である．柴胡桂枝湯，桂枝二越婢一湯の類である．

七方に分類した理由は，薬方を指示する疾病を明らかにするためである．疾病の位置に遠近上下ありとする．すなわち，近とは体表，遠とは裏（胃腸など）を意味する．また，上は胸部を下は腹部を指す．緩方は上を治し，急方は下を治す．心中悸に桂枝甘草湯を与え，便秘や食あたりに大承気湯を与える類である．

近き，また上焦にある時は軽量，小とする．遠きは，あるいは腹満や水腫などは大量とする．例えば，梔子豉湯は軽量，大建中湯は大量である．また『傷寒論』で小柴胡湯より大柴胡湯へ，小承気湯より大承気湯へと使用するのは，治療に軽重があって，軽より重へ移る原則を示すものである．

近きものは奇方を，遠きは偶方を与えるのも原則で，したがって発汗は奇，下剤は偶を用いる．奇偶にも大小がある．小承気湯，調胃承気湯は奇の小方，大承気湯，抵当湯は奇の大方である．葛根湯，（大，小）青竜湯は偶の大方，桂枝湯，麻黄湯は偶の小方である．

4　加減方と合方

漢方では，方剤に生薬を追加加味する場合，二つ以上の方剤を合方（またはごうほう）する場合にも原則があり，むやみに行われない．

『傷寒論』には多くの加味方あるいは合方がある．確かに，ある症状があるので加味する例（桂枝去芍

考慮すべき症候	小柴胡湯と組み合わせる漢方薬		新しい名称
気管支炎，肺機能異常	小柴胡湯	＋半夏厚朴湯	柴朴湯
排尿異常，腎機能障害		＋五苓散	柴苓湯
胸痛，気管支炎		＋小陥胸湯	柴陥湯
のぼせ，扁桃炎		＋黄連解毒湯	柴胡解毒湯
不明熱，中耳炎		＋香蘇散	柴蘇飲
気管支炎，神経障害		＋桂枝湯	柴胡桂枝湯

図3　小柴胡湯を中心とした合方と処方の広がり

考慮すべき症候	四物湯と組み合わせる漢方薬		新しい名称
微熱，造血障害	＋小柴胡湯		柴胡四物湯
皮膚症状，眼炎	＋黄連解毒湯	四物湯	温清飲
内耳障害，神経症状	＋苓桂朮甘湯		連珠飲
下痢，消化器炎症	＋四君子湯		八珍湯

図4　四物湯を中心とした合方と処方の広がり

薬湯，桂枝加葛根湯，桂枝加厚朴杏仁湯など）や，太陽少陽の合病のために小柴胡湯と桂枝湯（柴胡桂枝湯）との合方例がある．しかし，薬物の分量の相違により方名を異にする（例：小承気湯と厚朴三物湯など）し，また主治も異なっている．また，薬品を一つ加味したのに主治をまったく異にすることがある（麻黄湯と麻黄加朮湯など）．また，大青竜湯は麻黄湯と越婢湯の合方であるが，主治をまったく異にして，両薬方の症状の合併ではない．さらに，一薬品の変更にて証治がまったく異なる例がある．麻黄湯（麻杏甘桂）と麻杏薏甘湯と麻杏甘石湯の三薬方は一薬味の去加であるが，証治をまったく異にしている．このような例は少なくない．一方，合方された処方の証を残したままの応用例も多い（図3，図4）．合方によってたとえエキス製剤でも，臨床応用の働きを広げることが可能である．

方剤にも主証，客証がある．要するにその方剤が有効である時，いつも存在する症候群が主証で，ときにある症候群が客証である．また反対に，ある方剤には必ずない証がある．例えば，桂枝湯には喘がなく，麻黄湯には喘がある．これらを知ることは薬方応用範囲を広め，治療成績を向上させることになる．

5　漢方薬の服用法と注意点

漢方では服薬法も厳格である．漢方薬は一般的には温服とあるが，附子の配合された方剤は冷服するとその毒性が減弱するといわれている．また同じく嘔吐でも小半夏加茯苓湯には小冷して服すとあり，悪心・嘔吐の際は必ずしも温服を要しない．白虎加人参湯，黄連解毒湯，竜胆瀉肝湯，清上防風湯，三物黄芩湯などの熱や炎症を抑える清熱剤も冷服に適している．また，吐血・喀血の際は温服より冷服が好ましいといわれている．

より積極的に，冷服する場合には方剤名に「飲」をつける．温清飲，茯苓飲，連珠飲などがある．さらに少量ずつ経過をみながら冷服する指示の時は「飲子」とつける．当帰飲子，麦門冬飲子などがある．

頓服も指示しているのは，瀉心湯（半夏瀉心湯，三黄瀉心湯など），大陥胸丸などである．病状の急激の際に用い，連用すべきでないものは頓用する．また，変わったところでは，川芎茶調散のように茶で内服するものや，八味地黄丸のように苦酒（日本酒または酢で割った日本酒），五苓散のように重湯に混ぜて服用するとより効果が上がるものもある．

漢方薬の服薬方法としては，一般的には，薬の吸収を考えて，食前または食間と指導されているが，基本的には，いつ飲んでもよい．

方剤は，その本来の性格からいえば，一人の患者に処方される数は1〜2剤である．しかし，実際の臨床現場では，とくにエキス製剤で2〜3剤以上の処方もよく目にする．この場合，注意すべきことは，各方剤に含まれている生薬が重複しているかどうか，ということと，生薬間で負の相乗効果が出現するかどうか，ということである．

漢方薬は，慢性疾患や西洋医学では治りにくい病気がよく治療の対象になるので，治療期間が長くなる傾向はある．服薬を中止する場合も，諸症状の安定を確認しながら徐々に減量するとよい．

エキス製剤は本来なら煎じ薬で服用すべきものをエキス化しているのであり，湯に溶かして服用するほうが良い結果が期待できると考えられている．実際に吸収面で差が出るとの報告もある．

水以外での服用は，例えば茶やコーヒーを用いると中に含まれるタンニン成分が，漢方薬の成分と化

学反応を起こすことがあるし，牛乳を用いるとその蛋白質が漢方薬の成分と結合して，吸収率を低下させることがある．同様に青汁，ジュース類，液状サプリメント類なども化学変化を起こす可能性があり，避けるほうが望ましい．

また，麻黄，茶などはエフェドリン，カフェイン，テオフィリンなどが含まれており，これらを含有する葛根湯，麻黄湯，小青竜湯，川芎茶調散などは就寝直前の服用はできるだけ避けたほうがよいと考えられる．

漢方薬は，その組成生薬の持つ独特の香りや味が効果に微妙に影響しており，患者の「証」に合っていると飲みやすく，あまり抵抗なく服用できることが多い．「証」は変化することもある．同じ漢方薬の味が変わったように感じる時は，他の処方に変更する一つの指標となりうる．

参考文献

1) 長谷川弥人・大塚恭男・丁　宗鐵：臨床医の漢方治療指針，第2版，メジカルビュー，東京，1999
2) 長濱善夫：東洋医学概説，創元社，大阪，1975
3) 西山英雄：漢方医学の基礎と診療，創元社，大阪，1969
4) 丁　宗鐵・小野村雅久：標準漢方医学入門，薬事日報，東京，2006

コラム

●適用外処方に際しての注意●　　【丁　宗鐵】

健康保険で薬剤が使えるのは，薬価収載されている医薬品の添付文書にある適応症，適応病名のみである．しかし，実際の診療では，適用外処方が行われていることがある．漢方薬の場合には，証にしたがって薬の内容が決まることがほとんどであり，ときに適用外処方となることも珍しくない．

例えば，葛根湯はかぜ症候群，鼻かぜ，熱性疾患の初期，炎症性疾患，肩こり，上半身の神経痛，蕁麻疹などが適応であるが，証が合えば乳汁分泌不全，夜尿症，高血圧症，うつ病，腹痛や下痢などに投与されることもある．

ところが，これらのような例では，処方医の意図が薬局の薬剤師に理解されていないと，服薬指導に際してトラブルになることがある．処方医側でも，「一般的な使用法と異なる」「○○の効果を期待して処方」などのコメントを，処方せんに一言添えるなどの心遣いがぜひとも必要である．

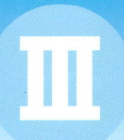

III 方剤からみる漢方

1 生薬と方剤

D 剤　形

【金　成俊】

　漢方薬の基本的な剤形は湯剤(湯液,煎剤,煎じ薬とも呼ばれる)である.湯剤以外に丸剤,散剤,外用剤(主に軟膏剤)がある(図1).これらの特徴として,湯剤は速効性を,散剤はやや速効性,丸剤は緩和な作用を目的とした剤形と考えられる.また散剤や丸剤は携帯や長期保存が可能である.一方,近年開発され,漢方医学の普及に大きく貢献した剤形がエキス製剤である.エキス製剤は従来の湯剤や丸剤,散剤の特徴を兼ね備えた剤形ともいえる.医療用漢方製剤では原末エキスに賦形剤を加えた顆粒剤や細粒剤,カプセル剤,錠剤などが用いられている.

1 湯　剤

a. 特　徴

　西洋薬と比較して漢方薬は複数の生薬により構成されている.このような漢方薬の特徴により患者の症状にあわせて構成生薬の加減が可能となり,このことが治療薬として用いられる湯剤の大きな利点である.すなわち,生薬分量や生薬数の変更により

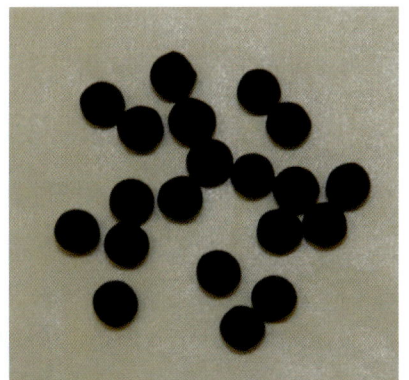

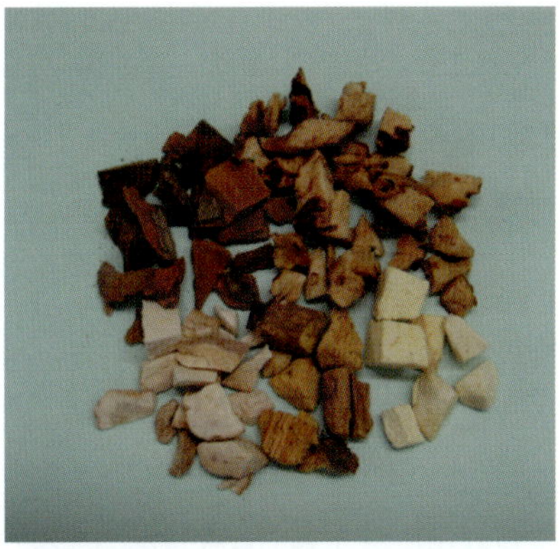

湯剤(桂枝湯)　　　丸剤 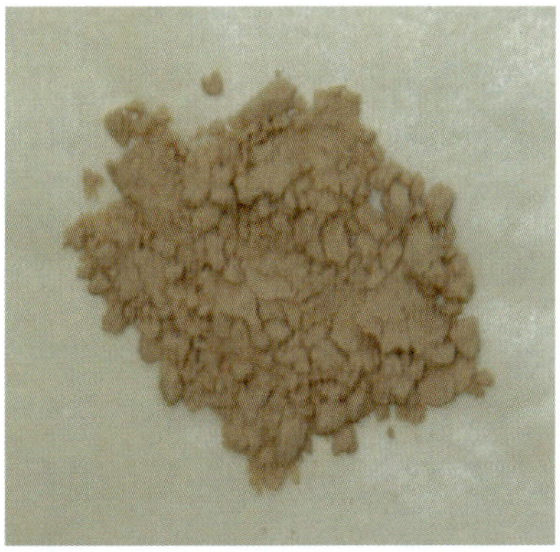　　　散剤

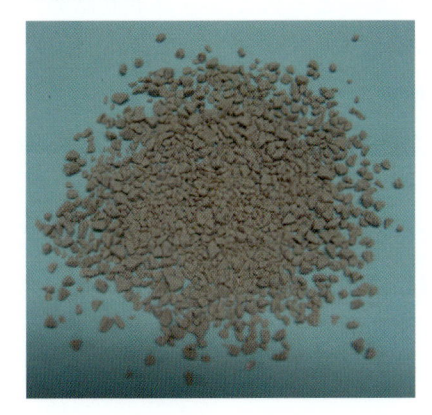

エキス製剤(桂枝湯)　　外用剤(紫雲膏)

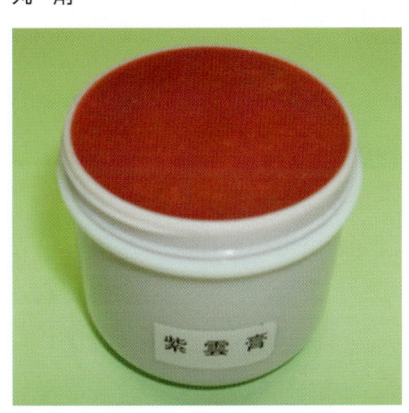

図1　漢方薬の剤形

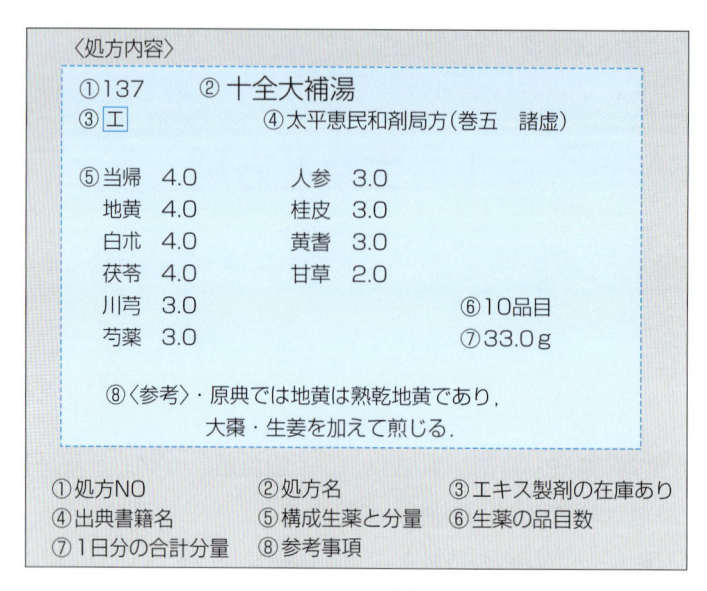

```
〈処方内容〉
①137    ②十全大補湯
③エ     ④太平恵民和剤局方(巻五　諸虚)

⑤当帰 4.0    人参 3.0
 地黄 4.0    桂皮 3.0
 白朮 4.0    黄耆 3.0
 茯苓 4.0    甘草 2.0
 川芎 3.0           ⑥10品目
 芍薬 3.0           ⑦33.0g

⑧〈参考〉・原典では地黄は熟乾地黄であり，
      大棗・生姜を加えて煎じる．
```

①処方NO　　②処方名　　③エキス製剤の在庫あり
④出典書籍名　⑤構成生薬と分量　⑥生薬の品目数
⑦1日分の合計分量　⑧参考事項

図2　処方集例
(北里大学東洋医学総合研究所「漢方処方集」)

個々の患者にもっとも適した漢方薬が選択され，また副作用が懸念される場合は副作用関連生薬の減量や除去により，安全性の高い漢方薬による治療が可能となる．さらに処方中の生薬量が増えても，実際に服用する液量は一定であり(通常の成人量は200〜300 mL/日)，液剤であるため高齢者や乳幼児でも飲みやすい剤形でもある．

● 湯剤の処方例

十全大補湯(地黄4 g → 2 g，人参3 g → 8 g)去甘草 加 陳皮2 g (図2)

　処方の意味：十全大補湯に含まれる構成生薬中，地黄による胃もたれの副作用が懸念されるため，地黄を4 gから2 gに減量し，体力を補うため人参を3 gから8 gに増量する．また甘草による浮腫などの副作用がみられたため甘草は除き，さらに健胃作用を高めるため陳皮2 gを加える．

b．製　法

湯剤の製法は『傷寒論』太陽病条文中の桂枝湯方に記されている内容が基本である．原典を参考に，その内容と実際に北里大学東洋医学総合研究所で用いている調剤方法を以下に示す．

● 『傷寒論』桂枝湯方条文より

「桂枝湯の処方内容は，桂皮三両，芍薬三両，甘草二両，生姜三両，大棗十二枚であり，これら5種類の生薬を7升の水の中に入れて，とろ火で3升に煮詰める．カスを濾した後，人肌程度の温かさにして，1升を服用する」

● 調剤方法

① 処方集(図2)に基づき該当生薬を百味箪笥(図3)より引き出す．
② 方剤中に含まれる生薬の中身と品目数を確認する．
③ 合匙(生薬調剤用の薬匙，図4)を選択し，指示された生薬分量を計量する．
④ 指示生薬をすべて秤量後，該当処方の1日分の重量監査を行う．
⑤ 薬包紙または生薬自動分包機にて包装する．

● 湯剤の煎じ方

① 煎じ薬と水約600 mLを土瓶(図5)などの容器に入れ，最初からとろ火でコトコト煮詰める(約10〜15分ほどで沸騰する火加減)．
② 40〜50分加熱した後火を止め，熱いうちにカスを濾した液が約300 mLになるように煮詰める．
③ 温経湯などに含まれる阿膠や大建中湯などに含まれる膠飴は，最初から煮詰めずに他薬を煮詰めてカスを濾したあと，熱い液に加えよく溶かしてから服用する．
④ 煎じあがった薬は冷蔵庫に保存し，24時間以

図3　百味箪笥

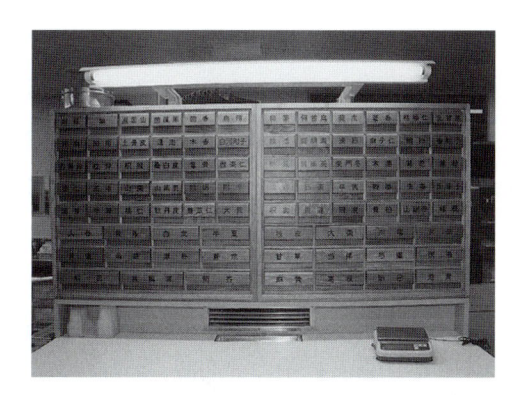

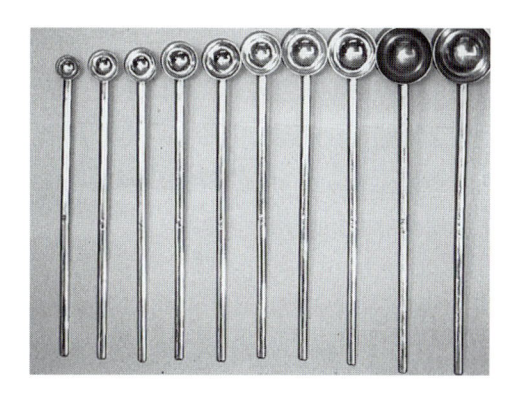

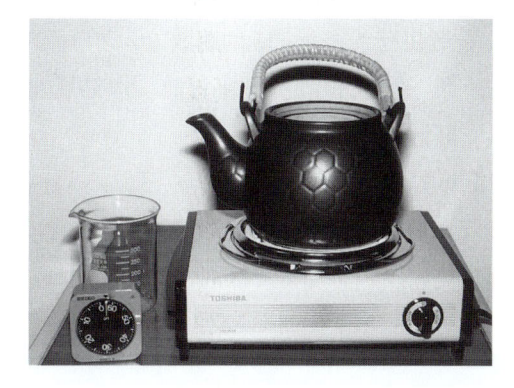

図4　合　匙

図5　土　瓶

内に服用する．服用回数は1日2～3回に分け，服用時には人肌程度に温めて服用する．

2　丸　　剤

a．特　徴

　丸剤は薬効が緩慢で，味やにおいがあまりなく，携帯に便利な剤形である．また通常ハチミツによりコーティングされているため，精油成分などの揮発を防ぎ，経時変化による薬物の変質が少なく，長期保存が可能である．現在医療用漢方製剤として用いられている丸剤は八味地黄丸のみである．

b．製　法

　医療用漢方製剤の丸剤として認可されている八味地黄丸の製法は『金匱要略』に記されており，現在漢方薬として用いられている丸剤の製法も基本的には変わらない（原典では丸剤の種類により粒の大きさは異なる）．原典を参考に八味地黄丸の製法を以下に示す．

● 『金匱要略』八味地黄丸（腎気丸）方条文より

「乾地黄八両，山茱萸，山薬各四両，沢瀉，茯苓，牡丹皮各三両，桂皮，附子各一両，右の8種類の生薬を粉末にして，ハチミツでよく練って混合する．アオギリの実の大きさ（直径約4～5mm）ほどに丸める．酒で1回15粒服用する．1日のうちにさらに1回服用する」

※医療用漢方製剤で用いられている八味地黄丸1丸の重量は約0.1g（直径約4～5mm）であり，1回3gの服用では30丸飲むことになる．

● 医療用漢方製剤中処方名が丸剤の漢方薬（5種）

① 桂枝茯苓丸　② 牛車腎気丸　③ 八味地黄丸　④ 麻子仁丸　⑤ 六味丸

3　散　　剤

a．特　徴

　散剤は疼痛疾患（胃痛，身体痛，関節痛，排尿痛，頭痛，生理痛，歯痛）や精神的な興奮（いらいら，憤怒）などに適応する処方が多い．また剤形が散剤の処方には精油成分を含む生薬（桂皮，蘇葉，薄荷な

ど)が比較的多く含まれている．このような理由から，散剤は加熱による精油成分の揮発を防ぎ，携帯が可能な即効性を期待した剤形であるといえる．携帯が可能であるため，痛みなどの急性症状がみられた時にはすぐに服用することができる．

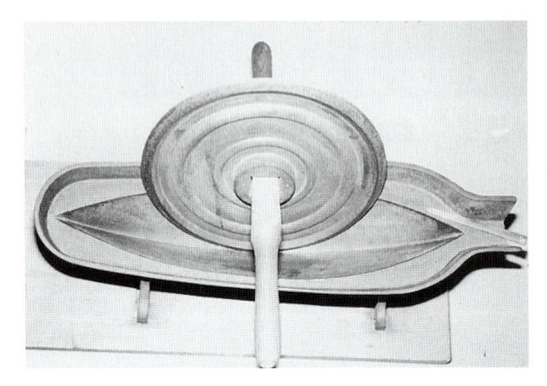

図6　薬　研

b．製　法

構成生薬を個別に粉末にした後，指示量を均一に混合する(生薬を混合した後粉末にしてもよい)．気密容器に保管する．薬研（やげん）（図6）は古来より生薬を粉末にする道具として用いられていたが，大量の生薬を粉末にする場合は粉砕器を使用する．

● **医療用漢方製剤中処方名が散剤の漢方薬（17種）**
① 安中散　② 茵蔯五苓散　③ 加味逍遥散　④ 香蘇散　⑤ 五積散　⑥ 五淋散　⑦ 五苓散　⑧ 四逆散　⑨ 川芎茶調散　⑩ 釣藤散　⑪ 通導散　⑫ 当帰芍薬散　⑬ 女神散　⑭ 平胃散　⑮ 防風通聖散　⑯ 抑肝散　⑰ 立効散

【参考】「料」の意味

丸剤や散剤を湯剤として用いる場合は，方剤名の末尾に「料」を加えて区別する．すなわち，桂枝茯苓

表1　湯液とエキス製剤の比較

	湯　液	エキス製剤
長所	① 生薬の加減により個々の体質にあった煎じ薬の調剤が可能である ② 精油や瀉下成分などを含む生薬の煎出方法(加熱時間)を調節できる ③ 方剤によっては，服用効果だけでなく，香りや味によって治療効果を高める ④ 煎じるのが不便であるが，患者の病気に対する治療意欲を高める ⑤ 透明のビニール包装では煎じ薬の内容生薬の監査が容易である ⑥ 合方や構成生薬の種類が増えても，薬の服用量はあまり増えない	① 携帯が便利で長期保存ができる ② 苦い味の薬では煎じ薬に比べて飲みやすい ③ 服用しにくい場合はオブラートのようなものも利用できる ④ 薬がかさばらず調剤が容易である ⑤ 同一製造ロット間では品質のバラツキが少ない
短所	① 調剤や煎じるのが不便で，時間がかかり，煩雑である ② 方剤によっては苦みが強く，煎じ薬特有の味やにおいで服用困難なことがある ③ 長期保存が不可能で腐ることもある ④ 薬の量が多くてかさばり，調剤に時間がかかる ⑤ 保存状態が悪いと虫やカビが発生する	① 処方構成が変えられない ② どのような品質の生薬を使用しているか把握できない ③ 合方を行う場合重複する生薬がある ④ 内容生薬の監査ができない ⑤ 漢方薬の原末よりも多く賦形剤が含まれている方剤が多い ⑥ 開封時湿気を吸いやすい ⑦ 同一方剤であっても構成生薬の内容や分量が製薬会社によって異なる

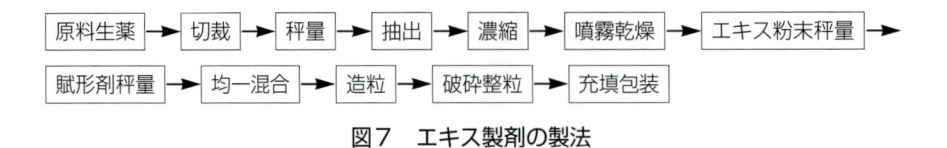

原料生薬 → 切裁 → 秤量 → 抽出 → 濃縮 → 噴霧乾燥 → エキス粉末秤量 →
賦形剤秤量 → 均一混合 → 造粒 → 破砕整粒 → 充填包装

図7　エキス製剤の製法

丸料，加味逍遥散料の指示であれば，剤形は丸剤や散剤ではなく湯剤として用いることを意味する．

4 エキス製剤

a．特　徴

湯液と同等の薬効が期待できる剤形として開発された．医療用漢方製剤の多くは原末のエキス粉末に賦形剤として乳糖やデンプンなどを加え，顆粒状や細粒状にしたものである(**表1**)．

b．製　法

一般的な製法を示す(**図7**)．
① 原料生薬を選定し，抽出効率の良い大きさに切断する．
② 処方に該当する生薬の配分量を秤量する．
③ ステンレス槽で攪拌を行いながら，湯剤と同等のエキスが抽出されるまで加熱する．
④ 低温真空濃縮法により，抽出液中の水分を除去する．
⑤ 液体を微粒化液滴として噴霧し，熱風乾燥により粉末状の固形乾燥物を作製する．
⑥ エキス粉末と賦形剤を秤量し均一混合を行う．
⑦ 造粒した後，破砕整粒して充填包装する．

5 外用剤

a．特　徴

湯剤や丸剤，散剤のような内服ではなく，外用として用いる剤形である．

外用剤の種類を以下に示す．
・軟膏剤：紫雲膏，皮膚疾患や軽度の火傷，切り傷，褥瘡などに用いる．
・洗浄液：苦参湯，苦参単味の煎出液を局部や皮膚の痒みなどに用いる．
・坐　剤：蜜煎導，ハチミツを固め先の尖った指大程のものを挿入し緩下に用いる．

b．紫雲膏の製法

「紫雲，潤肌膏是なり．春林軒紫膏と号す．香油(胡麻油)四十戔，当帰五戔，紫草(紫根)四戔(一は五戔と作す)，蜜蝋十戔(一は十五戔と作す)，マンテイカ(豚脂)を一戔，右五味先ず，香油を煮，当帰を入れ，次にマンテイカを下し，煮て後，紫根を入れ，沫のなきを見て下し，溶化して後，火を下すなり」
(華岡青洲『春林軒膏方便覧』より)

参考文献
1) 大塚敬節：傷寒論解説，創元社，大阪，pp142-149，1978
2) 金　成俊：基礎からの漢方薬，薬事日報，東京，pp83-101, 2009
3) 山田陽城・花輪壽彦・金　成俊編：薬学生のための漢方医薬学，南江堂，東京，pp62-67, 2007

2 主な方剤群

A 桂枝(桂皮)を含む方剤群

【石川友章】

1 桂枝(桂皮)を含有する方剤の特徴

桂枝(古本草書,漢方医書や漢方処方に「桂枝」と書かれているものはすべて「桂皮」を指す,以下桂皮に関して説明する)を主要な構成生薬とする方剤を「桂枝湯類」と称することが多い.桂皮(Cinnamomi Cortex)はクスノキ科(Lauraceae)の *Cinnamomum cassia* Blume またはその他同属植物の樹皮または周皮の一部を除いたものを陰干ししたものである.

『神農本草経』の上品に牡桂として分類されている.「味は辛・温.上気,欬逆,結気,喉痺,吐吸を治し,関節を利し,中を補い,気を益す.久しく服すれば,神に通じ,身を軽くし,老いず」とあり,『傷寒論』の最初に出てくるもっとも重要な処方を構成する生薬である.

『薬徴』には「桂枝は衝逆を主治するなり.傍ら奔豚,頭痛,発熱,悪風,汗出でて身痛するを治す」とあり,気が上衝して起こる,のぼせ,ヒステリー,頭痛,発熱,悪風などの症状が使用目標となる.

主要成分は精油(桂皮油)1〜3.5%, cinnamaldehyde, cinnamyl acetate, phenylpropylacetate など,ジテルペノイド:cinnzeylanine, cinnzeylanol, anhydrocinnzeylamine, anhydrocinnzeylanol, cinncassiol などであり,解熱作用,抗アレルギー作用,精油には中枢抑制作用,心臓抑制作用,抗菌作用,強い抗潰瘍作用,抗腫瘍作用などが報告されている.

2 主な方剤

桂皮を主要構成生薬とする処方群の中で,医療用漢方エキス製剤には桂枝湯類縁処方と桂皮を含む処方に分かれる.

エキス製剤化されている桂枝湯類縁処方では,桂枝湯,葛根湯,葛根湯加川芎辛夷,桂枝加朮附湯,桂枝加苓朮附湯,桂枝加芍薬湯,桂枝加芍薬大黄湯,桂枝加黄耆湯,桂枝加竜骨牡蛎湯,小建中湯,黄耆建中湯,当帰建中湯,桂枝加厚朴杏仁湯,当帰四逆加呉茱萸生姜湯,柴胡桂枝湯などがあげられる.

医療用エキス製剤の中で桂枝湯類以外の桂皮を含む処方をあげると,安中散,八味地黄丸,柴胡桂枝乾姜湯,柴胡加竜骨牡蛎湯,五苓散,小青竜湯,麻黄湯,木防已湯,苓桂朮甘湯,十全大補湯,薏苡仁湯,桃核承気湯,五積散,炙甘草湯,女神散,桂枝人参湯,治打撲一方,当帰湯,温経湯,牛車腎気丸,人参養栄湯,柴苓湯,胃苓湯,茵蔯五苓散,黄連湯,桂枝茯苓丸,桂枝茯苓丸加薏苡仁,桂枝芍薬知母湯など多くの重要処方が含まれている.

●桂枝湯

構成生薬:桂皮4g・芍薬4g・大棗4g・生姜4g(乾生姜として1g)・甘草2g

出典:『傷寒論』太陽病上篇の中風に「太陽の中風は,脈陽浮にして,陰弱,嗇々として悪寒し,淅々として悪風し,翕々として発熱し,鼻鳴乾嘔する者は桂枝湯之を主る」とある.

とくに大切なところは方後の記載である.

「(桂枝湯)服しおわって須臾に熱稀粥一升余をすすり,もって薬力を助け,温覆すること一時ばかり

ならしめ，遍身漐漐として微しく汗有るに似たる者益々佳なり．水の流離の如くならしむべからず．病必ず除かず．若し一服して汗出で病差ゆれば，後服を停め，必ずしも剤を尽さず．若し汗せざれば更に服すこと前法に依る．又汗せざれば後服するに小しく其の間を促し，半日許りに三服を尽くさしむ．若し病重き者は，一日一夜服し，周時之を観る．一剤を服し尽すも，病証猶お在る者は，更に服することを作す．若し汗出でざれば，乃ち服して二三剤に至る．生冷，粘滑，肉麺，五辛，酒酪，臭悪等の物を禁ず」．

このように，生薬の修治法，煎じる手順，服用の仕方，服用後の症状の変化に対する処置法，食養生などを示している．

この中から重要な条文を以下に示す．

「太陽の中風は，脈陽浮にして，陰弱嗇々として悪寒し，淅々として悪風し，翕々として発熱し，鼻鳴桂枝湯の適応は，悪寒，悪風，頭痛，発熱，汗出て，上衝，腹拘攣する者で，脈が浮弱の者を治す」とあり，桂枝湯が病初期からの薬剤であり，解肌の治療薬であり，上衝の治剤であることを示している．

「陽明病脈遅，汗出ずること多く，微悪寒する者は，表未だ解せざるなり．汗を発すべし，桂枝湯に宜し」は太陽と陽明の合併病を論じたものである．さらに陰病になった時にも桂枝湯の適応が記載してある．

「下痢，腹脹満し身体疼痛する者は，先ず其の裏を温め，乃ち其の表を攻む．裏を温むるには四逆湯に宜し，表を攻むるには桂枝湯に宜し」．

「太陽病，桂枝の証，医かえって之を下し，利（下痢）ついに止まず，喘して汗出ずる者は，葛根黄連黄芩湯之を主る」と誤治後の変化に対する指示も記載されている．

使用目標：体力的に虚証で，消化機能の弱い，平素よくかぜをひきやすく，疲れやすい傾向があり，脈浮弱．

1）かぜの初期によく用いられるが，その他の症状がなく，いたずらに長引いている寒気や微熱がとれないような場合に桂枝湯を用いると良い場合がある．

2）麻黄湯や葛根湯を用いて，汗が出たが，それでも熱と寒気が取れない場合で，脈が浮弱である場合は表証があるとして桂枝湯を用いることができる．

3）のぼせ，鼻出血，顔面の紅潮，頭部の発汗など上衝の諸症状のある場合．

4）腹証は軽い腹直筋の攣急がみられることがある．

5）舌証は白苔などの舌苔はみられない．

● 桂枝加黄耆湯

構成生薬：桂枝湯に黄耆3gを加える．

出典：『金匱要略』に「黄汗の病は両脛自ら冷ゆ．例えば発熱するもこれは歴節に属す．食しおわりて汗出で，また身常に暮れに臥して盗汗出づる者は此れ労気なり．若し汗出で已って，反って発熱する者は，久々にして，其身必ず甲錯す．発熱止まざる者は，必ず悪瘡を生ず．若し身重く，汗出で已ってたちまち軽き者は，久々にして即ち胸中痛む．又腰より以上必ず汗出で，下に汗なく，腰臗弛痛し，物ありて皮中に在る状の如し．劇しき者は食すこと能わず，身疼み重く煩躁して小便利せず，此を黄汗となす．桂枝加黄耆湯これを主る」とある．

使用目標：桂枝湯加味であるから陽虚証で，虚弱な体質であり，性格はおとなしい．よく汗をかき，寝汗をかく．あせもができやすい場合に用いてもよい．腰や下肢が重く，皮膚を虫が這うような感じ（蟻走感）がある時に用いる．

適応症：小児湿疹，アトピー性皮膚炎，ストロフルス，寝汗，蕁麻疹，あせも

● 桂枝加葛根湯

構成生薬：桂枝湯に葛根6gを加える．

出典：『傷寒論』に「桂枝湯証で項背強痛する者を治す」とある．汗はかくが項背のこりがひどい者に用いる．エキス製剤の桂枝湯を葛湯で飲むことにより，これに近い効果を発揮する．同じように項背のこりが強く，脈浮緊で，汗も出ないような体力がさらに充実している場合には葛根湯の適応となる．

●桂枝加厚朴杏仁湯

構成生薬：桂枝湯に厚朴，杏仁各4gを加える．

出典：『傷寒論』に「太陽病，これを下し，微喘の者は，表未だ解せざるが故なり，桂枝加厚朴杏子湯これを主る」とあり，太陽病で表証がある時は，腹満，便秘などの裏証があっても桂枝湯で表邪を解散させてから下剤を用いることを示し，それを間違えて，初めから下剤を用いると，病気が悪化して咳をするようになる．そのような時にこの処方を用いるとよい．

使用目標：虚弱な，平素桂枝加黄耆湯でアトピー性皮膚炎を治療している患児が，運動会などで過労して咳き込んでくるような時に用いて著効がみられる．また，アトピー性皮膚炎の患児が，かぜから喘息発作を起こした場合にもよく効く場合が多い．

適応症：小青竜湯のような麻黄剤では胃腸障害の出てしまうような胃腸虚弱な喘息性気管支炎や気管支喘息，気管支炎

●桂枝加芍薬湯

構成生薬：桂枝湯の芍薬を6gとする．

出典：『傷寒論』に「太陰の病たる腹満して吐し，食下らず，自利益々甚だしく，時に腹自ずから痛む．若し之を下せば必ず胸下結鞕す」とある．

桂枝湯は太陽病の薬であるが，芍薬を増やすことで，陰を補う力が増して太陰病の治剤となる．

使用目標：虚証の腹痛，下痢，便秘などに用いる．下痢は残便感のある渋り腹で，下痢した後もすっきりとしない．

腹診では腹部は力なく膨満し，腹直筋が拘攣しており，回盲部やS状結腸のあたりに圧痛を認めることが多い．堅く突っ張って，2本棒を立てたような感じになっている．

適応症：胃腸虚弱な，急性大腸炎，過敏性腸症候群，常習性便秘など

●桂枝加芍薬大黄湯

構成生薬：桂枝加芍薬湯に大黄1～2gを加える．

出典：『傷寒論』に「本太陽病，医反って之を下し，これに因って腹満して時に痛む者は，太陰に属する也，桂枝加芍薬湯之を主る．大実痛の者は，桂枝加芍薬大黄湯之を主る」とある．

使用目標：急性大腸炎で炎症が大腸全体に波及していない場合，回盲部の一部やS状結腸の一部の場合は桂枝加芍薬湯の適応であるが，炎症が大腸全域にわたってくると，圧痛は両下腹部だけでなく横行結腸にも波及し，按ずると痛みを訴えてくる．このような場合，桂枝加芍薬大黄湯の適応である．下痢に大黄剤を用いるわけであるから，より下痢すると考えやすいが，大黄は止痢作用と瀉下作用の両方を持っている．これを使う場合は短期間に止痢し，その後瀉下に傾く時に服薬を止めると治癒する．

適応症：便秘症，急性腸炎，下痢症，しぶり腹，大腸カタル

●小建中湯

構成生薬：小建中湯は桂枝加芍薬湯に膠飴20gを入れる．

出典：『傷寒論』『金匱要略』

『傷寒論』に「傷寒，陽脈濇陰脈弦なるはまさに腹中急痛すべし」「傷寒二三日，心中悸して煩する者」とある．『金匱要略』に「虚労，裏急，悸，衄，腹中痛，夢に失精し，四肢痠疼，手足煩熱，咽乾口燥す」とある．

使用目標：中（体内）の機能を建て直す働きのある薬方で桂枝加芍薬湯よりも一段虚した状態の患者に用いる．腹が急激に痛み，脈が渋，弦のもので，引きつれるような痛みが多い場合や虚証の人が熱病にかかった初期，2～3日目頃に心悸亢進して苦しい者に用いる．

虚弱児の体質改善に用い，虚弱で疲れやすく，若くして物忘れをし，腹壁は薄く，腹直筋が拘攣し，動悸がしたり，鼻出血がみられ，手足が怠く，煩熱を伴い，喉や口が乾燥し，尿量が増えるなどの症状がある者に用いられる．

適応症：小児の感冒，肺炎などの際の腹痛，臍疝痛，慢性腹膜炎．夜尿症，夜啼症，幼児のヘルニア，心身の過労状態，虚弱体質の人の便秘

腹診すると触っただけで，とてもくすぐったがる．この症状は建中湯類の特徴的な所見である．

●黄耆建中湯
構成生薬：小建中湯に黄耆1.5gを加える．
出典：『金匱要略』に「虚労裏急，もろもろの不足は黄耆建中湯これを主る」とある．
使用目標：小建中湯よりも一段と体力の衰えた場合に用い，小建中湯の方意に盗汗，自汗や腹痛の激しい者に用いるとよい．
適応症：寝汗，病後の衰弱，虚弱体質，慢性中耳炎，痔疾患，潰瘍性大腸炎，皮膚炎，アトピー性皮膚炎，難治の創傷，皮膚の慢性潰瘍

●桂枝加竜骨牡蛎湯
構成生薬：桂枝湯に竜骨，牡蛎各3gを加える．
出典：『金匱要略』
使用目標：やせて顔色が悪く，神経過敏となり手足が怠く，疲れやすく，微熱があったり，盗汗，自汗が見られ，朝早くに目を覚ましやすい，熟睡感がない，些細なことで驚きやすい．うつうつとして楽しめない．

腹診では腹直筋の軽い攣急と腹部動悸を触知する．
適応症：神経症，不眠症，自律神経失調症，インポテンス，性的過労，遺精，夢精，夢交，小児夜泣き，夜尿症，円形脱毛など

●桂枝加朮附湯
構成生薬：桂枝加附子湯に朮3gを加える．
出典：吉益東洞の『方機』
使用目標：水毒のある者の関節痛，半身不随，顔面神経麻痺，身体麻痺，激しい頭痛や頭重に用いる．麻黄剤では強すぎて飲めないような虚証．
適応症：神経痛，関節痛，関節リウマチ，関節炎，腱鞘炎，テニス肘，四十肩，五十肩

3　発　展

『実用漢方処方集』だけをみてもエキス製剤以外の煎じ薬は多数みられる．

とくに臨床的に頻用する処方としては，大青竜湯，桂姜棗草黄辛附湯，桂枝麻黄各半湯，桂枝二越婢一湯，桂枝二麻黄一湯，大続命湯，内托散，胃風湯，苓桂味甘湯，桂枝生姜枳実湯，黄耆桂枝五物湯，桂枝五物湯，桂枝附子湯，烏頭桂枝湯，桂枝加芍薬生姜人参湯，桂枝去桂加茯苓朮湯，桂枝加桂湯などがあげられる．

●大青竜湯
構成生薬：麻黄，杏仁，桂皮，生姜，大棗，甘草，石膏
出典：『傷寒論』『金匱要略』
適応症：太陽病で脈浮，緊で，身体疼痛があり，汗が出ないで，体力があり，40℃近い熱を出し，夜寝ることができないくらい煩躁する．インフルエンザでしばしば用いる．肺炎，気管支炎，その他の熱性疾患に用いられる．

●桂姜棗草黄辛附湯（桂枝去芍薬湯合麻黄附子細辛湯）
構成生薬：桂枝湯から芍薬を抜き，麻黄，附子，細辛を加える．
出典：『金匱要略』

「気分，心下堅，大なること盤の如く，辺旋杯の如きは，水飲の作すところ，桂枝去芍薬加麻黄細辛附子湯之を主る」とある．
適応症：長引いた熱のない万年かぜ症候群，気管支炎，慢性副鼻腔炎，急性歯肉炎，腰痛，産後のうつなどに用いて著効を得ている．エキス製剤では桂枝湯と麻黄附子細辛湯を等分にして投与する．

●大続命湯
構成生薬：大青竜湯に当帰，人参，川芎を加え，生姜を乾姜に代える．
出典：『金匱要略』
適応症：脳軟化症，脳出血などの後遺症，気管支喘息で眠れない場合に用いる．

参考文献
1) 山田光胤：漢方処方―応用の実際，南山堂，東京，1967
2) 藤平　健・山田光胤監修，日本漢方協会編：実用漢方処方集，じほう，東京，1988
3) 大塚敬節：臨床応用　傷寒論解説，創元社，大阪，1966
4) 大塚敬節：金匱要略講話，創元社，大阪，1966

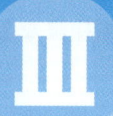

III 方剤からみる漢方

2 主な方剤群

B 麻黄を含む方剤群

【福田佳弘】

1 麻黄を含有する方剤の特徴

麻黄はマオウ科のシナマオウ *Ephedra sinica* Staphなどの緑色若枝を乾燥したものである．アルカロイドのエフェドリン（ephedrine），プソイドエフェドリン（pseudoephedrine）を主成分とし，鎮咳，交感神経亢奮，利尿，解熱作用などがある．『神農本草経』は，「味苦温，中風，傷寒の頭痛，温瘧を主り，表を発して汗を出し，邪熱の気を去り，咳逆上気を止め，寒熱を除き，癥堅，積聚を破る」と説き，『重校薬徵』は「喘咳水気を治す．故に一身黄腫，悪風，悪寒，無汗を治し，頭痛，発熱，身疼，骨節痛を兼治す」と解説している．漢方処方における薬理作用は，発汗，止汗，鎮咳，利水であるが，もっとも重要な作用は，『神農本草経』の「表発汗出」すなわち，皮下や上焦に停滞した水を発汗あるいは利尿により除くことである．したがって呼吸器疾患のみならず身体の浮腫や痛みなどが現れる諸疾患の治療には重要な薬物である．しかし『名医別録』に「多服するべからず，人を虚ならしむ」とあり用法には条件がある．

2 主な方剤

麻黄の配合処方で保険適用エキス製剤は，麻黄湯，麻杏甘石湯，神秘湯，五虎湯，葛根湯，葛根湯加辛夷川芎，葛根加朮附湯，桂枝麻黄各半湯，小青竜湯，麻黄附子細辛湯，越婢加朮湯，麻杏薏甘湯，薏苡仁湯，桂枝芍薬知母湯，防風通聖散，五積散である．

● **麻黄湯**

構成生薬：麻黄・桂皮・甘草・杏仁

出典：『傷寒論』「太陽病，頭痛，発熱し，身疼，腰痛し，骨節疼痛し，悪風し汗無くして喘する者は，麻黄湯之を主る」

使用目標：太陽病，実証であり，表の寒証と水滞による悪寒発熱，四肢倦怠を伴う筋肉痛，腰痛，関節痛，無汗，喘，脈浮緊などの症候に適応する．臨床上，頭痛，発熱，悪風は桂枝湯証と同じであるが無汗であり，身疼，腰痛，骨節疼痛，無汗は，大青竜湯証の不汗出と身疼痛とほぼ同一症状であるが煩躁がない．

適応症：気管支炎，肺炎，気管支喘息，インフルエンザ，百日咳，乳児の鼻閉，うっ滞性乳腺炎など

● **麻杏甘石湯**

構成生薬：麻黄・杏仁・甘草・石膏

出典：『傷寒論』「発汗の後，更に桂枝湯を行う可からず．汗出でて喘し，大熱無き者は，麻黄杏仁甘草石膏湯を与うべし」

使用目標：発汗後も，薬力不足あるいは養生の不十分により表証が解せず，汗出が続き，さらに胸部に侵入している熱邪により肺機能が低下し，水気の発散が障害され呼吸困難，咳嗽，喘鳴など，少陽病の実証で表証を帯びている症候に適応する．本方証は，表熱が少なく，熱が体内に伏している病態で口渇があり，咳嗽時には発汗する．水気が劇しければ半夏厚朴湯を合方する．

適応症：かぜ症候群，百日咳，気管支炎，気管支拡張症，気管支喘息，肺気腫など

● 神秘湯

構成生薬：麻黄・蘇葉・橘皮・柴胡・杏仁（エキス製剤には甘草・厚朴が配合されている．）

出典：『外台秘要』「備急．久咳し，奔喘し，坐臥して得ず，并びに喉裏呀声し，気絶するを療す」

使用目標：少陽病の実証で，肺の気滞，水滞による呼吸障害の症候に用いる．激しい呼吸困難，喘鳴，咳嗽，起坐呼吸，情緒不安，胸脇苦満を目的とする．熱証，自汗はない．

適応症：気管支喘息，喘息性気管支炎，小児喘息，肺気腫など

● 五虎湯

構成生薬：麻黄・杏仁・甘草・石膏・桑白皮（麻杏甘石湯加桑白皮）

出典：『万病回春』「傷寒の喘急を治す」

使用目標：少陽病の実証で水滞による呼吸困難，咳嗽，喘鳴と熱証としての自汗，口渇がある．

麻杏甘石湯より熱状が強い．小児に奏効する．生姜と葱白の煎汁で服用するとよい．胃弱，多痰の者には二陳湯を加える．

適応症：百日咳，気管支炎，気管支喘息，気管支拡張症，肺気腫など

● 葛根湯

構成生薬：葛根・麻黄・桂皮・生姜・甘草・芍薬・大棗

出典：『傷寒論』「太陽病，項背強ばること几几（短い羽の鳥が飛ぶさま），汗なく悪風するは葛根湯之を主る」「太陽と陽明との合病の者は，必ず自下利す，葛根湯之を主る」

『金匱要略』「太陽病，汗なくして小便反って少なく，気上って胸を衝き，口噤して語るを得ず，剛痙を作さんと欲す．葛根湯之を主る」

使用目標：太陽病の実証であるが，桂枝湯と麻黄湯の間に位する．主目標は無汗，項背のこわばり，悪寒悪風，発熱，脈浮緊である．本方証には，太陽と陽明の合病，すなわち太陽病・傷寒の劇証で病勢が陽明病に波及する病態があり，発症と同時に先述の症状に加えて下痢する証と，下痢せず，ひたすら嘔する証とがあり，前者には葛根湯，後者には葛根湯に半夏を加えた葛根加半夏湯（エキス製剤では葛根湯と小半夏加茯苓湯を合方する）が適応する．また剛痙にも用いられる．剛痙とは，葛根湯証で尿量の減少，腹部から胸に異常感覚が突き上げる，咬筋の痙攣により発語ができない，などが現れる症候である．

適応症：急性・慢性副鼻腔炎，慢性頭痛，頸椎に由来する神経痛，痙攣，小児のひきつけ，うっ滞性乳腺炎，打撲，皮膚炎，急性腸炎など

● 葛根湯加辛夷川芎

構成生薬：葛根・麻黄・桂皮・生姜・甘草・芍薬・大棗・辛夷・川芎

出典：不詳

使用目標：葛根湯証で，上焦の湿証として濃厚な鼻汁，後鼻漏があるもの．頭痛，頭重，項背部のこり，無汗，鼻閉を目標とする．

適応症：急性・慢性副鼻腔炎，急性・慢性鼻炎，鼻閉，アレルギー性鼻炎，嗅覚麻痺など

● 葛根加朮附湯

構成生薬：葛根・麻黄・桂皮・生姜・甘草・芍薬・大棗・蒼朮・附子

出典：不詳．『勿誤薬室方函口訣』「肩痛，臂痛を治し」，『類聚方広義』「発斑症にして発する毎に悪寒発熱腹痛する者，及び風疹，血疹，瘙痒甚しき者を治す」

使用目標：太陽病の表寒の強い実証で，上焦の水滞による筋肉痛，関節痛があるもの，あるいは赤斑が現れる種々の病気での悪寒・発熱・腹痛や湿疹，皮下出血，痒みなどを目標とする．

適応症：頸部，頭部の諸種の神経痛・湿疹，肩関節周囲炎など

● 桂枝麻黄各半湯

構成生薬：桂皮・芍薬・生姜・甘草・麻黄・大棗・杏仁

出典：『傷寒論』「太陽病，之を得て八九日，瘧状の如く，発熱，悪寒し，熱多く，寒少なく，其の人嘔せず，清便自づから可ならんと欲し，一日に二三度発し，脈微緩なる者は，癒えんと欲すと為すなり．脈微にして悪寒する者は，此れ陰陽倶に虚す．更に

発汗し，更に下し，更に吐す可からざるなり．面色反って熱色有る者は，未だ解せんと欲せざるなり．其の小しく汗出づるを得る能わざるを以って，身必ず痒し，桂枝麻黄各半湯に宜し」

使用目標：桂枝湯と麻黄湯のほぼ各半量あての合方で，エキス製剤では桂枝湯と麻黄湯を合方する．方意は太陽病の虚実間証である．太陽病が遷延し，マラリア様の熱状が持続するが，発熱と悪寒の時期に長短があり，少陽病の嘔がなく，また発熱の時期が長く，陽明病を疑うが便通は平常通りで陽明病ではない．この熱状(37℃台)が日に2，3回繰り返される．服用の前後にかかわらず，脈が微で悪寒する場合は，身体の陰陽が共に虚し病が陰病に進みつつあり，発汗吐下の治法は適さない．陰病となれば顔色は蒼白いはずであるが，うつ熱の停滞により反って顔面に熱状が現れる．また表部のうつ熱に水滞がかかわって身体が痒くなる．このような場合，桂枝湯の薬力では発汗が不十分であるため，桂枝麻黄各半湯が適応する．

適応症：頭痛・悪寒・発熱・咽痛で始まるかぜ症候群，発熱の程度が軽い遷延性のかぜ様症候群．小児では，顔色が赤いが少し悪風悪寒があり，咽頭発赤を認めるかぜ症候群．蕁麻疹，瘙痒症，小さい発赤があるが斑点で滲湿性の少ない皮膚疾患など

● **小青竜湯**

構成生薬：麻黄・芍薬・桂皮・細辛・乾姜・甘草炙・五味子・半夏

出典：『傷寒論』「傷寒表解せず，心下に水気有り，乾嘔，発熱して咳し，或いは渇し，或いは利し，或いは噎し，或いは小便利せず，小腹満ち，或いは喘する者，小青竜湯之を主る」
「傷寒，心下に水気有り，咳して微喘し，発熱し，渇せず，湯を服し已って渇する者は，此れ寒去って解せんと欲するなり．小青竜湯之を主る」

使用目標：平素から心下に水滞がある体質の人で頭痛，発熱，悪寒があって乾嘔（からえずき），涎沫，薄い鼻汁，咳などが現れる症候に適応し，方位は太陽病から太陰病にわたる虚実間からやや虚証である．これらの症候は発病当初から現れるが，病の時期によっては，渇，下痢，噎（しゃっくり），小便が出なくて下腹部が膨満する，喘（呼吸促迫）など水滞による症状が現れることがある．本方の服後，心下の水気，すなわち胃中の寒湿が去って生ずる渇は，快方に向かう兆候である．咳が強くて起座呼吸し安らかに臥することができない症候にも適する．ちなみに「心下の水気」とは気が順調に循環せず，心下に水が滞留するの謂である．

適応症：アレルギー性鼻炎，急性上気道感染，インフルエンザ，気管支拡張症，急性・慢性腎炎，湿疹，各種眼科疾患など

● **麻黄附子細辛湯**

構成生薬：麻黄・細辛・附子

出典：『傷寒論』「少陰病，始めて之を得，反って発熱し，脈沈なる者は，麻黄附子細辛湯之を主る」

使用目標：少陰病，虚証である．少陰病の初日，すなわち寒が裏に及んでいない外感初期の病態で発症し，脈は沈・沈細で発熱する．この発熱は，本来ならば陰病の虚熱であるが，本証に於いては陽病の実熱であることを諭さんがために，「反って発熱し」としている．表の寒証による背悪寒，顔色不良，頭痛，背悪寒，肺部の寒証と水滞に因るくしゃみ，鼻汁，咽痛，咳，希薄な喀痰などと，疲労倦怠を目標とする．症状が劇しければ甘草エキスを加える．

適応症：かぜ症候群，慢性頭痛，慢性副鼻腔炎，アレルギー性鼻炎，気管支炎，気管支喘息など

● **越婢加朮湯**

構成生薬：麻黄・石膏・生姜・甘草・白朮・大棗

出典：『金匱要略』「肉極にて熱すれば，則ち身体の津脱し，腠理開き，汗大いに泄れ，癘風気，下焦脚弱きを治す」

使用目標：太陽病から少陽病にわたる実証である．何らかの病因により肌肉がるいそうしている病態（肉極）で発熱し，頭痛，悪風の表証はないが，著しく発汗し，口渇，白～白黄色の舌苔，尿不利，脈浮緊などを目標とする．ことに脚に浮腫があり下半身の力が弱い者によい．

適応症：急性・慢性腎炎，ネフローゼ症候群，諸種の関節炎・神経痛，アトピー性皮膚炎，化膿性皮膚

炎など

● 麻杏薏甘湯

構成生薬：麻黄・杏仁・薏苡仁・甘草

出典：『金匱要略』「病者一身尽く疼み，発熱，日晡所劇しき者は，風湿と名づく．此の病は汗出でて風に当たるに傷れ，或いは久しく冷を取るに傷れて致すところなり．麻黄杏仁薏苡甘草湯を与うべし」

使用目標：汗が出ている時に風に当たったり，あるいは長く冷気に当たって，身体の深部に水滞が生じて身体中が痛み，発熱が現れる太陽病・虚実間証で，皮膚枯燥，関節・筋肉の腫脹疼痛があり，日暮れには熱状や痛みが劇化することを目標とする．

適応症：関節リウマチ，変形性関節症，肩関節周囲炎，神経痛，気管支喘息，湿疹など

● 薏苡仁湯

構成生薬：薏苡仁・当帰・蒼朮・麻黄・桂皮・芍薬・炙甘草

出典：『明医指掌』「手足の流注，疼痛，麻痺不仁，以って屈伸し難きを治し．」（『張氏医通』の解説）「中風湿痺，関節疼煩して利せざるを治す」

使用目標：少陽病，虚実間よりやや虚証で，水滞による関節・筋肉の腫痛，関節水腫，浮腫を伴った皮膚病変のあるもの．麻杏薏甘湯証の慢性化した病態に用いられる．

適応症：関節リウマチ，多発性筋炎，線維性痛症，変形性関節症，湿疹，アトピー性皮膚炎など

● 桂枝芍薬知母湯

構成生薬：桂皮・芍薬・甘草・麻黄・生姜・白朮・知母・防風・炮附子

出典：『金匱要略』「諸の肢節疼痛し，身体尪羸し，脚腫れて脱するが如く，頭眩し，短気温々吐せんと欲す．桂枝芍薬知母湯之を主る」

使用目標：太陰病から少陰病にわたる，虚実間からやや虚証である．水滞・寒証による関節の腫脹疼痛，頭痛，悪寒，熱証として局所の熱感，自汗があり，ときに脾胃の虚証として眩暈，疲労倦怠，乾嘔，いきぎれがある．また筋萎縮，るいそうがみられることもある．

適応症：関節リウマチ，変形関節症，腰痛，神経痛，片麻痺，腱鞘炎など

● 防風通聖散

構成生薬：防風・川芎・当帰・芍薬・大黄・薄荷葉・麻黄・連翹・芒硝・石膏・黄芩・桔梗・滑石・甘草・荊芥・白朮・山梔子・生姜

出典：『宣明論方』（『勿誤薬室方函』の要約を引用）「中風，一切の風熱，大便閉結し，小便赤渋し，顔面に瘡を生じ，眼目赤痛す．或いは熱が風を生じ，舌強ばり，口噤し（歯をくいしばって口が開かない），或いは鼻に紫赤を生じ，風は癮疹（かざほろし，あるいは蕁麻疹）を刺（刺繍の模様になる）して肺風（肺が風邪を受け，血熱が鬱して生ずる酒皶鼻の類似症）となり，或いは癘風（慢性伝染性皮膚疾患の一つ，癩病の類似症）となり，或いは腸風（便出血を主症とする腸疾患）となって，痔瘻となり，或いは陽鬱して諸熱，譫妄，驚狂等の証となるを治す」

使用目標：陽明病に相当する実証で，腹実満，便秘，肥満，熱証として充血・発疹・化膿性傾向，顔面紅潮を目標とする．

適応症：高血圧症，精神疾患，膀胱炎，各種の皮膚病，蕁麻疹，肥満，常習性便秘，酒皶鼻，痔疾など

● 五積散

構成生薬：陳皮・枳殻・麻黄・白芍薬・川芎・当帰・甘草・茯苓・半夏・桂皮・白芷・厚朴・乾姜・桔梗・蒼朮・大棗・生姜

出典：『太平恵民和剤局方』「中を調え，気を順らし，風冷を除き，痰飲を化す．脾胃宿冷し，腹脇脹痛し，胸膈に停痰し，嘔逆悪心し，或いは外は風寒を感じ，内は生冷に傷られ，心腹痞悶し，頭目昏痛し，肩背拘急し，肢体怠惰し，寒熱往来し，飲食進まざるを治す．及び婦人血気調わず，心腹撮痛し，経候均しからず，或いは閉じて通ぜず，並びに宜しく之を服すべし」

使用目標：太陰病の虚証で，気の上焦による冷えのぼせ，頭痛，中焦・下焦の寒証による腰冷痛，心腹痞痛，脾胃の気滞，水滞による食欲不振，悪心嘔吐，瘀血の諸症状を目標とする．

適応症：胃腸炎，胃潰瘍，関節リウマチ，神経痛，月経痛，腰痛など

3 発　展

　保険適用エキス製剤ではないが，麻黄を含む処方で臨床上重要な処方を列記し，その概要を述べる．

●大青竜湯

構成生薬：麻黄・桂皮・甘草・杏仁・生姜・大棗・石膏

出典：『傷寒論』

使用目標・適応症：太陽病，実証であり，麻黄湯の症候に煩躁が加わったものである．この煩躁は体表の湿熱が胸部に及んで現れる症候である．煩躁の煩とは，胸中の湿熱による情緒不安をいい，躁とは手足をばたつかせる症状をいう．麻黄湯証の無汗と本方証の不汗出とは，臨床上ほぼ同じであるが，湿熱の軽重でいえば，不汗出が一等重い症状である．服後に，もし脈が微弱となり，汗が出て悪風する者は，表裏倶に虚し陰病に陥り四肢が厥冷し，筋肉の痙攣が現れるため，桂枝加附子湯（エキス製剤では桂枝湯加修治ブシ末），乾姜附子湯，茯苓四逆湯などが適応し，再服は禁忌である．さらに，もともとから水滞（湿）の傾向がある人は，脈浮緩で筋肉痛はなく，しかも，ただ身体が重く感じられ，あたかも少陰証のような横臥を欲するが，急にその症状が軽くなり，他の諸証に類似する症候を現すことがある．この症候は邪勢がいっそう旺んで精気が罷憊し，湿熱のうっ滞がもっとも重く，本方の適応である．誤治すれば，発汗過多により体液を失い少陰証に陥り，附子剤の適応となる．したがって脈候，血圧測定による確診が必要である．エキス製剤では麻黄湯合麻杏甘石湯，あるいは麻黄湯合越婢加朮湯とするが，前者には生姜・大棗がなく，後者には蒼朮があることを考慮し運用すべきである．

●桂枝二麻黄一湯

構成生薬：桂枝湯と麻黄湯の薬量比がほぼ2対1の合方である

出典：『傷寒論』

使用目標・適応症：桂枝麻黄各半湯証で自汗傾向が強い場合に用いられる．桂枝湯の服後，大いに汗が出て，脈が洪大で発熱が日に再発する病態に適応する．太陽病篇の「桂枝湯を服し，大汗出でて後，大いに煩渇して解せず，脈洪大なる者は白虎加人参湯之を主る」と相互に勘考し運用すべきである．桂枝湯服後の発汗は微似汗であるが，大汗が出る病態とは，桂枝湯証と白虎加人参湯証の併病であり，先に表を治すべく桂枝湯を与えれば，病は快方に向かう．すなわちマラリア様の熱が日に再発する場合は，依然として邪熱が表部に鬱しており，本方で発汗する．「大汗出でて後」の「後」の字は，その症状が去ったことを意味し，桂枝湯を服したが薬効がなく，病は進行し白虎加人参湯証に転じたことを示唆している．

●桂枝二越婢一湯

構成生薬：桂枝湯と越婢湯の合方で，薬量比がほぼ2対1である．

出典：『傷寒論』

使用目標・適応症：症状の発熱，悪寒は，桂枝麻黄各半湯証とほぼ同じであるが，熱のうっ滞がさらに甚だしく重い．服後に脈が微弱であれば，陽気を失っており，発汗は禁忌である．これは桂枝麻黄各半湯証の「脈微にして悪寒」，大青竜湯服後の「脈微弱」と同じく，陰病に進みつつある病態である．本方運用の目標は桂枝麻黄各半湯証より高い発熱，悪寒，発汗，筋肉痛，関節痛，煩躁，咽痛，口乾・口渇などであるが，脈浮緊で無汗であれば大青竜湯の適応となる．

●越婢湯

構成生薬：麻黄・石膏・生姜・甘草・大棗

出典：『金匱要略』

使用目標・適応症：太陽病から少陽病にわたる実証で，自汗・口渇の有無にかかわらず，浮腫，尿不利を病む病態に用いられる．身体ことに下半身が浮腫により重くて気だるく，脈が浮緊で，裏熱（微熱）があり，あるいは悪風がある病態に適応する．関節リウマチ，化膿性皮膚炎，痛風などに用いられる．

●越婢加半夏湯

構成生薬：越婢湯に半夏を加えた処方である．

出典：『金匱要略』

使用目標・適応症：少陽病，実証から虚実間証で，越婢湯証にし，咳嗽発作時には頸静脈が怒張し口唇

は腫脹しチアノーゼを呈し，冷汗があり，いまにも眼球が突出しそうな症状を呈する症候に用いられる．ことに気管支喘息，気管支炎，肺炎などで口渇があり，粘稠の喀痰が咽喉に粘着するような場合や，高熱，口渇があり咳嗽を頻発するような病状に適応する．

● 小青竜加石膏湯

構成生薬：小青竜湯に気を下げる薬能を有する石膏を加えたものである．

出典：『金匱要略』

使用目標・適応症：咳嗽で上気し，煩躁して喘鳴があり，呼吸促迫し，脈浮である症候に適応する．この症候は心下部の重い水滞によるものであり，越婢加半夏湯に類似している．

● 甘草麻黄湯

構成生薬：甘草・麻黄

出典：『金匱要略』

使用目標・適応症：少陽病の虚実間証で，全身浮腫，脈沈，小便不利などを現す裏水の証に越婢加朮湯，甘草麻黄湯が適応する．両者の症候には大差はなくその違いは脈の浮沈のみである．浮腫を伴う諸疾患に用いられ，尿量減少の重いものには越婢加朮湯，軽いものには甘草麻黄湯が用いられる．ただし，虚弱の人や心疾患を有する高齢者には慎重を期すべきである．気管支喘息発作に桂枝加厚朴杏仁湯，小青竜湯で表証を解した後，本方を頓用するとよい．

● 厚朴麻黄湯

構成生薬：厚朴・麻黄・石膏・杏仁・半夏・乾姜・細辛・小麦・五味子

出典：『金匱要略』

使用目標・適応症：小青竜湯加石膏の変方で太陽病から少陰病にわたる虚実間から虚証であり，神秘湯にも類似している．咳嗽がない時は小青竜湯証と半夏厚朴湯証とに近似した症候であり，脈浮で熱状は少ない．発作時には，麻杏甘石湯証，越婢加半夏湯証に類似した症候が現れ，上半身に熱感と発汗を認め，痰が気管にひっかかってゴロゴロ，ゼイゼイの声音を発する．

● 射干麻黄湯

構成生薬：射干・麻黄・生姜・細辛・紫苑・款冬花・五味子・大棗・半夏

出典：『金匱要略』

使用目標・適応症：小青竜湯の変方で太陽病から少陰病にわたる虚証である．咳をして上気するが熱状は著しくなく，喉中からゴロゴロ，ゼイゼイの声音を発し，心下に水滞があり，目の下がかすかに腫れている症候に適応する．本方は小青竜湯の無効例に用いることが多い．本方証は厚朴麻黄湯証より軽い．

● 麻黄連翹赤小豆湯

構成生薬：麻黄・連翹・杏仁・赤小豆・大棗・桑白皮・生姜・甘草

出典：『傷寒論』

使用目標・適応症：少陽病・虚証でうつ熱が裏にあって，尿量が減少し，身体に浮腫があり，痒み，発疹などがある症候に適応する．急性肝炎，急性腎炎，急性ネフローゼ症候群，アトピー性皮膚炎などに用いられる．

参考文献

1) 渡邊 武：平成薬証論，メディカルユーコン，京都，1995
2) 千葉古方漢方研究会：漢方方意ノート，丸善，東京，1993
3) 講師 藤平健，中村謙介編：傷寒論演習，緑書房，東京，1997

2 主な方剤群

C 柴胡を含む方剤群

【三谷和男】

1 柴胡を含有する方剤の特徴

柴胡をもっとも重要な生薬として配合した方剤が柴胡剤であり，漢方治療の代表的な薬方である．病名的には，かぜのこじれた時期をはじめ，活動性肝炎や慢性腎炎などに与えられる．柴胡はセリ科植物の根で，『本草綱目』には「柴胡は山中に生じ，若い時はゆでて食用にし，老ゆれば柴とする．従って地上部は芸高，山菜，茹草とよばれ，根は柴胡と名づけて薬用にす」と述べられている．漢方的には，往来寒熱時，肋骨弓下の抵抗の強い状態あるいは体力の消耗を目標に与えられる．柴胡に含まれる有効成分はサイコサポニン，サイコゲニンと考えられ，薬理作用は中枢抑制作用，解熱鎮痛作用，抗炎症作用がある．脂質代謝改善作用（血清コレステロール・中性脂肪の低下）が認められる．こうした肝蛋白合成促進作用，肝グリコーゲン増加作用などは，柴胡が肝疾患に有効であることを示唆するものであり，広く応用された．

2 主な方剤

柴胡剤（柴胡・黄芩が君薬）としては小柴胡湯，大柴胡湯，柴胡桂枝湯，柴胡桂枝乾姜湯，柴胡加竜骨牡蛎湯，四逆散の六処方を，その他補剤の代表である補中益気湯，婦人科領域で汎用される加味逍遥散，呼吸器領域に用いられる竹筎温胆湯，滋陰至宝湯，元来は小児科領域の方剤であるが，現代では認知症に対しエビデンスを認められた抑肝散（加陳皮半夏），さらに華岡青洲の創方である皮膚科領域の十味敗毒湯をとりあげる．

● **小柴胡湯**

構成生薬：柴胡・黄芩・半夏・生姜・大棗・人参・甘草

出典：『傷寒論』「傷寒五六日中風，往来寒熱し，胸脇苦満し，黙黙として飲食を欲せず，心煩喜嘔し，或は胸中煩して嘔せず，或は渇し，或は腹中痛み，或は脇下痞鞕し，或は心下悸し，小便利せず，或は渇せず，身に微熱有り，或は咳する者，小柴胡湯之を主る」

使用目標：吉益東洞は『方極』に本剤の目標を胸脇苦満・寒熱往来・嘔気としている．福井楓亭は『方読弁解』で「邪気が胸脇を犯している時は桂皮・麻黄の適用ではない．発散の剤を用いた後に用いる．心下が痞える時には桔梗・枳実を加える．雑病の場合，両脇から腹部にかけて拘急し，少し寒熱のある時に用いるが，小建中湯との鑑別が必要である」とし，胸と脇の所見に区別が必要であるとする．また原南陽は『叢桂亭医事小言』で「大病のあとは盗汗があるのは邪気が去っても気血陽栄和調していないからであり，小柴胡湯で盗汗が止まない時は竜骨・牡蛎・黄耆を配する」と述べる．

適応症：諸種の急性熱性疾患，気管支炎・肺炎，感冒，結核関連疾患，慢性胃炎，リンパ節炎など

● **大柴胡湯**

構成生薬：柴胡・黄芩・半夏・生姜・枳実・芍薬・大棗・大黄

出典：『傷寒論』「太陽病，経を過ぎること十余日，反て二，三之を下し，後四，五日，柴胡証仍在る者，先ず小柴胡湯を与う．嘔止まず，心下急，鬱鬱とし

て微煩する者は，未だ解せずと為す也．大柴胡湯を与えて之を下せば則ち愈ゆ」
使用目標：浅田宗伯は『勿誤薬室方函口訣』において「本方は，少陽の極地に用い，癇症の鬱塞（うつ症状）に効果がある」と述べる．「心下急」は心窩部の不快な感じ，小さめの服を窮屈に着ている状況にたとえられる．消化管の運動を亢進させる枳実・芍薬が配合されていることがポイントである．恵美三伯は重症例に香附子・甘草を，高階枳園は大棗・大黄を除き，羚羊角・釣藤・甘草を加える．森立之は陰萎に，和田家では髪の毛が少ない病態を肝火ととらえ，本方を用いたとある．
適応症：肝機能障害，胆石症，胆嚢炎，高血圧症，蕁麻疹，慢性胃炎，糖尿病，神経症，不眠症など

● 柴胡桂枝湯
構成生薬：柴胡・黄芩・半夏・生姜・大棗・人参・甘草・桂皮・芍薬
出典：『傷寒論』「傷寒六七日，発熱，微悪寒し，支節煩疼し，微嘔し，心下支結，外証未だ去らざる者，柴胡桂枝湯之を主る」
使用目標：小柴胡湯に桂皮と芍薬を加味した処方であり，その目標は心下支結である．平野重誠の『為方絜矩（ほうけっく）』には「太陽・少陽の併病に用いるのは無論である．支節煩疼という結滞であるが，その硬満は軽微で圧しても痛まず，ただ多少の妨悶があり，これを支結と名づけた」と述べる．心腹卒中痛に効果あり，とされ，痙攣性の内臓痛が目標になる．また「婦人血の道」に対する薬方として加大黄として，あるいは瀉心湯の兼用が尾台榕堂の類聚方広義に述べられている．浅田宗伯は『勿誤薬室方函口訣』の中で「結胸の類症，心下支結を目的とす．表症の余残に桂枝を用う」と述べる．
適応症：感冒，肺炎・気管支炎，肺結核類縁疾患，胃潰瘍・十二指腸潰瘍，胆石症，胆嚢炎，肝機能障害など

● 柴胡桂枝乾姜湯
構成生薬：柴胡・黄芩・乾姜・桂皮・瓜呂根・牡蛎・甘草
出典：『傷寒論』「傷寒五六日，已に発汗して復た之を下し，胸脇満微結，小便不利，渇して嘔せず，但頭汗出で，往来寒熱し，心煩する者，此未だ解せずと為す也．柴胡桂枝乾姜湯之を主る」
使用目標：柴胡桂枝乾姜湯を与える目標は，嘔がなくて渇があり，臍傍悸，頭汗・盗汗，不眠などの神経症状を有し，結胸証と考えられている．『勿誤薬室方函口訣』に「此方も結胸の類症で水飲心下に微結して小便不利頭汗出る者を治す」と記述される．本間棗軒は『内科秘録』に「平素多病の人は持病に紛れ治療を誤ることが少なくない．傷寒の軽症は傷寒と決めつけ難い．微熱はあるが床につかず，飲食も味覚が変わってもほぼいつもの量に近く，潮熱のようで，自汗，盗汗あるいは咳嗽があって，四肢がだるくて起居に物憂く，気分が憂鬱で楽しまず，人に会いたがらない病状がいつまでも治らない．虚労のようであり，婦人の場合は血証と紛らわしい．（中略）しかし脈浮数であるから多病でないことがわかる．これは邪気が少陽の部位に固結し，表へも裏へも入らぬから判然とした症状をみないのである．柴胡桂枝乾姜湯，緩痃湯または柴胡鼈甲湯を用いると良い」さらに，「柴胡桂枝湯，小柴胡湯を服用しても症状が軽減せずのどが渇いて水を飲みたがる症例，潮熱があり，五心煩熱・四肢倦怠・脈浮数であって大柴胡湯あるいは柴胡芒硝湯の適応にみえても舌の表面に白苔があり，大便が通常のものに柴胡桂枝乾姜湯を与えると神験がある」と述べる．
適応症：更年期症候群，神経症，不眠症など

● 柴胡加竜骨牡蛎湯
構成生薬：柴胡・黄芩・半夏・生姜・大棗・人参・桂皮・茯苓・竜骨・牡蛎・大黄
出典：『傷寒論』「傷寒八九日，之を下し胸満煩驚し，小便不利，譫語し，一身盡く重く，転側すべからざる者，柴胡加竜骨牡蛎湯之を主る」「下之」は下すべき証がある状況，「一身盡重」は全身の沈重感である．
使用目標：病名的には epilepsy，高血圧症，不眠症，神経症に用いられるが，本質的には少陽病の中でも，生体の治癒反応が十分に働いていない状態（壊証）と考えられる．エキス製剤には大黄が含まれている方剤と含まれていない方剤があり，これも症例に応じ

て使い分ければよい．江戸時代，鉄粉（還元鉄）を加えて，婦人のヒステリー症に本方を与えたという記載がある．

適応症：高血圧症，脂質異常症，慢性腎疾患，神経症，小児の夜泣き，陰萎など

● 四逆散

構成生薬：柴胡・枳実・芍薬・甘草

出典：『傷寒論』「少陰病，四逆し，其人或は咳し，或は悸し，或は小便不利し，或は腹中痛し，或は泄利下重する者，四逆散之を主る」

使用目標：四逆散は少陽病の薬方と認識されている．和田東郭は『蕉窓雑話』に「先生はあまり使われなくなっていた四逆散の方を改めて紹介し，一般の先生方も使われるようになってきた．だがその腹候をよく理解しないと効験はない．（中略）もともと大柴胡の変方で，熱実がないので黄芩・大黄を去り，胸脇を緩めるために甘草を加える．この証脇下凝結が甚だしく，胸中へさしこむので，上の部はかえって緩く見え，おさえると腹底に徹して攣急する．小建中湯の攣急は中脘にあって腹表に浮かんでいるが，四逆散の攣急は専ら脇下にかかって腹底に沈む．この腹状があれば，外邪の証でも，雑病でも，種々の症候見（あら）わし，たとえ四肢が冷えていても，皆胸脇凝結よりなす病態であって少陰の証ではないことを認めて，この方を用うべし」と重要視していた．『方函口訣』には「此方は大柴胡湯の変方で少陰の熱厥を治療するだけでなく，傷寒に癇を兼ねる病態，譫語煩躁，吃逆等の証によく効く」とある．『傷寒論』では，散剤で甘草・枳実・柴胡・芍薬は等分となっているが，エキス製剤では甘草1.5 g，枳実2.0 g，柴胡5.0 g，芍薬4.0 gと量を変える．甘草，枳実は共に気剤であり，散料（煎じ液）の場合は少量でよいが，散薬時には大量に与える必要がある．また四肢の冷えはあるが，身熱，頭痛を伴う熱厥であり，陰症の「厥逆」の脈とは異なり，比較的力がある．

適応症：胆石症・胆嚢炎，慢性胃炎，胃潰瘍，鼻炎，気管支炎，神経症など

● 補中益気湯

構成生薬：黄耆・甘草・人参・陳皮・当帰・白朮・生姜・大棗・升麻・柴胡

出典：『内外傷弁惑論』『脾胃論』「内，脾胃を傷れば乃ち其の気を傷る．外，風寒に感ずれば乃ち其の形を傷る．外を傷るを有余と為し，有余なる者は之を瀉す．内を傷るを不足と為し，不足なる者は之を補う．之を汗し，之を下し，之を吐し，之を剋するは皆瀉なり．之を温め，之を和し，之を調え，之を養うは皆補なり．内傷は不足の病なり．苟くも誤認して外感有余の病と作して反って之を瀉する時は，乃ち其の虚を虚するなり．難経に云う，実を実し，虚を虚し，不足を損ねて有余を益す．此の如くして死する者は医，之を殺すのみと．然らば則ち奈何．曰く，惟当に甘温の剤を以て其の中を補い，其の陽を升らし，甘寒以て其の火を瀉する時は則ち愈ゆべし．『内経』に曰く，労する者は之を温め，損する者は之を温むと．蓋し温は能く大熱を除く．大いに苦寒の薬にて胃土を瀉することを忌むのみ．今，補中益気湯を立つ」

使用目標：補中益気湯は金・元時代に活躍した李東垣の『内外傷弁惑論』『脾胃論』に記載されている処方で，中（脾胃）を補い，気を益す効果がある意味でこの名がある．百々漢陰は『梧竹楼方函口訣』で「この方は李東垣が労役で脾胃の元気が下陥し，大熱を発するものに用いる為に工夫した処方である．（中略）金・元時代で兵乱が続いたため労役症を患うものが多く，微邪がその虚に乗じて体内にはいると邪そのものは格別のことがなくても，内傷下陥によって熱勢が劇しい，あるいは舌に黒苔が生ずるほどになるなど，外邪が非常に盛んなようにみえる．俗医が石膏，芒硝，大黄のような大剤を処方して人命を損なうことを憐れんで李東垣が創方した」と述べる．浅田宗伯は『勿誤薬室方函口訣』において「この方は李東垣が建中湯，十全大補湯，人参養栄湯などから薬味を差し引きして組み立てたものなので，後世家にはいろいろの口訣があるが，小柴胡湯のさらに虚候を帯ぶるものに用いる」として津田玄仙の八つの目標を述べている．

適応症：食欲不振，感冒，慢性胃炎，多汗症，夏期熱，痔，脱肛，陰萎，子宮下垂など

● 加味逍遥散

構成生薬：柴胡・当帰・芍薬・白朮・茯苓・生姜・薄荷・甘草・牡丹皮・山梔子

出典：『太平恵民和剤局方』「血虚，労倦し，五心煩熱し，肢体疼痛し，頭目昏重，心忪(胸苦しく)頬赤く，口燥咽乾し，発熱盗汗し，食を減じ臥すを嗜む，及び血熱相い打ち，月水調はず，臍腹脹痛し，寒熱瘧のごとくなるを治す．また室女の血弱く陰虚して栄衛和せず，痰嗽潮熱し，肌体るいそうし，骨蒸となるを治す」加味逍遥散は『太平恵民和剤局方』に記載された逍遥散に，明の辟立齊(『内科摘要』，『女科撮要』)が牡丹皮，山梔子を加えたものである．

使用目標：和田東郭は『蕉窓方意解』で「逍遥散は，小柴胡湯の変方であるが，小柴胡湯よりは少し肝虚の形がある．(中略)処方中に人参・黄耆を用いることなく，またその腹形は心下が痞鞕し，両脇もまた拘攣してはいるが，小柴胡湯のように黄芩・半夏を配した処方などを用いては，ややきつすぎて適当でないので，少し処方に和らぎをつけ，当帰・芍薬・柴胡・甘草の四味で心下，両脇をゆるめ，薄荷によって胸膈，胃口を開き，白朮・茯苓によって胃中の水飲を下の水道に消導する．加味逍遥散は，肝腎の虚火を鎮めるのが趣意と考える．総じて牡丹皮はもっぱら血分をさばく薬であるが，重点は水分の動，すなわち肝腎の虚火が炎上する徴を鎮める．よく肝火を鎮める効能があるので，また肝血をさばくことに用いても効果がある．虚実共に用いることができ桂枝茯苓丸にも配合される」と，加味逍遥散のポイントをまとめている．

適応症：更年期症候群，冷え症，虚弱，月経不順など

● 竹筎温胆湯

構成生薬：柴胡・竹筎・茯苓・生姜・半夏・香附子・桔梗・陳皮・枳実・黄連・甘草・人参

出典：『万病回春』明の龔廷賢

使用目標：「此の方は駆痰の剤なり．古人淡飲のことを胆寒という．温胆は痰飲を温散するなり．(中略)後生の竹筎温胆，清心温胆等の祖方なり」と浅田宗伯の『勿誤薬室方函口訣』にも述べられている．腹力は中等度からやや軟弱，胸脇苦満も軽度認められる．竹筎温胆湯は麦門冬湯・竹葉石膏湯を鑑別処方にする一方で，温胆湯の流れをくむ柴胡剤といっても過言ではない．柴胡剤の柴胡・黄芩に対し，柴胡・黄連の独特な組み合わせは，本処方の持ち味である．「いらいら感」を伴う症候に広く安全に使える処方といえる．

適応症：インフルエンザ，慢性気管支炎，不眠症など

● 滋陰至宝湯

構成生薬：香附子・芍薬・麦門冬・白朮・茯苓・陳皮・当帰・知母・炙甘草・柴胡・地骨皮・貝母・薄荷

出典：『万病回春』明の龔廷賢

使用目標：中山三柳は『増広医方口訣集』で逍遥散との比較を述べている．「滋陰至宝湯の当帰・白朮・白芍・茯苓・柴胡・甘草は逍遥散そのもので，肝脾の血虚を補い，知母・地骨皮を加えて大いに発熱・労熱を解く．また陳皮・貝母は嗽を治し，痰をのぞき，麦門・薄荷は肺を潤し，痰を化し，香附子は鬱を開き，調経の役割を果たすのである」．曲直瀬道三は『衆方規矩』で「虚労，熱嗽で汗のあるものは滋陰至宝湯がよく，汗のないものは茯苓補心湯がよい．この二方は，まさに表裏の関係にあり，滋陰至宝湯は逍遥散に加味した処方である．婦人の虚労で寒熱するものに，逍遥散で効かない時にこの処方を与えると，しばしば奇効をみせる」と述べる．道三は「婦人の諸虚百損，五労七傷，経脈が整わず…」と目標をあげているが，北山友松子は『増広医方口訣集』頭書で「諸虚百損，五労七傷には異論がある．ただ心腎が交済しない症のようなものに投ずるべきと考える」と反論している．症状としては，虚労，咳嗽，発熱，自汗などが男女を問わず目標となる(香月牛山)．

適応症：慢性気管支炎，咳嗽，喀痰

● 抑肝散(加陳皮半夏)

構成生薬：柴胡・釣藤鈎・蒼朮・茯苓・当帰・川芎・甘草・(陳皮・半夏)

出典：抑肝散は，宋の銭乙の『小児薬証直訣』に記載

されているが，わが国の医書の中には明の辟鎧著の『保嬰撮要』を原典にしているものもある．

使用目標：小児の漢方方剤を，成人にも広く使われるようにしたのは和田東郭である．『蕉窓雑話』に「疫症に大柴胡湯，あるいは加芒硝などを用いて解熱した後，狂のような症状を発し，大承気湯などで瀉を行えば行うほどその勢いが盛んになることがあるが，ここで処置を誤ると必ずし損じるものである．不眠の証は四逆散では少し物足りない．抑肝散の適応である．抑肝散は，亢ぶるものに対して抑えるという意味である．喘に抑肝散加芍薬を用いる手段がある」と述べる．

適応症：神経症，不眠症，小児疳症，更年期症候群，てんかん，認知症，脳血管障害後遺症

● 十味敗毒湯

構成生薬：荊芥・防風・柴胡・桔梗・川芎・茯苓・甘草・生姜・樸樕・独活

出典：華岡青洲が『万病回春』中の荊防敗毒散の薬味を取捨選択して創製した処方である．

使用目標：本間棗軒は『瘍科秘録』において「癰疽の治方はその初発に悪寒発熱，頭項強痛などの表証が備わったものには葛根湯，荊防敗毒散，十味敗毒散を選用し，もっぱら発表すべきである．やや膿気を催したならば千金内托散がよく，また伯州散を兼用することもある．大青竜湯の証もあるが，癰疽には石膏を禁じるので，やむを得ず用いる時は石膏を減少する．どのような稠膿でも石膏を多く用いると稀膿となりその時再び人参，黄耆を用いるとまた稠膿となる」と述べられる．石膏の配合について考えないといけないことがわかる．

適応症：化膿性皮膚疾患，蕁麻疹，急性湿疹など

3 発展（柴胡剤，とくに小柴胡湯の合方）

● 小柴胡湯＋五苓散（柴苓湯）
適応症：ネフローゼ，腎盂炎，急性胃腸症，不育症など

● 小柴胡湯＋半夏厚朴湯（柴朴湯）
適応症：気管支喘息，慢性気管支炎など

● 小柴胡湯＋小陥胸湯（柴陥湯）
適応症：気管支炎，肺炎，インフルエンザ，胸痛など

● 小柴胡湯（小柴胡湯加桔梗石膏）＋葛根湯　柴葛湯（柴葛解肌湯）
適応症：インフルエンザ，感冒など

● 小柴胡湯＋白虎湯（加人参湯）（柴白湯）
適応症：熱性疾患全般

● 小柴胡湯＋香蘇散（柴蘇飲）
適応症：感冒後の耳閉，耳漏など

● 小柴胡湯＋平胃散（柴平湯）
適応症：胃腸炎，慢性肝炎，胆嚢炎など

　小柴胡湯に白芍薬・白茯苓・白朮を加えた処方（柴胡三白湯）

● 小柴胡湯＋黄連解毒湯（柴胡解毒湯）
出典：『医学正伝』
「内熱甚だしく，錯語，心煩して眠るを得ざる者」

● 小柴胡湯＋四物湯，当帰芍薬散，桂枝茯苓丸
適応症：婦人科領域のみならず，慢性の難治性疾患に対し，柴胡剤と駆瘀血剤の合方はきわめて有用である．

コラム

●口苦，咽乾，目眩について● 【三谷和男】

質問：少陽病の特徴は，「口苦，咽乾，目眩」ですね．そして少陽病の代表が小柴胡湯です．それでは，なぜ小柴胡湯の条文に「口苦，咽乾，目眩」が出てこないのでしょう．また，小柴胡湯証には，必ず「口苦，咽乾，目眩」があるのでしょうか．

回答：小柴胡湯は少陽病に用いる薬方です．小柴胡湯の条文に「口苦，咽乾，目眩」はありませんが，「口苦，咽乾，目眩」といった症候があってよいでしょう．私たちが繁用している苓桂朮甘湯，これは「立てば則ち頭眩す」という条文で，めまい感，身体動揺感といった起立性調節障害の薬方で，少陽病の代表的な薬方です．したがって，苓桂朮甘湯証にも，「口苦，咽乾，目眩」があります．また胸脇苦満ではなく，胸脇支満があります．この「目眩」「頭眩」は，眩暈感 diziness であって「冒眩」（沢瀉湯の条文を参照）vertigo ではありません．「口が苦い」という訴えですが，これは「苦味を舌（あるいは脳）で感じる」ということです．生体内の苦味は，窒素化合物（N-化合物）あるいは胆汁成分ですが，胆汁は唾液の中には出てきません．ということは，窒素化合物（N-化合物）がたまたま腎から排出されず濃縮されて唾液の中に出てきたものと考えられます．「咽乾」はどうでしょう．「口が乾く」のは，ロートエキスを服用すれば口乾が得られることより，交感神経系の優位による症状と考えられます．これは，咽乾も同様です．「目眩」ですが，これは交感神経系の過緊張というよりは，自律神経系のアンバランスの症状でしょう．太陽病では，未だ内臓に病が及んでいない状態ですが，少陽病になりますと内臓に病が及ぶことになります．そして，陽明病は消化管の症状が主となります．したがって，少陽病は臓器の病だけではなく交感神経系優位の症状プラス自律神経のアンバランスの症状が表に出たものと考えられます．少陽病の自覚症状は，臓器の病の自覚症状だけでなく交感神経優位の徴候として現れているものを考えています．（加賀屋漢方臨床研究会（現・遊漢方研究会），『傷寒論』を読む会での質疑より）

III 方剤からみる漢方

2 主な方剤

D 黄連を含む方剤群

【柴原直利】

1 黄連を含有する方剤の特徴

　黄連を主要な構成生薬とする方剤を「黄連剤」と称することが多い．黄連はキンポウゲ科のオウレン（*Coptis japonica* Makino, *Coptis chinensis* Franchet, *Coptis deltoidea* C.Y. Cheng et Hsiao または *Coptis teeta* Wallich）の根をほとんど除いた根茎を乾燥したものである．『神農本草経』の上品に収載され，「味苦寒，熱気目痛眦傷泣出を主り，目を明らかにし，腸澼，腹痛，下痢，婦人陰中腫痛を主り久服すれば人をして不忘ならしむ」とあり，古来より頻用される重要な生薬である．黄連は心と中焦の火を瀉すとされ，『薬徴』には「黄連，心中の煩悸を主治するなり，旁ら心下痞，吐下，腹中痛を治す」とあり，上衝（赤ら顔），眼球充血，心煩，心下痞，舌赤，血熱などの症候が使用目標となる．主要成分はアルカロイドのベルベリン（berberine），パルマチン（palmatine），オーレニン（worenine），コプチシン（coptisine），マグノフローリン（magnoflorine）などであり，抗潰瘍作用や胃粘膜保護作用，中枢抑制作用，抗菌作用，降圧・血管弛緩作用，抗炎症作用などが報告されている．

2 主な方剤

　黄連を主要な構成生薬とする保険適用エキス製剤には黄連解毒湯，半夏瀉心湯，黄連湯，三黄瀉心湯，温清飲，荊芥連翹湯，柴胡清肝湯，清上防風湯，竹筎温胆湯，女神散があり，黄連の目標となる赤ら顔や胸部症状，心下痞などを伴うものが多い．

● **黄連解毒湯**

構成生薬：黄連・黄芩・黄柏・山梔子

出典：『外台秘要』に「前軍督護劉車なる者，時疫を得て三日，已に汗して解す．飲酒によって復た劇しく苦しむ．煩悶，乾嘔，口燥，呻吟，錯語し，臥することを得ず．余思いて此に黄連解毒湯を作る」とある．

使用目標：少陽病期の虚実間〜実証で，のぼせ気味で顔面紅潮し，精神不安，不眠，いらいら感などの精神神経症状，出血，瘙痒感などの皮膚症状のある場合に用いる．

適応症：喀血，吐血，下血，鼻出血，脳溢血，高血圧，心悸亢進，不眠症，ノイローゼ，更年期症候群，皮膚瘙痒症，胃炎，めまいなど

● **半夏瀉心湯**

構成生薬：黄連・黄芩・半夏・乾姜・人参・大棗・甘草

出典：『傷寒論』に「傷寒五六日，嘔して発熱する者は，柴胡湯の証具る，而るに他薬を以て之を下し，柴胡の証仍在る者には，復柴胡湯を与う，此れ已に之を下すと雖も，逆と為さず，必ず蒸蒸として振い，却って発熱汗出でて解す，若し心下満して鞕痛するものは，此れを結胸と為すなり，大陥胸湯之を主る，但満して痛まざる者は，此れを痞と為す，柴胡之を与うるに中らず，半夏瀉心湯に宜し」とある．

使用目標：少陽病期の虚実間証で，心下痞，腹中雷鳴があり，悪心，嘔吐，下痢などのあるものに用いる．

適応症：急性・慢性胃腸炎，発酵性下痢，胃下垂症，胃炎，二日酔，げっぷ，胸やけ，口内炎，神経症，

不眠症など

● 黄連湯

構成生薬：黄連・桂皮・半夏・乾姜・人参・大棗・甘草

出典：『傷寒論』に「傷寒，胸中熱あり，胃中邪気あり，腹中痛み，嘔吐せんと欲する者は，黄連湯之を主る」とある．

使用目標：半夏瀉心湯の黄芩を桂皮にかえたもので，半夏瀉心湯証に似ていて，少陽病期の虚実間証で，心窩部痛や悪心，嘔吐，心窩部の停滞感や重圧感，食欲不振，口臭があり，舌の白苔あるいは黄苔，心下痞鞕のあるものに用いる．

適応症：胃炎，胃腸炎，二日酔い，口内炎，嘔吐，消化不良，胆石症など

● 三黄瀉心湯

構成生薬：黄連・黄芩・大黄

出典：『金匱要略』に「心気不足し，吐血，衄血するは瀉心湯之を主る」とある．

使用目標：少陽病期の実証で，のぼせて顔面紅潮し，気分がいらいらして落ち着かず，便秘があり，不安や不眠などの精神神経症状や頭痛，眩暈，耳鳴り，鼻出血，吐血，下血などのあるものに用いる．

適応症：高血圧症，動脈硬化症，鼻出血，痔出血，吐血，不安神経症，自律神経失調症，更年期症候群，不眠症，口内炎，便秘，胃炎，二日酔，湿疹，蕁麻疹など

● 温清飲

構成生薬：黄連・当帰・黄芩・地黄・黄柏・芍薬・山梔子・川芎

出典：『万病回春』に「婦人経脈住まらず，或は豆汁の如く，五色相雑え，面色萎黄，臍腹刺痛，寒熱往来，崩漏止まざるを治す」とある．

使用目標：黄連解毒湯と四物湯の合方で，少陽病期の虚実間証で，皮膚が乾燥して黄褐色を呈し，のぼせ，手足のほてり，神経過敏，出血傾向，発赤・熱感・瘙痒感の強い皮疹，不安，不眠などの精神神経症状のあるものに用いる．

適応症：湿疹，口内炎，皮膚瘙痒症，更年期症候群，月経関連症候群，性器出血，痔出血，神経症，尋常性乾癬，蕁麻疹，ベーチェット病など

● 荊芥連翹湯

構成生薬：黄連・柴胡・黄芩・当帰・荊芥・連翹・防風・白芷・地黄・芍薬・黄柏・山梔子・薄荷・桔梗・川芎・枳実・甘草

出典：『一貫堂経験方』（『万病回春』の荊芥連翹湯加味方）で，『万病回春』には「両耳腫痛する者を治す．腎経風熱有るなり」，あるいは「鼻淵，胆熱を脳に移すを治するなり」とある．

使用目標：少陽病期の虚実間証で，顔面や耳，咽頭，上気道などの炎症性疾患が慢性化したもので，皮膚が浅黒く，筋肉質で化膿傾向があり，手掌足底に局所多汗で，脈や腹証が共に緊張のあるものに用いる．

適応症：慢性副鼻腔炎，慢性鼻炎，慢性扁桃炎，急性・慢性中耳炎，慢性リンパ節炎，尋常性痤瘡，湿疹など

● 柴胡清肝湯

構成生薬：黄連・柴胡・黄芩・当帰・連翹・薄荷・牛蒡子・地黄・芍薬・黄柏・山梔子・桔梗・川芎・甘草・栝楼根

出典：『一貫堂経験方』（『外科枢要』の柴胡清肝湯加味方）で，『外科枢要』には「鬢疽及び肝胆三焦，風熱怒火の症，或は項胸痛みを作し，或は瘡毒発熱するを治す」とある．

使用目標：温清飲に柴胡，桔梗，連翹，薄荷，牛蒡子，甘草，栝楼根を加えた方剤で，少陽病期の虚実間〜実証で，腺病質で神経質，頸部の炎症性疾患があり，皮膚が浅黒く，扁桃や頸部に炎症を起こしやすいものに用いられる．とくに小児に対して用いられることが多い．

適応症：慢性・再発性扁桃炎，頸部リンパ節炎，アデノイド，咽頭炎，喉頭炎，湿疹など

● 清上防風湯

構成生薬：防風・薄荷・黄連・黄芩・連翹・山梔子・白芷・枳実・荊芥・桔梗・川芎・甘草

出典：『万病回春』に「上焦の火を清し，頭面に瘡癤，風熱の毒を生ずるを治す」とある．

使用目標：少陽病期の虚実間〜実証で，のぼせやすく，赤ら顔，頭痛，眩暈，眼球充血などを伴う顔面

や頭部の血性痤瘡や癌化したものに用いる．

適応症：慢性・尋常性痤瘡，頭部・顔面湿疹，慢性中耳炎，慢性副鼻腔炎，慢性結膜炎，頭部や顔面の癰・癤・疔など

● **竹茹温胆湯**

構成生薬：竹茹・黄連・柴胡・茯苓・半夏・麦門冬・枳実・陳皮・生姜・甘草・香附子・桔梗

出典：『万病回春』に「傷寒日数過多にして其の熱退かず，夢寝寧からず，心驚，恍惚，煩躁して痰多く，眠らざる者を治す」とある．

使用目標：少陽病期の虚～虚実間証で，呼吸器疾患罹患後に症状が遷延し，不眠，不安，心悸亢進，神経過敏，胸脇苦満などを伴う場合に用いる．

適応症：かぜ症候群，インフルエンザ感染症，気管支炎，肺炎，気管支喘息，不眠症，神経症など

● **女神散**

構成生薬：香附子・黄連・黄芩・当帰・川芎・人参・朮・桂皮・甘草・檳榔・丁子・木香

出典：浅田家方で，『勿誤薬室方函口訣』には「血証上衝眩暈を治す．及び産前産後，通治の剤なり．此の方は元，安栄湯と名づけて軍中七気を治する方なり．余家，婦人血症に用いて特験あるを以て今の名とす．世に称する実母散，婦王湯，清心湯，皆一類の薬なり」とある．

使用目標：少陽病期の虚実間～実証で，のぼせや眩暈，頭痛，頭重感，動悸，腰痛，不眠，不安など多彩な症状が慢性的にあるものに用いる．女性に適応されることが多いが，男性に用いられることもある．

適応症：産前産後の神経症，月経不順などの月経関連症候群など

3 発　展

保険適用エキス製剤ではないが，黄連を主要な構成生薬とする処方を列記する．以下にあげるほかにも，黄連を含有する方剤として，烏梅丸，黄連解毒湯（『万病回春』：黄連・黄柏・黄芩・山梔子・柴胡・連翹），千金方陥胸湯，乾姜黄連黄芩人参湯，白頭翁湯，安神益志湯，安神復元湯，黄解丸，黄解散，黄連橘皮湯，黄連地黄湯，加味解毒湯，加味四物湯，加味小柴胡湯，加減涼膈散，葛根紅花湯，滋腎明目湯，洗肝明目湯，明朗飲などがある．

● **黄連阿膠湯**

構成生薬：黄連・芍薬・黄芩・阿膠・卵黄

出典：『傷寒論』

使用目標：少陰病期の虚証で，体液が枯燥し，熱感や胸苦しさ，動悸，不眠などを目標に用いられる．

● **葛根黄連黄芩湯**

構成生薬：葛根・黄連・黄芩・甘草

出典：『傷寒論』

使用目標：陽証（太陽病と少陽病をあわせた病態）の実証で，下痢，肩こり，心下痞，喘鳴，発汗，胸苦しい，動悸などを目標に用いられる．

● **甘草瀉心湯**

構成生薬：半夏・黄芩・乾姜・人参・大棗・黄連・甘草

出典：『傷寒論』

使用目標：半夏瀉心湯の甘草を増量したもので，心下痞，腹中雷鳴があり，激しい下痢，精神不安や不眠などの精神神経症状を目標に用いられる．

● **生姜瀉心湯**

構成生薬：半夏・黄芩・人参・甘草・大棗・黄連・乾姜・生姜

出典：『傷寒論』

使用目標：半夏瀉心湯の乾姜を減量して生姜を加えたもので，半夏瀉心湯証で強い嘔気を目標に用いられる．

● **小陥胸湯**

構成生薬：黄連・栝楼仁・半夏

出典：『傷寒論』

使用目標：心下痞鞕，胸中苦悶，呼吸促迫，胸痛を目標に用いられる．

● **柴陥湯**（保険適用エキス製剤）

構成生薬：柴胡・半夏・黄芩・生姜・大棗・栝楼仁・甘草・黄連・人参

使用目標：小柴胡湯と小陥胸湯の合方で，少陽病期の虚実間証で，咳嗽，胸痛，胸脇苦満を目標に用いられる．

●附子瀉心湯

構成生薬：大黄・黄連・黄芩・附子
出典：『傷寒論』
使用目標：三黄瀉心湯に附子を加えたもので，顔面紅潮，精神不安，頭痛，心下痞，冷えを目標に用いられる．

参考文献

1) 寺澤捷年：症例から学ぶ和漢診療学，医学書院，東京，1990
2) 鳥居塚和生：モノグラフ 生薬の薬効・薬理，医歯薬出版，東京，2003
3) 矢数道明：臨床応用 漢方處方解説，増補改訂版第4刷，創元社，大阪，1986

2　主な方剤群

E　大黄を含む方剤群

【木村豪雄】

1　大黄を含有する方剤の特徴

　大黄は『神農本草経』の下品に収載されており，「瘀血，血閉の寒熱を下し，癥瘕，積聚，留飲宿食を破り，腸胃を蕩滌す．陳を推し，新を致す．水穀を通利し，中を調え食を化し，五臓を安和す」とある．また，吉益東洞の『薬徴』には「結毒を通利するを主る．故に能く胸満，腹満，腹痛及び便閉，小便不利を治す．旁ら，発黄，瘀血，腫膿を治す」と記載されている．これらより古人が考えた大黄の薬能は，実証の結毒，胸腹実満，腹痛，便秘，黄疸に対する薬物として用いられたことが推測できる．

　大黄の重要な働きの一つにセンノシドを中心とする瀉下活性がある．センノシドは大腸に到達した後に，腸内細菌により加水分解と還元反応を受けてレインアンスロンとなり初めて瀉下作用を発揮する．したがって大黄はいわゆるプロドラッグの一つと考えられている．

　さらに大黄には瀉下活性以外にも，抗菌作用，向精神作用，血中尿素窒素低下作用および抗炎症作用などが知られている．これらの作用を勘案して，大黄を含む方剤は単なる瀉下剤とは別の作用を期待して用いられることも少なくない．

2　主な方剤

　大黄を主要な構成生薬とする保険適用エキス製剤の中で，主に瀉下活性を期待して使用するものには大黄甘草湯，調胃承気湯，桂枝加芍薬大黄湯，大承気湯，麻子仁丸などがある．

●大黄甘草湯

構成生薬：大黄・甘草

出典：『金匱要略』に「食し已って即ち吐する者は大黄甘草湯之を主る」とある．

使用目標・適応症：大黄甘草湯は太陰病実証に相当する方剤である．大黄の激しい作用は，しばしば「将軍」にたとえられる．一方，甘草は「国老」と称されるように諸薬を調和しながら，脾胃（消化管）を保護する作用があり，大黄の作用を緩和すると考えられている．臨床的には習慣性便秘で，便秘以外には腹満や腹痛など特別な症状のないものに用いる．

●調胃承気湯

構成生薬：大黄・甘草・芒硝

　調胃承気湯は大黄甘草湯に芒硝を加えたものである．芒硝は硫酸ナトリウムで塩類下剤である．熱を冷ます性質が強い（薬性が大寒）と考えられている．

出典：『傷寒論』に「太陽病三日，汗を発して解せず，蒸蒸として発熱するは，胃に属するなり．調胃承気湯之を主る」とある．

使用目標・適応症：調胃承気湯は陽明病に相当する方剤であるが，甘草が入っている点から典型的な承気湯類よりも少陽病（半表半裏）に近いものと考えられる．逆に大承気湯などの承気湯類と異なり枳実や厚朴など，気を強く巡らす生薬は配合されていない．調胃承気湯は心下の不快感や便秘がある時，熱性疾患で熱が下がりきらない時に用いられる．

●桂枝加芍薬大黄湯

構成生薬：桂皮・芍薬・生姜・大棗・甘草・大黄

　桂枝加芍薬大黄湯は，桂枝湯の芍薬を増量した桂枝加芍薬湯に大黄を加えたものである．

出典：『傷寒論』に「本太陽病，医反って之を下し，これに因って腹満して時に痛む者は，太陰に属する也，桂枝加芍薬湯之を主る．大実痛の者は，桂枝加芍薬大黄湯之を主る」とある．

使用目標・適応症：太陰病実証に適応となる方剤であり，少し裏実の傾向，つまり消化管に病邪が残っているような状態に用いられる．芍薬は平滑筋に対する鎮痙，鎮痛作用があり，消化管の痙攣性収縮を伴う疝痛発作に適用される．さらに，芍薬には低下した消化管運動を促進する効果も期待されている．桂枝加芍薬大黄湯は，便秘すると腹が張り兎糞状になる人，また下剤を使って腸を刺激すると蠕動が正常化せずに腹痛を伴ったり，最初は固い便が出て，後から下痢状になる人に好適応である．それから腹痛や腹満があり，裏急後重などの熱候を伴うような下痢（しばしば便臭が強い）に用いると，むしろ腹痛が治まり止痢作用がみられることがあり，大黄の清熱作用の一端がうかがえる．ちなみに過敏性腸症候群の便秘型には第一選択とされている．腹満は，気滞の主要な症候の一つであり，その精神的背景に不安や抑うつ傾向などを抱える病態にも適応しているものと考えられる．

● **大承気湯**

構成生薬：大黄・芒硝・枳実・厚朴

　厚朴の漢方薬理作用としてはうまく循環せずにどこかに留まっている気を巡らせる作用がある．『薬徴』には「主として胸腹張満を治す也．旁ら腹痛を治す」と記載されている．厚朴の実験薬理作用としては，筋弛緩，抗痙攣，抗不安作用などが報告されている．枳実も同様に順気作用があるが，こちらはぐっと凝り固まった気をつき崩すようなイメージである．『薬徴』にある枳実の記載（結実之毒を主治する也．旁ら胸腹満，胸痺腹満腹痛を治す）も非常に参考となる．現代における枳実の実験薬理作用には胃腸運動亢進，平滑筋弛緩作用などが知られている．したがって厚朴と枳実と組み合わせることにより，心身の緊張を緩め，胃腸機能を調節し腹満を改善する効果が期待される．また，大黄と芒硝は共に清熱作用と瀉下活性を持つ生薬であり，腸管内に充満した熱毒を洗い流すような作用がある．大黄のタンニン画分には精神安定作用や活性酸素の抑制効果もあることがわかってきた．

出典：大承気湯の原典は『傷寒論』，『金匱要略』であり，また数多くの記載があることから，当時はきわめて重要な方剤として活用されたことがうかがえる．ここでは臨床的に重要と思われるもののみ取り上げる．①「陽明病，脈遅，汗出ずと雖も，悪寒せざる者は，其の身必ず重く，短気腹満して喘す．潮熱ある者は，此れ外解せんと欲す．裏を攻むべし．手足濈然として汗出ずる者は，此れ大便已に鞕なり．大承気湯之を主る」（『傷寒論』陽明病篇）．②「傷寒，若しくは吐し，若しくは下して後，解せず，大便せざること五六日，上りて十余日に至り，日晡所潮熱を発し，悪寒せず，独語して鬼状を見るが如し．若し劇しき者は，発すれば則ち人を識らず，循衣摸床，惕して安からず，（略）微喘直視す．（略）譫語する者は大承気湯之を主る」（『傷寒論』陽明病篇）．③「痙の病たる，胸満，口噤し，臥して席に著かず，脚攣急し，必ず歯を齘す．大承気湯之を主る」（『金匱要略』痙湿暍病篇）．

使用目標・適応症：原典からみると大承気湯は本来，傷寒（急性感染症）の極期で，腹部膨満，持続する高熱，便秘と共に，うわごとを言い，意識が混濁しているような重篤な状態や，痙病（破傷風）に用いられた処方であることが推測される．しかし現代では，こうした疾病への適応は少なく，実際には頑固な便秘や精神神経症状に対して用いられる．大承気湯は陽明病実証に用いられる方剤であり，その使用目標は，腹力が充実した者で，臍を中心とした腹満（実満）を伴う頑固な常習便秘に対して用いられる．また神経症や軽度の抑うつ状態がある場合にも適応となる．臨床現場では，意外にも高齢者に適応となる場合があり，脳血管障害後遺症や認知症がある患者が多いような印象がある．また上腹部に腹満が及び，胸脇苦満が強い場合には大柴胡湯と合方するとより効果的である．

● **麻子仁丸**

構成生薬：麻子仁・芍薬・枳実・厚朴・杏仁・大黄

出典：『傷寒論』に「趺陽の脈，浮にして濇，浮なれば則ち胃気強く，濇なれば則ち小便数，浮濇相打ち，大便則ち鞕く，其の脾，約を為す．麻子仁丸之を主る」とある．

使用目標・適応症：麻子仁丸は小承気湯（枳実，大黄，厚朴）に麻子仁，芍薬，杏仁を加えたものである．枳実と厚朴により腹満を改善する効果が期待されるが，大承気湯が実満（実証の腹満）に用いられるのに対して，麻子仁丸は虚満（虚証の腹満）に適応となる．虚満は腹力が弱く，ガスが主体に貯留するものを指す．また麻子仁丸には滋潤作用がある麻子仁と杏仁が含まれており，乾燥している腸管を潤す作用が期待される．したがって麻子仁丸は高齢者や虚弱な人の常習性便秘や頻尿に用いられ，さらに皮膚の枯燥傾向があり，唾液分泌不足，口乾などの体液の枯燥症状を伴うことを目標とする．

3 発展

前述したように大黄には瀉下作用以外に抗菌作用，向精神作用，血中尿素窒素低下作用，抗炎症作用などが知られている．大黄の作用は漢方薬理的には①瀉下作用，②清熱作用，③活血作用の三つに大別される．ここでは瀉下作用（便秘）以外の症候を目標とする場合の大黄を含む主な方剤と使用目標を列記する．これらの方剤はいずれも，基本的には陽証・実証に適応となる．詳細は「Ⅳ．症候からみる漢方」を参考にしていただきたい．

(1) 清熱作用
● **大柴胡湯**
使用目標・適応症：生活習慣病，肝機能障害，強い胸脇苦満，心下急

● **三黄瀉心湯**
使用目標・適応症：のぼせ，不安，出血，不眠などを伴う便秘症

● **防風通聖散**
使用目標・適応症：生活習慣病，肥満（太鼓腹），慢性湿疹

● **茵蔯蒿湯**
使用目標・適応症：蕁麻疹，肝炎による黄疸

● **大黄牡丹皮湯**
使用目標・適応症：腹腔内炎症性病変の初期，月経異常，痔疾

● **乙字湯**
使用目標・適応症：痔疾

(2) 活血作用
● **治打撲一方**
使用目標・適応症：打撲，捻挫による患部の腫脹や疼痛

● **桃核承気湯**
使用目標・適応症：更年期症候群，月経異常，のぼせ，頭痛，肩こり

● **通導散**
使用目標・適応症：月経障害，更年期症候群，外傷

参考文献
1) 三潴忠道：はじめての漢方診療十五話，医学書院，東京，2005
2) 鳥居塚和生：モノグラフ生薬の薬効・薬理，医歯薬出版，東京，pp289-298，2003
3) 喜多敏明：プライマリケア漢方，日本医事新報社，東京，pp118-122，2007

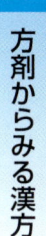

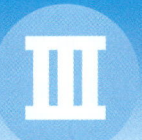

III 方剤からみる漢方

2 主な方剤群

F 石膏を含む方剤群

【新谷卓弘】

1 石膏を含有する方剤の特徴

石膏の薬能は吉益東洞の『薬徴』に「石膏，煩渇を主治するなり．傍ら譫語(うわごと)，煩躁，身熱を治す」とあり，荒木性次の『新古方薬嚢』には「熱気の氾乱を収め，陽気の発散を助け，熱症状を緩解する能あるものの如し」とある．以上から，石膏は止渇，鎮静，解熱作用のあることが経験知としてあり，現代漢方医学的には，陽実証で，高熱による口渇，頭痛，上逆，煩躁(脳症なども含まれる)などを起こしたものに用いられる．

また，石膏は含水硫酸カルシウム($CaSO_4 \cdot 2H_2O$)であるため，カルシウムによる神経や筋肉系に対する鎮静作用や，含水による滋潤効果が期待される．品質の良い石膏は含水量が多い．このため五臓でいう「肺熱」による喘咳上気の喘息や気管支炎には，麻黄や杏仁などと組んで処方される．そして，白虎湯のように「胃家実」という消化管に熱がこもるような陽明病期にも頻用される．また，肌熱(五臓論から肺と大腸と皮膚は関係が深い)にも働くため，充血性，熱性のアトピー性皮膚炎にも応用できる．

よって石膏は，太陽病，少陽病，陽明病という熱に支配された陽証期に使用される．

2 主な方剤

● 越婢湯，越婢加朮湯
構成生薬：麻黄・石膏・朮・甘草・大棗・生姜
出典：『金匱要略』

越婢湯の条文は「一身悉く腫れ，脈浮，渇せず．続いて自汗出で，大熱無し」とあり，一方，越婢湯に朮を加えた越婢加朮湯は「一身面目黄腫し，其の脈沈，小便利せずして渇す」とある．これからは，石膏が直接「渇」に関与していない印象がある．しかし，脈候が浮脈と沈脈と，両者は真逆の様相を呈している．これは，病の戦場が「表」と「裏」に分かれるような差異があるが，浮腫が共通病態のため，前者はまだ循環血漿量が保たれ，細胞内脱水をきたさないため口渇がなく，後者は循環血漿量も低下し，細胞内脱水もきたしていることが推察される．

臨床応用：越婢湯や越婢加朮湯は，眼科領域の結膜炎，翼状片や，耳鼻咽喉科領域の鼻炎，皮膚科領域の湿疹などへの適用が多いが，多くは桂枝湯と合方して，「咽チクのかぜ」に頻用される．桂枝二越婢一湯は咽痛以外に熱候が強く(寒けが少なく，赤ら顔になりやすい)，自然発汗があり，口渇があるのが特徴である．また，桂枝二越婢一湯加朮附は，関節リウマチの代表処方となっている．この場合，口渇，関節腫脹，浮腫，尿利減少，発汗傾向があり，暑がり(のぼせ傾向)などを目標とする．

● 小青竜加石膏湯
構成生薬：麻黄・桂皮・甘草・芍薬・五味子・乾姜・細辛・半夏・石膏
出典：『金匱要略』

『金匱要略』に，「肺脹，欬して上気，煩躁して喘し，脈浮の者は心下水あり，小青竜加石膏湯之を主る」とある．越婢加半夏湯とよく似た条文で，両者の差は虚実で，越婢加半夏湯が実証で，本剤が虚証である．

臨床応用：小青竜湯証がより激しく，煩躁を示す場

合に用いる．石膏が加方されている所以である．小青竜加石膏湯にするには，小青竜湯に桔梗石膏湯を加方するか，小青竜湯と麻杏甘石湯を合方して，小青竜湯加杏仁石膏として代用する．

● 辛夷清肺湯

構成生薬：黄芩・辛夷・知母・梔子・枇杷葉・麦門冬・百合・石膏・升麻

出典：『外科正宗』

辛夷は鼻閉を改善させ，頭痛を止める作用がある．石膏は黄芩，梔子，知母，升麻とともに消炎・解熱・鎮静の効果がある．上顎洞炎，肥厚性鼻炎，鼻茸，嗅覚消失，鼻閉塞の甚だしいもので，熱があり（局所のことが多い），疼痛を伴い，鼻詰まり，膿性の鼻汁，頭痛，口渇，咽痛があるものに用いる．本剤の石膏は，黄芩，梔子，知母，枇杷葉，升麻と共に消炎，鎮静の作用をする．とくに黄芩と知母は，肺熱を冷ます働きがあり，麦門冬と百合は，肺陰虚を潤す作用で鎮咳作用を高めている．

臨床応用：鑑別として，葛根湯加川芎辛夷と荊芥連翹湯がある．前者は辛夷清肺湯に比べて鼻汁が膿性でないことが多く，項背部のこわばりも出現しやすい．後者は肌の色が浅黒く，腹候で腹直筋の緊張亢進を認めることが多い．

● 麻杏甘石湯，五虎湯

（麻杏甘石湯）

構成生薬：麻黄・石膏・杏仁・甘草

出典：『傷寒論』

（五虎湯）

構成生薬：麻黄・石膏・杏仁・桑白皮・甘草

出典：『万病回春』

『傷寒論』に，「発汗の後，更に桂枝湯を行う可からず．汗出でて喘し，大熱無き者は，麻黄杏仁甘草石膏湯を与うべし」とある．少陽病実証で，喘鳴を伴う咳嗽があり，口渇や発汗がある気管支喘息に頻用される．発熱は多くの場合伴わないことが多い．さらに鎮咳と消炎作用のある桑白皮を加えた五虎湯もある．これらの処方の石膏は，裏熱をさますが，麻黄との併用で止汗作用のあることが知られている．芍薬が必要以上の発汗を抑制するのに対して，石膏はより止汗作用が強いという特徴がある．

臨床応用：両者とも気管支喘息の発作時に短期間限定で使用されることが多く，寛解期には柴胡剤と半夏厚朴湯や麦門冬湯との合方に変更することが多い．ただし，中には非発作時も継続投与する例もある．このため，麻黄剤の長期連用に耐えられるように，① やせ衰えていないこと，② 麻黄剤を服用しても消化器症状が出ないこと，を確認するのが肝要である．また，石膏も連用となるため，冷えが出現してこないかを確認することも大切である．

● 白虎湯

構成生薬：知母・石膏・甘草・粳米

出典：『傷寒論』

『傷寒論』に，「傷寒，脈浮滑，白虎湯之を主る」とある．陽明病を代表する処方で，虚証や虚実間証はない．こじれた感冒，脳症を併発した熱性疾患，無加療の糖尿病（口渇と多尿を認める），アトピー性皮膚炎，抗精神病薬による副作用としての口渇，熱中症などに応用される．

白虎加人参湯は，顔面が紅潮し，痒みの激しいアトピー性皮膚炎に頻用されている．顔面の熱感，紅潮，激しい痒みを煩躁ととらえることが肝要である．

臨床応用：関太輔らは，成人型アトピー性皮膚炎の皮膚局所の証と白虎加人参湯との関連から，① 顔面から頸部，前胸部，上背部にかけての紅斑が多い，② 紅斑部，とくに顔面部にほてりを自覚しやすい，③ 全身皮膚の乾燥傾向があり，湿潤傾向のある症例では白虎加人参湯の効果が少なかったことを述べている．

また，同湯を効かせるコツとして，石膏と人参と甘草の量の調節があげられる．すなわち石膏を増量すると，皮膚の紅潮と痒みが軽減するが，ドライスキンがかえって増悪することがある．このような場合，人参の量を増やして皮膚の保湿を助けると良い．また，石膏が多量になると湯液中に溶出しにくくなるため，甘草の量を増やすこともポイントとなる．エキス製剤では麦門冬湯や桔梗石膏を適宜併用すると良い．

石膏の使用量は，中枢性高体温の患者に白虎加人

参湯を投与した櫻井重樹の症例報告から，1日50g以上を使用するようになると，解熱が図られたとある．

● **消風散**

構成生薬：荊芥・防風・牛蒡子・蝉退・蒼朮・木通・苦参・石膏・知母・当帰・地黄・胡麻・甘草

出典：『外科正宗』

陽実証の人で，湿疹からの分泌物が多く，痂皮形成傾向のある皮膚病変に用いる．肌が炎症のため赤く，痒みと口渇を伴うものに応用する．慢性湿疹，蕁麻疹，皮膚瘙痒症に用いられる．

臨床応用：アトピー性皮膚炎への応用が多い．上述した白虎湯類と比較すると，皮膚局所がより湿潤傾向のあるものに用いたほうが有用で，とくに止痒作用に優れている．また，本剤を用いて痒みがかえって増悪する場合は，当帰の温める作用や，胡麻アレルギーなどに注意を払う必要がある．

● **小柴胡湯加桔梗石膏**

構成生薬：柴胡・黄芩・半夏・人参・桔梗・石膏・甘草・大棗・生姜

出典：『本朝経験方』

小柴胡湯に桔梗石膏を加味したもので，少陽病のやや実証に用いる．小柴胡湯の証で，咽痛，口渇，発熱があって，痰や膿が出る場合に用いる．よって，耳下腺炎，扁桃炎，頸部リンパ節炎，感冒のこじれたもの（気管支炎）などに使用する．

● **防風通聖散**

構成生薬：当帰・芍薬・川芎・梔子・連翹・薄荷・生姜・荊芥・防風・麻黄・大黄・芒硝・石膏

出典：『宣明論』

一貫堂医学の臓毒体質の治療薬として，大正時代から昭和の初頭に頻用された（肥満が多かった）．臓毒体質とは代謝産物が残りやすいという意味で，何でも体内に取り込まれやすいことから肥満症に応用された．これ以外では，風毒・食毒・酒毒・水毒・梅毒に用いた．

発表攻裏の剤としての防風・麻黄と大黄・芒硝の組み合わせに，調胃承気湯（大黄，芒硝，甘草）が組み合わされ，清熱・解表・利水としての薄荷・荊芥，滑石・梔子よりなっている．

臨床応用：実証で肥満型で，脈・腹ともに充実した者を目標とするが，女性の場合，男性に比べて皮下脂肪がより多く蓄積されるため腹力が充実していなくても使用可能である．ただし，便秘を伴うほうが連用しやすいため，男性では下痢の発現に注意したい．

本剤の抗肥満作用機序は，麻黄に含まれるエフェドリンによる交感神経系の活性化に加え（β_3アドレナリン作動作用），甘草，連翹，荊芥によるホスホジエステラーゼの相加的効果により褐色脂肪細胞の熱産生，および白色脂肪細胞の脂肪分解が促進されるとされており，熱代謝促進剤としての抗肥満剤の位置づけがなされている．石膏はその際に生じた代謝熱を緩和する働きがあると推察される．

その他の使用目標は，高血圧症，糖尿病，脳血管障害などに適用されるが，色白であること，浮腫を伴いやすい場合にも使い勝手が良い．

● **釣藤散**

構成生薬：釣藤鈎・菊花・防風・人参・茯苓・石膏・麦門冬・陳皮・半夏・生姜・甘草

出典：『本事方』

『普済本事方』に，「肝厥頭暈を治し，頭目を清す」とあり，『勿誤薬室方函口訣』には，「気逆，甚しく頭痛，眩暈し，或は肩背強急，眼目赤く，心気鬱塞者を治す」とある．現代医学的には，慢性に続く，午前中が有意な頭痛で，中年以降で高血圧傾向のあるもの（極端な冷えなし）が使用目標となる．

臨床応用：血管性認知症に対する釣藤散の有用性は，ランダム化二重盲検臨床比較試験によって明らかにされた．とくに，頭痛，めまいなどの自覚症状と，記憶力，計算力などの精神症候，日常生活動作の改善が示されている．

● **木防已湯**

構成生薬：木防已・石膏・桂皮・人参

出典：『金匱要略』

少陽病実証の方剤である．『金匱要略』に，「膈間支飲，其の人喘満，心下痞堅，面色黧黒，其の脈沈緊，之を得て数十日，医之を吐下して癒えざるは，

木防已湯之を主る」とある．

吉益東洞が煩渇を目標にすることを提唱しているが，必ずしも口渇の認められないケースも多い．それよりも心窩部に痞塞感があって硬く，ときに膨満感がみられ，呼吸促迫，喘咳，動悸などがあり，顔面が薄墨を塗ったようになって，全身浮腫もみられ，尿量が減少して，口渇のある者に用いやすい．

臨床応用：構成生薬から，木防已が利尿剤，石膏がβブロッカー，桂皮が血管拡張剤，人参が強心剤的な働きのある生薬からなるとする考え方がある．現在では，左心不全よりは右心不全のほうが使い勝手が良い．以前は心臓弁膜症による心不全に用いられていたが，最近ではCOPDが基礎疾患になっている場合が多い．また，面色黧黒という点からは，肝腎不全にも応用可能である．

● **桔梗石膏湯**（桔梗湯『傷寒論』出典）の加減方

構成生薬：桔梗・石膏

出典：『傷寒論』

桔梗湯は，発熱がなく，ただ咽が痛んだり，腫れたりするものに用いるが，発熱があれば，甘草を石膏にかえて桔梗石膏湯として用いる．桔梗石膏湯の加方は，小柴胡湯加桔梗石膏や葛根湯加桔梗石膏が有名であるが，アトピー性皮膚炎では，肌熱が著しい場合，白虎加人参湯に桔梗石膏湯を加方する方法もある．

3 発　展

● **越婢加半夏湯**

構成生薬：麻黄・石膏・半夏・甘草・大棗・生姜

出典：『金匱要略』

越婢湯に半夏を加えた方剤で，『金匱要略』に「欬して上気，此れ肺脹とす．其の人喘し，目脱状の如し．脈浮大なる者，越婢加半夏湯之を主る」とある．喘息，慢性気管支炎，肺気腫，気管支拡張症，百日咳などで，咳嗽が激しいために顔面が真っ赤になり，眼が飛び出るような激しい咳き込みをする病態（咳が激しいと嘔吐も伴う）に有用である．

臨床応用：エキス製剤はないが，代用として，越婢加朮湯に小半夏加茯苓湯を併用する．また，麻杏甘石湯との鑑別は，本剤は咳が主体であるのに対して，麻杏甘石湯は喘鳴が主体である．

● **大青竜湯**

構成生薬：麻黄・桂皮・甘草・杏仁・生姜・大棗・石膏

出典：『傷寒論』

『傷寒論』に「太陽の中風，脈浮緊，発熱悪寒，身疼痛，汗出でずして煩躁する者は大青竜湯之を主る」とある．昨今では，インフルエンザのような急性熱性疾患にかかり，汗が出ないために熱が体内にこもって苦しがる者に適応がある．麻黄湯との鑑別では，煩躁の有無が鑑別になる．

一方，同じく『傷寒論』に「傷寒，脈浮緩，身疼まず，ただ重く，たちまち軽き時あり，大青竜湯之を主る」とある．この場合，疼痛がないため緊張感のない緩んだ脈候になっているが，「身が重い」という症状のあることが太陽病中風との鑑別になる．

臨床応用：大青竜湯をエキス製剤で代用するには，越婢加朮湯と麻黄湯の併用が推奨されるが，麻黄含量が多くなるため循環器や消化器症状の出やすい場合は，麻杏甘石湯と桂枝湯を併用するとよい．ただし，後者の場合，麻黄が少なくなり，芍薬が加わるため発表（発汗作用）に乏しいという短所がある．

一方，柴葛解肌湯（浅田家方，構成生薬：柴胡，黄芩，葛根，麻黄，桂皮，芍薬，半夏，石膏，甘草，生姜）は，インフルエンザの急性期から亜急性期に移り，ちょうど太陽病と少陽病の合病（病の火元は少陽病だが，火勢が強いため太陽病証も併せ持つ）に頻用される．すなわち，頭痛や項痛などの太陽病の症状が残存しながら，嘔気や口渇が甚だしく，四肢煩疼するものに用いられている．エキス製剤では，葛根湯と小柴胡湯加桔梗石膏の併用で対処する．

● **続命湯**

構成生薬：麻黄・石膏・杏仁・桂皮・人参・当帰・川芎・乾姜・甘草

出典：『金匱要略』

脳血管障害の後遺症に用いられ，大青竜湯に，当帰，人参，川芎を加えて，生姜を乾姜に代えたもの

である．浅田宗伯は，「この方は，偏枯（半身不随）の初期に用いて効あり．その他，産後中風，身体疼痛する者，或いは風湿の血分に渉りて疼痛止まざる者，また後世，五積散を用いる証にて，熱勢劇しき者に用ゆべし」とある．

臨床応用：『備急千金要方』に小続命湯（麻黄，防已，人参，黄芩，桂皮，芍薬，川芎，杏仁，附子，防風，生姜，甘草）という風寒湿をさばく方剤がある．続命湯を別名「大続命湯」というのは，小続命湯が存在するからである．ただし両者とも越婢加朮湯を祖方とするが，小続命湯に石膏が配剤されていない代わりに附子が加剤されている．桂枝二越婢一湯と同様に本剤も関節リウマチにも応用可能である．

● 竹葉石膏湯

構成生薬：竹葉・石膏・麦門冬・半夏・人参・粳米・甘草

出典：『傷寒論』

一般には，感冒の長引いたもの，インフルエンザ，気管支炎，気管支喘息，肺炎などで咳嗽が激しく，口渇や呼吸困難のあるものに用いられる．有持桂里は『方輿輗』で「竹葉石膏湯は鼻塞がって頭痛するを治すといって，鼻がふさがって香臭がわからない者に竹葉石膏湯の適応がある．麦門冬湯証のような上気して鼻の塞がるような場合に用いる」と述べている．

臨床応用：最近では，気血両虚のある人参養栄湯と共に非結核性抗酸菌症への臨床応用が報告されている．

参考文献

1) 寺澤捷年ほか：小続命湯に関する一考察（I）——小続命湯治験．日本東洋医学雑誌 36(4)：233-238，1986
2) 関 太輔ほか：成人型アトピー性皮膚炎に対する白虎加人参湯の効果．漢方医学 18(3)：99-101，1994
3) 櫻井重樹ほか：漢方治療が奏功した脳血管障害による高体温症の二例．日本東洋医学雑誌 39(4)：263-272，1989
4) 新谷卓弘ほか：肥満症患者に対する防風通聖散の臨床効果．新薬と臨床 56(9)：1624-1638，2007
5) Terasawa K et al：Choto-san in the treatment of vascular dementia. A double-blind, placebo-controlled study. Phytomedicine 4：15-22，1997

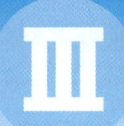

2 主な方剤群

G 人参を含む方剤群

【盛岡頼子】

1 人参を含有する方剤の特徴

人参はウコギ科の多年草，オタネニンジン（チョウセンニンジン）の根で，健胃，強壮作用，代謝促進，免疫賦活作用などを有する．人参を含む方剤は多数あるが，主に胃腸症状や疲労倦怠感を訴える虚証の患者に用いられるものが多い．そのうち，人参と強壮，止汗，利尿作用を持つ黄耆とをあわせて含む方剤は，とくに「参耆剤」と呼ばれ，体力が低下した状態を補う薬剤，すなわち「補剤」として使用されている．

2 主な方剤

● **人参湯**
構成生薬：人参・朮・甘草・乾姜
出典：『傷寒論』『金匱要略』

人参が胃腸機能を高め，乾姜は新陳代謝機能の減衰を振興する熱薬で，腹部を温める作用が強い．別名を理中湯といい，中焦（胃腸機能）を整えるという意味である．
使用目標：胃腸が虚弱で冷えが強い虚証のものに用いる．食欲不振，胃もたれ，胃痛，嘔吐などの上部消化管症状，軟便，下痢しやすいなどの下部消化管症状の両者に使用される．裏寒（胃腸が冷えている）の状態に用いる処方で，腹部の冷え，口の中に薄い唾液が多くたまる（「喜唾」という），尿が薄くて量が多いなどの症状を訴える場合もある．腹証は軟弱無力か，あるいは腹壁が薄く板のように張っているものもあり，振水音を認めることが多い．
適応症：急性胃炎，慢性胃炎，機能性ディスペプシア，逆流性食道炎，慢性腸炎など

● **四君子湯**
構成生薬：人参・朮・茯苓・甘草・大棗・生姜
出典：『和剤局方』

人参湯の乾姜を茯苓に代えて，大棗，生姜を加えた構成である．『和剤局方』に「営衛気虚，臓腑怯弱……」とあるように，気虚の基本的な方剤となる．
使用目標：胃腸虚弱で体力，気力の衰えたものに用いる．全身倦怠感が強く，食欲不振があり，やせて顔色の悪いものが多い．心窩部不快感，悪心，嘔吐，腹鳴，下痢を伴うこともある．腹証は軟弱無力で振水音を認めることが多い．
適応症：慢性胃炎，機能性ディスペプシア，手術後の胃腸障害，消耗性疾患，虚弱体質など

● **六君子湯**
構成生薬：人参・朮・茯苓・甘草・大棗・生姜・陳皮・半夏
出典：『世医得効方』

四君子湯と痰飲に対する処方である二陳湯との合方で，四君子湯に陳皮，半夏を加えた構成となり，胃内の停水を去る作用がある．
使用目標：食欲不振，食後の胃もたれ，胃部不快感によく用いられる．胃腸虚弱で冷え症の虚証の人に用いられるが，四君子湯より虚証の程度は軽い．全身倦怠感，げっぷ，嘔吐などを伴うこともある．腹証は軟弱で振水音を認めるものが多い．
適応症：急性胃炎，慢性胃炎，機能性ディスペプシア，逆流性食道炎，慢性肝炎，手術後の胃腸障害，消耗性疾患など

●茯苓飲
構成生薬：人参・朮・茯苓・生姜・橘皮・枳実
出典：『金匱要略』

　苦味健胃剤である橘皮，枳実が含まれている．原典では橘皮であるが，現在，橘皮の代わりに陳皮を用いる場合がある．

使用目標：やや虚証であるが，人参湯，四君子湯よりは実証の人の，心窩部膨満感，げっぷ，胸やけに用いる．心窩部にガスがたまって食欲不振を訴えることもある．腹部は人参湯，四君子湯より腹力があり，軽度の心下痞鞕，心窩部の鼓音，振水音を認めることがある．

適応症：急性胃炎，慢性胃炎，機能性ディスペプシア，逆流性食道炎など

●大建中湯
構成生薬：人参・乾姜・山椒・膠飴
出典：『金匱要略』

　山椒と乾姜は温熱性刺激薬で裏寒(胃腸の冷え)を温め，消化管を刺激する．膠飴は急迫症状を緩和し，疼痛を治し，滋養作用を持つ．

使用目標：腹部膨満感，腹痛，腹部の冷え，腹鳴，腸の蠕動不穏など下部消化管症状に用いられる．腹部は軟弱無力で弛緩し，腸の蠕動を外部から望見できることもある．また腹部がガスで張って，全体に緊満している場合もある．

適応症：術後腸管通過障害，過敏性腸症候群，慢性腸炎など

●補中益気湯
構成生薬：人参・朮・黄耆・柴胡・当帰・甘草・陳皮・大棗・生姜・升麻
出典：『内外傷弁惑論』

　人参，黄耆を含む参耆剤で，代表的な補剤の一つであり，医薬の王様という意味から医王湯の別名がある．四君子湯から茯苓を除き，黄耆(強壮，止汗)，当帰(血行改善)，陳皮(健胃)，柴胡(抗炎症)，升麻(升提)を加えた処方構成となる．

使用目標：気力，体力が衰え，倦怠感が強く，疲れやすい人に用いる．食後の眠気，寝汗などを伴うこともある．津田玄仙の『療治経験筆記』に1．手足倦怠　2．語言軽微　3．眼勢無力　4．口中に白沫を生じる　5．食味を失う　6．熱湯を好む　7．臍の動悸あり　8．脈散大無力という八つの目標が書かれている．腹部は軟弱で腹部動悸や振水音を認めることもある．

適応症：消耗性疾患，手術後，加齢などによる体力低下，慢性肝炎，虚弱体質，脱肛など

●十全大補湯
構成生薬：人参・朮・茯苓・甘草・当帰・川芎・芍薬・地黄・黄耆・桂皮
出典：『和剤局方』

　気虚の基本処方である四君子湯と血虚の基本処方である四物湯を合方し，黄耆と桂皮が加えられた構成となる．したがって気血両虚の状態に用いられる参耆剤である．

使用目標：気力，体力が衰え，倦怠感が強く，貧血傾向のある人に用いられる．気虚の症状のみならず，貧血傾向，皮膚の乾燥，爪，髪がもろいなど血虚の症状を伴うことが多い．腹部は一般に軟弱である．

適応症：消耗性疾患，手術後，加齢，産後などによる体力低下，貧血，乾燥性の皮膚炎など

●人参養栄湯
構成生薬：人参・朮・茯苓・甘草・当帰・芍薬・地黄・黄耆・桂皮・五味子・遠志・陳皮
出典：『和剤局方』

　十全大補湯から川芎を除き，五味子(鎮咳，去痰)，遠志(精神安定)，陳皮(健胃，鎮咳，去痰)を加えた処方構成となる．

使用目標：十全大補湯を使うような気力，体力の衰えた人で，咳嗽，喀痰，呼吸困難感など呼吸器症状や，精神不安などのある場合に用いる．

適応症：消耗性疾患，手術後，加齢，産後などによる体力低下，貧血，慢性気管支炎，肺結核，慢性閉塞性肺疾患など

●帰脾湯，加味帰脾湯
構成生薬：人参・朮・黄耆・当帰・甘草・大棗・生姜・酸棗仁・遠志・木香・竜眼肉・茯苓(加味帰脾湯はこれに柴胡，山梔子が加わる)
出典：『済生方』(加味帰脾湯は『薛氏医案』)

補中益気湯から柴胡，陳皮，升麻を除き，酸棗仁，遠志，木香，竜眼肉，茯苓といった精神神経症状に効果のある生薬を加えた構成である．

使用目標：倦怠感，易疲労などの症状のある虚証の人で，不安感，不眠，健忘などの精神神経症状，動悸，貧血などを伴う場合に用いる．加味帰脾湯は帰脾湯の証で，のぼせやいらいらなど，やや熱状のある場合に適応する．

適応症：不安神経症，不眠症，健忘症，抑うつ状態，貧血，出血性疾患など

● 清暑益気湯

構成生薬：人参・朮・黄耆・当帰・甘草・陳皮・黄柏・五味子・麦門冬

出典：『医学六要』

補中益気湯から升麻，柴胡，大棗，生姜を除き，鎮咳，去痰作用のある麦門冬，五味子と健胃作用のある黄柏を加えた構成である．暑気あたりの薬である生脈散（人参，麦門冬，五味子）を含んでいる．

使用目標：夏まけの薬である．暑さにより全身倦怠，食欲不振，熱感，尿量減少，下痢，盗汗などの症状がある場合に用いる．夏に限らず用いてもよい．腹部は軟弱な場合が多い．

適応症：夏まけ，消耗性疾患など

● 清心蓮子飲

構成生薬：人参・黄耆・茯苓・車前子・黄芩・麦門冬・甘草・蓮肉・地骨皮

出典：『和剤局方』

人参，黄耆を含む参耆剤であるが，車前子，蓮肉，地骨皮など泌尿生殖器症状に有効な生薬を含んでいるのが特徴である．

使用目標：疲れやすく，胃腸が弱く，神経質な傾向の人で頻尿，残尿感，排尿痛，排尿後不快感，帯下，遺精などの泌尿生殖器症状を訴える場合に用いる．腹部は軟弱な場合が多い．

適応症：慢性膀胱炎，慢性尿道炎，慢性前立腺炎，膀胱神経症など

● 半夏白朮天麻湯

構成生薬：人参・黄耆・半夏・白朮・陳皮・茯苓・蒼朮・天麻・麦芽・神麴・沢瀉・黄柏・乾姜・生姜

出典：『脾胃論』

六君子湯から甘草を除き，頭痛，めまいに効果のある天麻，沢瀉，健胃作用を持つ麦芽，神麴，黄柏などが加わった処方である．

使用目標：胃腸が弱く，胃もたれ，食欲不振，悪心，嘔吐などのある人で，めまい，頭痛，頭重感などの症状を訴える場合に用いる．腹部は軟弱で振水音を認めることが多い．

適応症：良性発作性頭位眩暈症，メニエール病，めまい，頭痛，慢性胃炎，低血圧など

3 発　展

● 附子理中湯

理中湯，すなわち人参湯に，新陳代謝亢進作用のある温熱薬である附子を加えた処方である．附子人参湯ということもある．

出典：『傷寒論』

使用目標：人参湯を使うような胃腸症状，冷えのある人で，下痢や冷えの症状が激しい時に用いる．

● 香砂六君子湯

六君子湯に芳香健胃剤である香附子，縮砂，藿香を加えた処方である．香附子は鎮静作用も持つ．エキス製剤で使用する場合は，六君子湯と香蘇散の合方で代用することが多い．

出典：『内科摘要』

使用目標：六君子湯を使うような胃腸虚弱な人で，神経質，精神不安定な傾向のある場合に用いる．

● 柴芍六君子湯

六君子湯に柴胡，芍薬を加えた処方である．エキス製剤で使用する場合は，六君子湯と柴胡桂枝湯（あるいは四逆散）の合方で代用することが多い．

出典：『勿誤薬室方函口訣』

使用目標：食欲不振，胃もたれ，胃部不快感など六君子湯の症状があり，さらに腹痛や腹診で胸脇苦満，腹直筋の攣急などの所見を認める場合に用いる．

● 中建中湯

小建中湯と大建中湯との合方である．エキス製剤で用いる時は膠飴の重複をさけるため，桂枝加芍薬

湯と大建中湯とを合方して用いる．
出典：『大塚敬節経験方』
使用目標：腸の蠕動不穏，腹痛，便秘などを目標に，開腹術後の腸管通過障害によく用いられる．開腹術後以外でももちろん，上記症状があれば用いる．小建中湯，あるいは大建中湯単剤で効果が不十分な場合に合方すると良いことがある．

●味麦益気湯

補中益気湯に鎮咳，去痰作用のある五味子，麦門冬を加えた処方である．

出典：『脾胃論』
使用目標：補中益気湯を用いるような体力の低下した人で，呼吸器症状のある場合に用いる．

参考文献

1) 陳　師文：増広太平恵民和剤局方，和刻漢籍医書集成，エンタプライズ，東京，p75，1988
2) 津田玄仙：療治経験筆記，近世漢方医学書集成 73，名著出版，東京，pp205-209，1983

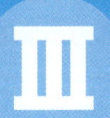

2 主な方剤群

H 地黄を含む方剤群

【長坂和彦】

1 地黄を含有する方剤の特徴

地黄はゴマノハグサ科のカイケイジオウ(*Rehmannia glutinosa* Liboschitz)の塊根である．新鮮なものを生地黄，乾燥したものを乾地黄，酒で蒸したものを熟地黄という．

『神農本草経』に「折跌絶筋傷中を治し，血痺を逐ひ，骨髄を填め，肌肉を長ず．湯と作せば，寒熱積聚を除き，痺を除く．生なる者は尤も良し．久しく服せば身を軽くし老いず」，『名医別録』に「男子の五労七傷，女子の傷中胞漏下血を主る．悪血を破り，溺血，大小腸を利し，胃中の宿食を去り，飽力断絶，五蔵内傷不足を補い，血脈を通じ，気力を益し，耳目を利す」と記載されている．地黄を含む方剤はこれらの作用を期待していると考えてよい．

現在流通している地黄には，生地黄，乾地黄，熟地黄がある．「生者尤良」などの記載がみられるが，生地黄は入手が困難なうえ，冷凍保存しないとすぐにかびてしまう．一般に生に近づけば涼血作用が，熟せば補血作用が強くなる．中医的には滋陰，補血の目的で用いられることが多い．中国の西側はゴビ砂漠やタクラマカン砂漠があり乾燥している．この乾燥から身を守るには地黄の滋陰作用が重要になる．わが国は四方を海で囲まれているため中国ほど地黄の需要は多くないが，アトピー性皮膚炎や老人性皮膚瘙痒症などの乾燥性疾患に用いる機会がある．地黄の副作用として心窩部不快感が重要であるが，アトピー性皮膚炎の患者のように津液が不足(陰虚)している患者で副作用を起こすことは少ない．

2 主な方剤

地黄を主要な構成生薬とする保険適用エキス製剤には，牛車腎気丸，六味丸などの八味地黄丸(腎気丸)の加減方，芎帰膠艾湯，七物降下湯，当帰飲子，疎経活血湯，温清飲，十全大補湯，柴胡清肝湯(散)，荊芥連翹湯，竜胆瀉肝湯などの四物湯の加味方がある．血を補う働きはすべての方剤に共通している．

●八味地黄丸(腎気丸)

構成生薬：地黄・山茱萸・山薬・沢瀉・茯苓・牡丹皮・桂皮・附子

出典：『金匱要略』には虚労，腰痛，小便不利，消渇，小便反って多し，小腹拘急，小腹不仁に使うとある．

使用目標：腰痛，坐骨神経痛，骨粗鬆症，腎炎，インポテンス，男性不妊，糖尿病，前立腺肥大，白内障，しびれ，耳鳴りなどの老化に関連する疾患に用いられる．地黄で心窩部不快感を起こす場合は，人参湯，四君子湯，六君子湯などを併用する．

●牛車腎気丸

構成生薬：八味地黄丸に利水作用がある牛膝・車前子を加えた方剤．

出典：『済生方』に「加味腎気丸，腎虚して腰重く，脚腫，小便不利を治す」とある．

使用目標：八味地黄丸証で尿が出にくいため腰が重だるく，下肢がむくむ場合に用いる．夜間頻尿や糖尿病性腎症のしびれに有効との報告がある．

●六味丸

構成生薬：八味地黄丸から温熱作用がある桂皮・附子を除いた方剤．

出典：『小児薬証直訣』に「腎怯失音し，顖開き合せ

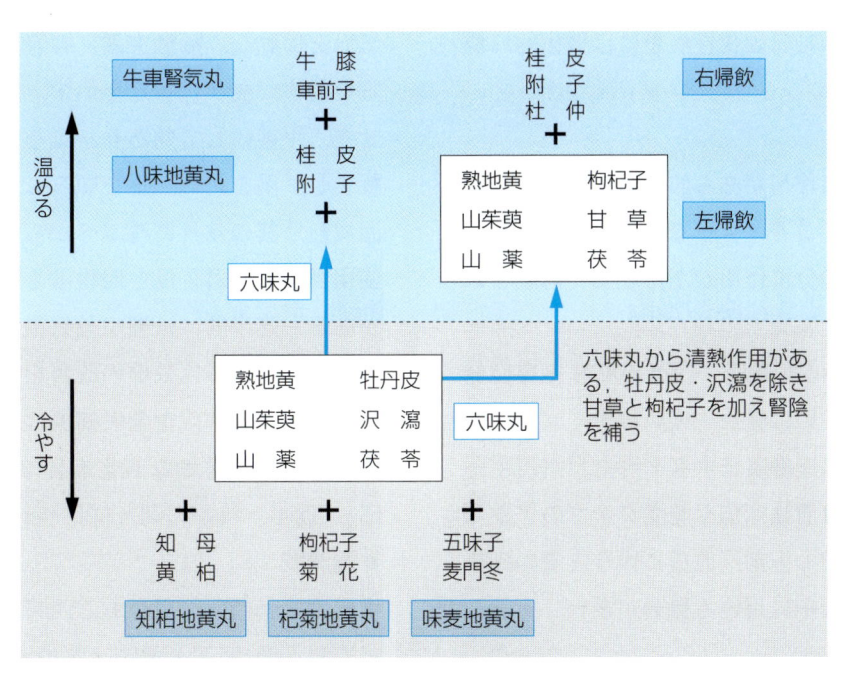

図1 寒熱による補腎剤の使い分け

ず，神不足し，目中白睛多く，面色㿠白等の証を治す」とある．

使用目標：八味地黄丸から温める働きがある附子・桂皮を除いた方剤．腎気丸証でほてりなどの津液の不足（陰虚）がある場合に用いる．さらに津液が不足した場合は知柏地黄丸，眼の症状を伴う場合は杞菊地黄丸，咳を伴う場合は味麦地黄丸にする（図1）．

●四物湯

構成生薬：当帰・芍薬・川芎・地黄

出典：『和剤局方』に「栄衛を調益し，気血を滋養す．衝任虚損，月水調わず，臍腹疠痛，崩中漏下，血瘕塊硬，発歇疼痛，妊娠宿冷，将理宜を失し，胎動して安からず，血下りて止まず，及び産後虚に乗じて，風寒内に打ち，悪露下らず，結して痃聚を生じ，小腹堅痛し，時に寒熱を作すを治す」とある．

使用目標：すべてが血に働く生薬で構成されている．補血，止血，駆瘀血の基本方剤．月経不順，産後の疲労回復，冷え症などに用いられる．

●芎帰膠艾湯

構成生薬：止血作用がある四物湯（当帰，芍薬，川芎，地黄）に艾葉，阿膠などの止血薬，諸薬を調和し健胃作用がある甘草を加えた方剤．

出典：『金匱要略』に婦人漏下（不正出血），半産後下血（流産後の出血），妊娠中の腹痛を主るとある．

使用目標：月経過多，不正性器出血や痔出血に用いられることが多い．眼底出血，鼻出血，血痰，尿路出血，下部消化管出血など「出血」という病名で治療しても奏効することが多い．また，血液凝固因子には影響を及ぼさないので安心して用いることができる．芎帰膠艾湯とよく似た止血効果があり地黄を含む方剤に黄土湯がある．芎帰膠艾湯は血虚に，黄土湯は陽虚・脾虚に用いられる．気虚が強くなった場合は，保険適用外であるが，田七人参末3g/日を用いる．

●七物降下湯

構成生薬：止血作用がある四物湯（当帰，芍薬，川芎，地黄）に降圧作用がある釣藤鈎と充血を除く黄柏（大塚は四物湯の胃もたれ予防の目的で加えた），毛細血管拡張作用がある黄耆を加えた方剤．

出典：『大塚敬節著作集』には「高血圧が長く続き，最低血圧が高く，腎硬化症の傾向のあるものに効く」とある．

使用目標：大塚は眼底出血を繰り返し明暗すら弁ずることができない状態になったが，本方により血圧が低下し失明を免れた（『症候による漢方治療の実際』）．桂枝茯苓丸などの駆瘀血剤には動脈硬化を抑

制する働きがある．動脈硬化性疾患には積極的に駆瘀血剤を用いてよい．

●当帰飲子
構成生薬：滋陰補血作用がある四物湯に蒺藜子・防風・荊芥・何首烏・黄耆・甘草などの風邪を除いたり(祛風)，皮脂腺の分泌作用がある生薬で構成されている．

出典：『済生方』に「心血凝滞，内蘊の風熱皮膚に発見し，遍身の瘡疥或いは腫れ，或いは痒く，或いは膿水浸淫，或いは赤疹瘺癩発するを治す」とある．

使用目標：老人性皮膚瘙痒症や乾燥タイプのアトピー性皮膚炎の代表的な方剤．血虚に伴う皮膚の痒みに用いる．乾燥する冬に用いる機会が多い．

●疎経活血湯
構成生薬：補血作用がある四物湯に防已・防風・羌活・威霊仙・白芷・朮・牛膝・茯苓などの祛風湿薬(風邪と湿邪を除く)と陳皮・竜胆・桃仁を加えた方剤．

出典：『万病回春』に「遍身走通し刺すが如く，左足の痛むこと尤も甚だしきを治す．左は血に属す．多くは酒色損傷に因り筋脈空虚し風寒湿を被り，熱内に感じ，熱，寒に包まるれば則ち痛み筋絡を傷る．是を以て昼軽く夜重し．宜しく以て経を疎し血を活かし湿を行らすべし．此れ，白虎歴節風に非ざるなり」とある．

使用目標：関節や筋肉のしびれや痛みに用いられる．牛車腎気丸は腎虚のしびれに用いられるのに対し，本方は瘀血・風湿のしびれに用いられる．『万病回春』に「遍身走通して日は軽く夜重きは是れ血虚なり」とあるように夜に症状が悪化する症例には駆瘀血剤を使うことが多い．

●十全大補湯
構成生薬：気虚を改善する四君子湯(人参・朮・茯苓・甘草)と血虚を改善する四物湯に気虚を改善する黄耆と血流を改善する桂皮で構成されている．

出典：『和剤局方』に「男子婦人の諸虚不足，五労七傷，飲食進まず，久病虚損，時に潮熱を発し，気骨脊を攻め，拘急疼痛し，夜夢遺精，面色痿黄，脚膝力無く，一切の病後，気旧の如からず，憂愁思慮，気血を傷動し，喘嗽中満，脾腎の気弱く五心煩悶するを治す．並びに皆之を治す．此の薬性温にして熱せず，平補にして効あり，気を養い神を育み，脾を醒まし，渇を止め，正を順らし，邪を避け，脾胃を温煖し，其の効具に述ぶべからず」とある．

使用目標：四君子湯と四物湯を含み気血双補の働きがある．臨床的には補中益気湯との鑑別が重要になる．補中益気湯は気虚の改善を目的としてあらゆる体型に用いるが，十全大補湯は体重減少，乾燥，鏡面舌などの肉体的な衰えを伴う(血虚で四物湯の適応)．近年，抗がん剤と併用されることが増えた．

●温清飲
構成生薬：補血作用がある四物湯に清熱作用がある黄連解毒湯(黄連・黄芩・黄柏・山梔子)を加えた方剤．

出典：『万病回春』に「婦人経脈住まらず，或いは豆汁の如く五色相雑す．面色痿黄，腹刺痛し，寒熱往来，崩漏止まざるを治す」とある．

使用目標：滋陰補血作用がある四物湯に清熱作用がある黄連解毒湯を合方したもので攻補兼施の方剤．鼻出血・下血などの鮮紅色の出血，のぼせ，ほてり，湿疹，口内炎などに用いられる．

●柴胡清肝湯，荊芥連翹湯，竜胆瀉肝湯
構成生薬：温清飲に柴胡・連翹を加えた四物黄連解毒湯を基本骨格とし，これに抗炎症薬を加えた構成になっている．

出典：『漢方一貫堂医学』に「骨格は概してやせ形，筋肉質で皮膚は浅黒い．かぜ，気管支炎，喉頭炎，扁桃炎，鼻炎，リンパ節炎，蓄膿症，中耳炎，泌尿生殖器病にかかりやすい者」に用いるとある．

使用目標：扁桃炎，蓄膿症，中耳炎，尿路感染症を繰り返す患者の体質改善薬．扁桃炎や中耳炎には柴胡清肝湯，蓄膿症には荊芥連翹湯，尿路感染症には竜胆瀉肝湯が用いられる．小児期より虚弱でかぜや気管支炎，扁桃炎にかかりやすく，かぜの後には副鼻腔炎や中耳炎になりやすい．壮年期には尿路感染を繰り返す者に用いる．

●炙甘草湯
構成生薬：桂枝去芍薬湯(桂皮・大棗・生姜・甘草)

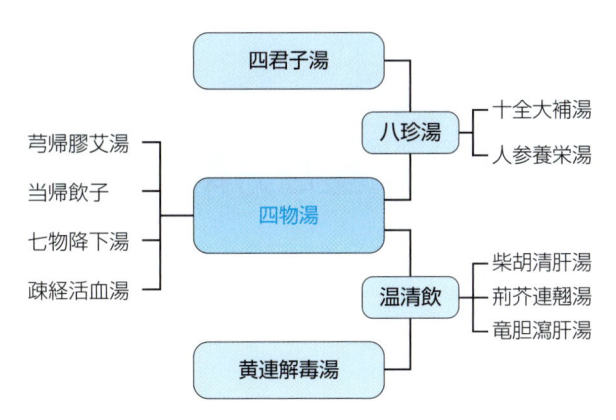

図2 漢方の基本骨格である四物湯と関連方剤

に地黄・麦門冬・人参・麻子仁・阿膠などの滋陰剤を加味した構成．
出典：『傷寒論』に「傷寒脈結代，心動悸するは，炙甘草湯之を主る」とある．
使用目標：「脈促胸満」の桂枝去芍薬湯に滋陰剤を加味した構成となっており，かぜ症候群などで津液が減少し，脈の結代，動悸，息切れ，易疲労感などの心気虚の症状をきたした場合に用いられる．

3 発 展

a．八味地黄丸の加減方

腎気丸という別名があるとおり腎の機能を高める薬方である．ここでいう「腎」は成長，発育，生殖，老化，骨代謝，水分代謝，呼吸，思考を司る機能単位のことで，現代医学の腎臓とは異なることに注意しなければならない．この中で一番重要なのは成長，生殖，老化に関することである．八味地黄丸は前立腺肥大，白内障などの老化防止だけでなく大泉門閉鎖不全などの成長障害にも用いられる．つまり，成長を早め老化を予防し，種にとってもっとも大切な生殖可能期間を延ばすことに眼目がある．漢方の物差しである寒熱や津液の概念を組み合わせると図1のように使い分けることができる．また，「腎」は「先天の気」に関係することから八味地黄丸で易疲労感が改善したり元気が出る．八味地黄丸には気血水に関係する生薬がバランスよく配合されている．

b．四物湯の加味方

四物湯は重要な基本方剤であるがそのままの形で用いられることは少ない．図2のように四君子湯，黄連解毒湯，祛風湿薬とあわせて用いられることが多い．

参考文献

1) 大塚敬節：症候による漢方治療の実際，南山堂，東京，1999
2) Sekiya N et al：Keishi-bukuryo-gan prevents the progression of atherosclerosis in cholesterol-fed rabbit. Phytother Res 13：192-196，1999
3) 矢数　格：漢方一貫堂医学，医道の日本社，横須賀，1995

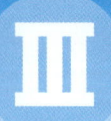

2　主な方剤群

1　附子を含む方剤群

【関　直樹】

1　附子を含有する方剤の特徴

　構成生薬の一つに附子が入っているものを総称して附子剤という.

　キンポウゲ科,カラトリカブトまたはその近縁植物の塊根は,一般に,その主根が烏頭,子根が附子,附子のついていない単根が天雄と,それぞれ呼ばれるが,吉益東洞の『薬徴』に,「其の効皆同じ」とあることをみても,ほぼ同じものと考えてよい.

　附子は,矢毒として用いられるほどの毒性を持ち,漢方生薬のうちでももっとも毒性の高いものである.しかし,エキス製剤の附子剤やそれらとともに用いる調剤用附子製剤では,十分に減毒化(これを修治という)されているため,適応や投与量など,漢方医学の原則に沿って用いる限り,毒性を懸念する必要はない.

　一方,煎剤で用いられる生薬としての附子(烏頭,白河附子,炮附子)には,産地の違いや修治の差があり,用いる量によって,あるいは煎じる時間によって,附子中毒も報告されているゆえ,注意が必要である.

　附子の薬能は,『重校薬徴』に,「水を逐うことを主る.故に悪寒,腹痛,厥冷,失精,不仁,身体骨節疼痛,四肢沈重疼痛を治し,下利,小便不利,胸痺,癰膿を兼治す」とあるように,漢方薬理的には虚証・寒証に対する温熱薬・鎮痛薬・利水薬・強壮薬として位置づけられ,漢方処方にはなくてはならない重要生薬の一つである.

　附子剤を用いる目標としては,体力の低下,四肢・体幹の冷えや痛み,尿量減少,浮腫などである.

　前記の附子剤の適応や目標に反し,体力が充実,赤ら顔,のぼせが強いなど,実証・熱証の状態に用いた場合には,舌のしびれ,動悸,悪心や嘔吐など,附子の中毒症状が現れる可能性が高くなる.したがって,実証や熱証に対して,附子剤は慎重に投与すべきである.また,エキス製剤の添付文書には,妊娠中には附子剤を控えることが望ましい旨の記載があるが,不妊治療に際し,冷えが強い場合に附子を加味することはよく行われ,良い結果が得られていることは稀ではないことをみても,結果的に妊娠初期に附子を用いていたことが問題になるという事例には遭遇しない.この場合,妊娠が判明した時点で附子剤を継続するか否かは,その時の妊婦の証に応じて十分考慮されるべきであろう.

　附子(剤)の副作用としては,前述の附子中毒症状に準じるが,実証,熱証の状態に処方して現れた場合には,副作用というよりは誤治というべきである.

　附子中毒の対処薬としては,アトロピン,プロカイン,副腎皮質ホルモンなどが効果的といわれているが,臨床上,稀に遭遇する軽い中毒症状は自然に軽快することが圧倒的に多い.

2　主な方剤

　附子が配合された保険適用のエキス製剤には,葛根加朮附湯,桂枝加朮附湯,桂枝加苓朮附湯,桂枝芍薬知母湯,牛車腎気丸,芍薬甘草附子湯,真武湯,大防風湯,当帰芍薬散加附子,八味地黄丸,附子理中湯,麻黄附子細辛湯があり,また,エキス製剤による漢方治療で用いる調剤用附子としては,加工ブ

シ末，ブシ末，炮附子末などという剤名・剤形で薬価収載されている．

以下，上記の附子剤を解説する．

● 葛根加朮附湯
構成生薬：葛根・麻黄・桂皮・甘草・芍薬・大棗・生姜・蒼朮・附子
出典：『類聚方広義』

葛根湯に蒼朮と附子を加えた処方である．葛根湯は，比較的実証のかぜ症候群や肩こり・上半身の神経痛など，炎症性疾患や疼痛性疾患に用いられるが，冷えと痛みが強い場合には，この葛根加朮附湯が良いことがある．葛根湯と桂枝加朮附湯の合方で代用することもできる．必要に応じて適宜，調剤用附子を追加・増量する．
適応症：肩こり，上半身の神経痛，関節痛など

● 桂枝加朮附湯
構成生薬：桂皮・芍薬・大棗・生姜・甘草・蒼朮・附子

● 桂枝加苓朮附湯
構成生薬：桂枝加朮附湯＋茯苓
出典：『吉益東洞経験方』

これら2処方は，桂枝湯が基本になっている処方である．桂枝湯，それに附子が加わった桂枝加附子湯は，共に『傷寒論』にある処方だが，吉益東洞は，桂枝加附子湯に蒼朮を加えて桂枝加朮附湯とし，さらに茯苓を加えて桂枝加苓朮附湯として，それぞれ関節痛や神経痛に用いた．尾台榕堂の『類聚方広義』に，桂枝加苓朮附湯は，桂枝加朮附湯の適応症状に動悸やめまいなどを伴う場合に用いるとある．

現在では，必ずしも前記のような使い分けはされてはおらず，2処方とも，桂枝湯を用いるような体質・体力，すなわち，腹力の弱い，虚証で冷え性体質の人の関節痛や神経痛など，四肢・体幹の疼痛性疾患に用いる．
適応症：関節痛，神経痛など

● 桂枝芍薬知母湯
構成生薬：桂皮・麻黄・知母・防風・芍薬・甘草・白朮・生姜・附子
出典：『金匱要略』

浅田宗伯の『勿誤薬室方函口訣』に，「歴節数日を経て骨節が木のこぶの如く腫起し両脚微腫ありてわるだるく疼痛の為に逆上して頭眩乾嘔などする者を治す（中略）腰痛鶴膝風にも用ゆ」とあるように，慢性関節疾患で，とくに膝関節の腫脹と熱感があり，骨破壊もあるような場合に用いる．
適応症：関節リウマチ，神経痛など

● 牛車腎気丸
構成生薬：八味地黄丸＋牛膝・車前子
出典：『済生方』

後述の八味地黄丸に，尿路系の症状を緩和するといわれている牛膝，車前子が加わったものである．したがって，基本的には八味地黄丸を用いるべき対象の状態で，とくに泌尿器系の訴えが強いものに良いとされているが，必ずしもこれにこだわる必要はない．
適応症：腰痛，坐骨神経痛，膀胱炎，前立腺肥大，糖尿病，高血圧症，腎炎，ネフローゼ，白内障，インポテンス（ED）など

● 芍薬甘草附子湯
構成生薬：芍薬・甘草・附子
出典：『傷寒論』

骨格筋および平滑筋の急激な痙攣性疼痛には芍薬甘草湯がきわめて有効であるが，冷えと痛みが激しい場合には，附子が加わった本処方が用いられる．芍薬甘草湯と調剤用附子製剤の併用で代用可能である．
適応症：神経痛，関節痛，肩こり，腓腹筋痙攣（こむら返り）など

● 真武湯
構成生薬：茯苓・芍薬・蒼朮・生姜
出典：『傷寒論』

少陰病を代表する処方で，玄武湯とも呼ばれる．体力が低下した虚弱な人の，下痢や腹痛などの消化器症状に対して，あるいは普段からそういう傾向のある体質の改善薬として，用いられる．裏急後重を伴わない下痢にとくに有効，と経験的にいわれている．また，冷え性で胃腸虚弱体質の，めまいや身体動揺感，心悸亢進などに有効なことがある．総じて，

新陳代謝の衰えている諸症に用いられる．
適応症：消化器の諸疾患，神経症，リウマチ性疾患，皮膚疾患など

●大防風湯

構成生薬：人参・黄耆・当帰・芍薬・地黄・川芎・防風・蒼朮・羌活・牛膝・大棗・甘草・杜仲・乾姜・附子
出典：『和剤局方』

　『和剤局方』に，鶴膝風の主剤と記載されている．身体が冷え，顔色が不良，虚証の，関節痛疾患に用いる．炎症疾患が急性期を過ぎ，発赤や熱感がほとんど消失した慢性化期に用いるのが一般的である．痛みを抑える目的以上に，全身状態を改善させることを目的とすることが多い．参耆剤の一つでもあり，補血作用がある四物湯（当帰・芍薬・地黄・川芎）も含まれていることを考えれば，使用目標が明確になる．
適応症：関節リウマチ，慢性関節炎，痛風など

●当帰芍薬散加附子

構成生薬：当帰・芍薬・川芎・茯苓・白朮・沢瀉・附子
出典：『類聚方広義』

　当帰芍薬散は『金匱要略』の処方で，比較的虚証で，冷え性で貧血傾向を有する女性の，月経不順や月経痛，不定愁訴などに用いられる有名な処方であるが，尾台榕堂は，『類聚方広義』に，「妊娠，産後にして，下利腹痛し，小便不利，腰脚麻痺して力なく，或は眼目赤痛する者，若くは下利止まず，悪寒する者は，附子を加え（後略）」と指示している．

　日常臨床では，当帰芍薬散の適応症状で，冷えがとくに強い場合に用いられる．当帰芍薬散と調剤用附子製剤の併用で代用可能である．
適応症：貧血，冷え症，月経不順，月経困難症，不妊症，神経症，更年期症候群など

●八味地黄丸

構成生薬：地黄・山茱萸・山薬・沢瀉・茯苓・牡丹皮・桂皮・附子
出典：『金匱要略』

　八味地黄丸料，八味丸，八味腎気丸，腎気丸などとも呼ばれる．『勿誤薬室方函口訣』に「専ら下焦を治す．故に金匱小腹不仁，或は小便自利，或は転胞に運用す．又，虚腫，或は虚労腰痛等に用て効あり．其の内，消渇を治するは此方に限る也」とあるように，腰部や下肢の疲労や倦怠，脱力感，痛みやしびれ，口渇や（とくに夜間の）頻尿，下肢の浮腫などを目標に用いる．下腹部の正中（臍下）が軟弱無力（小腹不仁）であることも目標の一つにする．これらは高齢者によくみられる症状や所見で，中年以降の諸疾患に頻用される処方であるのは，このためである．
適応症：糖尿病，腰痛，坐骨神経痛，膀胱炎，前立腺肥大，高血圧症，インポテンス（ED）など

●附子理中湯

構成生薬：人参・甘草・朮・乾姜・附子
出典：『傷寒論』

　附子人参湯とも呼ばれる．虚証で冷え性の人で，食欲不振，胃部のもたれ感，下痢など，慢性消化器障害があり，尿が希薄で量が多い，口中に薄い唾液がたまるなどの症状を伴う場合には理中湯（人参湯）がよく用いられるが，冷えや下痢が激しい場合には，附子が加わった，この附子理中湯が適する．腹部が軟弱無力で振水音があることを目標にする．人参湯と調剤用附子製剤の併用で代用可能である．
適応症：急性・慢性胃腸炎，胃・十二指腸潰瘍，悪阻，冷え症，低血圧症など

●麻黄附子細辛湯

構成生薬：麻黄・細辛・附子
出典：『傷寒論』

　悪寒が強い上気道炎の初期に用いることが多い．発熱の有無にかかわらず，あくまでも悪寒に注目すべきで，脈は沈細が特徴である．高齢者や日頃から虚弱で冷え性体質の人のかぜ症候群の初期には，このような状態になりやすい．慢性疾患では，冷えが強いアレルギー性鼻炎などに用いられる．
適応症：かぜ症候群，気管支炎，鼻炎など

　なお，エキス製剤にはないものの，保険適用の生薬を用いて煎薬として処方可能な附子剤のうち，重要な処方の一つが四逆湯である．

● 四逆湯

構成生薬：甘草・乾姜・附子

出典：『傷寒論』

　新陳代謝が極度に低下した，四肢厥冷，悪寒，顔色蒼白状態に対し用いられる．乾姜を増量した通脈四逆湯は，四逆湯証の劇症に，また，四逆湯に人参を加えた四逆加人参湯は，出血多量で体液欠乏状態に，さらに茯苓を加えた茯苓四逆湯は，煩躁，心悸亢進，浮腫が加わったものに，それぞれ用いられる．

適応症：かぜ症候群，急性胃腸炎など

3　発　展

　患者の病状，すなわち，悪寒，冷え，疼痛などの程度によっては，漢方エキス製剤の附子剤に含まれる附子の量では不足と感じられることがあり，その際には，さらに附子を追加すべきである．

　一方，症状によっては，本来は附子剤ではない処方に附子を併用することで治療効果が高まることが経験的に知られている．

　いずれも，体力低下，四肢・体幹の冷え，尿量減少，関節痛，身体痛，浮腫などを目標に，附子を追加・併用する．その際，使用する附子として，調剤用の附子製剤があり，加工ブシ末，ブシ末，炮附子末という剤名・剤形で薬価収載されている．

　以下，比較的しばしば用いられる応用処方を列記する．

● 越婢加朮附湯
● 当帰四逆加呉茱萸生姜湯加附子
● 疎経活血湯加附子
● 二朮湯加附子
● 防已黄耆湯加附子
● 五積散加附子
● 十全大補湯加附子
● 薏苡仁湯加附子
● 桂枝二越婢一湯加朮附（桂枝加朮附湯と越婢加朮湯の合方で代用可能）
● 桂姜棗草黄辛附湯（桂枝湯と麻黄附子細辛湯の合方で代用可能）
● その他

　保険適用のエキス製剤にはなく，使用頻度は少ないものの，日常臨床で有用な附子剤には，烏頭桂枝湯，烏頭湯，解急蜀椒湯，甘草附子湯，大黄附子湯，附子粳米湯などがある．

　多くは，既製のエキス製剤では効果が得られにくい，激しい疝痛や急性大腸疾患，関節リウマチを含む関節疾患や神経痛などに対して用いられる．詳しくは成書を参考にされたい．

参考文献

1) 寺澤捷年：症例から学ぶ和漢診療学，医学書院，東京，1990
2) 松田邦夫：症例による漢方治療の実際，創元社，大阪，1992
3) 佐藤　弘：漢方治療ハンドブック，南江堂，東京，1999
4) 尾台榕堂：西山英雄訓訳　和訓類聚方広義・重校薬徴，創元社，大阪，1978
5) 浅田宗伯：勿誤薬室方函口訣，燎原書店，東京，1975
6) 長坂和彦ほか：附子中毒33例の検討．和漢医薬学雑誌 16：168-174，1999
7) 大塚敬節ほか：漢方診療医典，南山堂，東京，1977

3 副作用

【新井　信】

A 漢方における副作用

1 漢方薬の安全性

　漢方薬の安全性は，生薬生産者から製薬会社にいたるまでの過程で生じる製剤の安全性の問題と，それを使用する医師や薬剤師が責任を担う適正使用および副作用の問題に分けて考えることができる．とくに副作用の問題については，1996年に小柴胡湯による間質性肺炎が大きな社会問題となって以来，それまで比較的安全と考えられてきた漢方薬にも社会的関心が向けられるようになった．結局，漢方薬も"薬"である以上，副作用は起こり得るということである．したがって，漢方薬を処方する医師や薬剤師の責務として，副作用に関する知識と対処法をしっかりと身につけておく必要がある．

2 誤治，瞑眩と副作用の違い

　西洋医学では一定の使用基準にしたがって薬を使用したにもかかわらず，結果的に患者に不利な反応が現れた場合，それを「副作用」と総称している．ところが，たとえ西洋医学的な使用基準で正しい用い方をしたとしても，漢方的な使用基準に照合して間違った使い方をしたため，結果的に患者に不利な症状が生じる場合がある．漢方ではこれを「誤治」といい，いわゆる副作用とは区別して考える．例えば，やせて体力がない人の便秘に大黄甘草湯を用いて，腹痛と下痢を起こした場合などは，西洋医学では副作用の範疇に入るかもしれないが，漢方的には明らかな誤治である．すなわち，大黄は本来，腹力のしっかりした実証の便秘に用い，虚証の便秘には不向きであるため，このような人には腸管に対する機能改善作用や滋潤作用を期待して大黄を含まない処方を用いる，あるいは大黄を用いるとしても少量から開始するなどの配慮が必要とされるからである．

　さらに，誤治の結果，新たに現れた漢方的病態が治療前のものとは異なってくることがある．漢方ではこのような病態を「壊病」あるいは「壊証」と呼んでいる．現代医学でいえば，ステロイド内服治療によって満月様顔貌を呈するような病態が相当する．当然，それに応じた治療法を考えなければならない．

　また，漢方薬を服用後，症状が改善する前に生じる一過性の予期しない反応を「瞑眩」という．もしも漢方薬服薬後に予期しない副反応が起こった場合，それが瞑眩なのか副作用なのかは，その後の臨床経過をみなければ判断できない．日常診療では瞑眩はあまり頻回に起こるものではないので，このような反応が起こった場合には副作用の可能性を十分に考慮し，減薬するか，場合によっては使用を中止するなどの適切な処置が必要である．

3 合方についての注意

　エキス製剤を合方して使用する場合，重複する生薬の種類と総投与量によっては副作用が出現しやすくなるため，それぞれの構成生薬とその分量をよく確認しておく必要がある．

注意を要する生薬として麻黄，甘草，大黄，芒硝，人参，当帰，桂皮，地黄などがあげられる．このうち麻黄は虚血性心疾患を増悪させるという重篤なリスクがある点で，甘草は多くのエキス製剤に含有されるため合方により副作用の出現頻度が高くなる点で，とくに注意が必要である（詳細は本章の各項を参照）．

B 臨床からみる副作用

近年における漢方薬の副作用報告では，胃部不快感などの上部消化管症状がもっとも多く，次いで発疹や瘙痒など皮膚症状が多い．

1 偽アルドステロン症

甘草の主要成分であるグリチルリチン酸は，生体内で糖鎖部分が外れてグリチルレチン酸になる．グリチルレチン酸はコルチゾールをコルチゾンに変換する酵素（11β-hydroxysteroid dehydrogenase II）に対して強い阻害活性を持つため，増加したコルチゾールが腎尿細管のミネラルコルチコイド受容体に作用して，ナトリウムの再吸収とカリウムの排泄を促進する．したがって，甘草を含有する漢方薬を内服することにより，血清カリウム値の低下，ナトリウムや体液の貯留，浮腫，血圧上昇，体重増加などの症候を呈する偽アルドステロン症が現れることがある．さらに，低カリウム血症が著明になると，脱力感や四肢の痙攣麻痺などのミオパシー，不整脈などを生じやすくなる．このようなことから，甘草を1日量2.5 g以上含有する処方（表1）は，①アルドステロン症の患者，②ミオパシーのある患者，③低カリウム血症のある患者には禁忌とされている．

副作用発現には個人差が大きいが，甘草を比較的多量に用いる場合には定期的に血清カリウム値を測定し，これらの症状の出現に留意する必要がある．

甘草はエキス製剤のおよそ7割に含有されるため，血清カリウム値を低下させる危険性がある他剤との併用には注意が必要である．①甘草含有製剤，②グリチルリチン酸およびその塩類を含有する製剤，③ループ系利尿薬，④サイアザイド系利尿薬などが相当する．

2 間質性肺炎

本症は早期に適切な処置を行わない場合，死亡などの重篤な転帰にいたることがあるため，早期発見と迅速かつ適切な治療を行うことが重要である．

主な臨床症状は発熱，咳嗽，労作時呼吸困難で，漢方薬服薬中にそれらの症状が現れ，肺音の異常（捻髪音），胸部X線異常（スリガラス様陰影，微細粒状影）などが認められれば，本症を疑って直ちに服薬を中止し，適切な処置を施す．本症は疫学的に中高年に好発し，発症頻度は10万人に対して4人（0.004%）とされる．基礎疾患には慢性肝障害，とくにHCV陽性例が75%を占め，服薬から症状発現ま

表1　甘草を比較的多量に含む処方（2.5 g／1日量以上）

黄芩湯	黄連湯	乙字湯*	甘草湯
甘麦大棗湯	桔梗湯	芎帰膠艾湯	桂枝人参湯
五淋散	炙甘草湯	芍薬甘草湯	芍薬甘草附子湯
小青竜湯	人参湯	排膿散及湯	半夏瀉心湯
附子理中湯			

*製薬メーカーにより1日量が2.5 gを超えるものがある

での期間は6ヵ月以内，多くは2ヵ月以内である．原因薬剤として小柴胡湯による報告がもっとも多く，①インターフェロン製剤を投与中の患者，②肝硬変・肝がんの患者，③慢性肝炎における肝機能障害で血小板数10万/mm^{3}以下の患者には，小柴胡湯の使用は禁忌である．また，発症機序は明らかではないが，随証治療によっても発症したという報告があり，一種のアレルギー反応，とくに本方中に含まれる黄芩との関連も示唆されている．

漢方薬による薬剤性間質性肺炎は小柴胡湯のほか，乙字湯，大柴胡湯，柴胡桂枝湯，柴胡桂枝乾姜湯，柴胡加竜骨牡蛎湯，半夏瀉心湯，黄連解毒湯，小青竜湯，防已黄耆湯，麦門冬湯，補中益気湯，潤腸湯，防風通聖散，清肺湯，柴朴湯，辛夷清肺湯，牛車腎気丸，清心蓮子飲，柴苓湯，三物黄芩湯の合計21処方で報告されている（2009年6月現在）．いまだ報告はないが，小柴胡湯の類縁処方として柴陥湯や小柴胡湯加桔梗石膏などにも注意が必要である．

3 皮　疹

アレルギー症状として発疹，瘙痒，蕁麻疹などの皮膚症状を呈することがある．あらゆる生薬で起こる可能性があるが，とりわけ桂皮，人参，地黄などで生じやすい．また，皮膚症状だけでなく，薬剤性肝障害を併発している場合もあるので注意を要する．アレルギー既往歴などの問診を十分に行えば，ある程度は予測可能な場合もある．

紫雲膏も本剤に対し過敏症の既往歴のある患者，重度の熱傷・外傷のある患者，化膿性の創傷で高熱のある患者，患部の湿潤やただれのひどい患者には禁忌である．

4 肝機能障害

漢方薬による肝機能障害の発症頻度は全薬剤性肝障害の0.01～0.05%とされ，服用後1～2週で発症するものが多い．アレルギー機序が示唆されるが，漢方薬では発熱，発疹，好酸球増加などのアレルギー症状が比較的現れにくく，薬剤性臓器障害と判断されないこともあり，臨床上注意が必要である．肝機能はALT高値およびビリルビン値上昇がみられ，組織像は肝内胆汁うっ滞像を呈するものが多いが，急性肝炎型の肝細胞障害像を呈するものもある．

現在まで柴胡剤など黄芩を含む処方で発症したという報告が多い．しかし，葛根湯や桂枝茯苓丸，大建中湯などの報告もあるため，定期的な血液検査が必要である．

5 その他の副作用

a. ミオパシー

甘草による低カリウム血症は，軽度であればとくに症状はみられないことが多いが，程度によっては，ときに脱力感，筋力低下，四肢の痙攣麻痺などのミオパシーを生じる場合がある．これらの症状が認められた場合には薬剤の投与を中止し，カリウム剤の投与などの適切な処置を行う必要がある．さらに，小柴胡湯と芍薬甘草湯で深刻な低カリウム血症に伴った横紋筋融解症を生じたという報告がある．

b. 不整脈

低カリウム血症の結果，心伝導系および心収縮力に影響が現れ，不整脈を生じやすくなる．また，芍薬甘草湯でうっ血性心不全の報告がある．

c. 上部消化管症状

麻黄，地黄，当帰，川芎，石膏，山梔子，酸棗仁，薏苡仁などを含む処方を用いる場合，胃部不快感や食欲低下，胃もたれ，胃痛，胸やけ，悪心，嘔吐などの上部消化管症状を生じることがある．発症には個人差が大きいが，とくに脾虚を呈する患者では注意が必要である．

重篤な副作用ではないが，上記症状がみられたら，服用時間を食前から食後へ変更する，あるいは1回の服用量を減らすなどして対処する．

d. 膀胱炎様症状

小柴胡湯，柴胡桂枝湯，柴朴湯，柴苓湯などの柴胡剤が原因のことが多いが，温清飲や防風通聖散による報告もある．臨床症状として頻尿，排尿時痛，残尿感，血尿などが出現し，尿検査では白血球増加，血尿，蛋白尿を認めることがあるが，尿中に細菌は証明されない．発症機序は不明であるが，アレルギーが関連している可能性もある．服薬を中止することで改善すると考えられる．

C 生薬からみる副作用（表2）

生薬の主要成分に起因する副作用について，以下にその主なものを解説する．

●麻黄

麻黄は注意が必要な代表的生薬であり，とくに高齢者や胃腸虚弱者で副作用が起こりやすい．主成分であるエフェドリンには，交感神経興奮，中枢興奮などの作用があり，これらに起因する不眠，動悸，頻脈，興奮，血圧上昇，発汗過多，排尿障害などが出現する可能性がある．そのため，狭心症，心筋梗塞，重症高血圧症，不整脈，高度腎障害，甲状腺機能亢進症などを有する患者に対しては，症状を増悪させる危険性があり，とくに重篤な虚血性心疾患を有する患者には用いるべきではない．

麻黄を含有する処方との併用に注意が必要な薬剤は，①麻黄含有製剤，②エフェドリン類含有製剤，③モノアミン酸化酵素阻害剤，④甲状腺製剤，⑤カテコールアミン製剤，⑥キサンチン系製剤などである．

また，麻黄は胃もたれなどの胃腸障害の原因になることもある．

●甘草

腎尿細管におけるカリウム排泄促進作用により，低カリウム血症を呈することがある．偽アルドステロン症，ミオパシー，不整脈などの副作用の出現には十分に注意する必要がある（詳細は本章の各項を参照）．

●附子

アコニチン類の毒性成分が問題となることがあるが，現在のエキス製剤に含まれる附子はすべて加圧加熱処理などで加水分解しているうえ，残存量も定量しているため，常用量を用いている限り附子中毒の危険性はほとんどない．しかし，附子を増量して用いる場合，小児などの陽証に用いる場合には中毒が起こる危険性が増すことを念頭に置く．

附子中毒は神経毒で，その初期症状は動悸，のぼせ，口唇・舌のしびれ，悪心などである．附子を含有するエキス製剤を服薬した後に胃部不快感などが現れることがあるが，これは一般に附子中毒ではな

表2　生薬の主要成分と副作用

生薬	主要活性成分	作用	主な副作用症状	注意を要するポイント
麻黄	エフェドリン	交感神経興奮 中枢興奮	不眠，動悸，頻脈，興奮，血圧上昇，発汗過多，排尿障害	・循環器疾患患者や高齢者への投与 ・交感神経興奮薬との併用
甘草	グリチルリチン酸	カリウム排泄促進 ナトリウム再吸収促進	血圧上昇，浮腫，体重増加，脱力感，四肢の痙攣麻痺，不整脈	・血清カリウム値の定期的チェック ・漢方薬の多剤併用（総投与量に注意） ・利尿薬やグリチルリチン酸製剤との併用
附子	アコニチン類	神経毒	動悸，のぼせ，舌のしびれ，悪心	・附子中毒
大黄	センノシド アントラキノン類	瀉下	下痢，腹痛	・虚証患者の便秘（過剰投与）
芒硝	硫酸ナトリウム	瀉下	下痢，浮腫	・過剰投与

い.

そのほか，附子は胃もたれ，悪心などの胃腸障害の原因となる場合がある．また，附子は熱薬であるため，過量服薬により手掌，足底，顔面などがほてることがある．

[その他の生薬]

● 大黄

大黄の主な瀉下活性成分はセンノシド，アントラキノン類であり，効果発現には個体差が大きい．虚証患者では少量でも下痢や腹痛を生じることがあるので，虚証の便秘に対しては大黄を含まない処方を用いるか，大黄を少量から慎重に用いて対処する．

また，大黄の長期連用により大腸メラノーシスを生じ，かえって便秘を増悪させる場合もある．大黄を含む方剤を連用中に便秘が増悪した場合，大腸がんはもちろん，大腸メラノーシスも念頭に置いて大腸検査を行う必要がある．

その他，アントラキノン類は母乳中に移行しやすいため，乳児が下痢をすることがある．さらに，アントラキノン類が原因で尿が赤黄色に着色することもある．

● 芒硝

芒硝には塩類下剤としての作用があり，過剰投与により下痢や浮腫をきたすことがある．

D 特殊な病態に対する治療上の注意

1 妊婦への投与

漢方薬の妊娠中の投与に関する安全性は確立していないため，有益性が危険性を上回ると判断できる場合に使用するべきである．妊娠維持のために経験的に用いられてきた当帰芍薬散でも同様である．とくに妊娠初期（器官形成期：妊娠3～11週）には原則的に使用しないほうが無難である．附子，牛膝，薏苡仁，芒硝，牡丹皮，桂皮，桃仁，半夏，乾姜，紅花，大黄などの生薬は西洋医学的には禁忌ではないが，妊娠禁忌薬あるいは妊娠慎用薬として記載している古典もあり，とくに注意が必要である．

2 透析患者への投与

透析患者に漢方薬を用いる場合，エキス製剤に含有されるカリウム量が問題となる場合がある．通常，エキス製剤1日量に含まれるカリウムの量は100 mg以下，最大でも140 mgを超えることはないため，週3回の血液透析患者のカリウム制限が1日1,500 mg程度であることを考慮すれば，一般に透析患者の血清カリウム値に大きな影響を与えることはないと思われる．しかし，多剤を合方する場合にはその影響を考慮する必要がある．

E 西洋薬との相互作用

1 併用禁忌，併用慎重，併用注意

厚生労働省の指導事項に基づいた重要な相互作用を示す（詳細は本章の各項を参照）．

● 小柴胡湯

インターフェロンとの併用は間質性肺炎が現れることがあるので併用禁忌である．

● 麻黄を含む方剤

エフェドリンを含有する製剤，モノアミン酸化酵素（MAO）阻害剤，甲状腺製剤，カテコールアミン製剤，キサンチン系製剤との併用は不眠，発汗過多，頻脈，動悸，全身脱力感，精神興奮などが現れることがあるため，併用慎重とされている．

● 甘草を含む方剤

甘草を1日量2.5g以上含有する漢方製剤とフロセミド，エタクリン酸，サイアザイド系利尿剤との併用は併用注意とされている．また，甘草2.5g未満含有する漢方製剤においても，グリチルリチン酸およびその塩類を含有する製剤との併用は偽アルドステロン症が現れやすくなる．

2 その他の相互作用

● 大黄を含む方剤

大黄の瀉下作用は大黄中のセンノシドが腸内細菌によって分解されて生じるレインアンスロンが腸管を刺激して蠕動運動を亢進させることによって起こる．したがって，腸内細菌を減少させる抗生物質の使用によって，大黄の瀉下作用が減弱する可能性がある．

● タンニンを多く含有する生薬を含む方剤

大黄，牡丹皮，芍薬，桂皮などに多く含まれるタンニンは鉄や蛋白質と結合し，鉄剤や酵素製剤の作用を減弱する可能性がある．これらの製剤と併用する場合は同時服用を避けるほうが無難である．

● カルシウムを多く含有する生薬を含む方剤

石膏，竜骨，牡蛎はカルシウムを多く含有するため，テトラサイクリン系抗生物質，ニューキノロン系抗菌薬とカルシウムがキレートを形成し，吸収を低下させる危険性がある．

また，カルシウムはジギタリス強心配糖体の心筋収縮力を増強する場合がある．

● 膠飴を含む方剤

膠飴はマルトースやデキストリンなどの二糖類を多く含む．したがって，α-グルコシダーゼ阻害薬であるアカルボースと併用すると，未消化の糖質が腸内細菌によって分解されてガスを発生し，腹部膨満感，放屁，腸閉塞症状などの症状を悪化させる可能性がある．

● その他

(1) 胃内のpHを高める薬剤

麻黄や附子に含まれるアルカロイドは胃内のpHが上昇すると吸収が高まるという報告がある．したがって，プロトンポンプ阻害薬，H_2ブロッカー，制酸剤を併用する場合，麻黄や附子の副作用が出現しやすくなる可能性がある．

(2) 薬物代謝酵素に影響を与える生薬

ACE阻害薬はマグネシウム，アルミニウム系薬物との併用で吸収率が低下するという報告がある．したがって，滑石や石膏などの鉱物生薬を含有する漢方薬との併用には注意が必要である．

また，ジヒドロピリジン系カルシウム拮抗薬とグレープフルーツジュースとの併用でカルシウム拮抗薬の血中濃度が上昇するが，これはカルシウム拮抗薬の代謝酵素である肝内のCYP3A4をグレープフルーツ中のフラノクマリン化合物が失活させることによる．この化合物はミカン科植物由来の枳実，呉茱萸，山椒，陳皮，青皮などのほか，セリ科植物由来の羌活，川芎，当帰，白芷，防風などにも存在する．

F その他の注意事項

1 臨床検査値への影響

人参養栄湯，帰脾湯，加味帰脾湯などの遠志を含む処方では，血中AG (1,5-anhydro-D-glucitol) が増加する場合があり，検査値の判定に際して留意する必要がある．

2 薬剤リンパ球刺激試験 (DLST) と漢方

生薬には元来，細胞分裂刺激物質が含まれているためにDLSTは偽陽性になりやすく，漢方薬の試験方法としては問題があるとの指摘もある．

参考文献

1) 佐藤篤彦：小柴胡湯による薬剤性肺炎．日本東洋医学雑誌 49：349-356, 1998
2) 三潴忠道：漢方方剤の好ましからざる作用と証との関連について．日本東洋医学雑誌 49：356-362, 1998
3) 萬谷直樹・小暮敏明・貝沼茂三郎ほか：漢方薬による肝障害に対する薬物性肝障害診断基準の感度と特異度．肝臓 45：345-349, 2004

コラム

● 漢方薬の薬理作用 ●　　　　【鳥居塚和生】

漢方薬の有用性が数多く報告されるようになったが，依然として「科学的根拠がない」と，一般的には受け止められている側面がある．しかし適切な病態モデルに対しては劇的な効果を発揮することや，生薬の組み合わせにより作用が明確になることなど，薬理的研究から漢方薬のユニークな作用が明らかにされてきている．

組み合わせ（多成分系）の効果

麻黄の成分エフェドリンは，気管支拡張薬や鎮咳薬として広く利用されている化合物である．漢方医学においては麻黄を単独で用いることはなく数種類の生薬と配剤される．気管支炎や喘息などに用いられる麻杏甘石湯という処方もその一つである．薬理的検討から，麻黄以外の3種の生薬は，麻黄の鎮咳作用を助けるように働いていることが明らかになった．すなわち漢方処方とした時に，より持続的で強い鎮咳効果が現れてくる．4種の生薬をあわせて一緒に煎じることが薬効発現には欠かせないことが示されている．このような生薬の組み合わせの効果については，腹痛やこむら返りに用いられる芍薬甘草湯についても明らかになっている．芍薬の持つ鎮痛作用を甘草が増強することが示され，骨格筋や平滑筋の痙攣性疼痛に有効であることを裏づけている．

効果の実証と新規な臨床利用

薬効を裏づけたり，作用機序や有効成分を明らかにする研究に加え，新たな臨床利用を促す研究も数多い．例をあげれば，麦門冬湯は従来の咳中枢を抑制する鎮咳薬とは異なり，気道粘膜の過敏性反応を抑制することで，末梢性に咳を鎮める新しいタイプの鎮咳去痰薬であることが明らかになっている．半夏瀉心湯や十全大補湯は，シスプラチンやイリノテカンなどの抗がん剤の副作用を軽減する効果が物質レベルでも明らかにされ，がん治療に広く利用されてきている．葛根湯や小青竜湯は抗インフルエンザ活性を有することが感染動物を用いて明らかにされている．

抗認知障害作用

さらに認知症患者に対する治療に威力を発揮する可能性が漢方薬に秘められていることもわかってきた．釣藤散は記憶障害モデル動物で記憶学習能の改善が認められている．血管性認知症に対する臨床効果を，多施設 well controlled study で検討した報告や，多施設二重盲検法で検討した報告があり，自覚症状の改善，見当識障害の有意な改善など，その有効性が示された．当帰芍薬散は老年期認知障害患者を対象として，多施設共同研究によって，運動機能，知的機能，精神症状などの改善が認められた．また記憶障害モデル動物で改善作用が確認され，脳内のアセチルコリン受容体の増加やアセチルコリン合成酵素（ChAT）活性の亢進などが明らかにされている．

加味温胆湯は老齢ラットや脳破壊ラットの脳内のChAT活性を有意に増加させると共に，低下した記憶保持能力を改善することが示された．さらに経口投与で脳内の神経成長因子（NGF）mRNAやBDNF（brain-derived neurotrophic factor）mRNAの発現を増加させた．遠志に含有するオンジサポニン類が有効成分であることが解明されている．

漢方が現代において改めて着目されてきた背景には，基礎研究・臨床研究の成果が蓄積されてきたことにあるといえる．作用に直接関係しないように思える生薬が実は薬効発現に間接的に寄与したり，生薬の「組み合わせの妙」が分子レベルで明らかにされつつある．また適切に漢方薬を使用することで治療効果があることが，科学的評価法を用いて示されてきた．抗ウイルス作用，抗がん剤の副作用軽減，抗認知障害作用などユニークな作用機序を持つことが示されてきた．課題が残されているが，漢方薬を研究し臨床に役立てていくことは現代医学のさらなる発展を促し，医療の幅と柔軟さを広げることになると期待される．

参考文献

1) 日本東洋医学会学術教育委員会編：入門漢方医学，南江堂，東京，2002
2) 山田陽城・花輪壽彦・金成俊：薬学生のための漢方医薬学，南江堂，東京，2007
3) 鳥居塚和生：モノグラフ生薬の薬効・薬理，医歯薬出版，東京，2003

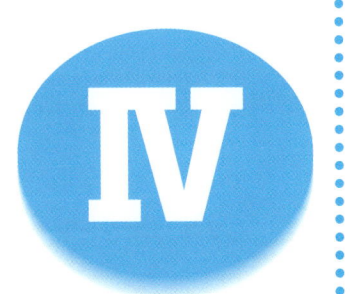

IV 症候からみる漢方

1 頭部
　A 頭痛　　　　　　　　　村松慎一
　B めまい・耳鳴り　　　　齋藤　晶
　C くしゃみ・鼻汁・
　　　鼻閉・後鼻漏　　　　金子　達
　D 口腔内違和感　　　　　山口孝二郎
2 胸部
　A かぜ症候群　　　　　　本間行彦
　B 遷延性咳嗽・
　　　慢性咳嗽，喀痰　　　巽　浩一郎
　C 喘鳴・呼吸困難　　　　伊藤　隆
　D 動悸・息切れ　　　　　矢久保修嗣
3 腹部
　A 食欲不振・悪心・
　　　嘔吐・胸やけ　　　　及川哲郎
　B 便秘・下痢・腹痛・
　　　腹部膨満感　　　　　新井　信
　C 排尿異常　　　　　　　池内隆夫
　D 月経異常　　　　　　　後山尚久

4 四肢・関節・皮膚
　A 浮腫　　　　　　　　　渡邉賀子
　B 関節痛・神経痛　　　　小暮敏明
　C 感覚障害・運動麻痺・
　　　不随意運動　　　　　嶋田　豊
　D 湿疹・蕁麻疹・
　　　皮膚瘙痒症　　　　　夏秋　優
5 全身・精神
　A 疲労・倦怠感　　　　　喜多敏明
　B 虚弱体質・冷え症　　　頼　建守
　C 抑うつ状態・不安・
　　　不眠　　　　　　　　久保千春
　D 認知症・異常行動　　　田原英一
6 検査異常
　A 代謝性疾患　　　　　　福澤素子
　B 腎・尿路系障害　　　　三潴忠道
　C 肝機能障害　　　　　　佐藤　弘
　D 貧血・出血傾向　　　　小菅孝明

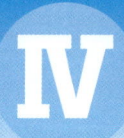

1 頭　部

A　頭　痛
【村松慎一】

1　疾患と治療の考え方

頭痛は，神経内科・脳神経外科の外来において頻度の高い主訴である．もっとも一般的なタイプの頭痛である緊張型頭痛の一般集団における生涯有病率は30〜78%とされている．国際頭痛学会による分類（ICHD-Ⅱ）では，片頭痛，緊張型頭痛などの症候（症状）によって診断される一次性頭痛と，外傷，感染症，精神神経疾患などの病因によって分類される二次性頭痛のそれぞれについて診断基準が示されている．漢方治療を行う前に，西洋医学的な治療を優先すべき疾患を見逃さないように十分注意する必要がある．クモ膜下出血，細菌性髄膜炎，緑内障，側頭動脈炎などでは緊急治療を要するし，慢性硬膜下血腫，慢性閉塞性肺疾患や睡眠時無呼吸に伴うCO_2蓄積による頭重感なども，常に鑑別診断にあげるように心がける．

片頭痛に対しては，セロトニン受容体（$5\text{-}HT_{1B/1D}$）作動薬であるトリプタン製剤が第一選択として使用されている．トリプタンは発作時の頭痛を軽減させるが発作自体の予防効果はない．発作を恐れるあまり必要以上に服薬し，薬物乱用頭痛に陥っていることも稀ではない．漢方治療では，発作時の頭痛の軽減と共に予防効果が期待できるため，薬物乱用からの離脱にも役立つ．緊張型頭痛に対して，対症療法として使える薬物の選択肢は西洋医学では多くはない．抗不安薬や筋弛緩薬では眠気・ふらつきなどの副作用が問題となる．漢方薬を活用することにより治療の選択肢が格段に増加する．器質的疾患に伴う頭痛に対しても，小脳橋角部の良性腫瘍に伴う三叉神経痛などに漢方薬を使用することがある．

2　漢方における病態と特徴

かぜ症候群時の頭痛を表証の症候の一つととらえ麻黄や桂皮を含む発表剤を使用する，頭痛のほかにのぼせ，顔面の潮紅，動悸などがあれば気逆として桂枝湯類を使用するなど，漢方病態に基づき方剤を選択する．

実用的には，発作性に激しい頭痛を生じる片頭痛，中等度までの頭痛・頭重感が持続する緊張型頭痛，それ以外の頭痛・顔面痛に大別して考えるとよい．

片頭痛では，予徴として，あくび，いらいら，空腹感，むくみがあり，続いて閃輝性暗点などの前兆がみられる．その後，片側の拍動性の激しい頭痛が嘔気や嘔吐とともに生じ数時間から4〜72時間続く．音刺激，光刺激，運動，体位変換で増悪する．歩行や階段昇降などの日常動作でも増悪するため，患者は部屋を暗くしてじっとしていることが多い．回復期には消耗感とともに利尿を生じる．予徴としてむくみが生じること，発作時に嘔吐を伴うこと，回復期に利尿がみられることは水毒ととらえられ，朮，茯苓，沢瀉などの配合された利水剤の適応と考える．また，片頭痛は男性より女性に多く，しばしば月経時に増悪するが，その場合，瘀血の上焦による頭痛として，当帰，桃仁などを含む駆瘀血剤を使用する．

緊張型頭痛では，頭に何か重いものをかぶっているような頭重感を訴える．漢方ではこれを頭冒と称し多くの適応処方が知られている．心理的ストレス

で頭痛が増悪する例では，肝気鬱結として釣藤散，抑肝散，四逆散などを使用する．

　症候のみから正確な診断を得ることは現代でも困難な場合がある．例えば，第19番染色体上のCACNA1A遺伝子の変異がある家族性片麻痺性片頭痛(FHM1)では，発作中に発熱，意識障害，錯乱状態など髄膜炎類似の症状が起こりうる．古典には漢方の有効例としてこのような自然に改善する症例も含まれており，その場合，断片的に記載された症候を特定の経絡や臓腑に関連づけて考察しても，再現性のある処方選択の指針とならない．

3　方剤の選択

a．片頭痛

　発作時に使用する漢方薬としては，五苓散と呉茱萸湯が代表的である．発作頓挫薬であるトリプタン製剤との併用については，詳細な検討がされていないが，現時点ではとくに問題は報告されていない．トリプタン製剤は，1ヵ月間に10日以上服用すると，片頭痛様頭痛と緊張型頭痛様頭痛の混合した薬物乱用頭痛を生じやすいが，発作間欠期にも漢方薬を継続することによりトリプタン製剤の使用頻度を減らすことができる．

頻用処方

●五苓散

　代表的な利水剤で，沢瀉，猪苓，茯苓，朮，桂皮からなる．元来は急性熱性疾患に伴う発汗や霍乱(急激な嘔吐と下痢)に付随して生じた水分代謝障害に使用された．水分負荷状態では尿量を増加させ，逆に脱水状態では尿量を減少させるという優れた水分代謝調整作用がある．蒼朮・茯苓・猪苓には水チャンネル(アクアポリン)に対する阻害作用も報告されている．『傷寒論』の太陽病篇中篇には，「太陽病，発汗後，大いに汗出で，胃中乾き，煩躁して眠ることを得ず，水を飲まんと欲する者は，少々与えて之を飲ましめ，胃気を和せしむれば則ち癒ゆ．若し脈浮，小便不利，微熱，消渇する者は，五苓散之を主る」，「汗を発しおわり，脈浮数，煩渇する者，五苓散之を主る」，「傷寒汗出でて渇する者，五苓散之を主る．渇せざる者，茯苓甘草湯之を主る」，「中風，発熱六七日，解せずして煩し，渇して水を飲まんと欲し，水入れば則ち吐する者，五苓散之を主る」などの条文がみられ，口渇，小便不利，水逆の嘔吐(水を噴射状に吐く状態，片頭痛でよくみられる)，歯痕舌などを指標とするが，これらの症候はすべて揃わなくてもよい．次の呉茱萸湯との鑑別はむずかしいが，足がひどく冷えることは少なく，脈は沈になることがあっても遅いことは少ない．二日酔い，腎炎に伴う頭痛，慢性硬膜下血腫などにも使用される．

●呉茱萸湯

　呉茱萸，人参，大棗，生姜からなる．呉茱萸には，血流増加，体温上昇，鎮痛などの薬理作用がある．『傷寒論』には，「穀を食して嘔せんと欲する者は陽明に属す」(陽明病篇)，「少陰病，吐利，手足逆冷，煩躁死せんと欲する者」(少陰病篇)，「乾嘔，涎沫を吐して頭痛する者」(厥陰病篇)に呉茱萸湯之を主るとある．日頃から疲れやすく手足の冷えのある虚弱な人の嘔吐を伴う片頭痛に使用する．月経と関連した片頭痛，発作の前に肩から頸部にかけてこるもの，発作時に季肋部がはったり胃がつまったように感じるようなもの(心下逆満)に良いとされる．味が苦く飲みにくい時は人参湯などを同時に服用させるとよい．

●当帰芍薬散

　通常は頭冒を指標に使用するが，月経時に増悪する片頭痛に対して発作間欠期に服用させることで発作の頻度の減少と頭痛の軽減が期待できる．血色がすぐれず，冷え症で，めまい，肩こりを訴えるような女性によい．

●桃核承気湯

　月経不順，便秘のある体格のよい女性の頭痛に使用する．特有の腹証として小(少)腹急結がある．

●桂枝人参湯

　普段から胃腸が弱く，胃がもたれる，下痢しやすいなど裏に寒のある人参湯証の人で，表熱の症候の一つである頭痛がみられる場合に使用する．心下痞を認めることが多い．

● 桂枝加桂湯

桂枝湯の桂皮を増量したもので，発汗を伴う片頭痛などに使用する．

b．緊張型頭痛

頻用処方

(1) 肩こり・後頸部の痛みを伴う頭痛

特殊な姿勢を長くとる仕事の人，変形性頸椎症のある人にみられる筋収縮性の頭痛では，後頸部や背中が張ると訴えることが多い．

● 葛根湯

比較的体力があり，胃腸の弱くない人に使用する．副鼻腔炎がある場合には，辛夷，川芎，石膏，桔梗などを加味する．

● 半夏白朮天麻湯

李東垣による創方で，茯苓，白朮，半夏，陳皮，蒼朮，生姜，天麻，神麴，黄耆，沢瀉，麦芽，人参，黄柏，乾姜からなる．エキス製剤では神麴と，蒼朮または乾姜を入れていない．『万病回春』の頭痛門に「痰厥の頭痛，眼黒く頭旋り，悪心煩悶し，気短促，喘して力なく，与に語れば心神傾倒，目敢て開かず，風雲の中にあるが如し，頭苦痛裂るるが如し，身重きこと山の如し，四肢厥冷して安臥することを得ず，此れ乃ち胃の気虚損し，停痰して致すなり」とある．六君子湯の方意を含み，平素から胃腸虚弱の人のめまい，頭痛に頻用される．頭痛，めまいの程度はさまざまで，回転性めまい，動揺感，立ちくらみのいずれにもよい．低血圧のことが多いが高血圧でもよい．食後にだるく眠くなるような虚証の人に適応がある．

● 大柴胡湯

体格がよく，腹筋の緊張した実証で，頭痛のほかに，肩こり，不眠，興奮しやすいなどがある場合に使用する．便通の状況により大黄を加減する．

● 柴胡加竜骨牡蛎湯

体質的には大柴胡湯よりはやや虚証で，いらいら，不眠，多夢，焦燥，抑うつ，驚きやすいなどの精神神経症状に加え，動悸，息切れなどがある．腹証では胸脇苦満と臍傍に大動脈の拍動を触れる．

● 四逆散

体質的には大柴胡湯と小柴胡湯の間に分類されることが多いが，やや虚証にも適応がある．神経質，内向的性格で，抑うつ傾向のある人に良い．

● 加味逍遙散

やや虚証の人で，頭痛，めまい，耳鳴り，動悸，肩こり，腰痛，不眠など，愁訴が多く変動するような場合に使用する．女神散より虚証の更年期症候群に伴う頭痛に頻用される．

● 抑肝散

いらいらして怒りやすい，興奮して眠れないなど，神経過敏のある緊張型頭痛に使用する．落ち着きなく歩き回る，大声で話すなど外向的，陽性の性格傾向のことが多く，どちらかといえば内向的性格の人が適応となる加味逍遙散や四逆散と対比される．慢性化した例で，腹部が軟らかく大動脈の拍動を触れる場合は抑肝散加陳皮半夏とする．

(2) めまいのある頭痛

上述した五苓散，半夏白朮天麻湯，当帰芍薬散，加味逍遙散のほかに，下記の処方が使用される．

● 苓桂朮甘湯

めまいを水毒の徴候の一つととらえ，利水作用のある本方が使用される．虚証の水毒に広く適応があり，身体動揺感，起立性めまいなど慢性のめまいに頻用される．典型例では，尿利減少と足冷があり，脈は沈緊．腹診では心下痰飲（振水音）・水気逆満（上腹部膨満）を認める．やや貧血様のものには，四物湯と合方した連珠飲（本間棗軒の家方）として使用すると良い．『傷寒論』の太陽病篇中篇には，「傷寒若しくは吐し若しくは下して後，心下逆満，気胸に上衝し，起てば則ち頭眩す，脈沈緊，汗を発するときは則ち経を動かし，身振振として揺をなす者，苓桂朮甘湯之を主る」とあり，『金匱要略』の痰飲欬嗽病篇に「心下に痰飲有り，胸脇支満，目眩するもの，苓桂朮甘湯之を主る」などと記載されている．

● 女神散

更年期症候群における頭重感，頭冒，めまい，のぼせ，肩こりに良い．虚実間証以上のもので，のぼせとめまいを指標とする．

(3) 高血圧のある頭痛

● **黄連解毒湯**

体力があり，腹筋の緊張がよく脈にも力のある実証の人で，赤ら顔，結膜の充血を認め，のぼせ，不安焦燥，不眠，鼻出血などがある．長期連用する時は四物湯と合方した温清飲とする．

● **三黄瀉心湯**

黄連解毒湯の証で，心下痞，便秘が顕著の場合に使用する．

● **黄連阿膠湯**

三黄瀉心湯の大黄を去り芍薬，阿膠，卵黄を加えたもので，少陰の瀉心湯ともいわれる．より虚証のものに使用する．

● **七物降下湯**

四物湯に釣藤鈎，黄柏，黄耆を加味したもので虚証の高血圧に使用する．最低血圧の高いもの，尿蛋白陽性のものに良いとされる．

● **釣藤散**

やや虚証の高血圧の人で，頭痛，のぼせ，眼球結膜の充血，肩こり，めまい，耳鳴りなどのある場合に使用する．皮膚は枯燥して光沢が少なく，腹部は抑肝散証に比べて軟弱で緊張していない．朝方，頭痛するものに良いとされる．脳動脈硬化があり降圧剤によりめまいを起こしやすい中年以降の人に良い．

(4) 冷え症のある頭痛

冷え症は四肢末梢の冷感を基本とし，全身倦怠感，頭痛，肩こり，腰痛，月経不順など多彩な症状を示す一つの症候群と考えられる．

● **五積散**

二陳湯，平胃散，四物湯去地黄，桂枝湯，苓姜朮甘湯，半夏厚朴湯去蘇葉などの方意が含まれている．下半身の冷えに対して上半身ののぼせ（上熱下冷）がある人に使用する．やや虚証で貧血や冷え症のある頭痛や腰痛に良い．

c．その他の頭痛・顔面痛

激しい頭痛が群発し，結膜充血，流涙，鼻閉，眼瞼浮腫などの自律神経症状を伴う群発頭痛とその類縁疾患は三叉神経・自律神経性頭痛（TAC）と総称される．インドメタシンが有効な発作性片側頭痛を除き，西洋薬では良い治療薬がない．三叉神経痛に対してはカルバマゼピンがある程度有効であるが，ふらつきや発疹などのため使用できないことも多い．

● **清上蠲痛湯**

麦門冬，黄芩，当帰，川芎，白芷，羌活，独活，防風，菊花，蔓荊子，細辛，甘草，乾生姜を構成生薬とする．『寿世保元』に「一切の頭痛の主方．左右，偏正，新旧を問わず皆効あり」と記載されている．他の方剤で無効な頭痛，三叉神経痛に使用する．服用後に頭痛が増強する場合には五苓散を合方すると良いことがある．

● **川芎茶調散**

原典の『和剤局方』では，川芎，薄荷，荊芥，防風，白芷，羌活，甘草，細辛の八味を細末とし，食後に

表1 頭痛に対する頻用処方の鑑別

	呉茱萸湯	五苓散	半夏白朮天麻湯	苓桂朮甘湯
頭痛	(++) 煩躁	(++)	(++)〜(±) 煩悶	(+)〜(±)
嘔吐	(++)	(++) 水逆の嘔吐	(±)	(−)
眩暈	(±)	(+)	(++)	(++)
口渇	(−)	(++)	(−)	(−)
小便不利	(−)	(++)	(−)	(+)
胃内停水	(±) 心下逆満	(+) 心下痞	(+) 心下痞満	(+) 心下逆満
脈証	沈細遅	浮	沈弱	沈緊
冷え	(++)	(−)	足冷え(+)	足冷え(+)

（文献4）より引用）

茶清にて調下する（お茶で飲み下す）と指示されているが，『万病回春』では香附子を加え細辛を去っており，現在のエキス製剤もこの構成に従っている．広く頭痛一般に適応があるが，かぜ症候群の後に残る頭痛，片頭痛の比較的強い痛みが五苓散や呉茱萸湯で軽減した後に残存した頭重感などによい．

頻用処方の鑑別を表1に示した．

参考文献

1) 矢数道明：臨床応用漢方処方解説増補改訂版，創元社，大阪，pp161-165，170-175，333-344，510-514，624-627，1981
2) 大塚敬節：症候による漢方治療の実際，南山堂，東京，pp22-48，2000
3) 村松慎一：漢方医学テキスト治療編，日本漢方医学研究所（監修），医学書院，東京，pp202-216，1995
4) 村松　睦：対比で学ぶ漢方入門，たにぐち書店，東京，pp112-116，1998

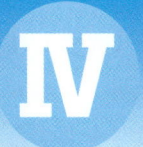

IV 症候からみる漢方

1 頭　部

B　めまい・耳鳴り

【齋藤　晶】

1　疾患と治療の考え方

　めまいの原因は多岐にわたる．メニエール病，前庭神経炎，良性発作性頭位めまい症に代表されるような内耳性めまい，小脳・脳幹の梗塞・出血・変性などの中枢性めまい，自律神経の調節障害，心因性などさまざまである．また，加齢とともに感覚器官や中枢神経系の機能が低下すると，ふらつきやすくなる．

　嘔気・嘔吐が激しく動けないようなめまい，難聴を伴うめまい，生命の危険があるようなめまいなどは，西洋医学的治療が優先される．その他のめまいの多くは，漢方治療の良い適応である．

　めまいの治療は，現在あるめまい，ふらつきを治すだけではなく，その原因となっている病態を治すことが肝要である．例えば，メニエール病は内耳の障害であるが，疲れ・ストレスなどが影響している．また，他のめまいも，心身の状態によって症状は消長する．原因となっている病態の改善をはかることは，漢方治療の得意とする領域である．また，更年期症候群では，精神症状と自律神経症状を呈するが，めまいの訴えも多い．ホルモン補充療法も一つの選択肢であるが，漢方治療も効果的である．

　耳鳴りの原因の多くは，外耳，中耳，内耳，聴神経，大脳皮質にいたる聴覚路のいずれかの部分の障害である．また，動脈硬化，高血圧，うつ，肩こり，不眠などの聴覚路以外の病態も耳鳴りの原因となっている可能性もあるが，証明はされていない．しかし，聴覚路以外の病態は，耳鳴りの気になり方を修飾している可能性はある．耳鳴りをきたす疾患の中には，聴神経腫瘍・突発性難聴など西洋医学的治療を先行する必要のある疾患や，耳垢塞栓・滲出性中耳炎など耳鼻科の治療で治癒が期待できる疾患もあり，漢方治療の前に耳鼻科診察が望まれる．

　耳鳴りの治療の目的は，耳鳴りがあっても日常生活に支障をきたさないことである．耳鳴りを完全に消失させることはむずかしい．漢方薬がどのような機序で耳鳴りに効果があるかは不明である．内耳へ直接作用している可能性もある．しかし，一般的には，血圧異常，睡眠障害，肩こりなどの修飾因子を改善することで耳鳴りの気になり方の軽減につながっていると考える．治療する際は，耳鳴りは心配する症状ではない，睡眠不足や血圧の変動などで気になり方は変化するといった説明が大切である．静かな環境では耳鳴りの気になり方が強まるので，音楽を流したり，寝る時にはラジオを聴くなどを勧めることも大切である．耳鳴りの気になり方が強い時は，精神的影響も深くかかわっており，カウンセリングや精神科的治療も有効である．

2　漢方における病態と特徴

　気血により脳が適切に栄養されないとめまいが生じると考えられている．水滞が多いとされるが，気血水いずれのバランスが悪くても起きうる．瘀血や水滞では潤滑な流れが阻害され気血が停滞する．気虚・血虚では，栄養が足りない状態である．また，気逆のように，脳に過剰に気が供給されてもめまいが生じる．さらに，気鬱では，うつ傾向の一つの症状としてめまい感を訴える．

頭痛，いらいら，顔が赤い，眼精疲労・まぶしいなどの眼症状，睡眠障害を伴うめまいは，肝の正常な働きが阻害され，気が過剰に上昇した状態と考える．原因としては，疲れ・ストレス・睡眠不足などである．下肢の脱力・しびれ，物忘れ，目のかすみ，夜間頻尿などを伴うめまいは，腎の気の不足と考えられ，加齢変化が主な原因である．顔が青白く元気がない，疲れやすい，食欲不振，動悸，不眠などの症状を伴うめまいは生活習慣などが原因となる気血の不足と考える．頭重，身体の重い感じ，悪心，むくみ，尿量の減少・多尿を伴うめまいは，水滞を考える．頭痛，肩こり，顔色が黒ずんでいる，舌下静脈の怒張や瘀点などを伴うめまいは，瘀血を考える．更年期症候群や脳血管障害で起きやすい．抑うつ傾向があり，のどや腹部のつまり感，頭重感などを伴い，訴えが執拗であるようなめまいは気鬱を考える．

耳鳴りも，気血水いずれのバランスが悪くても起きうる．腎は耳に開竅するといわれ，腎の気の不足により耳鳴りが生じる．老人性難聴に伴う耳鳴りに代表される．また，めまいと一緒に論じられることが多いので，水滞が原因とされることも多い．メニエール病の耳鳴りに代表される．また，耳鳴りの気になり方が強まる病態は，一時的な血圧上昇やのぼせ，動脈硬化，肩こり，気分の落ち込みなどがあり，気逆，瘀血，気鬱などの病態が考えられる．

3 方剤の選択

a．めまい

回転性，浮動性といっためまいの性状から漢方薬を選択するのはむずかしいと考える．めまいについての患者の訴え方はさまざまである．眼振を認める内耳性めまいでも回転性ではなく浮動感を訴えることもあり，また起立性調節障害でも眼前暗黒感・ふらつきではなく回転性の訴えのこともある．一方，メニエール病，肩こりに伴うめまいなどの西洋医学的診断から，漢方薬を選ぶことはある程度可能である．しかし，全身の症状から漢方薬を選択することが望まれる．参考までに，頻用処方の項には，西洋医学的診断名も記載した．

投薬期間は，1週間以内に奏効することもしばしばある．気・血を補うような補中益気湯，十全大補湯，八味地黄丸などは，数ヵ月間の投与を要することがある．

b．耳鳴り

耳鳴りの性状によって，漢方薬を使い分けることはむずかしいと考える．ときに，周波数の低い耳鳴りでは，内リンパ水腫を考え利水剤を用いることもある．やはり，処方する際には，全身的な症状から漢方薬を選択することが望ましい．

投薬期間は，腎を補う八味地黄丸などは，短期間で効果が出現することもあるが，1年以上の長期間の投与が望まれる．一方，気の上昇を抑えるような，柴胡加竜骨牡蛎湯などは，2ヵ月間をめどで投与し，効果が乏しいようであれば他の漢方薬へ変更なども考慮したほうが良いと考える．

頻用処方

めまいで処方される漢方の多くは，耳鳴りでも繁用される．したがって，以下の繁用処方はめまいを中心に記載してあるが，すべて耳鳴りにも処方されると考えて差し支えない．記載した腹証，舌の所見は，必ずしも存在するとは限らない．

● 半夏白朮天麻湯

比較的虚証で，胃腸虚弱，食欲不振，冷え，頭重感のあるような人に適応．水滞に気虚が重なっている病態．腹部は軟弱で，振水音を認める．舌質はやや淡白で，苔は白くやや厚い．構成生薬の異なるいくつかの種類があるが，日本で使われているのは，李東垣のものであり，二陳湯を基本にめまいの特効薬といわれる天麻や，消化を助ける麦芽・黄柏などを加えた処方である．メニエール病など内耳性めまい，起立性調節障害，肩こりに伴うめまい，食後のめまいなどに利用できる．

● 苓桂朮甘湯

比較的虚証で，四肢の冷え，動悸，不安，息切れ，尿量が少ない人に適応．水滞に気逆が重なっている病態．振水音．舌はやや胖大，苔は白滑．種々のめ

まいに頻用され，とくにメニエール病などの内耳性めまい，起立性調節障害，動悸を伴うめまいなどに処方．

● 五苓散

浮腫，口渇，尿量減少，下痢などがある人で，虚実はあまり気にしない．病態は水滞．振水音．舌苔は白滑．気虚が強い人には，補益をあわせて考えることが望ましい．メニエール病などの内耳性めまいを含め広くめまい症に処方．

● 柴苓湯

虚実間証で，口渇，尿量減少，浮腫などがある人に適応．水滞に肝の陽気の過剰が加わった病態．胸脇苦満，振水音．舌は胖大，歯痕があり，苔は白．メニエール病などの内耳性めまい，めまい症に処方．メニエール病の病態は内リンパ水腫であるが，イソソルビドのような利尿剤に反応しない時にも柴苓湯が奏効することがある．また柴苓湯によりステロイドの減量効果が期待できるため，ステロイドに反応するようなタイプにも有効なことがある．

● 沢瀉湯

虚実間証で，尿量が少ない人に適応．沢瀉，白朮，の二味からなる．病態は水滞．内耳性めまいを含め，広くめまい症に処方．

● 補中益気湯

虚証で，全身倦怠感が強く，消化機能が低下している人に適応．元気がない，疲れやすい，食後眠くなる，自汗（動かなくてもジワジワ汗が出るような状態），声が小さい，頭痛などの症状を伴う．脾の機能が低下し，気虚の病態．腹力は弱く，季肋部に軽度の抵抗．舌苔は白．起立性調節障害，疲れた時ふらつくようなめまいなどに処方．

● 十全大補湯

虚証で，貧血，疲労倦怠，食欲不振，顔色が悪い，皮膚につやがないなどの症状がある人に適応．気虚と血虚が著明な病態．腹力は弱ないし中等度であるが，特定の腹証はない．舌は淡白で薄い白苔．温める作用の漢方薬であるので，熱証の症状のある人は処方しないことが望まれる．起立性調節障害，疲労時のめまいなどの時に処方．

● 人参養栄湯

気虚・血虚が併存している点は十全大補湯と同じであるが，不安が強い，動悸を感じやすい，うつ傾向にあるようなめまいに処方．

● 加味帰脾湯

虚証で，顔色が悪く，貧血，不眠，精神不安のある人が適応．脾の衰え，肝と心の病的亢進および気虚の病態．腹証は季肋部に軽度の抵抗圧痛．舌質は淡白．心因性めまいなどに処方．人参養栄湯に比べて，血虚の症状が少ない．

● 真武湯

虚証で，全身倦怠感，冷え，下痢，腹痛を伴うような人に適応．脾・腎の機能が低下し，水滞の病態．腹力は弱ないしはやや弱，慢性的な例に振水音．舌質は淡白で，苔は白滑．主薬の附子により冷えを改善し，また水滞を改善させる．そのため，浮腫があっても，熱症の時は処方しないことが望まれる．起立性調節障害，手足の冷えの強いめまい症，高齢者のめまい症に処方．

● 加味逍遥散

比較的虚証で，不安・いらいら・不眠，肩こり，発作性発汗などの人に適応．生理不順や更年期症候群に頻用される．心・肝の陽気の過剰な状態に瘀血が重なっている．軽度の胸脇苦満や，振水音．舌色は紅．性周期に一致して起きるめまい，更年期症候群のめまい，心因性めまいなどに処方．

● 桂枝茯苓丸

虚実間証からそれ以上で，のぼせ，肩こり，足の冷えなどを伴う人に適応．病態は瘀血．下腹部に抵抗・圧痛．舌下静脈の怒張や瘀点がある．生理不順や更年期のめまい，肩こりに伴うめまいなどに用いる．

● 当帰芍薬散

比較的虚証で，冷え，貧血，肩こりなどのある人に適応．血虚と水滞があわさった病態．腹力は弱く，振水音を認め，下腹部の抵抗・圧痛．舌質は淡く，苔は湿潤．生理不順や更年期のめまい，肩こりに伴うめまいなどに処方．

●釣藤散
　虚実間証あるいはやや虚証の中年以降の人で，朝方・目覚め時の頭痛，のぼせ，眼球結膜の充血，高血圧のあるような人が適応．肝の陽気の相対的過剰な状態．特定の腹証はない．舌質はやや紅，苔は膩．高血圧を伴うめまい，肩こりのめまい，動脈硬化を伴うめまいなどに広く処方．耳鳴りにおいても頻用される．

●七物降下湯
　虚証の傾向があり，高血圧，のぼせ，肩こり，耳鳴り，頭重感などがある人に適応．肝の陽気の相対的過剰に血虚を伴う病態．特定の腹証はない．舌質は淡白．顔色が悪い，皮膚につやがないなどの症状を伴い，胃腸の働きが良いことが望まれる．釣藤散は血虚の症状は目立たない．高血圧に伴うめまい，更年期症候群のめまいなどに使用される．

●黄連解毒湯
　実証で，のぼせ気味，顔面紅潮，不眠・いらいら・不安などの精神症状のある人が適応．心の陽気が過剰な状態．心窩部に軽度の膨満．舌質は紅，苔は黄色．高血圧に伴うめまい，心因性めまいなどに処方．

●三黄瀉心湯
　黄連解毒湯の山梔子，黄柏の代わりに大黄が入った処方である．適応は黄連解毒湯に似ているが，便秘のあることを目標に使用する．

●柴胡加竜骨牡蛎湯
　実証で，動悸，不眠，いらだち，驚きやすい，頭痛，肩こりなどのある人に適応．肝と心の陽気の過剰な病態．肥満型で腹力は強く，季肋部の抵抗・圧痛は著明，ときに臍傍に拍動．舌質は紅で苔は黄色．肩こりや高血圧に伴うめまい，心因性めまいなどに処方．

●大柴胡湯
　実証で，便秘がち，肩こり，頭痛，いらいら，上腹部の張って苦しい感じのある人が適応．肝の陽気の過剰に脾の機能低下もある病態．腹力は強で，季肋部に抵抗・圧痛．舌質は紅，苔は黄色で，口の中が苦い．大黄などの瀉下作用のある生薬があるので，腹力が弱い人，慢性の下痢や胃腸が虚弱な人には用いないことが望まれる．肩こりや高血圧に伴うめまいなどに処方．

●抑肝散
　虚実間証で，神経過敏で怒りやすく，いらいらして，眠れない，眼瞼痙攣などの症状のある人に適応．肝の陽気の相対的過剰な状態．気虚と血虚．胸脇苦満があり，腹直筋が緊張．舌質はやや紅，苔は白．心因性めまい，自律神経失調症などに処方．

●抑肝散加陳皮半夏
　抑肝散より虚証の人に適応．悪心・嘔吐・腹部膨満感がある時に処方．陳皮，半夏で脾の衰えと気鬱の改善を期待する．腹証は，左臍傍に大動脈の拍動の亢進があり，腹直筋は緊張．舌苔は白膩．

●竜胆瀉肝湯
　肝の陽気の過剰な状態に対する代表的な方剤とされ，頭痛，目の充血，めまい，耳鳴り，怒りっぽいなどの症状の人に使われている．しかし，出典によって構成生薬がかなり異なる．日本で頻用されているものは，薛氏十六種あるいは一貫堂の処方であり，柴胡が含まれておらず，泌尿器科の疾患の適応となっている．

●八味地黄丸・牛車腎気丸
　高齢者で，腰・下肢の冷え，しびれ，脱力感があり，夜間頻尿，かすみ目がある人に適応．腎の気が不足した病態．小腹不仁．牛車腎気丸は，八味地黄丸に比べて，浮腫傾向が強い人に用いる．加齢変化によるふらつき・耳鳴りに処方．

●六味丸
　高齢者で，下半身のしびれ感，夜間尿などがある人に適応．腎虚の病態．八味地黄丸，牛車腎気丸に比べて，冷えは強くなく，四肢がほてるような人に使う．小腹不仁．加齢変化に伴うめまい・耳鳴りに処方．

参考文献

1) 佐藤美奈子：耳鳴りの心理治療．日本医師会雑誌 134(8)：1500-1503，2005
2) 大西信治郎・澤木修二・土屋幸造ほか：TJ-107(ツムラ牛車腎気丸)の多施設共同臨床試験による耳鳴に対する効果．耳鼻咽喉科展望 37(3)：371-379，1994
3) 斎藤　晶：頭痛・高血圧を指標とした釣藤散の耳鳴治療．耳鼻咽喉科臨床(補)98：28-30，1998
4) 関　聡・犬飼賢哉・渡辺一道ほか：柴苓湯が聴力改善に効果的と考えられたメニエール病2症例．漢方医学 28(3)：127-130，2004

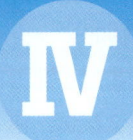

1 頭　部

C　くしゃみ・鼻汁・鼻閉・後鼻漏

【金子　達】

1　疾患と治療の考え方

　くしゃみ・鼻汁・鼻閉・後鼻漏を起こす疾患を西洋医学的に考えると，血管運動性鼻炎，アレルギー性鼻炎や副鼻腔炎，そして急性の場合は一般の感冒や急性鼻炎，急性副鼻腔炎などを考える．それぞれは鼻汁の性状により，アレルギーなどが原因か，感染症が原因か判断することができる．原因により西洋医学的治療法が異なる．くしゃみ・水様鼻汁・鼻閉は一般的にアレルギー性鼻炎の3主徴とされている．これに対して，鼻汁が膿性となれば，副鼻腔炎などの感染性病変を考える．

　後鼻漏は前鼻漏とは異なり，咳や咽喉頭異常感症，嗄声などの原因となることも多い．

　高齢者の中には他になにも症状がなく，水様鼻汁のみを訴えるものがあり，欧米では old man's drip（老人性鼻漏）と称されてきた．鼻粘膜萎縮，粘膜温度低下などによる鼻粘膜における水分吸収障害によることが多いといわれる．

　水様鼻汁を中心とした症状，多くは西洋医学的にアレルギー性鼻炎の場合の治療は抗ヒスタミン剤に代表される内服薬と，鼻噴霧用ステロイド薬が主であり，根本治療として減感作治療がある．副鼻腔炎の場合，急性期には成人の場合はキノロン系を中心とした抗菌剤投与，小児の場合は比較的新しいセフェム系の抗菌剤投与が良いとされている．慢性の場合はマクロライド系抗生物質の少量長期療法が推奨されている．

2　漢方における病態と特徴

a. 病　態

　くしゃみ：鼻の作用として線毛運動などによる異物（外邪）を呼気により排出する反応で，冷えを感じる「寒にさらされた時」に起こり，温熱産生を伴う．

　鼻汁：鼻汁は粘膜保護や加温，加湿，異物排除（除塵）などのため，水分バランスが重要であるが，そのバランスが崩れて，水の停滞，気の停滞まで起こり，鼻粘膜の局所が水滞，水毒となる．

　鼻閉：鼻閉は粘膜下や間質に水分が貯留し，鼻粘膜の浮腫性変化（水滞）や充血による血液の停滞，微小循環障害，分泌腺の増生，そして鼻汁が加わって起こる．

　後鼻漏：東洋医学的には副鼻腔炎などの湿熱などの関与や水滞・水毒の状態で，気鬱や気滞も生じて肝の疏泄作用にも影響を及ぼすと考える．

b. 漢方医学的考え方

　古来からの鼻疾患・鼻汁の考え方には二つある．それは鼻鼽（びきゅう）と鼻淵（びえん），清涕と濁涕である．鼻鼽の想定疾患は，現在の花粉症などのアレルギー性鼻炎などを考える．つまり鼻鼽の症状は水様鼻汁，くしゃみ，鼻閉などである．この場合の痰を含めた鼻汁を清涕（薄めの鼻汁）と称する．もう一つの鼻疾患に対する言葉で鼻淵という言葉があるが，鼻淵は，現在の副鼻腔炎に相当する疾患が考えられる．鼻鼽における清涕と同様に，この場合の黄色などの膿性鼻汁を濁涕という．現代医学でも漢方医学的にも同じように鼻汁の性状や症状により，アレルギー性鼻炎などと

副鼻腔炎は分けて考えることが必要である．

c．水様鼻汁の治療方剤の使い方

水様鼻汁を中心とするアレルギー性鼻炎などの一般的な治療方剤の使い方について述べる．

病位は太陽病位から少陰病位まで多様であり，水毒も表在から裏に入るようになると多少異なる．また熱証か寒証かにより方剤が異なる．

急性期の鼻症状（くしゃみ，鼻汁，鼻閉）の治療では，辛温解表剤が中心となる．鼻粘膜の血流や鼻粘膜温を上昇させ，鼻粘膜の代謝を促進し，異物の排除を積極的に支援できる方剤を選択することが漢方治療の最大の目標である．患者の症候から得られる証に見合った方剤を選択するには，方剤の持つ方位を理解する必要がある．

発汗，解表剤の主役は葛根湯や小青竜湯などの麻黄を含む方剤であり，急性期の鼻症状改善に最大の効果を発揮する．しかしながら，麻黄剤は胃腸の弱い人では食欲不振や胃もたれなどの胃腸症状が出ることがあり，心臓疾患がある患者にも麻黄剤の投薬は注意が必要である．また，興奮状態となり不眠を訴えることもある．麻黄剤が適さない場合は，桂枝湯を中心にした方剤や麻黄を含まない小青竜湯といわれる苓甘姜味辛夏仁湯や辛夷清肺湯などを考える．また，病初期から陰証の全身症状や蒼白な色調の鼻粘膜所見やくしゃみ，水様鼻汁が主の患者には麻黄附子細辛湯などの陰病期に用いる附子剤を選択する必要がある．一般に，くしゃみや多量の水様鼻漏などの症状が強い場合は小青竜湯や麻黄附子細辛湯など乾姜や附子を含有し，裏を温める作用を有する方剤を選択したほうが良い．

急性期の鼻閉は，基本的にはくしゃみ，鼻汁の漢方治療と同じであり，解表，辛温剤が中心となる．麻黄剤の投薬によって，鼻粘膜の病的な浮腫やうっ血を改善し，鼻腔を広めることによる鼻閉改善効果を期待する麻黄湯や葛根湯加川芎辛夷がよく用いられる．

漢方単独治療でスギ花粉症などのアレルギー症状の激しい時には，麻黄の量を増やす治療も必要となる．また，風熱も考えれば利水に加えて，清熱を加える必要が出てくる．例えば小青竜湯に五虎湯を追加する方法や，越婢加朮湯を使用したりする．この場合は前記したような麻黄による副作用により注意する必要がある．長期的ではなく短期間で患者本人に選択させることもできる．花粉飛散が多量の極期に満足できる漢方治療は，なかなかむずかしく，抗ヒスタミン剤の内服や鼻噴霧ステロイド薬などの西洋薬との併用も必要となることが多い．その時に，麻黄剤の併用は症状軽快と抗ヒスタミン剤による眠気の副作用の軽減も期待できる．

また，鼻汁に伴う咳嗽により方剤選択も多少異なってくる．軽い場合は小青竜湯でもよいが，咳症状が強い場合，麻杏甘石湯や五虎湯が必要となることも多い．これも前記したように，症状により副作用に注意しながら併用も可能である．また，口腔内の乾燥傾向が強い場合は麦門冬湯，滋陰降火湯などの併用や単独で，もともとの鼻炎も含めて効果を出すこともある．

慢性期の鼻閉は西洋医学的には抗ヒスタミン剤よりもロイコトリエン受容体拮抗剤などが有効であるが，治療に難渋することが多い症状である．麻黄剤のみでは対処できず，病態の改善には役に立たないことが多いようである．この場合の治療は標治に専念するのではなく，より本治的な治療に目を向け，随証的な判断による処方選択が必要である．慢性期の鼻閉では，水滞をベースとする粘膜の浮腫を伴う場合は利水剤や理気剤を，湿熱を背景とした炎症を伴う病変の場合は柴胡剤や清熱剤を，瘀血など末梢循環のうっ滞による鼻粘膜の腫脹がみられる場合は駆瘀血剤や清熱剤を選択する．

鼻粘膜の乾燥も吸気の気流の乱れを生じ，まれに鼻閉の原因となりうる．この場合は滋陰降火湯のような滋潤剤も考慮する．このように病態に対応した処方選択が鼻閉の本質的な治療には必要である．

d．膿性鼻汁の治療方剤の使い方

西洋医学的には副鼻腔炎を考える膿性鼻汁の場合は，多少異なった考え方になる．

やはり急性期には，発汗解表剤（辛温解表剤）の葛根湯や葛根湯加川芎辛夷などの麻黄剤が良い．その時期には一般的に前頭部・前額部・頬部などを中心とした痛みと項背部の痛みや緊張を訴えることが多く良い適応である．ある程度に痛みが減ってきた時は清熱作用がある石膏などが入った処方が良いので，辛夷清肺湯を用いることが多い．顔面の面皰や扁桃炎などを伴い炎症性が強い場合は荊芥連翹湯（一貫堂）が多く使用される．麻黄剤の副作用が出る場合は最初から辛夷清肺湯などから始めるとよい．また，急性期・慢性期で症状改善が思わしくない場合や症状が強い場合は前記したような抗菌剤との併用も有効である．併用することにより，症状も漢方ないし抗菌剤単独投与より早期に軽快する．

3 方剤の選択

今回は鼻汁の性状で，方剤の選択方法を分けてみた．くしゃみ単独や鼻汁単独の鼻炎はほとんど存在しないからである．分け方は水様鼻汁と膿性鼻汁の二つである．

a. 水様鼻汁の場合

主にアレルギー性鼻炎や感冒の初期などを考える．当初は麻黄剤が使用できれば，標治を中心とした麻黄剤使用が中心となる．その後は症状に応じて増減や本治治療へと変化させていく．咳が強い場合は麻杏甘石湯，五虎湯なども使用していく．

頻用処方

● 葛根湯

太陽病で辛温解表の代表薬で鼻炎の初期に使用すると有効なことが多く，早く効く．投与目標として項背部のこりや痛み，頭痛などがあるとより有効である．体温が高く，全身の痛みが強い場合は麻黄湯のほうが良い．

● 葛根湯加川芎辛夷

太陽病実証で，葛根湯に川芎と辛夷を加味した処方で葛根湯の効用をやや頭部中心の作用に変化させ鼻閉，鼻汁などの症状により強く効くようになっている．粘性のある鼻汁でもよく効き，副鼻腔炎やアレルギー性鼻炎の処方として重要である．マクロライド系抗生剤の少量長期療法との併用も有効である．

● 小青竜湯

太陽病虚実間証で水様鼻汁・くしゃみ・咳・心窩部に振水音など水毒全体に有効である．漢方で貴重な二重盲検法でアレルギー性鼻炎に有意差が出た処方である．従来から耳鼻科領域のアレルギー性鼻炎では第一選択薬とされてきた．

● 麻黄附子細辛湯

少陰病でやや虚証，そして背中がぞくぞくするなどの必ず冷え（寒）があることが重要である．くしゃみ発作にも非常によく効く．陰証の表寒に対する基本処方であり，老人，虚弱体質のかぜや，冷えが強いアレルギー性鼻炎によく使用される．麻黄の副作用が出ることも多い処方である

● 麻杏甘石湯

太陽病で咳を伴う鼻炎に有効である．気管支炎や肺炎そして粘稠痰などに有効である．

● 五虎湯

麻杏甘石湯に桑白皮を追加した処方で，麻杏甘石湯の肺熱症状および浮腫症状に対する効果をいっそう強化した処方である．

● 麻黄湯

太陽病実証で頭痛，発熱，悪寒，筋肉痛，関節痛があり，鼻閉が高度のため口呼吸になる症例などに有効で，小児にもよく使用される．症状が高度な時に数日以内の比較的短期間の使用が多い．インフルエンザで多用されている．インフルエンザの全身症状の全身倦怠感，腰痛や関節痛にもほとんどが投与後1～2日で迅速に効果が出る．発熱も2～3日で解熱することがほとんどである．

● 神秘湯

アレルギー性鼻炎に気管支喘息や気管支炎を併発している症例などに有効であり，痰を出しやすくする作用がある．緊張しやすいタイプや神経質タイプに有効なことが多い．

● 越婢加朮湯

炎症やアレルギーによる顔面や四肢，筋肉，関節

```
葛根湯加川芎辛夷（粘性鼻漏・鼻閉・頭痛項部痛）
小青竜湯（くしゃみ・水様鼻汁・鼻閉の第一選択）
麻黄附子細辛湯（冷え症・寒・新陳代謝低下）
    ＋or 単独
    咳や以上単独で症状が取れない時に
麻杏甘石湯・五虎湯 ＋は麻黄の副作用に注意！
```

図1 アレルギー性鼻炎(水様鼻汁)最頻用処方

```
葛根湯加川芎辛夷 → 辛夷清肺湯（後鼻漏・鼻閉）
（最初・急性期）  ↘
そのままもある    どちらかに変方か追加
              荊芥連翹湯（顔面炎症性疾患）
```

図2 副鼻腔炎(膿性鼻汁)最頻用処方

などの表在の浮腫や水腫に対して効果がある．利水・消炎・清熱効果を有しており，アレルギー性鼻炎には直接適応がないが，麻黄も多く非常によく効く症例がある．アトピー性皮膚炎合併などがとくに良い適応である．

● 苓甘姜味辛夏仁湯

麻黄剤が使用できないアレルギー性鼻炎や気管支喘息の咳や痰を軽減させる薬である．効果は比較的マイルドである．

b. 膿性鼻汁の場合

主に副鼻腔炎が西洋医学的には考えられる．西洋医学的には従来は手術療法が中心であったが，現在は保存的治療としてマクロライド系抗生剤の少量長期療法が第一選択であり，症状・所見が改善しない場合に内視鏡下鼻内手術が検討される．

症状としては，鼻閉，膿性鼻汁のみでなく，頭痛や項背部痛症状を訴える場合が多く，急性期や増悪時は麻黄剤とくに葛根湯加減（葛根湯加川芎辛夷が多い）を使用することが多い．その後に辛夷清肺湯や荊芥連翹湯（一貫堂）に移行することが多いが，葛根湯加川芎辛夷で継続する場合や鼻閉が高度で症状が強い場合は辛夷清肺湯＋葛根湯加川芎辛夷なども考えられる．

頻用処方

● 葛根湯・葛根湯加川芎辛夷(a., 146頁参照)
● 辛夷清肺湯

少陽病で実証から虚実間証に用いる処方であるが，あまりこだわる必要はない．鼻茸などにも有効と記載があるが，麻黄が入っていないため，葛根湯類などを使用して，胃腸障害や動悸など麻黄の副作用が出る方にも使用可能である．線毛運動機能の改善作用があり，去痰作用や清熱消炎効果もあり，後鼻漏の基本薬としてよいと考える．アレルギー性鼻炎に使用しても有効であることが多い．また，マクロライド系抗生剤の少量長期療法との併用も有効である．

● 荊芥連翹湯(一貫堂)

四物湯＋黄連解毒湯＋治風剤つまり温清飲＋治風剤で頭部・顔面，咽頭，肺などの炎症性疾患に有効である．一貫堂の解毒症体質といわれる虚実間証やや浅黒く，やや免疫力が弱そうで，感染症に弱い感じの体質である．とくに耳鼻科領域，皮膚科領域の慢性炎症性疾患に有効であり，葛根湯加川芎辛夷，辛夷清肺湯と同様にマクロライドとの併用が有効である．

c. 後鼻漏

原因的にアレルギー性鼻炎や副鼻腔炎がはっきりしているものは それに対する治療を行う．

前記したようにはっきりとした原因がない老人性の後鼻漏や精神的な要因が考えられる場合もある．それは単に前記した治療ではむずかしいことが多い．ちなみに原因不明の後鼻漏は，耳鼻咽喉科領域において西洋医学的にも治療が困難である．

頻用処方

● 辛夷清肺湯(b., 147頁参照)
● 竹筎温胆湯

少陽病期で虚実間症から虚症で呼吸器系の炎症が持続することで，咳嗽や痰が多くて，不眠などや気鬱があり，精神不安などの症状がある時，清熱・消炎・補気や鎮静を行い，喉のいらいら感なども取れることがある．辛夷清肺湯＋竹筎温胆湯などの組み合わせも有効なことがある．

● 麦門冬湯・滋陰降火湯

上記二処方は一般的に口腔内乾燥症の咳嗽に使用されるが，去痰作用もあり，いらいら感が多い場合

に，アレルギー性鼻炎を含めて単独ないし併用で有効であることがある．やや炎症が強い時は後者が良い．

参考文献
1) 市村恵一：高齢者における水性鼻漏．日本鼻科学会誌 41(2)：27-33, 2002
2) 金子　達：鼻・副鼻腔疾患の漢方治療．日本鼻科学会誌 47(1)：88-90, 2008
3) 三浦於菟：アレルギー性鼻炎，特に春期花粉症の東洋医学的病態像の検討．日本東洋医学雑誌 54(1)：116-125, 2003
4) 鎌田慶市郎：アレルギー性鼻炎の漢方治療，現代出版プランニング，東京，1990

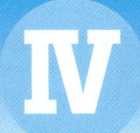

IV 症候からみる漢方

1 頭　部

D 口腔内違和感

【山口孝二郎】

1 疾患と治療の考え方

口腔は，解剖学的に硬組織と軟組織が近接する複雑な構造で，脳神経系が複雑に張り巡らされており，外的要因による温度差，湿度も常に関与し，さまざまな局所刺激，微生物の影響もある．また口腔は寒，熱，湿，燥の変化が常に存在し，唾液分泌，末梢循環，粘膜温度変化など自律神経系の働きとも密接な関連のある部位である．

口腔内違和感を呈する代表的疾患として，舌痛症，口腔乾燥，味覚異常，口内炎，非定型顔面痛などがある．また，鑑別すべき疾患として口腔カンジダ症が最近脚光を浴びてきている．これらの疾患は，西洋医学的治療に抵抗を示すことが多く，症状が多彩なため不定愁訴や難治性疾患として扱われることも少なくない．しかし，口腔内違和感の原因を分析すると，口腔内環境（寒，熱，湿，燥）の変化に起因するもの，自律神経系の関与および全身の経絡が口腔と密接に関係するものもあり，五臓の状態が口腔内違和感に反映されることも少なくない．口腔，舌と五臓の関係では，口中は脾，唇は胃，舌は心，歯は腎が主るといわれており，五臓の熱邪や冷えなどは，口腔に痛みや違和感を起こす原因となりうる．また，精神的因子も加わるため，病態がより複雑となることもしばしばある．そのため口腔内違和感の治療に際しては，問診，舌診や腹診を用いて五臓の状態，虚実，寒熱，湿燥の証の鑑別，気血水の異常を診断し，方剤を考慮する必要がある（図1）．

2 漢方における病態と特徴

口腔内違和感は舌痛症，味覚異常のように自覚症状が主体で，他覚症状の乏しい疾病と，口内炎，口腔乾燥症のように自覚，他覚症状のどちらも確認できる疾病に分けられ，他覚症状の乏しいものほど不定愁訴として扱われることが多い．

a．舌痛症

口腔粘膜に器質的な異常所見がみあたらないにもかかわらず，「ヒリヒリ」「ぴりぴり」「灼熱感」などの疼痛を訴える burning mouth syndrome のうち，舌に限局したものを舌痛症という．その臨床的特徴は① 中高年の女性に多く，② CMI テストの結果では約 50％ が不安神経症傾向を示し，③ 更年期，閉経後のホルモン変化，ストレス，不安，神経質（心理因子）などが症状の発現，増悪，持続に関与すること，④ 舌尖部，舌側縁部に好発し，⑤ 会話時，摂食時には，疼痛は軽減ないし消失することなどがあげられる．舌診では舌苔は白色〜やや黄白色で，

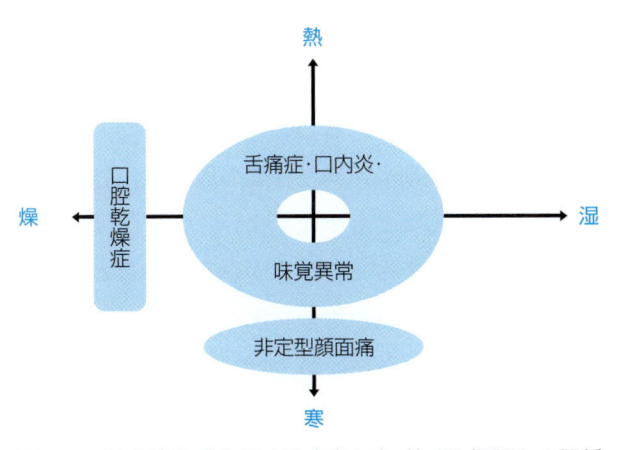

図1　口腔内違和感を呈する疾患と寒・熱・湿・燥証との関係

舌下静脈の怒張，瘀点，溝状舌，胖大舌，舌苔乾燥，地図状舌，歯痕舌などが認められる．腹診では臍傍圧痛，臍上悸，胸脇苦満が多くみられ，瘀血，心熱，肝気鬱結の所見と考えられる．さらに口乾，手掌煩熱を呈することもある．舌痛症の治療に際しては，舌診，腹診の所見，心理的因子も考慮して方剤の選択をする．加味逍遙散などは頻用処方の一つである．

b．味覚異常

味覚異常は支配神経の障害，全身疾患に関連する味覚異常（亜鉛欠乏症，薬物性，内分泌異常など），口腔粘膜異常（炎症，口腔乾燥，舌乳頭萎縮など）や心因性など原因がさまざまであり，患者の状況に応じて漢方の選択が必要となる．味覚異常の場合，電気味覚検査，ディスク法による味覚検査，血清亜鉛，血清銅異常のチェックとともに口腔カンジダ症のチェックも行って鑑別しておくとよい．

症状では口が苦いという訴えが多い．口苦は，口腔カンジダ症や口腔乾燥症でも出現し，肝・胆の実熱や少陽病期にも認められるため鑑別が必要となる．また，口が甘い場合は脾胃の湿熱の徴候で，味覚の低下は脾胃の気虚の徴候と考えられる．難治性や再発性の口腔カンジダ症や口腔乾燥症が味覚異常と併存する場合，虚証で気虚，陰虚を呈する傾向がある．

c．口内炎

口内炎は，口腔粘膜の発赤，びらん，潰瘍などの所見を呈し，ときに多発性，再発性のものがある．アフタ性口内炎，口腔カンジダ症，口腔扁平苔癬，ヘルペス性歯肉口内炎，急性壊死性歯肉口内炎などがあり，局所的原因，ウイルス感染，アレルギーなどが原因であるが，原因不明の場合も少なくない．また，ベーチェット病や成人型T細胞白血病など全身疾患に合併することもあるため，注意が必要である．東洋医学的には，実熱（急性期）の場合と気虚，血虚，虚熱（慢性期）の状態に分け，また五臓の熱邪も考慮しながら治療方針を決定していく．さらに最近では易感染宿主（HIV，ATLV感染者，担がん患者，長期のステロイド投与患者など）の口内炎もあり，口内炎の方剤選択に際しては，清熱剤だけでなく，補中益気湯，十全大補湯など補剤をいかに選択して使うかも重要な要素となっている．

d．口腔乾燥症

口腔乾燥症はその原因として，①シェーグレン症候群など唾液の分泌障害，②全身的原因（糖尿病，腎不全，脱水，循環血液量の減少，鉄，ビタミン類の欠乏による粘膜病変など），③薬物性（向精神薬，抗ヒスタミン薬，降圧剤など），④放射線障害，⑤嗜好品や習癖（喫煙，飲酒，口呼吸など），⑥神経性・心因性因子などがある．口腔乾燥の状態は東洋医学的に，口渴と口乾（口燥，咽乾）の二つに分けて治療方針を考える．

ⅰ）口渴：のどが渴いて水をガブガブ飲みたがる状態で，夜間口渴，口を氷で冷やしたいなど実証，裏熱燥証，熱証の所見を呈することが多い．治療には白虎加人参湯を主とした清熱剤が基本的に選択される．

ⅱ）口乾（口燥，咽乾）：口は乾くが口腔内を湿らせる程度であまり水は飲みたがらない状態．主として虚証，脾胃気虚，虚熱，気血両虚などの所見を呈する．治療には潤性，補気補血，清熱効果を持つ麦門冬湯，人参養栄湯などが選択される．

e．非定型顔面痛

非定型顔面痛は，原因不明の口腔，顎，顔面の疼痛性病変の総称で，口腔，顔面の神経走行と一致せず，不規則で慢性持続性の疼痛があり，器質的原因が認められず，心理因子が一つの原因ともいわれている．不安神経症やうつ病の部分症状として，口腔内疼痛として投影されることもある．また，不眠傾向もあり，入眠剤や，向精神薬の服用で口腔乾燥症を併発していることも少なくない．東洋医学的には，疼痛の原因として冷え，水毒が存在することが多い．そのため，寒熱，気血水の状況を確認することが必要で，腹診で胸脇苦満，臍上悸，臍傍圧痛などが認められることもあり，利水剤，駆瘀血剤などの方剤選択が必要となる．また，疼痛の遷延化により気血

両虚に陥っている場合があり，補剤の投与が必要となることもある．

3 方剤の選択

a．舌痛症の治療

一般に加味逍遥散，補中益気湯，当帰芍薬散，柴朴湯，白虎加人参湯，桔梗湯，立効散，桂枝加朮附湯などが用いられる．加味逍遥散，補中益気湯，当帰芍薬散は，心熱，気鬱などを伴う虚証（気虚，血虚，虚熱）の舌痛症に有効である．柴朴湯は少陽病期で湿証のある舌痛症（咽喉頭異常感を含む）に有効である．また，補中益気湯と当帰芍薬散はしばしば合方として用いられる．

●加味逍遥散

「清熱を主として上部の血症に効あり」とされ，「血虚熱有り，遍身搔痒，或いは口燥咽乾，発熱盗汗，食少に，臥を嗜み，小便渋滞等の症を治す」といわれている．そのため，虚証の冷えのぼせ（上熱下寒），婦人の不定愁訴にもっとも賞用される．舌尖部の発赤は心熱を示し，加味逍遥散の良い使用目標となる．

●補中益気湯

小柴胡湯証があり「手足は倦怠，語言は軽微，眼勢は力無し，口中に白沫を生ず，食味を失う，熱き物を好む，臍動気を当たる，脈は散大して力無し」の虚候が2〜3あれば用いてよい．補気作用が強く，柴胡，升麻の消炎作用，黄耆の強壮作用，当帰の補血作用がある．舌背中央付近から舌辺縁の疼痛を訴えるものに用いられる．

●当帰芍薬散

補血，利水，駆瘀血効果があるため全身倦怠感，易疲労感，月経異常，めまい，心悸亢進，自律神経失調などを伴う舌痛症に用いる．とくに舌白苔があり，舌尖や舌辺縁に瘀点を認める場合に用いる．

●白虎加人参湯

陽明病期で裏熱燥証，口腔乾燥感を伴う舌痛症の場合で，とくに夜間の口渇を伴うものには白虎加人参湯が奏効する．

●桔梗湯

「甘草湯証にして，腫膿有り，或いは粘痰を吐する者を治す」とあり，舌をブラシなどで強く刷掃したあとなど，微細な傷に対して，消炎・清熱効果が期待できる．また肺熱にも効果があり，含嗽や口に含んでゆっくり内服使用する．

●立効散

比較的証を選ばずに用いられる．構成生薬の細辛，防風の鎮痛作用，竜胆，升麻の消炎作用などによる効果が期待できる．口に含んでゆっくり服用させる．ただし，苦味や刺激が強いという場合もあり，その際は桔梗湯，甘草湯の含嗽に変更して対応する．

●桂枝加朮附湯

桂枝湯に蒼朮，附子を加えた方剤で，桂枝湯，蒼朮が発散効果があることより湿証向きで，熱性薬で鎮痛効果のある附子を加えてあることより，寒虚証で湿証の場合に用いるとよい．

●その他

心因性舌痛症では香蘇散（加味逍遥散と併用することあり），抑肝散加陳皮半夏，甘麦大棗湯，柴胡加竜骨牡蛎湯，桂枝加竜骨牡蛎湯も用いられる．

b．味覚異常の治療

口が苦い場合，少陽病期の特徴の一つで，白色〜黄白色の舌苔を認め，胸脇苦満を呈する際の選択方剤は，柴胡剤（小柴胡湯，柴胡桂枝湯，柴朴湯など）が考えられる．また，柴朴湯や半夏厚朴湯など半夏を含む方剤は，湿証向けであり，舌苔の乾燥，黄色舌苔がない場合に用いられる．

口が甘い場合，脾胃の湿熱の可能性があり，白色〜黄白色の舌苔が多く，振水音を認めることがある．その場合，半夏瀉心湯，茵蔯蒿湯，六君子湯などを用いる．

また，味覚低下の場合，地図状舌，平滑舌（舌乳頭の萎縮）などで脾胃気虚，気血両虚，虚熱を考え，六君子湯，補中益気湯，十全大補湯，人参養栄湯，滋陰降火湯，温清飲など補剤系が有用である．ただし，地黄を含む漢方方剤は胃腸障害に注意が必要である．

そのほか使用される方剤としては，黄連解毒湯，白虎加人参湯，柴胡加竜骨牡蛎湯，柴胡桂枝乾姜湯，甘草瀉心湯，加減涼膈散などがあげられる．

c．口内炎の治療

急性の場合，陽気亢進，熱邪が心，胃，肝などに影響すると考えられる．そのため半夏瀉心湯，黄連湯，黄連解毒湯，白虎加人参湯，柴胡剤，加味逍遥散などによる心，胃，肝などの清熱が必要となる．また，慢性に経過した場合，虚熱の傾向と考えられ，陰虚，気虚，血虚を吟味し，六味丸，八味地黄丸などの補腎剤，補中益気湯，六君子湯などの補気剤，建中湯類，十全大補湯，人参養栄湯など気血両虚用の補剤，滋陰清熱の滋陰降火湯，温清飲，補血利水の当帰芍薬散などの方剤を選択していく必要がある．また，口腔扁平苔癬では，生薬単剤として白薬子が奏効することがある．

甘草湯，桔梗湯は消炎，清熱の効果があり，舌扁桃炎や口内炎時の含嗽剤としても有用である．また，甘草の主成分であるグリチルリチンは，口内炎の適応のある西洋薬剤としても臨床で用いられている．ただし，他の漢方薬と併用する場合，甘草の量が通常量より大幅に過量となることがあるため，甘草湯，桔梗湯，グリチルリチン製剤を内服で用いる時は副作用に十分注意する．

口腔カンジダ症は，舌痛，口内炎様症状，口苦，口腔乾燥など口腔内違和感の症状を呈する．免疫能低下，口腔環境の変化（義歯の使用，唾液分泌低下）などで活動性が上がり，誤嚥性肺炎，深部真菌症の原因ともなる．一般的に，抗真菌剤の治療が奏効するが，易感染宿主の場合，難治性となることもあり，抗真菌剤の治療と並行して免疫能の改善，唾液分泌の改善が必要となる．免疫能の改善としては補中益気湯，人参養栄湯，十全大補湯などの補剤が有用である．抗真菌剤投与でカンジダが陰性化しない場合でも補剤との併用で陰性化がはかれる場合がある．

d．口腔乾燥症の治療

ⅰ）口渇：生薬として強い寒瀉性を持つ石膏の入った白虎湯，白虎加人参湯，小柴胡湯加桔梗石膏，麻杏甘石湯，清熱と唾液分泌効果のある桔梗湯などが用いられる．

ⅱ）口乾（口燥，咽乾）：湿熱，気鬱，脾胃気虚，陰虚，虚熱，気血両虚などの所見を呈する．漢方の選択としては，潤性，補気補血，清熱効果を持つ麦門冬湯，人参養栄湯，滋陰降火湯，温清飲，十全大補湯，清暑益気湯などが選択される．

ⅲ）その他：体の水分量の調整には，五苓散が効果的である．また，心因性やストレスが考えられる場合は加味逍遥散，加味帰脾湯を，腎陰虚による口渇には六味丸，八味地黄丸などが用いられる．

e．非定型顔面痛の治療

冷えが強ければ，桂枝加朮附湯など附子剤を用い，水毒傾向では，五苓散，苓桂朮甘湯，瘀血を伴う時は当帰芍薬散，加味逍遥散，桂枝茯苓丸など，肝気鬱結があれば桂枝加竜骨牡蛎湯，柴胡加竜骨牡蛎湯，抑肝散，加味逍遥散などが用いられる．また，疼痛が遷延し，気血両虚の状況では補中益気湯合当帰芍薬散，連珠飲，十全大補湯，人参養栄湯，大防風湯なども用いることがある．

> **参考文献**
>
> 1) 大塚敬節・矢数道明・清水藤太郎：漢方診療医典第6版，南山堂，東京，pp237-243，2001
> 2) 藤平　健・小倉重成：漢方概論，創元社，大阪，pp141-142，2006
> 3) 長谷川弥人：勿誤薬室方函口訣釈義，創元社，大阪，pp43-46，246-248，2005
> 4) 藤平　健　主講：類聚方広義解説，創元社，大阪，pp462-464，1999
> 5) 山口孝二郎・杉原一正：補剤が奏効した非定型顔面痛の1例．日本東洋心身医学研究21：34-37，2006

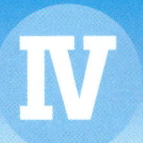

IV 症候からみる漢方

2 胸　部

A　かぜ症候群

【本間行彦】

1　疾患と治療の考え方

　悪寒・発熱・頭重・倦怠感などの全身症状と咽頭痛・鼻汁・咳嗽などの上気道炎症状を主訴とするかぜ症候群（以下，かぜ）は，その多くはウイルス感染によるが，これらに対しては，従来，解熱消炎鎮痛剤による治療が主体で，その本質は対症療法であった．

　しかし，その後の研究から，例えば，かぜの発熱は，ウイルスの低温嗜好性，すなわち，ウイルスが高温により不活化することを知った生体の知恵であり，これは進化の過程で学習してきたもので，発熱は防御反応の一つと考えられるようになった．従来の対症療法は症状の軽減が目的で，患者の要望に直接的に応えるものであり，それなりの意義を有するが，かぜを治癒に向かわせるという意味では問題が多い．実際にも，上記の従来治療により，かぜが逆に遷延化することが証明された．対症療法の有する大きな問題点といえよう．現在では，かぜに対する抗ヒスタミン剤，鎮咳剤，抗菌物質などの投与にも疑問が投げかけられている．

　一方，かぜに用いられる漢方薬は，その多くが発熱を助長するもので，理論的にみても有用であり，また，臨床の実際においても信頼度の高い薬剤である．かぜには漢方薬が第一選択といえよう．

2　漢方における病態と特徴

　『傷寒論』に記述された「傷寒」は，急性熱性疾患を意味しており，現代の目からみればインフルエンザ感染症がその代表と思われる．とくに大青竜湯や麻黄湯の対応するようなかぜはそれに相当しよう．この熱性疾患により，当時，多くの死亡者が出たことがうかがわれ，それが『傷寒論』の完成を急がせたと信じられている．しかし，もちろん，『傷寒論』にはかぜも含めて論じていることはいうまでもない．

　『傷寒論』の骨子は病期を六病位（太陽病，少陽病，陽明病，太陰病，少陰病，厥陰病）に分けて論じたことで，もっとも特徴的なことといえる．また，実際にもこの概念がかぜの治療において強力な武器となっている．

　太陽病期とは，頭痛・発熱などで始まる病初期であり，脈は浮脈を呈する．多くは悪寒を伴う．これには体力的虚実により使用される方剤が分かれる．また，寒熱の程度，自汗の有無，水毒の有無などで方剤を使い分ける必要がある．一般に，太陽病は発病から3～4日までを指すが，太陽病期が7～10日と遷延することもあり，注意を要する．現代医学的にみれば主としてマクロファージが反応する時期に相当しよう．

　少陽病期は，発病4～5日後に多く現れる病態であり，現代医学的にみれば免疫系が動き出す時期といえよう．漢方医学的には上焦および胸脇の熱証が特徴的であり，これに燥証が加わる．その結果，口苦・胸脇苦満・心下痞鞕・脈沈弦・往来寒熱が現れやすい．また，上気道のみならず，下気道の炎症を伴いやすく，咳が強く現れる．ときには，脾の水毒による悪心・嘔吐・食欲不振・全身倦怠感もみられる．この病期では柴胡剤が主体となるが，これも体力の虚実により方剤を使い分ける必要がある．

陽明病期はその後にみられるもので，邪が裏に入り，裏の熱証による腹部膨満・便秘が主訴となる．しかし，臨床的にはこの病期を経験することは比較的少ない．

陰病は上述のように太陰・少陰・厥陰に分けられるが，臨床の実際では陰病としてまとめることが一般的である．体力的に虚証の人ははじめから陰病として始まることが多い．しかし，元来実証の人でも，普段の過労などが重なると，陰病となることもある．この時期の主たる病態は寒証で，寒気・全身倦怠感・食欲不振が全面的に現れやすい．この時期では補中益気湯などの補剤が中心となる．

3 方剤の選択

a．太陽病期

● 麻黄湯

実証で無汗，脈浮緊，悪寒・発熱（高度）・身疼痛（関節痛，筋肉痛が特徴的で，水毒による），ときに鼻閉，衄血を伴う．「傷寒」の代表といえ，現代の「インフルエンザ」の病態にほぼ匹敵する．麻黄はDNAレベルでインフルエンザウイルスの増殖を抑制することが証明されており，臨床的にも抗インフルエンザウイルス薬のオセルタミビルに匹敵する効果が認められている．

● 葛根湯

実証で無汗，脈浮やや緊，頭痛・発熱・項背強（とくに縦にこる）を特徴とする．麻黄湯にみられる水毒による症状はないが，脾胃の熱証を伴う時にも用いられる．これは，現代では，嘔気・下痢を特徴とする急性胃腸炎にほぼ匹敵する．

● 小青竜湯

虚実間証で，脈浮やや弱．悪寒・発熱・頭痛とともに，水毒による鼻汁・くしゃみ・水様性喀痰などがある．

● 大青竜湯

麻黄湯に似るが，石膏が加わっているのが特徴である．麻黄湯よりさらに実証で，麻黄湯の症状に加えて煩躁・口渇がみられる．はっきりとした実証の人に限られて投与すべきである．

● 桂枝湯

『傷寒論』の最初に出てくる方剤で，虚証で脈浮弱，

表1　かぜに頻用される方剤

	太陽病期 （急性期）	少陽病期 （亜急性期）	陽明病期 （亜急性期）	陰病期	（慢性期・回復期）
実 ｜ ｜ ｜ ｜ ｜ ｜ 虚	大青竜湯 麻黄湯 葛根湯 桂麻各半湯 桂枝二麻黄一湯 桂枝二越婢一湯 小青竜湯 桂枝湯	大柴胡湯 小柴胡湯 柴胡桂枝湯 柴胡桂枝乾姜湯	大承気湯	麻黄附子細辛湯 桂姜棗草黄辛附湯	補中益気湯 竹茹温胆湯
	・咳・喘鳴・喀痰 （上記に合方） 　麦門冬湯 　麻杏甘石湯 　清肺湯 ・悪心・嘔吐・下痢 　半夏瀉心湯 　真武湯 　葛根湯				

自汗がある．頭痛・発熱（比較的軽度）・悪寒，および気の上衝によるのぼせなどがみられる．脾の虚証による腹痛などもみられることがある．葛根湯や麻黄湯で発汗させたあとは原則として桂枝湯に切り替える．

● 桂枝麻黄各半湯

虚実間証で，頭痛・悪寒（軽度）・発熱と，熱証による熱感（とくに顔）・顔面紅潮などがある．悪寒は背中が寒いと訴えることが多い．ときに瘙痒もみられる．自汗はそれほど強くない．

● 桂枝二麻黄一湯

桂枝麻黄各半湯の症状で，顕著な自汗が加わったものに良い．

● 桂枝二越婢一湯

桂枝麻黄各半湯の症状で，口渇が加わったものに良い．

なお，桂枝麻黄各半湯，桂枝二麻黄一湯，桂枝二越婢一湯の3剤を桂麻3兄弟と呼ぶ人がおり，いずれも咽頭痛を初発とするかぜの初期や遷延して表証が残っている時などに用いられる．

b．少陽病期

● 大柴胡湯

実証で，脈力，腹力ともに強く，体格ががっしりしている．胸脇苦満・心下痞硬・肩こりがある．裏の実証を反映して便秘がみられる．胸脇の熱証による精神症状もみられることがある．しかし，比較的虚実間証ないし虚証気味でも投与し，有効なことがある．

● 小柴胡湯

少陽病の代表的方剤で，虚実間証からやや実証．胸脇の熱証による胸脇苦満・心下痞硬・口苦・往来寒熱・全身倦怠感などがみられる．脾の熱証による悪心・嘔吐・食欲不振がしばしばみられ，肺の熱証による咳嗽も特徴的にみられる．

● 柴胡桂枝湯

虚実間証ないしやや虚証．桂枝湯と小柴胡湯の合方で，小柴胡湯の胸脇の熱証による症状，および桂枝湯の表虚・気の上衝による症状である胸脇苦満・心下痞硬・自汗・のぼせ・悪寒などがみられる．また，桂枝湯に特徴的な左右腹直筋の緊張がみられやすい．

● 柴胡桂枝乾姜湯

虚証で，しばしば寒証，脈力・腹力とも微弱．胸脇苦満も弱いか，わからないことも多い．胸脇の熱証による口苦，口乾，気の上衝によるいらい・臍上悸がみられ，脾の水毒による食欲不振もある．頻用方剤である．

c．陽明病期

● 大承気湯

実証で，陽明病期の代表的方剤．裏の実証による強い便秘と腹満が特徴で，裏の熱証による高熱・煩躁がみられやすい．しかし，臨床の実際では，かぜでこの状態になることは少ない．裏の実証が軽度の時は小承気湯が対応する．

d．陰病期

● 麻黄附子細辛湯

虚証で，陰病（詳しくは陰病の中の少陰病）の代表的方剤である．はじめからこの状態で始まるかぜも多い．脈は沈・弱．元来冷え性の人がかぜに罹り，「背中に氷を背負ったようだ」などと訴える．顔色が悪く，咽頭痛・頭痛・鼻水などがある．全身倦怠感も強い．元来実証の人でも，過労・心労などでこの状態になることがあり，本剤が著効することがある．

● 桂姜棗草黄辛附湯

構成生薬からみて桂枝湯（桂枝去芍薬湯）と麻黄附子細辛湯をあわせたような方剤で，陰病・虚証（ないし虚実間証）に対応する．麻黄附子細辛湯でかぜがなかなか改善せず，1～2週間と長引いて咳が出てきた時に用いられるが，虚証・少陰病の場合，かぜの初期からこれを用いてよいことがある．桂枝湯による脾虚への作用が加わるためと考えられる．

e．かぜが遷延化した慢性期・回復期

● 補中益気湯

全身倦怠感・食欲不振などが強く現れた時に用い

られる．虚証の人の長引いたかぜで多くみられるが，元来実証の人でも，日頃過労が重なっていた時などにもこの状態に陥ることがある．微熱・不眠・自汗・下痢などもみられやすい．

● 竹筎温胆湯

構成生薬からみて補中益気湯に近い方剤である．補中益気湯の病態に加えて咳が激しくて眠れないとか，咽喉頭部の乾燥感を伴う．

f．咳・喘鳴・喀痰に対する方剤

● 麦門冬湯

本来，少陽病期に位置する方剤で，虚証に対応するが，虚実間証でも頻用される．肺の燥証による乾性咳嗽が強く，喀痰が粘稠で切れにくく，咽喉頭部乾燥感を伴うものに良い．咳が強く，「げっ」となってやっと止まるような咳が特徴とされているが，これは痰が切れにくいことを意味している．少陽病期で柴胡剤と合方されることが多い．

● 麻杏甘石湯

少陽病期で実証．肺の水毒による喘鳴・咳嗽・顔のむくみや自汗・口渇などがある．気管支喘息に頻用されるが，かぜが長引いて喘息様の状態になった時にとくに良い．これも柴胡剤と合方されることが多い．

● 清肺湯

少陽病期で，虚実間ないし虚証．肺の熱証・燥証による痰が濃厚で切れにくい（ときに黄色痰）ものに良い．慢性気管支炎・肺気腫・気管支拡張症に頻用されるが，かぜが遷延化してこのような状態になった少陽病期に柴胡剤と合方されることが多い．

g．悪心・嘔吐や下痢に対する方剤

● 半夏瀉心湯

かぜは，ときに，上焦の熱証と脾胃の水毒による悪心・嘔吐・下痢を主症状として始まることがあり，本剤はそのような時に頻用される．これは，本来，虚実間証からやや虚証で少陽病期のものに対応するが，かぜが初期から少陽病期として始まったと考えるべきであろう．心下痞鞕がみられれば著効しやすい．

● 真武湯

病期は少陰病期で，裏の水毒による下痢に良い．虚証・寒証で，足の冷え，疲労倦怠，顔色不良などがあり，老人に多くみられる．この場合もはじめから少陰病期として始まったと考えるべきであろう．

● 葛根湯

実証で，はじめから悪心・嘔吐さらには下痢を主症状とするかぜにときに遭遇するが，これは，上述のように，太陽病期の消化器症状と考えられ，本剤が対応する．臨床の実際では半夏瀉心湯が頭をかすめやすいが，太陽病期の消化器症状では葛根湯を第一に考慮すべきであり，これは『傷寒論』の指示するところである．

参考文献

1) 日本漢方協会学術部編：傷寒雑病論，東洋学術出版社，市川，1987
2) 藤平　健・小倉重成：漢方概論，創元社，大阪，1979
3) 中村謙介：漢方入門，丸善，東京，2000
4) 今田屋章：かぜ症候群・総論．東洋医学 26：39-42，1998
5) 本間行彦：かぜ治療における解熱剤使用の問題について．漢方と免疫・アレルギー　11：104-111，1997

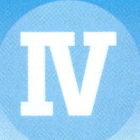

IV 症候からみる漢方

2 胸 部

B 遷延性咳嗽・慢性咳嗽，喀痰

【巽 浩一郎】

1 疾患と治療の考え方

a．咳嗽の持続期間による分類

咳嗽は持続期間によって，3週間以内の急性咳嗽，3〜8週間の遷延性咳嗽，8週間以上の慢性咳嗽に分類可能である．急性咳嗽の原因は，多くの場合呼吸器感染症であり，咳嗽の持続とともに非感染性疾患による遷延性/慢性咳嗽の頻度が増加する(図1)．咳嗽の持続期間とその原因病態(感染によるか否か)は，漢方治療を開始する前に考慮すべき重要なポイントである．細菌性感染による咳嗽であれば，漢方治療単独は避けるべきで，抗菌薬の投与も必要になる．漢方薬の併用に関しては問題ない．

b．喀痰の分類

咳嗽には喀痰を伴うかどうかにより，乾性咳嗽と湿性咳嗽がある．喀痰の側からみた時，咳嗽を伴う場合と，まれではあるが咳嗽を伴わない場合(患者の訴えとして)がある．

喀痰を伴う湿性咳嗽の場合，漢方治療を施行するうえにおいてまず重要なのは，咳嗽の原因分類と同様であるが，感染性の喀痰か，非感染性の喀痰か，ということである．細菌感染による喀痰であれば，白色でなく黄色・黄白色・緑色である．ウイルス感染による喀痰であれば白色であるが，細菌感染との混合感染になると，細菌感染と同様になる．漢方治療を考える時，咳嗽の原因病態と同様に，感染性病態，非感染性病態に分類する必要がある(表1)．

喀痰の産生部位は，中枢気道であり，末梢気道・肺胞領域には喀痰を産生する細胞は存在しない．中枢気道上皮の一部である杯細胞(goblet cell)と気管支腺細胞が産生部位になる．それらの細胞が感染による炎症，ないしは感染が緩解後も持続する炎症により刺激されると，喀痰の産生が増加することになる．

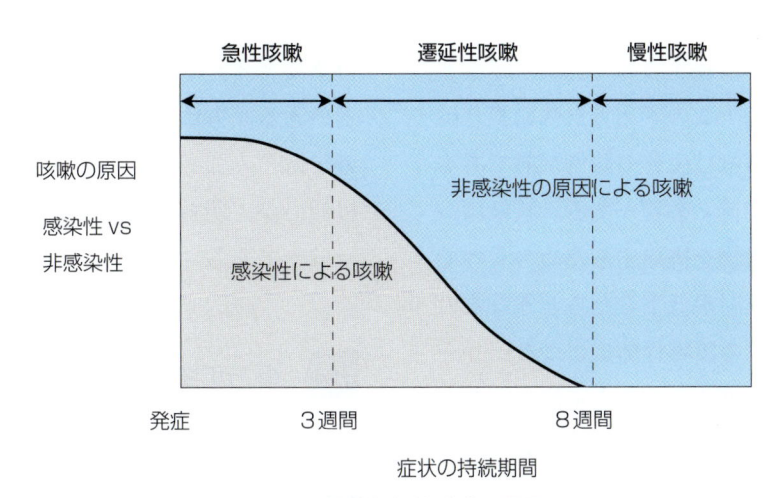

図1 遷延性/慢性咳嗽の原因
(咳嗽に関するガイドラインより引用改変)

表1 遷延性・慢性咳嗽の原因病態と西洋医学的治療

1. 感染性病態
   細菌感染症 ⇒ 抗菌薬，鎮咳薬
   ウイルス性感染症 ⇒ 鎮咳薬
   慢性気道感染症
     慢性閉塞性肺疾患（COPD）⇒ 気管支拡張薬
     間質性肺炎 ⇒ ステロイド薬（効果は不確実）
     副鼻腔気管支症候群 ⇒ マクロライド系抗菌薬，去痰薬
   感染後咳嗽 ⇒ 鎮咳薬
2. 非感染性病態
   アレルギー性疾患（気管支喘息/咳喘息を含む）
     ⇒ 気管支拡張薬，吸入ステロイド薬
   胃食道逆流症 ⇒ プロトンポンプ阻害薬
   心因性/習慣性（咽喉頭異常感を含む）⇒ 安定剤
   薬剤性（ACE阻害薬）⇒ 原因薬剤の中止
   気道病変（気道内腫瘍など）⇒ 外科的治療
   アトピー咳嗽 ⇒ 抗ヒスタミン薬，吸入ステロイド薬

表2 咳嗽反射の低下を起こす病態

加齢
脳血管障害，脳神経疾患
寝たきりによるADL低下，意識レベルの低下
向精神薬の投与
睡眠
麻酔

c．咳嗽の発症機序

咳嗽の発症機序は，完全には解明されていないが，一般的には以下のように考えられている．気道の炎症，あるいは外界からの刺激により，迷走神経に含まれる無髄神経であるC-fiberの受容体が刺激されると，サブスタンスPなどの物質が放出される．サブスタンスPなどの刺激物質が，迷走神経の有髄神経の咳受容体を刺激することにより，咳嗽が出現する．咳受容体は，咽頭から中枢気道・末梢気道と広く分布しており，ほとんどの呼吸器疾患で咳嗽が出現しうることになる．

d．咳嗽反射の亢進と低下

咳嗽というと，体力が消耗するので抑制すべきという考え方が根本にある．この考え方自体に誤りはない．しかし，本来，咳嗽は生体の防御反射であることは常に念頭において置く必要がある．咳嗽は，咽頭ないしは気道内の異物を排除するためのものである．では，この咳嗽反射が低下したらどうなるのか．高齢者に多くみられる誤嚥性肺炎につながりうる．漢方治療は，咳嗽を抑えることも可能であるが，逆に咳嗽反射の低下を回復させることも可能である．

e．誤嚥性肺炎の機序

咳嗽反射の低下は，さまざまな病態で生じる（表2）．高齢者では，脳血管障害の頻度が増加し，深部皮質に脳血管障害が生じている場合には，不顕性誤嚥を生じて，誤嚥性肺炎を起こしてくる可能性が高くなる．機序としては，中枢神経系内でのドーパミン合成が低下し，その結果として頸部迷走神経節で合成されるサブスタンスPの低下が生じる．サブスタンスPの低下は，嚥下反射の低下・咳嗽反射の低下に繋がり，不顕性誤嚥が起こる．これが，誤嚥性肺炎の発症を起こす誘因となる．

f．遷延性咳嗽の原因病態と治療選択

咳嗽の原因は大別すると，感染性と非感染性に分けられるとした（図1）が，さらに，その中でも原因病態を考慮しておく必要がある．その原因病態により，西洋医学的治療を優先すべき場合と，西洋医学的治療に漢方治療を併用したほうが良い場合，漢方治療単独で効果がある場合があることは推測可能である（表1）．このような原因病態分類は，今後，漢方治療のエビデンスを積み重ねていくうえにおいては重要と考える．現在，エビデンスのレベルが高いといえる漢方治療は，半夏厚朴湯による誤嚥性肺炎の予防のみである．もちろん，エビデンスのレベルは低いが，明らかに漢方治療が有効な病態があるのは確かである．

2　漢方における病態と特徴

遷延性咳嗽・慢性咳嗽の漢方における病態を一概に述べるのは困難であるのは，上記のように，咳嗽の原因病態が多岐にわたることからも明らかである．

一般的に遷延性咳嗽・慢性咳嗽というと，患者頻度の観点から呼吸器の領域で病態をあげると，感染後咳嗽・気管支喘息・慢性閉塞性肺疾患・間質性肺炎・副鼻腔気管支症候群となる．

頻度の多いと思われるこれらの病態を考えても，咳嗽・喀痰は，実証でも虚証でも出現する．ただし，激しい咳嗽は，患者の体力がある程度ないと出現しないため，その時点では実証ないしは虚実間証と考えたほうが良い．

遷延性咳嗽・慢性咳嗽は，陽証，陰証ともに出現する．一般に患者の体力がある場合，咳嗽が遷延しているので，病は表の位置の太陽病期でなく，半表半裏の少陽病期に移っていると考えられる．しかし，患者の体力が乏しい場合，病は少陰病期で遷延しているのが一般的である．このような場合，力のない咳嗽・弱々しい咳嗽が遷延することがある．さらに，腎虚の病態でも，浮腫を伴い咳嗽が遷延することがある．

少陽病期では柴胡剤やその類縁方剤（柴朴湯など）の適応証が多いが，そのほかにも麻杏甘石湯，越婢加半夏湯，麦門冬湯，滋陰降火湯，竹筎温胆湯などの適応証として現れる．また，陰証では麻黄附子細辛湯や八味地黄丸などの適応証がみられる．

気血水の概念で考えると，気鬱（咽中炙臠，胸満）や水の異常（水滞，陰液の不足）でも咳嗽は生じうる．気の巡りを改善し，水の偏在が解消することで，咳嗽の一部は改善する．水滞改善の意図で，浮腫を伴う咳嗽を呈する病態に対して柴苓湯の効果が期待できる．また，陰液の不足による咳嗽に対しては，麦門冬湯の効果が期待できる．

方剤群で考えると，エフェドリンが含まれている麻黄剤（麻杏甘石湯，神秘湯，越婢加半夏湯，麻黄附子細辛湯）は咳嗽の治療薬として選択しやすい．柴胡剤は，咳嗽が前面に出ている場合に著効は期待できないが，他の症状（微熱，倦怠感など）に軽度の咳嗽が残っているような病態には効果が期待できる．附子剤（八味地黄丸，麻黄附子細辛湯）も，程度の軽い咳嗽に対して効果がみられる場合もある．八味地黄丸は附子剤でもあるが，地黄剤でもあり，補血滋陰作用の点から選択を考慮してもよい．弱々しい咳嗽・喀痰に効果のある滋陰降火湯も地黄剤である．

3 方剤の選択

症候による漢方治療方剤の選択の場合，西洋医学的病態診断をして，そのうえでさらに漢方的な病態診断を加えて，方剤を選択すべきである．

a. 咳嗽反射低下の改善における漢方治療

疾患と治療の考え方の項で記載したが，激しい咳嗽もつらいが，咳嗽反射の低下は誤嚥性肺炎を惹起するので問題である．漢方治療では，咳嗽反射の改善が期待できる．

頻用処方

● **半夏厚朴湯**

虚実間で，咽喉頭異常感（咽頭部の閉塞感，咽中炙臠）に使用するのが漢方古典に基づく使用方法である．咽喉頭に作用することから研究が進み，咽喉頭のサブスタンスPを増加し，嚥下反射/咳嗽反射を改善し，高齢者の誤嚥性肺炎を予防しうることが示されている．表2であげた，咳嗽反射が低下している高齢者に，咽喉頭異常感がなくても適応がある．さらに，寝たきりでなく外来通院可能な患者で，最近むせやすくなった，飲み込みが悪くなったという訴えがある場合，耳鼻科的および食道の器質的病態がなければ，適応になる．

● **清肺湯**

清熱・滋潤・利水・鎮咳去痰などを持つ生薬が含まれており，喀痰を伴う咳嗽のある患者に適応がある．基礎的研究にて，下気道病変に対する抗炎症作用により，誤嚥性肺炎が抑制されたことが報告されている．半夏厚朴湯での効果が認められない場合にも適応になる．

● **抑肝散**

脳動脈硬化性認知症などで，うつ傾向で，精神的な焦燥感がある場合に抑肝散を服用すると，同じ病態に対して向精神薬を服用するのと比較して，ADLが改善し，意識レベルも保たれることが認め

られている．ADLの改善は，咳嗽反射の改善にも結びつくと想定される．

● 抑肝散加陳皮半夏

抑肝散を用いる場合より，脾虚（消化器系の機能低下）・気鬱の傾向が強い場合に使用する．

b．感染後咳嗽における漢方治療

かぜ症候群による他の症状は改善したが，激しい咳嗽だけ残る場合がある．マイコプラズマ気管支炎・百日咳など病原体が明らかな場合もあるが，病原体が不明な場合も多い．とくにウイルス感染症では，その特定は困難である．患者が咳嗽でもっとも苦しむのは，遷延性咳嗽である．経口/吸入ステロイド・吸入/貼付気管支拡張薬・鎮咳薬（リン酸コデイン）を含む西洋医学的治療のみでは，なかなか改善しない，あるいは改善が遅い．他の西洋医学的治療で無効であると患者が来院した場合は，漢方治療単独でも良い場合があるが，夜も眠れない咳嗽を訴える患者に対しては，西洋医学的治療と漢方治療の併用が望ましい．

> 頻用処方

● 越婢加半夏湯

越婢湯に去痰作用のある半夏を加えた処方である．エキス製剤では，越婢加朮湯に半夏厚朴湯，あるいは小半夏加茯苓湯をあわせて代用できる．越婢湯は表の水滞に対して用いる薬方である．遷延性の激しい咳嗽に対しては，越婢加半夏湯ないしは麻杏甘石湯が第一選択薬である．どちらも口渇を伴う場合が多い．咳込みの後に，吐気・嘔吐を伴う場合にも適応になる．

● 越婢加朮湯

越婢加朮湯単独では，越婢加半夏湯より鎮咳作用は劣る．

● 麻杏甘石湯

越婢加半夏湯も麻杏甘石湯も，麻黄・石膏・甘草が含まれており，激しい咳嗽のための半表半裏の熱を冷ますのに効果があると考えられる．越婢加半夏湯を用いるほどの激しい咳嗽ではないが，麦門冬湯では効果が乏しい場合に適応がある．エキス製剤で使用する場合，小柴胡湯ないしは麦門冬湯と併用したほうが効果は強くなる．

● 五虎湯

麻杏甘石湯に消炎・鎮咳作用のある桑白皮を加えた処方で，そのぶん麻杏甘石湯より多少鎮咳作用が強い．

● 麦門冬湯

麦門冬による滋潤（滋陰）作用，半夏による利水作用を主として，他の生薬により補気滋潤作用を強化していることから考えて，激しい咳嗽には効果がない．気道を潤し，喀痰の切れを改善し，咳嗽・口渇を鎮める効果が期待できるため，慢性気道疾患の基礎治療薬として有用と考えられる．

c．気管支喘息/咳喘息における漢方治療

気管支喘息/咳喘息に対する基本的治療薬は，吸入ステロイド薬/気管支拡張薬である．これを外しての漢方治療単独は避けるべきである．ただし，気管支喘息/咳喘息は，共に難治性病態であり，西洋薬のみでは，咳嗽・喀痰などが残る場合も多くみられ，そのような場合に，漢方治療を併用すべきである．

> 頻用処方

● 柴朴湯

抗炎症効果を有する小柴胡湯と気鬱を改善させる半夏厚朴湯の合方である．喘息では，西洋薬による十分な治療を施行しても，咳嗽・喀痰が残ることがある．そのような場合，柴朴湯を併用することにより，吸入ステロイド薬の減量がはかれることがある．

● 神秘湯

麻黄剤と柴胡剤を合わせたような薬方である．柴朴湯で効果がみられない場合に，咳嗽・喀痰に対して試みてよい処方である．

● 麦門冬湯

軽度の咳嗽・喀痰で，咽が渇く，鼻の裏が渇くという場合に，喘息の基礎的治療薬として，去痰薬の代わりとして用いる．

● 竹筎温胆湯

軽度の咳嗽・喀痰が続き，不眠・うつ・いらいら

などの精神症状が強くみられる場合に、去痰薬＋精神安定薬の作用を期待して使用する．

d．慢性閉塞性肺疾患（COPD）における漢方治療

喘息患者は栄養状態も良く，虚実間から実証の患者が多いのに対して，呼吸機能が低下して，労作時息切れのあるCOPD患者は虚実間から虚証の患者が多いこともあり，同じ咳嗽/喀痰でも，喘息とは異なる薬方を用いるのが原則である．

頻用処方

● 麦門冬湯

虚証のCOPDでも安全に使用可能である．軽度の咳嗽・喀痰があり，咽が渇く，鼻の裏が渇くという場合に，基礎的治療薬として，去痰薬の代わりに良い．

● 香蘇散

本来，気鬱を改善させるかぜ症候群の薬方であるが，消化器系統が弱く，かぜ症候群罹患頻度が多い患者で，軽度であるが咳嗽・喀痰が続く場合に良い．

● 補中益気湯

咳嗽・喀痰に直接効果があるのではなく，全身状態（気虚）が改善することにより，結果としてかぜ症候群罹患率が減少し，気道感染状態が改善，咳嗽・喀痰の減少に効果がある．

● 滋陰降火湯

血虚の基本治療薬である補血作用がある四物湯を基本とした滋養剤である．麦門冬湯の適応である患者よりも，皮膚を含めた全身の乾燥状態（血虚）が強い症例で，体力が低下して，喀痰を出す力が落ちているような患者に良い．

● 滋陰至宝湯

滋陰降火湯の適応のある病態に，うつなどの精神症状が強く前面に出てきて，弱々しい咳をするが喀痰が切れない場合に良い．

e．間質性肺炎における漢方治療

乾性咳嗽・労作時息苦しさが主訴となり，予後不良の病態である．特発性肺線維症は，西洋医学的治療においてもエビデンスのある薬剤はない．仕方なくステロイド薬を用いているのが現状である．本間行彦は，随証療法により，特発性肺線維症に小柴胡湯が有用であることを報告している．

頻用処方

● 小柴胡湯

呼吸器内科専門医による特発性肺線維症の診断があり，患者の同意が得られれば，病期の早期に試みるべき漢方治療である．晩期の蜂巣肺の状態では効果は期待できない．瘀血徴候があれば，桂枝茯苓丸を併用する．

f．副鼻腔気管支症候群における漢方治療

咳嗽，喀痰が続く場合，慢性副鼻腔炎がその原因になっていることがある．このような場合，副鼻腔の慢性炎症を抑制する必要がある．西洋医学的治療としては，マクロライド系抗生物質とカルボシステインの組み合わせで効果がみられることがあるが，休薬すると症状が再燃することが多い．

頻用処方

● 辛夷清肺湯

辛夷は鼻閉に効果がある．さらに麦門冬（滋潤）・石膏（滋陰瀉火）などが生薬として含まれている．辛夷清肺湯単独で効果が弱い場合には，小柴胡湯を併用する手がある．

● 荊芥連翹湯

辛夷清肺湯＋小柴胡湯でも効果がみられない場合に用いてみる．

● 葛根湯加川芎辛夷

名前のとおり，葛根湯に川芎（血流を改善）と辛夷（鼻閉を改善）を加えた処方である．葛根湯の使用方法を考慮しても，葛根湯加川芎辛夷は，副鼻腔炎の強い時期に短期間使用するほうが良い．

g．喀痰の切れが悪いことに対する漢方治療

頻用処方

● 麦門冬湯

去痰薬という考えで，慢性呼吸器疾患の基礎治療薬として使用可能である．副作用はまず出現しない．

● 半夏厚朴湯

　咽に痰がからまるという場合，麦門冬湯で効果がない場合は，試みてみる価値はある．

h．喀痰の量が多いことに対する漢方治療

　感染徴候がなく喀痰が多い場合（気管支漏）は，西洋医学的にも漢方的にも治療は難渋する．ステロイドは効果がない．

頻用処方

● 清肺湯

　下気道の炎症を抑制しうるので，多少効果があるかもしれない．無効な場合，柴朴湯，滋陰降火湯など，これまでに列挙した漢方薬を試みてみる．

参考文献

1) 日本呼吸器学会咳嗽に関するガイドライン作成委員会編：咳嗽に関するガイドライン，日本呼吸器学会，東京，2005
2) 漢方薬治療における医薬品の適正な使用法ガイドライン作成委員会編：漢方薬治療における医薬品の適正な使用法ガイドライン，日本呼吸器学会，東京，2005
3) 巽　浩一郎・伊藤　隆：2．呼吸器疾患 漢方内科学（総編集水野修一），メディカルユーコン，京都，pp 121-184，2007．
4) 伊藤　隆：呼吸器症状 漢方治療マニュアル，現代出版プランニング，東京，2006
5) 巽　浩一郎：呼吸器疾患における漢方治療のてびき，協和企画，東京，2006

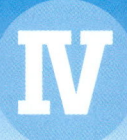

IV 症候からみる漢方

2 胸部

C 喘鳴・呼吸困難

【伊藤　隆】

1 疾患と治療の考え方

　喘鳴と呼吸困難を伴う胸部疾患として，気管支喘息，慢性閉塞性肺疾患，心不全などがある．
　吸入ステロイド薬は気管支喘息治療の基本治療薬として普及してきた．わが国の喘息死患者数はかつての7,000～8,000人より3,000人以下に減少した．これに伴い，漢方薬を気管支喘息に用いる機会が限定されつつあるが，その適応はなお少なくない．

2 漢方治療の適応となる病態と特徴

a．吸入ステロイド薬に反応しない場合，抵抗する場合

　吸入ステロイド薬は，副作用が少なく，喘息に対する臨床効果は明らかである．副作用としての咽喉刺激作用も近年の製剤では改善している．難点は使用が長期にわたる傾向がある点であろう．年に1回程度の小発作を呈する軽症例は，吸入ステロイド薬でなく，漢方薬を希望して受診するケースが多い．喘息に伴った咳嗽あるいは胸痛が吸入ステロイド薬を用いても改善しない症例も少なくない．
　少数例であろうが，ステロイド薬を用いると身体症状として体調が悪化する症例を経験する．アレルギー素因の強い例，心因性因子の大きな例が多い．このような症例に対しても治療を開始できることは漢方薬の長所である．ステロイド薬に対する誤解は時間をかけて納得させていけばよい．

b．ピークフロー低値例

　平生のピークフロー値が200～300 L／分の低値例では冷気程度の要因にて容易に喘息発作をきたす．単なる喘息というよりは慢性閉塞性肺疾患の合併例が多い．吸入ステロイド薬を増量しても期待するほどピークフロー値は反応しない．吸入抗コリン薬，あるいは抗アレルギー薬による臨床効果も不十分な例が少なくない．もう一つの長期管理薬（コントローラー）として，呼吸機能の改善を期待して，八味地黄丸などの補腎剤，補中益気湯などの補脾剤，茯苓杏仁甘草湯などを用いてみる価値がある．

c．アレルギー性鼻炎合併例

　鼻炎があると喘鳴，息苦しさが増加しやすい．アレルギー性鼻炎の状態が，自己評価の喘息状態および喘息治療の満足感と密接に関係していたとする報告がある．抗アレルギー薬の効果の不十分な症例には，越婢加朮湯，小青竜湯，苓甘姜味辛夏仁湯の適応を検討したい．

d．発作の誘因としての感染症を繰り返す例

　易感染性に対しては感染初期を太陽病期として葛根湯，小青竜湯などを適切に用いると感染症状を軽微にすると共に，引き続いて出現する発作を抑制することができる．発作の初期の発作治療薬（リリーバー）としてだけでなく，体調管理を目的として使用できる．

e．アレルギー以外の合併症

　筆者の施設に多いのはうつ病などの気分障害であ

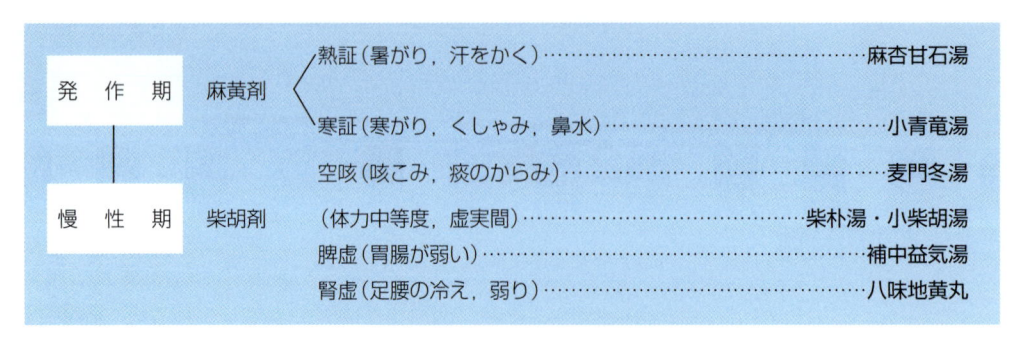

```
                    ┌─ 熱証（暑がり，汗をかく）················· 麻杏甘石湯
        ┌ 発作期 ─ 麻黄剤 ┤
        │           └─ 寒証（寒がり，くしゃみ，鼻水）············· 小青竜湯
        │              空咳（咳こみ，痰のからみ）··············· 麦門冬湯
        │           ┌─ （体力中等度，虚実間）················· 柴朴湯・小柴胡湯
        └ 慢性期 ─ 柴胡剤 ┤  脾虚（胃腸が弱い）··················· 補中益気湯
                    └─ 腎虚（足腰の冷え，弱り）··············· 八味地黄丸
```

図1 喘息への漢方薬の投与指針
（牧野荘平ほか監修：喘息予防・管理ガイドライン1998，協和企画通信，東京，p72，1998）

る．柴胡剤，順気剤の適応が多い．漢方薬の併用により，精神を安定させQOLの維持に貢献できる例が少なくない．

　漢方薬を喘息の薬，うつ病の薬などと対症療法的に考えるのではなく，患者全体を診察してどのような治療が必要な病態であるかを考慮することが望ましい．漢方薬を西洋薬のプラスワン的思考でだらだらと用いるべきではない．漢方薬といえども使用する意義の乏しい場合には中止すべきである．

3 方剤の選択

a．基本方針

　喘鳴，呼吸困難に対する伝統的な漢方診療方針が喘息治療ガイドライン（1998年）にまとめられているが，この指針は喘息に限らない（図1）．

　すなわち，発作時に麻黄剤，咳の強い場合には麦門冬湯，慢性期に柴胡剤あるいは補剤をそれぞれ用いる．麻黄剤はさらに，暑がり，多汗の熱証には麻杏甘石湯を，寒がり，くしゃみ，鼻水の寒証には小青竜湯を用いる．補剤には脾虚に対する補中益気湯，腎虚には八味地黄丸を用いる．

b．鼻炎を目標とする

　鼻炎症状を有する例には鼻炎を治療目標とする漢方薬を選択する．表1で呼吸困難も同時に改善させる薬は，越婢加朮湯，小青竜湯，苓甘姜味辛夏仁湯である．アレルギー性鼻炎が多いが，慢性副鼻腔炎の場合もある．

c．呼吸困難の部位

　息苦しさの部位が咽喉頭部であれば，半夏厚朴湯あるいは柴朴湯などの柴胡剤との合方を，胸部であれば茯苓杏仁甘草湯あるいは木防已湯をそれぞれ考慮する．

　慢性の喘鳴には補腎剤（八味地黄丸等），補脾剤（補中益気湯等）を考慮する．

d．目標別方剤

頻用処方（＊：エキス製剤がなく煎じ薬で使用する方剤）

(1) 鼻炎を目標とする方剤

●越婢加朮湯

目標：太陽病期．実証．水滞．脈，緊張中等度〜やや強い．くしゃみ，鼻水の著しい例．クインケ浮腫などの局所の炎症性浮腫．鼻炎．花粉症急性期．結膜炎．蕁麻疹．アトピー性皮膚炎．一部の関節炎．帯状疱疹（ジクジクした状態）．

解説：本方剤中の麻黄は量が多く，ときに服薬後に動悸，胃もたれ，まれに排尿困難をきたす．高齢者に処方する場合にはあらかじめ説明しておく．副作用を呈する例には麻黄の少ない小青竜湯を考える．より実証の場合には，大青竜湯の可能性もある．外

表1 鼻炎に用いる漢方薬

	発作型	通年型
実	葛根湯 越婢加朮湯	葛根湯加川芎辛夷 荊芥連翹湯
中間	小青竜湯	辛夷清肺湯
虚	麻黄附子細辛湯 通脈四逆湯	柴胡桂枝乾姜湯 苓甘姜味辛夏仁湯

表2 鼻炎に対する漢方薬における麻黄の量と虚実の関係

	(←より実証)			(より虚証→)
麻黄	大青竜湯 ＞	越婢加朮湯 ＞	小青竜湯 ＞	苓甘姜味辛夏仁湯
	多い	多い	少ない	ない

麻黄の量は虚実の程度を反映している．

来での試服は症状改善の確認，副作用のチェックおよび服薬の指導と大変有意義である．

● 小青竜湯

目標：太陽病期．虚実間証．水滞．振水音．脈が少し太目の糸のように，筋張って触れる傾向がある．水毒様顔貌（顔色蒼白気味でむくみっぽい）．アレルギー性鼻炎，気管支喘息などで，水様鼻汁，水様痰の著しい場合に良い．膿性鼻汁は適応外である．

解説：麻杏甘石湯証の「熱証」に対比して小青竜湯証を「寒証」と呼ぶことがある．陽証にしてはやや蒼白気味の顔色，手足の冷えがあるが，その程度は陰証に比すれば軽度である．本剤により胃がもたれる例には苓甘姜味辛夏仁湯が良い．

● 苓甘姜味辛夏仁湯

薬能：小青竜湯に類似しているが，桂皮，麻黄の解表薬のない点で異なる．

目標：太陰病期．虚証．水滞．水様の痰．鼻汁．通年性．冷え．振水音．浮腫傾向．筋張りのある脈状を呈する．気管支炎．アレルギー性鼻炎．

解説：喘息，慢性閉塞性肺疾患の症例で鼻炎を合併する例．めまい感，頭痛など自律神経系の失調症状．茯苓杏仁甘草湯の代用エキス製剤として有効な場合がある．慢性閉塞性肺疾患・喘息などで慢性に水様痰が多く，胸部圧迫感（胸痺）を伴った症例にも試みてよい．

● 麻黄附子細辛湯

目標：少陰病期．虚証．寒気しやすい．脈候は沈が原則であるが浮の場合もある．無汗．咽頭痛．顔色不良．手足の冷え．倦怠感のために横になっていたい．

解説：過労，高齢者，虚弱者のかぜに多い．寒気で悪化するタイプのアレルギー性鼻炎．慢性の寒気．喘息．呼吸器感染症を繰り返す慢性呼吸不全例．附子剤であり，赤ら顔の大食漢，妊婦に用いてはいけない．

● 通脈四逆湯＊

目標：厥陰病期．虚証．脈微細．赤ら顔．手足の強い冷え．

解説：冷えの強い鼻炎に用いる．使用頻度は低い．強い冷えと倦怠感（横になりたい）が診断のポイントである．本証の赤ら顔は三黄瀉心湯かと見誤る場合がある．赤ら顔で一見陽実証にみえても脈の緊張は弱く手足は冷たい点が鑑別になる．

(2) 喘息発作を目標とする方剤

● 麻杏甘石湯

目標：少陽病期．実証．汗．喘．ときに渇．熱証．喘息．喘息性気管支炎．

解説：小発作には有効であるが，個人差が大きいので，発作止めに用いる時には試服にて喘鳴が改善することを確認しておくべきである．

加味方：五虎湯（麻杏甘石湯＋桑白皮），麻杏甘石湯証にして咳嗽激しい者に用いる．

● 越婢加半夏湯＊

目標：少陽病期．実証．咳が強く発作の頂点でげーっと吐く特徴がある．喘鳴よりも咳優位の喘息発作によい．

解説：越婢加朮湯＋半夏厚朴湯にて代用しうる．

● 神秘湯

目標：気鬱，胸脇苦満，喘息，アレルギー性鼻炎，咳嗽の程度は比較的激しく，かつ長引く傾向がある．

(3) 咽喉部を主とした息苦しさ

● 半夏厚朴湯

目標：少陽病期．虚証．気鬱．咽喉頭部から胸部にかけての違和感．神経性咳嗽．咽中炙臠．

● 柴朴湯（小柴胡湯と半夏厚朴湯の合方）

目標：少陽病期．実～虚実間証．咽中炙臠感と胸脇苦満．喘息あるいは気道過敏な症例で咽喉違和感を有する例．経験方であり出典はない．アレルギー性

炎症の抑制，ウイルス感染予防効果，抗不安作用などが明らかにされている．

解説：咽喉違和感に対する不安が強い．神経性咳嗽．喘息素因ある症例の長引いた咳．麻黄剤のような即効性は乏しく，効果の発現に3日はみたい．

(4) 胸部を主とした呼吸困難

● 木防已湯

目標：少陽病期．実証．うっ血性心不全．長引いた咳嗽．顔色はやや黒味を帯びる．脈候，沈実．腹力充実．心下痞堅（心下が硬く張る．高度の心下痞鞕）．口渇は必須ではない．浮腫傾向．

解説：心臓喘息．浮腫を伴う慢性閉塞性肺疾患．かぜの後長引いて夜間悪化する咳嗽．咳嗽は夜間寝静まってから悪化するタイプが多い．

● 木防已去石膏加茯苓芒硝湯 *

目標：少陽病期．実証．木防已湯より実証．木防已湯にて改善しない心不全．口渇なし．便秘傾向．心下悸．

● 増損木防已湯 *

内容：木防已湯に生姜，鎮咳薬である紫蘇子，桑白皮を加えた．

目標：少陽病期，実〜虚実間証．木防已湯証よりやや虚証で咳嗽著しい場合．

● 茯苓杏仁甘草湯 *

目標：少陽病期．虚証．胸痺（胸部の閉塞感あるいは痞塞感を伴った呼吸苦）．喘息．

解説：中高年発症の女性の喘息に著効例が多い．構成生薬はいずれも穏やかな作用の生薬であるが，末梢血好酸球20％前後の喘息症例に奏効したこともある．エキス製剤はなく苓甘姜味辛夏仁湯にて代用できる場合がある．

● 麻黄湯

目標：太陽病期．実証．無汗，体の節々の痛み，咳嗽，寒気，胸満．脈候，浮緊．

解説：かぜ，咳嗽などに伴った胸部圧迫感に良い場合がある．インフルエンザ．

(5) 慢性の喘鳴

慢性の息ぎれを気虚と考える．低下した呼吸機能を一定程度回復させうる．漢方薬を服薬できる症例には一度は試みるとよい．治療方針は肺機能障害が軽度の例には八味地黄丸類による補腎，重度の例には補中益気湯等による補脾である．また津液（体液）不足に対する麦門冬湯等による補陰薬もよい．

● 補中益気湯

目標：虚証．気虚（脾虚）．膩苔．ときに地図状舌．胃下垂・肛門脱・子宮下垂などの組織のトーヌス低下（中気下陥）．虚弱者．微熱傾向．かぜをひきやすい．津田玄仙の目標として，手足倦怠，言語に力がない，眼の光がにぶく力がない，口中に白沫を生ず，食味がない，熱い物を飲食することを好む，臍のところに動悸がある，脈が散大で力がない，の八項目はよく知られている．

解説：慢性閉塞性肺疾患患者のQOL，かぜ症候群罹患回数，栄養状態の改善が報告されている．補脾剤である人参・黄耆がかえって胃もたれをきたす場合がある．

● 八味地黄丸

目標：太陰病期．腎虚．易疲労，思考力の低下，健忘，腰痛，下肢痛，陰萎，口渇，下肢の冷え，浮腫，夜間頻尿など，加齢に伴って現れてくる一連の症候に対して用いられる．小腹不仁（下腹部のトーヌスあるいは知覚が上腹部に比較して低下）．小腹拘急（下腹部の筋肉の緊張）．

解説：軽症の呼吸不全，あるいは慢性喘息の症例には腎虚証が多い．補腎剤である八味地黄丸は慢性喘息患者のピークフロー値を軽度（約50L/分）上昇させる．副作用としては，地黄による胃もたれが多く，服用例の約1割にみられる．この副作用は上腹部の腹力が中等度以上の例には少ない傾向がある．地黄はその他にも，湿疹，痒みなどを呈することがある．

● 麦味地黄丸 *

内容：八味地黄丸中より桂皮，附子を去り，五味子，麦門冬を加えた．エキス製剤はなく六味丸と麦門冬湯の合方にて代用できる．適応例は高齢者であり，この簡便方では甘草による偽アルドステロン症の併発に注意が必要である．

目標：太陰病期．虚証．腎虚で津液の不足著しい．慢性喘息と慢性閉塞性肺疾患に有効な補腎薬である．

解説：慢性喘息患者においては八味地黄丸反応例に比較して，より高齢で，口の渇き，皮膚枯燥傾向がより強く，非発作時の1秒量，ピークフロー値がより低下していた．慢性喘息における津液不足には，加齢と閉塞性肺機能障害進行の関与が示唆される．

● 炙甘草湯
目標：虚証．心気虚．不整脈．肺気腫．胸部圧迫感，息苦しさ．
解説：麦門冬湯証よりも津液の不足がより進んだ状態で，のぼせがある．

● 竹葉石膏湯 *
内容：麦門冬湯に清熱薬である竹葉と石膏が加えられた．
目標：かなりの虚証．口渇．虚羸（やせおとろえ）．少気（呼吸困難）．虚熱．咳嗽，息切れが強い．痰の量は少ない．

● 清暑益気湯
目標：少陽病期．虚証．夏やせ，夏まけ（注夏病）．
解説：慢性閉塞性肺疾患症例で気道乾燥傾向の著しい例に良い．夏季の悪化を軽減しうる．

● 真武湯
目標：少陰病期．虚証．手足冷え，微熱，やせて消耗しているが，重篤な症状に乏しい状態（困すれども窮することなし）．慢性呼吸不全．
解説：附子剤なので血痰の出やすい症例には禁忌．

● 茯苓四逆湯 *
目標：厥陰病期．虚証．手足冷え，呼吸困難には煩躁を伴う．
解説：真武湯と人参湯にて代用しうる．

参考文献

1) 牧野荘平ほか監修：喘息予防・管理ガイドライン 1998，協和企画通信，東京，p72，1998
2) Koga T, Matsuse H, Kohrogi H et al：Impact of nasal condition on self-assessed disease control and treatment satisfaction in patients with asthma complicated by allergic rhinitis. Allergology International 56(4)：427-431, 2007
3) 伊藤　隆：呼吸器症状漢方治療マニュアル，現代出版プランニング，東京，pp63-74，2006
4) Shinozuka N, Tatsumi K, Nakamura A et al：The traditional herbal medicine Hochuekkito improves systemic inflammation in patients with chronic obstructive pulmonary disease. J Am Geriatr Soc 55(2)：313-314, 2007

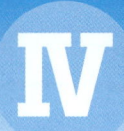

2 胸　部

D　動悸・息切れ

【矢久保修嗣】

1　疾患と治療の考え方

現代医学の立場から，動悸・息切れ・浮腫といった心不全症状と，動悸のみの症状に分けて概説を行いたい．

a．心不全症状

動悸，息切れ，浮腫などの心不全症状に対する治療に関しては，現代医学の立場からは大きく二つの病態を考える必要がある．すなわち，心不全の病態と，この原因となった疾患の病態である．

心不全の病態に関しては，肺動脈楔入圧(18 mm Hg)と心係数($2.2 L/分/m^2$)により病態の評価を行う．心係数，肺動脈楔入圧が正常範囲であれば，心不全はないものと考えている．肺動脈楔入圧が上昇している時は，前負荷が増加している病態のため，静脈を拡張する亜硝酸剤や利尿剤などにより前負荷を減らす．心係数が低下している時には，心拍出能が低下している病態であると考える．カテコールアミン，ジギタリスなどの強心剤を投与し，また動脈を拡張させるなどの後負荷を減らす治療を行う．ただし，肺動脈楔入圧が低下し，かつ心係数が低下している際には，循環血液量の減少が心不全の原因と考えられるため，治療として輸液を行い血液量を増加することで心拍出能を維持する．

心不全の原因疾患として，心機能を低下させる虚血性心疾患，心臓弁膜症，高血圧性心疾患，心筋症などがある．これに関しても同時並行して治療を行う必要がある．

虚血性心疾患に対しては心筋を貫流する血流の維持のため，ステント留置などのカテーテルインターベンションが行われる．薬物療法としては亜硝酸剤，カルシウム拮抗薬，β遮断薬，抗血小板薬などによる治療が行われる．このほか，外科的なバイパス術による治療が行われることもある．

心臓弁膜症に対しても，高血圧性心疾患と同様に内科的な心不全に対する治療も行い，適応があれば外科的に弁置換術や弁形成術を行う必要もある．

心筋症に対しても十分な内科的治療を行うが，効果のない例については心臓移植も行われるようになってきた．また，拡張型心筋症に対して心筋切除を行うバチスタ手術も話題になっている．

b．動　悸

動悸に関する治療では現代医学はかなり独特である．まず，考え方として動悸に結びつく不整脈の存在があるのかどうかを考えている．まずは，不整脈の存在を確認し，そのタイプや重症度を判定する．タイプとしては，心拍数の多い頻脈型不整脈か，あるいは心拍数の少ない徐脈型不整脈に分ける．重症度では，致死的不整脈か，生活の質(QOL)をそこねる不整脈か，あるいはそうでない不整脈なのか，について分ける．

それに加えて，不整脈を発症する基礎的な疾患の存在を確認する．内分泌疾患などや，心疾患について精査する．心機能の低下している心筋梗塞や心筋症では不整脈による死亡のリスクが高く，不整脈そのものや，これらの心疾患の治療も不可欠である．内分泌疾患などについては，それらの疾患に対する治療を行う必要がある．

頻脈型の致死的不整脈としては，心室細動や，これにつながる心室頻拍がある．心室細動や心室頻拍の存在が確認される，あるいは心室頻拍発症の危険があるQT延長症候群やブルガダ症候群，加算平均心電図による心室遅延電位がとらえられれば，抗不整脈薬の投与，植え込み型除細動器の植え込みを行う．

QOLを損なう頻脈型不整脈としては，発作性心房細動や発作性上室性頻拍がある．これに関しても予防するための抗不整脈薬の投与や，最近ではカテーテルアブレーションが行われる．

徐脈型不整脈に関しても，完全房室ブロック，高度房室ブロック，洞機能不全症候群など意識消失発作となるアダムス・ストークス症候群に結びつく不整脈に対してはペースメーカーの植え込みを行うなど積極的な治療が必要とされる．

しかし，上記のような致死的不整脈，QOLをそこなう不整脈，意識消失に結びつく不整脈を除いた危険ではない不整脈に関しては，抗不整脈薬による治療の適応に関しては慎重である．というのも，心筋梗塞後の不整脈治療において，抗不整脈薬の投与により死亡率が増加したという報告があるのがその理由である．

不整脈治療では，危険ではない不整脈に対しては，原則的には抗不整脈薬による治療は行わない．ただし，不整脈の出現と一致した動悸などの自覚症状の著しい例に対しては，抗不整脈薬や精神安定剤の投与も行われている．

以上のように現代医学では，動悸という自覚症状を問題とするよりも，動悸の原因の一つとなる不整脈に関してのみ治療の対象としている．

2 漢方における病態と特徴

a．心不全症状

動悸・息切れなどの心不全症状に対する漢方治療を考えてみる．気血水の概念からは息切れは水毒が基本的な病態となる．水毒は生体に関連する水分の異常である．生体の消化管内における液体成分の貯留，気道内の液体成分貯留，生体の組織における液体成分の貯留などである．このほか喀痰の大量排出，多尿，下痢など，生体からの液体排泄の過剰もその病態概念に包括されている．液体成分の貯留は，気を停滞させ，気の流れを逆流へと導き動悸を発症する．動悸はこの液体成分貯留の二次的な産物とも考えられる．

この水毒であるが，これが単独で出現することは稀である．多くの場合その中心的病態として気虚が発症の要因となっている．これは，生体に水を巡らすためには気を必要としており，気虚は水毒の発症原因となるためである．気虚の原因としては，種々の慢性疾患によるものや，生体そのものが元来，気虚を発現しやすいためと考えられている．心不全に対する漢方治療においては，気虚・水毒の治療がその基本となる．

ところで心不全を発症する要因の一つである虚血性心疾患に関して，現代の医療では冠動脈レベルの血流障害を目的として治療を行っている．冠動脈造影検査で異常を発見するマクロアンジオパシーといわれているレベルである．しかし，ミクロアンジオパシーといわれる通常の臨床検査では検出の困難な血流障害の病態が存在することも指摘されている．これは，マクロアンジオパシーの前病変とも，独自の固有の病態とも考えられている．このような病態を漢方では瘀血と表現している．この瘀血に対する代表的な治療薬が桂枝茯苓丸である．

b．動　悸

動悸に関して息切れ，浮腫などの心不全症状に伴うものは，上記の病態を考え，水毒や気虚の治療も行っていく．そうでないものは以下の2点を考慮する必要がある．

まず，気逆である．気は本来，身体の頭部から下肢へ，中枢から末梢へ生体を巡っている．この巡っている気が逆行してしまったものが気逆である．とくに，奔豚気と呼ばれる特異な病態がある．これは，腹部を起点として絞扼感，不安感が上行し胸内に突き上げて動悸を生じ，さらに上行すると頭痛，失神

を惹起するものである．この奔豚気に関してはこの発現と血中カテコールアミンとの関連も報告されている．

また気逆には，焦燥感や怒りとの関連も考えられている．このような精神的な興奮は漢方医学的には熱の病態と考えられ，これも洞性頻拍を導き，これによる動悸を発症することとなる．

もう一つの原因が血虚である．出血，消耗，生成不足などを原因とした血の不足による．血には中枢神経系に対する抑制作用が存在すると，漢方医学では想定している．血虚では血の不足により，血の中枢神経系に対する抑制が弱まると考えている．これにより精神的な興奮状態が導かれ，不眠の発症や，洞性頻拍や動悸の発現につながる．

以上，動悸に関しては，前記の心不全に対する治療だけではなく，気逆や熱，血虚の病態を考え治療を行う必要がある．

3　方剤の選択

a．息切れ

息切れをはじめとする動悸，浮腫などの心不全症状に対する漢方治療では，茯苓，蒼朮，防已，杏仁などの利水剤に，人参，甘草などの補気剤を加えた方剤が用いられる．主な方剤には，木防已湯，茯苓杏仁甘草湯，苓甘姜味辛夏仁湯，苓桂朮甘湯がある．

● 木防已湯

呼吸困難や咳嗽，浮腫などの心不全症状に適用される．腹満や口渇，尿量の減少を伴う．顔面は蒼黒く，喘鳴，呼吸促迫，腹満があることが目標となる．比較的実証ではあるが，腹診では腹力によらず，心下痞堅といわれる心窩部が広範に著しくつかえて堅い所見がみられる．この心下痞堅は右心不全による肝腫大とも考えられている．脈は沈緊であることが多い．

木防已湯は甘草を含まないので血清カリウムに影響を与えない．ジギタリス製剤や利尿剤と併用することは可能であり，難治性の心不全に対して使用を試みてよいものと考えられる．

心不全の改善作用に関して，木防已湯により血中BNP濃度の変化もとらえられている．この機序としてカテコールアミンの関与が推測されており，本方剤の使用については催不整脈作用に対する注意も必要である．

● 茯苓杏仁甘草湯

本方剤は木防已湯の裏の処方と呼ばれている．胸中の痞塞感があり，呼吸困難，動悸，放散する胸痛・背部痛を伴うものを目標とする．呼吸促迫がみられ，浮腫を伴うこともある．虚証で，脈は沈微であることが多い．腹診では腹部は軟弱で，心下痞鞕といえないぐらいの軟らかい心下の抵抗がある．ここが木防已湯との鑑別の一つである．また，口渇もない．

● 苓甘姜味辛夏仁湯

本方剤は先の茯苓杏仁甘草湯の構成生薬を含んでおり，また，小青竜湯の裏の処方とも呼ばれている．小青竜湯のように息切れ，咳嗽，喀痰などに用いられる．動悸，疲労感なども伴う．虚証で冷え症があり，顔色が悪く，喘鳴，浮腫もみられる．脈は沈弱，腹診では腹部は軟弱で，振水音の認められることが多い．

● 苓桂朮甘湯

虚証の神経質な患者にみられる動悸や息切れに用いる．立ちくらみやめまいがみられ，下肢の冷えや尿量の減少を目標とする．腹診では腹力は中等度かそれ以下．腹部で臍上悸と振水音を認める．脈は沈緊である．

b．動　悸

動悸に対する治療方剤は，浮腫などの心不全症状があるものに対しては，茯苓，蒼朮，沢瀉，附子などの利水作用のある生薬を含有する当帰芍薬散，真武湯などが用いられる．

気逆による動悸に対しては茯苓，大棗などの鎮静作用のある生薬を用いる．桂枝人参湯や苓桂甘棗湯などの方剤を使用する．

このほか，鎮静作用のある竜骨，牡蛎を用いるばかりでなく，熱を冷ます治療も必要となるため，黄

連，黄芩，山梔子，黄柏，牡丹皮，柴胡など清熱作用のある生薬も使用される．柴胡加竜骨牡蛎湯，黄連解毒湯，加味逍遥散などの方剤である．

血虚による動悸に対しては，地黄，当帰，酸棗仁などの生薬を用いて治療を行う．血虚に対する治療を行う際には気虚に対する治療の配慮も必要であるし，また，気虚の合併により気血両虚となったものには気虚，血虚の治療を行う必要がある．炙甘草湯，酸棗仁湯，帰脾湯，人参養栄湯などの方剤を使用する．

● 当帰芍薬散

虚証で冷え症があり，むくみやすく，動悸などの症状を目標とする．疲労しやすく，全身倦怠感も伴う．筋肉は軟弱で末梢には浮腫がみられる．貧血様の蒼白い顔色をして，水っぽいたるんだ肌をしている．脈は沈弱，腹診では腹力は弱く，振水音や臍傍圧痛を認める．女性では月経周期に伴って軽度の浮腫，腹痛などを呈することもある．

● 真武湯

新陳代謝が低下して末梢循環が不良な状態となっている虚証を目標とする．全身倦怠感や足腰の冷感などを訴え，動悸に加えめまい，身体動揺感などを伴う．貧血様の顔色をして力ない話し方をする．多くはやせてはいるが，浮腫もみられ尿量の減少がある．脈は沈弱で，腹部は腹壁が薄く腹力は低下し，振水音を認める．ときに腹直筋の軽度な緊張がある．

● 苓桂甘棗湯

臍下に動悸があり，発作性に突き上げてきて胸や喉につまるような感覚が発生するものを目標にする．驚きやすく，焦燥感を伴うこともある．腹部では下腹部に拘急，右腹直筋の攣急がみられ，脈は浮数であることが多いといわれている．

● 桂枝人参湯

虚証で下半身には冷えがあり，胃腸が弱く下痢しやすいものに投与される．のぼせとともに動悸がみられることを目標にする．腹診では腹部はやや軟弱で，腹力は中等度かそれ以下．心下痞鞕，振水音がみられる．ときに薄い腹壁が緊張して触れる時もある．脈は浮弱である．

● 柴胡加竜骨牡蛎湯

実証の動悸，いらいら，精神不安などに用いる．心下には膨満感がある．驚きやすく，いらいらして怒りやすく，気分が変わりやすく，落ち着きを欠くという上衝，煩悶等の症状がある．最近では，ストレスによる動悸，高血圧などを目標に投与されている．腹部に膨満感があり，腹診では腹力は中等度かそれ以上．胸脇苦満や心下に抵抗があり，臍上悸を伴う．脈は，弦脈といわれる緊張が目立つ脈状である．

● 黄連解毒湯

のぼせ気味で赤ら顔，精神症状として精神不安，いらいらのある実証に投与する．易興奮性があり，興奮すると動悸，頻脈となるようなものを目標にする．腹部には膨満感があり，腹診では腹力は中等度かそれ以上．心下に抵抗を認める．高血圧にも投与され，血圧を下げるというよりは，血圧を安定化させる効果が期待されている．

● 加味逍遥散

虚証で疲労しやすく，冷えがあり動悸や精神不安，不眠，いらいらなどの精神神経症状を目的とする．女性では精神神経症状を性周期に関連して訴えることも多い．肩こり，頭痛，めまい，上半身，とくに顔面の灼熱感，発作性の発汗などを伴うこともある．腹診では腹力は中等度かそれ以下．心下に軽度の抵抗・圧痛や軽度の胸脇苦満がみられ，臍傍圧痛を伴う．脈は沈細である．

女性では月経障害などにも投与されており，とくに更年期症候群ではもっともよく使用されている．

● 炙甘草湯

別名，復脈湯ともいわれる．虚証の動悸，息切れに投与する．皮膚・粘膜の枯燥や萎縮，手足のほてり，口渇などの血虚の症状や便秘，倦怠感や易疲労感を目標とする．脈は弱く，頻脈，不整，結滞などがみられる．本方剤には地黄が含まれているため，胃腸障害の発症には注意が必要である．とくに，胃腸虚弱や下痢傾向のあるものに対しては慎重に投与を行う．

発作性心房細動の停止効果が本方剤に存在すると

いう報告もある．現代医療の立場からは，左房内に形成された血栓の問題もあり，経食道エコー検査を行い血栓がないことを確認して除細動を行う必要がある．

● **酸棗仁湯**

心身が疲労した虚証の不眠症に用いる．軽い血虚を伴っている．体力が衰え，元気がなく，胸中が苦しく，動悸を伴ったりする．精神不安，神経過敏などの精神症状に，めまい，手足の火照り，のぼせ感を伴う．なお，本方剤の適応となる不眠は，夢を多くみるため眠りが浅く，熟眠感がないものである．入眠障害ではない．皮膚は乾燥傾向にある．腹診では腹力の低下を認める．臍上悸は認めない．

● **帰脾湯**

貧血があり顔色が悪い虚証のものにみられる頻脈，動悸，不眠，精神症状を目標とする．精神症状は精神不安，神経過敏，取り越し苦労，健忘などである．吐血・下血を伴ったり，発熱，盗汗，食欲不振などを伴ったりする．腹診では腹部は軟弱で，腹力も低下がみられる．脈も同様に軟弱である．

● **人参養栄湯**

消耗性疾患に罹患，外科手術後などの体力を消耗した時や，元来の虚弱体質のための気虚と血虚をあわせた気血両虚に用いる．気血双補の十全大補湯の加減方である．全身倦怠感，頻拍，動悸，盗汗，咳嗽，下痢，健忘，手足の冷えなどがみられる．腹診では腹力は弱い．また，脈も同様に弱い．

参考文献

1) 矢数道明：漢方処方解説，創元社，大阪，1982
2) 寺澤捷年：症例から学ぶ和漢診療学，医学書院，東京，1990
3) 大塚敬節：症候による漢方治療の実際，南山堂，東京，1963
4) 花輪壽彦：漢方診療のレッスン，金原出版，東京，1995

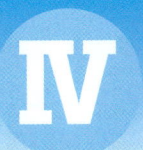

IV 症候からみる漢方

3 腹 部

A 食欲不振・悪心・嘔吐・胸やけ

【及川哲郎】

1 疾患と治療の考え方

　食欲不振・悪心・嘔吐・胸やけといった症候は，食道や胃など消化器領域を中心にしながらも，多くの疾患，病態で現れる症候である．消化器以外の内科領域や精神科領域，各種悪性腫瘍など外科領域，妊娠悪阻など産婦人科領域の疾患および病態までを含み，多岐にわたる．したがって，漢方治療の前に西洋医学的な鑑別診断が重要となることは当然である．内視鏡や超音波，採血・尿検査等必要なスクリーニングを行い，原疾患の重症度，緊急度に応じ西洋医学的治療（手術や酸分泌抑制薬の投与など）を優先させる．しかしその場合でも，漢方薬は多くの場合安全に長期的に使用でき，消化器症状やQOL改善に優れた効果を発揮する．西洋医薬と異なり，漢方薬は内服できることが前提となるが，基本的には（西洋医学的治療との併用を含めた）積極的な使用が勧められることが少なくない．

　上部消化管疾患という視点からみると，消化性潰瘍や胃がんといった器質的疾患が除外できれば，食欲不振・悪心・嘔吐・胸やけをはじめとした上部消化管症状を訴える患者の多くは，functional dyspepsiaを代表とする機能性消化管障害に相当すると考えられる．本テキストの項目立てとは少し異なるが，2006年に改訂された機能性消化管障害の世界的診断分類基準であるローマⅢ基準を，参考までに紹介しておく．これによると，functional dyspepsiaの診断に際し下記の4症状を特徴的なものとしてあげている．すなわち①つらいと感じる食後のもたれ感，②早期飽満感（すぐに満腹を自覚し，十分な量を食べられない），③心窩部痛，④心窩部灼熱感である．また，悪心・嘔吐もdyspepsia症状と考えられている．残念ながら，ローマⅢ基準では漢方が認知されているとはいえないが，このような機能性消化管障害に対して漢方薬は，西洋医学的薬物療法と同等以上に有効である．

　また，胸やけについては逆流性食道炎が代表的疾患としてあげられ，プロトンポンプ阻害剤が有効なことは周知の事実である．しかし近年NERD（non-erosive reflux disease）と呼ばれる，プロトンポンプ阻害剤では十分効果を得られない一群の存在がクローズアップされている．一方で，六君子湯がプロトンポンプ阻害剤との併用で逆流性食道炎の治療に有用という報告もあり，もっぱら胃酸分泌過剰という視点から治療戦略を考えられてきたこれらの疾患においても，漢方薬の使い道は今後広がるものと思われる．

2 漢方における病態と特徴

　食欲不振・悪心・嘔吐・胸やけの症状を気血水の観点からみると，気虚と水滞を伴うことが多いと考えられる．上部消化管の機能が失調し食欲不振・悪心・嘔吐・胸やけが出現すると，必要な栄養素等の消化吸収に支障をきたし，徐々に生体の熱産生レベルが低下し気虚の状態に移行する．上部消化管の機能低下は消化管のトーヌス，排出機能の低下を伴うことが多く，同部への消化液など液体の貯留をきたす．すなわち，漢方医学的には痰飲と呼ばれるものであり，『金匱要略』痰飲欬嗽病篇には「その人素盛

んにして，いま痩せ，水，腸間を走りて瀝々(れきれき)として声あり，之を痰飲と謂う」とある．これは振水音など，気虚に水滞が伴った状態を表現しているものと考えられる．したがって，漢方医学的な治療は，痰飲を改善し，気を補うことに力点が置かれる場合が多い．

また，functional dyspepsia 患者には種々の自律神経失調症状を合併することが多いと報告され，欧米では抗不安薬，抗うつ薬が投与されることも多い．これは，漢方医学的には気鬱の合併とみなされる病態である．消化管疾患に用いられる多くの漢方処方において理気薬が配合されており，これは非常に理にかなっているということになる．このような消化管以外のさまざまな症状への配慮を単一の処方でできることが，漢方治療のもっとも優れた長所の一つといえるであろう．

3 方剤の選択

前述のように，補気，健脾，利水などを考慮することが多いため，生薬としては御種人参や黄耆を代表とする補気薬のほか，白朮，蒼朮，茯苓，沢瀉など痰飲を改善する健脾利水薬が頻用される．陳皮，生姜，枳実，厚朴など理気作用を持つ生薬も有用である．上部消化管由来の症状であることを前提とし，数多くある処方の中から，以下に代表的な処方とその主な鑑別点を記す．

a．食欲不振

●六君子湯

虚実間証から虚証を中心に，広いスペクトラムを持つ処方である．いわゆる prokinetics（消化管運動促進薬）として，胃もたれや早期飽満感を訴える場合とくによく効く．典型的には白い舌苔，心下痞鞕，振水音を伴うが，症状のみを目標として用いても大過なく使える．functional dyspepsia の治療や向精神薬の副作用軽減など，さまざまな EBM も有する優れた処方である．近年動物実験でセロトニン 2（HT2）系を介した作用機序が報告されている．

●四君子湯

顔色の悪い，虚証タイプに用いる．六君子湯から陳皮，半夏を除いた生薬構成のため，痰飲を改善する働きは弱くなる．六君子湯と比べ舌苔は薄いことが多く，振水音はあまりみられない．

●人参湯

本方も虚証タイプに用いる．甘草，乾姜の組み合わせを含み，裏寒を除く作用に優れるため，足やからだの冷えを訴えることが使用目標となる．心下痞鞕を認めることが多く，上腹部全体が硬くなる「ベニヤ板」様の所見を認めることもある．

●半夏瀉心湯

虚実間証を中心に用いる．若年者のいわゆるストレス性胃炎が良い適応．自覚症状としての心下のつかえ・不快感，他覚所見としての心下痞鞕のほか，腹鳴，下痢などの随伴症状を目標にすることが多い．煎じ薬であれば類方として，噯気や酸逆流症状を伴う場合にはひね生姜を加えた生姜瀉心湯が，不安，不眠や夢見が悪いなどといった精神症状がみられる場合には甘草を増量した甘草瀉心湯がある．

●黄連解毒湯

虚実間証から実証にかけてスペクトラムを持つ．赤ら顔・のぼせるタイプで，胃酸分泌が強く心下のつかえ・不快感や胸やけなどの症状を訴えるものに用いる．花輪は functional dyspepsia の治療について，「華奢なタイプには六君子湯，がっちりタイプには黄連解毒湯，中間型には半夏瀉心湯」と述べている．

●補中益気湯

虚実間証から虚証を中心に，食欲不振に対して広く用いられる補(気)剤の代表処方．津田玄仙の口訣が使用目標として有名だが，その中にも「食事に味がない」「熱い飲食物を好む」という食事に関する 2 項目があげられている．升提作用を有する升麻を含み，胃下垂や脱肛などアトニー体質を有する場合はとくに有用である．診察所見としては，胖大舌や弱い胸脇苦満が認められることもあるが，所見にかかわらず用いても高い有効性を示す．

● 平胃散

　食べると胃が張るという，消化不良症状に用いられる処方．虚実間証を中心に幅広く用いられる，使いやすい処方である．六君子湯とやや似るが，六君子湯のほうがより虚証向けと考えられる．

● 分心気飲

　エキス製剤にはないが，古来「不食」に用いられてきた処方として，参考のためにあげた．現在でいう神経性無食欲症に相当するもので，気滞と水滞を改善する働きがある．

b．悪心・嘔吐

● 小半夏加茯苓湯

　痰飲を改善する基本的処方．妊娠悪阻によく用いられるが，同様の症状（むかむか，オエオエ）に対して証にこだわらず用いてよい．

● 六君子湯

　食欲不振の同処方の項を参照のこと．

● 半夏厚朴湯

　代表的な気剤である．「咽中炙臠」と呼ばれる咽喉頭異常感や腹部膨満感を主な目標として，虚実間証を中心に幅広く用いられる．神経症的傾向を持つものや，ストレス絡みの消化管症状（上下部にかかわらず）に対してよい．胃排出機能の賦活や腸管ガスの減少，抗不安作用を中心とした向精神作用が報告されている．

● 茯苓飲

　痰飲を改善する処方の一つで，小半夏加茯苓湯などに比べると食物の停滞感が強い場合に適応が多いとされる．振水音を伴うことが多い．虚実間証からやや実証．半夏厚朴湯と相性が良く，合方としてよく用いられる．

● 五苓散

　利水剤の代表的処方．口渇，尿不利（尿量や排尿回数の減少），発汗を主目標に，急性胃腸炎の悪心・嘔吐・下痢などに広く用いられる．小児ではとくに利用価値が高く，注腸や坐剤で用いる報告もある．

● 小柴胡湯

　少陽病の中心となる処方である．『傷寒論』の急性熱性疾患治療の文脈で，外邪が半表半裏に侵入すると悪心・嘔吐を生ずることから，本処方の使用目標の一つとなる．慢性疾患ではこれを援用し，舌の白苔や胸脇苦満を参考に使用すると良い．虚実間証からやや実証が適応となる．

● 半夏瀉心湯

　食欲不振の同処方の項を参照のこと．やはり，自覚症状としての心下のつかえ・不快感，他覚所見としての心下痞鞕が，主要な使用目標として重要である．

● 呉茱萸湯

　頭痛に対する処方として認知されている場合が多いが，原典の『傷寒論』ではむしろ嘔気，嘔吐に関する記載が中心となっている．それでも実際の臨床では，手足の冷えや頭痛を伴う嘔気，嘔吐に対して，とくに本方の有用性は高い．

c．胸やけ

● 六君子湯

　食欲不振，悪心・嘔吐の同処方の項を参照のこと．前述のように，プロトンポンプ阻害剤との併用で逆流性食道炎の治療に有用という報告がある．

● 半夏厚朴湯

　悪心・嘔吐の同処方の項を参照のこと．

● 半夏瀉心湯

　食欲不振，悪心・嘔吐の同処方の項を参照のこと．

● 黄連解毒湯

　食欲不振の同処方の項を参照のこと．

● 黄連湯

　黄連に含有されるberberineは抗潰瘍，消炎，抗菌など多彩な薬理作用を示し，本処方をはじめとした黄連を含む処方は胸やけに用いられる．本方は半夏瀉心湯の黄芩を桂皮に代えた処方であり，頭痛などを伴うことがある．胃の痛みにもよく効く．診察所見として，典型的には舌に厚い白苔を生じるとされる．

● 梔子豉湯

　山梔子を含む処方も胸やけに用いられる．原典の『傷寒論』には「心中懊憹」と記載され，胸のあたりが

何ともいえず苦しく悶える様子が本処方の主な使用目標となっており，胸やけ症状に応用されている．エキス製剤にはない．

● **安中散**

上にあげた処方に比べ，虚証タイプに用いる．体を温める桂皮や，制酸作用のある牡蛎，また延胡索をはじめとする鎮痛作用に優れた生薬を配合するため，冷えて腹痛や胸やけを訴える場合によい適応となる．

d．その他

本テキストの項目立てとは異なるが，その他の上腹部由来，あるいは関連すると思われる症状について若干の補遺を行う．

(1) 嚥下困難

「咽中炙臠」を目標に半夏厚朴湯が用いられる．

(2) 上腹部由来の痛み

黄連解毒湯，黄連湯，半夏瀉心湯，安中散など前述の処方のほか，芍薬を含む柴胡剤である柴胡桂枝湯や大柴胡湯，あるいは四逆散がよく用いられる．胸脇苦満など腹証が参考になる．冷えが強い場合，当帰湯も用いられることがある．

(3) 吃逆

呉茱萸湯，芍薬甘草湯が用いられるほか，煎じ薬では橘皮竹筎湯，柿蒂湯，丁香柿蒂湯といったラインナップがある．

(4) 噫気

半夏瀉心湯のほか，煎じ薬では生姜瀉心湯や，虚証タイプでは旋覆花代赭石湯などが用いられる．

> **参考文献**
> 1) 機能性胃十二指腸障害，Rome Ⅲ日本語版，協和企画，東京，p261，2008
> 2) 大塚敬節：金匱要略の研究，たにぐち書店，東京，p325，1996
> 3) 花輪壽彦：漢方診療のレッスン，金原出版，東京，p93，1995

IV 症候からみる漢方

3 腹　部

B　便秘・下痢・腹痛・腹部膨満感

【新井　信】

1　疾患と治療の考え方

　便秘や下痢などの便通異常，腹痛，腹部膨満感の多くは消化管の機能失調が原因である．これらは機能性消化管障害，ローマⅢ基準における機能性腸障害や機能性腹痛症候群などに相当し，漢方治療の良い適応である．同様の臨床症状を呈するものの中には，消化管感染症や炎症性腸疾患，悪性腫瘍，消化管症状を伴う種々の全身疾患，西洋医学的治療の副作用や後遺症などが関与していることもあるため，適切な診断が求められることは当然であるが，そのような場合でも漢方治療は症状の改善に役立つことが多い．

2　漢方における病態と特徴

　消化管機能低下は漢方的には脾虚であり，裏寒証，病位では陰病ととらえられるため，基本的には人参や乾姜，山椒などが配剤された方剤で裏を温めて機能改善をはかる．それに加え，脾虚では裏に水分が滞留しやすくなるため，腹部に振水音が現れ，ときに水瀉性の下痢や嘔吐をきたすなど，その病態改善には茯苓や朮などの利水剤が必要になることが多い．さらに，寒冷で誘発される腹痛を主体とした特徴的な病像を呈する寒疝と称する病態もある．このような脾虚に対しては大黄や黄連などの瀉剤は適さない．

　一方，腹部の弾力が強く，脈にも力があるものは実証で，便秘に対して大黄や芒硝が奏効する．しかし，便秘や腹部膨満感などの中には気鬱が関与するものがあり，厚朴や枳実などの気剤を含んだ方剤を考慮する．

　また，虚実に関係なく，芍薬は腹拘攣があって腹部疝痛するものに有効である．

　その他，激しい嘔吐と下痢，腹痛を訴える病態は古人が霍乱と呼んだ病気で，五苓散や人参湯で治療する．下腹部から胸や喉へ突き上がってくる感じを繰り返し訴える場合には奔豚の可能性も考えなければならない．このように，腹部症状はさまざまな原因で生じ，それぞれ治療法が異なることがあるため，漢方的病態をよく見極めて治療に当たることが重要である．

　衰えた脾胃を補うことで，単に胃腸機能が向上するだけではなく，全身に生じた種々の不都合な症候が改善することも期待できる．李東垣は『脾胃論』で「人をして，百病は皆，脾胃の衰えるに由りて生ず」と述べ，脾虚は諸病の根源だと説いている．また，食物の中にある「大地の気」は脾胃が門戸となって全身に巡るとされるため，脾の機能が衰えると気を体内に十分に取り込めず，気虚に陥ってしまう．このような状態では，飲食物だけでなく，水の停滞もきたすため，浮腫や下痢，小便不利などの水毒症状を招く恐れもある．さらに，『黄帝内経』素問，陰陽応象大論篇に「脾は肉を生ず」とあるように，脾胃を補うことで虚弱な筋肉の質や量が改善し，腰痛や肩こりが軽減する場合もある．その他，『難経』四十二難に「脾は血を裹むを主る」とあるのは，脾には血を調整する作用があるという意味で，このことは脾の失調が，例えば慢性的な血便や過多月経など，出血傾向の原因にもなり得ることを示唆している．

3 方剤の選択

a. 便秘

便秘に対する漢方治療のゴールは，気持ち良く便通がつくことである．そのために，便秘を虚実に分類して考えるとよい．

実証の便秘とは，脈，腹ともに力があり，太くてつながった便を排出するなどの特徴がある．この場合には大黄や芒硝が入った方剤を用いて対処する．

虚証の便秘では，数日から1週間以上も便が出ないことがあり，たとえ出たとしても兎糞様のコロコロした便で，下剤を用いるとかえって強い腹痛を生じたり，激しく下痢したりするなどの特徴を有する．一般には，芍薬や人参，麻子仁など，消化管機能を改善したり，便を潤したりする生薬が配剤された方剤を考える．大黄や芒硝は腹痛，下痢，腹部不快感などを誘発する危険性があるため，少量から用いるほうが無難であるが，甚だしい虚証の便秘にはそれらの入らない方剤を用いなければならないこともある．

頻用処方

●大黄甘草湯

大黄が使えそうな例（実証の便秘）の第一選択薬である．効果が不十分なものは芒硝を含む調胃承気湯を試みる．

●麻子仁丸

体内の水分が枯渇しているため，皮膚は乾燥し，兎糞様のコロコロした便を排出するものに用いる．高齢者や虚弱体質者の便秘に使用する機会が多い．小承気湯の方意を含んでいる．

●潤腸湯

麻子仁丸と同様に滋潤作用を持つが，より乾燥の程度が強いものを目標にする．

●大柴胡湯

上腹部全体が張って抵抗があるもの，すなわち強い胸脇苦満と心下急を認めるもので，便秘する場合に本方の適応がある．胆石症などで急迫症状がある時に使用しやすいが，慢性疾患では高血圧症，肥満症，脂肪肝患者などにも使用する機会が多い．

●小承気湯・大承気湯

腹部は全体的に膨満して弾力があり，脈にも力があるものに用いる．便秘の程度が強い場合は大承気湯が良い．厚朴には腹部膨満を軽減させるとともに，筋緊張を緩める作用がある．

●桃核承気湯

瘀血があって便秘するものに用いる．のぼせ，不眠，不安などの精神症状を訴え，とくに月経に関連して諸症状が軽重を繰り返す場合に良い．腹証で小（少）腹急結を認めるとされる．

●防風通聖散

臍を中心として腹力が充実し，いわゆる太鼓腹を呈するものが適応である．一貫堂医学では臓毒証体質を改善する方剤とされる．

●桂枝加芍薬大黄湯

腹が張って大便がすっきりと出ず，裏急後重が強く，下剤を用いるとしぶり腹や腹痛を生じるものに用いる．便秘型過敏性腸症候群には第一選択薬である．

●小建中湯

虚弱体質者で腹拘攣し，腹痛を伴う便秘に用いて良いことがある．胃腸虚弱な小児の便秘に効果があることが多い．

●大建中湯

腸管蠕動運動の低下によりガスが貯留するものの便秘に試みる．

●加味逍遥散

女性の更年期症状に伴う便秘で，軽度のものであれば本方で改善する．

b. 下痢

陰陽の観点から分類するとよい．

陰の下痢は，経過が慢性的で熱状に乏しく，便は未消化便で大便臭がない，あるいは粘り気がなくさらさらとして精液臭があるという特徴がある．多くは裏急後重を伴わない泄瀉と呼ばれる下痢である．裏寒証で水毒を伴うため，人参や乾姜，附子，朮などの配剤された方剤で対処する．

陽の下痢は，症状が激しく，炎症性でときに血液

や膿などを排出するという特徴がある．裏急後重を伴う下痢，すなわち古来，痢疾といわれたものであることが多い．細菌やウイルスに起因する急性腸炎が多くがこれに属する．治療には大黄，黄連，芍薬などが配剤された方剤を使用する．

頻用処方
● 真武湯
腹部は軟弱で脈も弱く，冷え症で血色が悪く，排便後に倦怠感を伴うことが多い．裏急後重はなく，胃症状や腹痛はあっても軽度である．明け方の下痢（鶏鳴瀉・五更瀉）も目標となる．玄武湯ともいう．

● 人参湯
真武湯証と似るが，本方は食欲不振や胃もたれなどの胃症状を伴うことが多い．尿は薄くて量が多い．新陳代謝が衰えて，悪寒，手足厥冷などを伴う時は，附子理中湯とする．霍乱といわれる嘔吐と腹痛を伴った下痢にも有効なことがある．

● 半夏瀉心湯
心下痞鞕があり，腹中雷鳴を伴う下痢に用いる．裏急後重を伴うことは少ない．下痢の回数が多い時には甘草瀉心湯，噫気を伴う時には生姜瀉心湯とする．

● 桂枝人参湯
人参湯を用いるような患者で，悪寒や発熱があるものに用いる．

● 茯苓四逆湯
下痢が激しく，脈は微弱で，顔色不良，手足厥冷するなど，一般状態に重篤感があるものが目標である．

● 桂枝加芍薬湯
腹痛と下痢があって，裏急後重を伴うものには本方を用いる．

● 五苓散
口渇と尿不利を目標として用いる．また，霍乱病で口渇があるものは五苓散，口渇がないものは人参湯を選択する．

● 啓脾湯
慢性下痢で，裏急後重や腹痛はほとんど伴わない．真武湯や人参湯が無効な時に考慮する．

● 胃風湯
虚弱体質者の慢性下痢で，炎症が直腸にあって大便に血液や粘液を混ずるもので，裏急後重を伴うことが本方の目標である．

c．腹 痛
腹痛を治療する場合，痛みの部位と性質（寒熱）を鑑別するとよい．

消化管攣急による腹部疝痛には一般に芍薬を含む方剤を考える．上腹部痛であれば柴胡桂枝湯や大柴胡湯，四逆散などの芍薬を含む柴胡剤，臍周囲痛や下腹部痛であれば建中湯類が頻用される．過敏性腸症候群には桂枝加芍薬湯が第一選択と考えてよい．また，芍薬甘草湯は急激な腹痛に対して頓服として幅広く用いられる．

寒冷によって誘発あるいは増悪する慢性的な下腹部痛は寒疝と呼ばれる．その痛みは，ときに上腹部や腰部，背部，会陰部，四肢，頭部などまで及ぶこともあり，当帰四逆加呉茱萸生姜湯や大建中湯などで腹部を強力に温めて治療する．表1には大塚が提唱した「疝気症候群A型」の特徴を示すが，すべてが揃わなくても治療に応用できる機会が多い．

下腹部の動悸が胸や咽に繰り返して激しく突き上げてくる感覚を奔豚というが，この中には腹痛を訴える場合がある．苓桂甘棗湯などを用いて対処する．

また，月経に関連した腹痛や下腹部に瘀血圧痛を伴う腹痛であれば，駆瘀血剤で軽減することが多い（「月経異常」を参照）．

頻用処方
● 桂枝加芍薬湯
消化管攣急による臍周囲から下腹部の疝痛が使用目標となる．腹部膨満感を伴うこともある．便秘下痢交替型や下痢型の過敏性腸症候群では第一選択薬となる．

● 小建中湯
桂枝加芍薬湯に膠飴（麦芽糖）を加えた処方で，桂枝加芍薬湯の適応病態よりさらに虚弱が甚だしいもの，あるいは腹痛が激しいものに用いる．虚弱な小児の繰り返す腹痛に効果がある．

表1 疝気症候群A型

1) 手足の寒冷を訴え，甚だしいものは，肩から足にまで水が流れるようだと訴える．
2) 慢性に経過する下腹痛があり，それが腰痛，四肢痛にまで及び，ときには背痛，頭痛を訴えるものもある．
3) 疼痛の本態を近代医学的な検索によって明確にしがたいことが多く，神経性のものと診断せられる傾向がある．
4) 肝経の変動によって起こると考えられる症状が多く，ことに生殖器，泌尿器からの障害が多く，尿がもれる，または夜間の失禁，性交不快のため性交を嫌悪する，性交によって，症状が増悪する．性欲がない．不妊の傾向がある．そのため離婚して独身生活をおくり，または結婚をしないものが多い．
5) 開腹手術ことに子宮筋腫や卵巣嚢腫の手術，妊娠中絶，帝王切開，下腹や腰部の外傷などの既往症のあるものが圧倒的に多い．
6) 当帰四逆加呉茱萸生姜湯の服用，2, 3週間で著効が現れる．
7) 婦人に多く男性には稀である．

(大塚敬節：疝気症候群A型の提唱．日本東洋医学雑誌25(1)：19-23, 1974)

● 大建中湯

　腹証で薄い腹壁を通して腸管の蠕動亢進が透見できる，あるいは腹部全体にガスが貯留して腹鳴があるものの腹痛に使用する．冷え症で，脈は沈弱遅であることが多い．

● 当帰四逆加呉茱萸生姜湯

　寒疝に用いる方剤の一つ．表1を参照．

● 桂枝加附子湯

　本方も寒疝による腹痛に用いる．当帰四逆加呉茱萸生姜湯が無効なものに試みる．

● 芍薬甘草湯

　腹痛発作に頓服として用いる．

● 大柴胡湯

　頑丈な体格で胸脇苦満が顕著なものの上腹部痛に用いる．しかし，胆石発作など上腹部の急迫的な痛み（邪実）であれば，体格が実証でなくても使用する機会がある．

● 四逆散

　大柴胡湯証に似るが，便秘せず，熱状は比較的少なく，胸脇苦満や心下痞鞕の程度も軽い．腹直筋は全体的に硬く突っ張っていることが多い．

● 柴胡桂枝湯

　本来は虚実間証で胸脇苦満と上腹部腹筋緊張がみられるものに用いるが，上腹部痛一般に広く用いて効果がある．

● 柴芍六君子湯

　食欲不振や胃もたれなどの六君子湯証があるもので，上腹部痛を訴える場合に用いる．エキス製剤では六君子湯に柴胡桂枝湯あるいは四逆散を合わせて代用する．

● 安中散

　しばしば胸やけなどの過酸症状を伴う胃腸虚弱者で，慢性的な心窩部痛を訴える場合に用いる．市販の漢方胃腸薬には本方を基本にしたものが多い．

● 清熱解鬱湯

　気のうっ滞により胃中に熱がこもって痛むもの，すなわち精神の過労が長引いて心窩部が痛み，舌が乾燥するものに用いる機会がある．

● 苓桂甘棗湯

　奔豚病で腹痛を訴えるものには，本方や奔豚湯，桂枝加桂湯などを用いる．

d．腹部膨満感

　腹部膨満感の治療では，虚実を鑑別することが重要である．

　脈，腹ともに力があり，腹部全体が膨隆している場合は実証の腹満で，六病位では陽明病に相当する．大承気湯，小承気湯などの承気湯類を用いて下す．脈に力がなく，腹壁がうすく軟弱無力あるいは突っ張っている場合は，虚満と呼ばれる虚証の腹部膨満である．腹部術後の腸閉塞などはこれに相当する．大黄の入った処方は症状を悪化させることが多く，大建中湯，小建中湯などで腹部を温めて消化管機能を向上させる．

　また，気（ガス）のうっ滞によるものには，厚朴や枳実などの気剤を考慮する．

頻用処方

● 大建中湯

　腹部にガスが貯留して腹部膨満感を訴えるものに用いる．しばしば腸管癒着による腸閉塞に用いられ

るが，効果が不十分な場合は桂枝加芍薬湯を併用すると良いことがある．

● **桂枝加芍薬湯**

腹痛を伴う便通異常で生じる腹部膨満感は本方の適応である．腹証で腹直筋は緊張しているが，腹部全体は弾力に乏しい場合が多い．

● **当帰湯**

大建中湯，桂枝加芍薬湯，半夏厚朴湯の方意を含む人参黄耆剤である．

● **小承気湯・大承気湯**

腹部が全体的に膨満して弾力があり，脈にも力があり，便秘するものに本方の適応がある．

● **厚朴生姜半夏甘草人参湯**

虚証の腹部膨満で，心窩部がつかえて嘔吐するものを目標とする．大建中湯などの応じないものにも考慮する．

参考文献

1) 大塚敬節：疝気症候群 A 型の提唱．日本東洋医学雑誌 25(1)：19-23, 1974
2) 李東垣：脾胃論，和刻漢籍医書集成　第6輯，エンタプライズ，東京，pp71-139, 1989
3) 黄帝内経素問(上・下)，東洋医学善本叢書，オリエント出版社，大阪，pp22-25, 1992

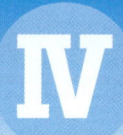

IV 症候からみる漢方

3 腹部

C 排尿異常

【池内隆夫】

1 疾患と治療の考え方

　下部尿路は一定時間の蓄尿と定期的な排尿という二つの相反する機能を司っている．この蓄尿と排尿の機序は膀胱平滑筋（排尿筋）と尿道括約筋の協調機能で成立しており，基本的には交感神経と副交感神経の二重支配によって制御されている．下部尿路の排尿異常に関連して出現するすべての症状は原因を問わず下部尿路症状と呼ばれる．代表的な症状は蓄尿症状である頻尿（昼間頻尿は起床中の排尿回数が8回以上，夜間頻尿は就寝中の排尿回数が2回以上），尿意切迫感，尿失禁，排尿症状である排尿困難，排尿後症状である残尿感があるが，ほかにも膀胱部（下腹部）痛，排尿時の疼痛や不快感などの膀胱刺激症状もみられる．

　排尿異常を呈する疾患には下部尿路感染症（膀胱炎・尿道炎），過活動膀胱，神経因性膀胱，間質性膀胱炎，男性の前立腺肥大症・前立腺炎，心因性の神経性頻尿・膀胱神経症などのほかに加齢，冷え症，更年期症候群，睡眠障害，多飲習慣，西洋医学的治療薬の副作用などに伴った下部尿路症状もあるので，発症原因は非常に多岐にわたっている．

　排尿異常の訴えは圧倒的に高齢者が多いので体質虚弱，抗病反応の低下，生体防御機構の失調などの背景因子が想定され，多くの疾患が慢性に経過して，症状が遷延化する傾向がある．このような病態群は愁訴に見合った客観的な異常所見がない不定愁訴や心因性の症候とともに漢方の適応が非常に高い病態なので漢方治療の有用性が大いに期待される．しかし，進行症例の一部では外科的処置が必要な場合や西洋薬治療を優先すべき疾患もあるので，漢方治療の限界および不適応病態の存在も十分に念頭に置いて対応する必要がある．

　実際診療では西洋医学的解釈に基づいた諸検査を行って確定診断するが，漢方治療に際しては西洋医学的な疾患病名にとらわれることなく，患者が訴える排尿異常の症候を全身症状の一徴候としてとらえることが要点であり，漢方医学的な病態認識法によって個々の患者の証を十分に見極めたうえで，各々の病態に合わせて方剤を選択することが重要である．

2 漢方における病態と特徴

　排尿異常の漢方医学的病態で重要なのは腎の概念である．漢方では腎は先天の生命力を表し，人生に宿命的な成長→生殖→老化という生活変化の周期である腎気を調節すると共に水分代謝機能の調整維持に関係する．それゆえ腎虚になると加齢に伴う性ホルモンの生理的減少と共に泌尿器系機能の低下をみる．また腎気には精神機能や精神活動の調節作用があるので，腎虚が進行すると生命活動を司るエネルギーを意味する気が失調して，気虚や気鬱（気滞）が起こると考えられている．

　腎尿路系臓器に由来する疾患では基本的病態として水毒（水滞）が深く関係し，排尿異常の発現機序は水分の排泄異常に相当する．男女に共通した排尿異常の発現は膀胱の機能低下に起因するが，男性の排尿障害は膀胱や尿道の解剖学的位置関係から前立腺の肥大や炎症が深く関与する．膀胱や前立腺は骨盤腔内に位置するので宿命的な解剖学的変化で起こる

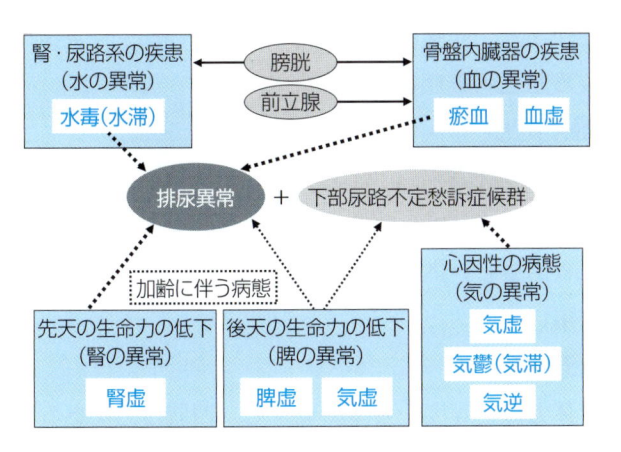

図1　排尿異常の漢方医学的病態による発症概念

瘀血が随伴病態として重要となる．さらに加齢に伴い後天の生命力が低下して脾虚が起こると気の異常（気虚・気鬱・気逆）が随伴する．そこで，排尿異常の漢方医学的な発症概念は，これらの病態が複雑に絡み合い形成された病態群と推測されている（図1）．

(1) 下部尿路不定愁訴症候群

「膀胱は心の鏡」といわれ，心理的影響を受けやすい臓器である．一般的に膀胱機能は抑うつ状態では低下し，興奮・緊張状態では過活動となるので，心因性要素の強い神経性頻尿や膀胱神経症が発症しやすいと思われる．尿路疾患を思わせる症状を訴えるものの泌尿器科的検査でまったく異常所見を認めない場合を尿路不定愁訴と定義する．漢方では下部尿路にまつわる排尿異常の諸症状を全身症状の一徴候としてとらえて，尿路不定愁訴を包括して下部尿路症状を訴える患者群を下部尿路不定愁訴症候群という一つの証に集約する．不定愁訴は西洋医学が不得手とする一方で漢方医学の得意分野であり，心身一如の医療体系に立脚した気の失調の改善が目標となる．そこで本症候群の治療は補腎剤，補脾（気）剤，理気剤を中心に，清熱利水剤，駆瘀血剤，柴胡剤などを漢方医学的な背景病態に符合させて選択する．

(2) 過活動膀胱

頻尿（昼間頻尿・夜間頻尿）と尿意切迫感の訴えがある場合を過活動膀胱と呼び，日本での患者数は800万人以上と推測される．本症の西洋医学的病態は蓄尿期における膀胱の知覚過敏と膀胱排尿筋の過度な不随意収縮であるが，漢方医学的な病態の主因は腎虚と推測されるので補腎剤が第一選択となる．また，下部尿路症状の発症に膀胱虚血が深く関与する場合には補脾（血）剤の選択を，寒さで増悪する場合には瘀血の病態が関与することがあるので，その場合には駆瘀血剤の選択を考慮する．

(3) 下部尿路感染症

頻尿（昼間頻尿・夜間頻尿）と排尿時の疼痛や不快感などの膀胱刺激症状があれば下部尿路感染症（とくに膀胱炎）を考える．急性症の初期治療は抗菌薬投与が必須であり漢方の出番はないが，治療経過が遷延傾向にある場合は漢方の併用が適応となる．漢方が最良の適応となるのは慢性膀胱炎であり，第一選択の方剤は清熱利水剤である．しかし無効な場合で寒さにより増悪する患者には駆瘀血剤の使用を考慮する．また加齢に伴った体力，免疫力，精神活動の低下が考えられる場合には補脾（気）剤を用いると良い．

(4) 前立腺肥大症

排尿困難，夜間頻尿，残尿感があれば前立腺肥大症を考える．漢方が適応となるのは初期病期で第1期（膀胱刺激期）の後期から第2期（残尿発生期）の前期である．治療指針は出現症状の程度にとらわれず体質（手足冷感の有無）と体力（実証・虚実間証・虚証）の両面から観察して適応方剤を選択する．基本処方の第一は補腎剤であり，第二が清熱利水剤である．また前立腺肥大が進行すると骨盤腔内の瘀血を惹起するので応用処方として駆瘀血剤も用いられる．

(5) 前立腺炎症候群

排尿異常の症状以外に多種多彩な症状を訴える疾患に前立腺炎症候群がある．急性症では抗菌薬治療が必須かつ主流で漢方の適応は薄いが，経過が遷延傾向にある場合は駆瘀血剤や清熱利水剤の併用が適応となる．一方，慢性前立腺炎では西洋医学的治療での難治症例が漢方の良い適応であり，原因病態にあわせて補腎剤，補脾（気）剤，清熱利水剤，駆瘀血剤，柴胡剤，理気剤などが選択される．とくに慢性難治性前立腺炎のうちでもっとも高頻度で重要な病態に骨盤腔内静脈うっ滞症候群があるが，漢方医学的な病態は瘀血と一致するので駆瘀血剤を第一優先

(6) 尿失禁

尿失禁は発症原因の病態で適応方剤が異なる．尿意切迫感を伴った切迫性尿失禁は過活動膀胱の随伴症状であり，尿閉など多量の残尿を伴う溢流性尿失禁は前立腺肥大症の末期症状なので治療法は関連疾患に準じる．急激な腹圧上昇で起こる腹圧性尿失禁は高齢者や多産婦に多く，骨盤底筋群の弛緩や骨盤底構成靱帯の脆弱化が原因なので，陽証には補中益気湯が用いられ，麻黄が配剤された葛根湯の合方も考慮される．また陰証には麻黄と附子を含有した麻黄附子細辛湯が応用される．神経因性膀胱でみられる反射性尿失禁や全尿失禁は脊髄疾患や脳神経系統疾患の後遺症や合併症が原因となるので，神経障害と腎虚を目標に補腎剤が選択される．

3 方剤の選択

a．補腎剤・地黄剤

地黄には補血滋陰作用がある．治療目標は高齢者や比較的虚証だが胃腸が丈夫な人で，排尿異常の症状が顕著な人．

頻用処方

● 六味丸

疲れやすく尿量減少または多尿で，ときにむくみや口渇がある腎陰虚型の排尿困難，頻尿，排尿時違和感などに用いる．

● 八味地黄丸

疲労や倦怠感が著しく，排尿回数が減少または頻数で，口渇があり，手足に冷感と熱感が交互に起こる腎陰腎陽両虚型の人の前立腺肥大症，膀胱炎などに用いる．腹証は小腹不仁，小腹拘急．

● 牛車腎気丸

疲れやすく，四肢が冷えやすく，尿量減少または多尿で，口渇がある腎陽虚型の排尿困難，夜間頻尿，尿意切迫感などに用いる．腹証は小腹不仁．

b．清熱利水剤・利水剤

消炎＋利尿効果．治療目標は基本に慢性尿路感染症があり，膀胱粘膜の老化や抵抗力の低下で炎症による膀胱刺激症状が顕著な人．

頻用処方

● 竜胆瀉肝湯

比較的実証で，下腹部筋肉が緊張傾向にある人で，比較的激しい排尿痛，頻尿，残尿感，尿混濁，帯下に用いる．

● 五淋散

体力が中等度からやや低下し，四肢冷感がある人で，慢性炎症に伴う比較的軽度の排尿痛，頻尿，残尿感に用いる．

● 猪苓湯

排尿異常があり尿量の減少，口渇を訴える人の尿路感染症で起こる諸症状に用いるが，尿路結石や血尿にも応用される．証にかかわらずに幅広く使用可能である．

● 猪苓湯合四物湯

補血剤，地黄剤の合剤．皮膚が乾燥し，色艶の悪い体質があり胃腸障害のない人で，排尿痛，頻尿，残尿感，排尿困難が慢性化や遷延化した場合に用いる．

● 苓姜朮甘湯

虚証で，腰部から下肢の冷えと痛みが顕著な人で，寒さで増悪する頻尿に用いる．

● 真武湯

附子剤．新陳代謝が低下して虚証の人で，脾腎陽虚型の易疲労感，四肢の冷感，全身不安定感，腹痛，下痢に用いる．

c．駆瘀血剤

治療目標は骨盤腔内の静脈うっ滞や血流障害が基本にあり，冷えやのぼせ感がある人．

頻用処方

● 大黄牡丹皮湯

比較的実証で，便秘傾向がある人の下腹部痛に用いる．腹証は臍傍の圧痛．

● 桃核承気湯

実証で，便秘して，のぼせのある場合に用いる．腹証は臍傍の圧痛．

- **桂枝茯苓丸**

  体力が中等度またはそれ以上で，のぼせ傾向があり赤ら顔の人に用いる．腹証は臍傍の圧痛．

- **加味逍遥散**

  柴胡剤．理気剤．比較的虚証で疲労しやすい，女性の自律神経失調症状や精神神経症状に用いる．

- **当帰芍薬散**

  利水剤．比較的虚証で筋肉が軟弱で疲労しやすく，四肢が冷えて貧血傾向がある人に用いる．

- **当帰四逆加呉茱萸生姜湯**

  平素から四肢冷感があり虚証の人で，寒冷に伴って下腹部の疼痛が増悪する場合に用いる．

d．補脾(気)剤・参耆剤

人参，黄耆を含む参耆剤は脾虚や気虚を改善する．治療目標は高齢者や体力低下が顕著な人で，胃腸障害があり免疫力や気力が低下した人．

頻用処方

- **補中益気湯**

  補気剤．消化器系の機能が衰え食欲不振があり，体力低下，全身や四肢の倦怠感が著しい虚証に用いる．

- **十全大補湯**

  気血双補剤．地黄剤．虚証の人で，補中益気湯証に貧血と冷えが加わった場合に用いる．

- **人参養栄湯**

  気血双補剤．地黄剤．疲労衰弱や虚弱体質がある人で，十全大補湯証に健忘と不安が加わった消耗性疾患に用いる．

- **加味帰脾湯**

  気血双補剤．体質虚弱で顔色が悪く貧血気味な人で，人参養栄湯証よりも健忘や精神不安症状が強い場合に用いる．

- **清心蓮子飲**

  補気剤．清熱利水剤．胃腸虚弱で比較的虚証で，冷え症で神経質な人の不定愁訴や神経過敏症状に有効．八味地黄丸証で炎症を認めない慢性化した排尿痛，頻尿，残尿感，排尿困難に用いる．

e．柴胡剤

柴胡と黄芩を含む柴胡剤には抗炎症作用がある．治療目標は慢性化や遷延化した炎症性疾患や線維化性疾患のため膀胱容量が比較的小さい人である．腹証は胸脇苦満．

頻用処方

- **小柴胡湯**

  虚実間証で慢性炎症のため微熱傾向があり，食欲不振や全身倦怠感がある場合に用いる．

- **柴苓湯**

  小柴胡湯＋五苓散．虚実間証で尿量減少，浮腫，口渇がある人に用いる．

- **柴胡桂枝乾姜湯**

  虚証，冷え症で貧血傾向が強く，疲労倦怠感がある人の精神神経系の過敏症状や感染症に用いる．

f．理気剤

気剤．治療目標は精神機能や精神活動の不均衡で惹起された気鬱(気滞)や気逆による諸症状を改善する．

頻用処方

- **柴胡加竜骨牡蛎湯**

  柴胡剤．比較的実証で，精神不安，いらいら，易興奮など気逆の症状に用いる．腹証は胸脇苦満と臍傍悸．

- **桂枝加竜骨牡蛎湯**

  桂枝湯類．虚証で，易疲労，精神の不安や過敏など気逆の症状や小児夜尿症に用いる．腹証は臍傍悸．

- **半夏厚朴湯**

  利水剤．虚実間証以下の人で気分がふさいで抑うつ傾向が強く，動悸や不安神経症など気鬱の症状に用いる．

- **抑肝散加陳皮半夏**

  柴胡剤．虚証でいらいら，興奮，怒りなど気鬱による神経過敏症状と不眠症に用いる．腹証は臍上悸．

g．建中湯類

桂枝湯の芍薬を倍加した処方群．脾虚を建直す作用．治療目標は気虚による胃腸虚弱と冷え，虚弱児

の体質改善．腹証は腹直筋の緊張．

頻用処方

●小建中湯
体質衰弱で易疲労，顔色が悪く神経質な人の全身倦怠感，頻尿および多尿，小児の虚弱体質，夜尿症，神経症に用いる．

●黄耆建中湯
虚証の人で，小建中湯証よりも抗病反応が低下状態の衰弱，疲労倦怠感，盗汗，腹痛に用いる．

●当帰建中湯
虚証で疲労しやすく，小建中湯証よりも顔色不良，手足が冷える人の下腹部痛に用いる．

参考文献

1) 花輪壽彦：漢方診療のレッスン，金原出版，東京，1995
2) 日本東洋医学会学術教育委員会編：入門漢方医学，日本東洋医学会，南江堂，東京，2002
3) 石橋　晃・池内隆夫・関口由紀：泌尿器科漢方マニュアル，泌尿器科漢方研究会，ライフ・サイエンス，東京，2003
4) 松下嘉一・池内隆夫・堀井明範ほか：特集；排尿障害の東洋医学的治療．排尿障害プラクティス12(2)：7-35，2004

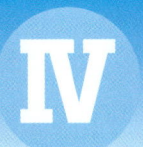

IV 症候からみる漢方

3 腹　部

D 月経異常

【後山尚久】

1 疾患と治療の考え方

　月経は女性の精神身体環境を反映する鏡のような事象である．女性の心身不調はさまざまな形での月経異常をきたすため性成熟期の女性の多くの愁訴は，「経を調う」ことを治療の中心に据えてみると，意外に早く改善する．性成熟女性の各年齢層によくみられる月経異常は，月経間隔の不順や無月経という表現型となる内分泌異常である．これらには黄体機能不全症や卵胞発育遅延などの排卵性月経周期異常と，稀発排卵や無排卵周期症あるいは無月経という無排卵性月経周期異常がある．これらは西洋医療の対象となる疾患であるが，その臨床成績は必ずしも満足できるものではない．これらの疾患治療においては漢方医療が西洋医療を凌駕する場面が多い．

　月経異常や排卵障害は，視床下部─下垂体─卵巣軸の機能異常であり，デジタル信号としてのホルモンの律動性分泌パターンを下位内分泌器官の受容体が受け取り，蛋白やステロイドの産生，分泌を行うことが女性の子宮内膜と卵巣の性周期を維持，調節していることは，現代医学ではよく知られている．一方，月経周期異常は心身症としての一面も有しており，全人医療的対応を心がける必要がある．すなわち，間脳の機能には大脳皮質のさまざまな情報が影響しており，こころの動きや，体内の代謝環境，あるいは寒暖などの生活環境も，視床下部─下垂体─卵巣軸の機能に微妙な影響を与える．したがって，画一的な西洋医学的治療では限界があり，古来より気血水概念や五臓六腑論のような生体を複雑系として眺め，全体と部分を統一的，総合的に判断する漢方診療の対象となっていた．若年者で未婚者の月経周期異常の治療目的は，決して定期的な月経ではなく，自分の力で排卵できるようになることである．したがって，始めは排卵誘発剤への反応性を確認することで良いが，長期的には副作用もなく服用できる内服薬で，しかも患者自身の性機能賦活ができなければ，本来の治療とはいえない．漢方医療の基盤である自然治癒力の回復と，生体が元来有している機能回復，維持がもっとも必要とされる医療分野が若年女性の月経周期異常の治療であるともいえる．

2 漢方における病態と特徴

　生殖機能は五臓六腑のうち原則的には「腎」がもっとも関与している．したがって，月経周期異常の病態は漢方医学的には「腎虚」が中心をなす(図1)．この「腎虚」には「脾胃虚(気虚)」や「血虚」が関連するといわれ，月経異常には「瘀血」や「気滞」も原因としてあげられる．最近の若年女性の食生活や生活パターンは，慢性的な「瘀血」と「気逆，気滞」を起こしやすい．また，無理なダイエットで体重を落とした場合には，「血虚」や「気虚」状態が生じていることがある．精神的ストレスの強い毎日を送っている場合には「気虚」，「気滞」が病態の中心となる．つまり，さまざまな病態が複雑に修飾されて重症度の異なる月経周期異常や排卵障害として表現化される．

　月経周期異常，排卵障害例には「裏寒虚証」が多く，約6割が腹力軟弱で，25%前後に臍上悸を認める．また，瘀血を有する例が大半を占め，小(少)腹急結が25.9%，小腹の圧痛が29.6%に認められる．

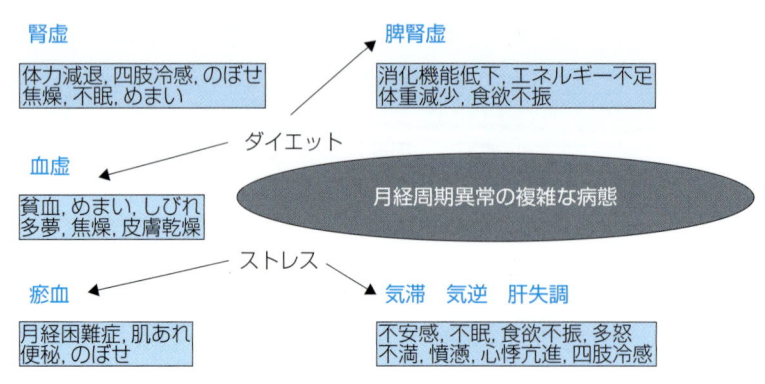

図1 漢方医学的にみた月経周期異常の病態
(後山尚久:明日から使える漢方処方ガイド. 治療 85：93-104, 2003, 図2を筆者改変)

現在でも必須の漢方診療の教本とされる『金匱要略』には，女性に特有の症候と病理に対する治則と処方が婦人妊娠病，婦人産後病，婦人雑病篇において論じられている．「月水来たること過多，及び期に至るも来たらざる」(温経湯)はきわめて明確な月経周期異常の記述であり，「また婦人少腹寒え」という下焦の寒についての記述がみられ，また当時は妊娠現象と月経との関係への医学的知識もなかっただろうが，「久しく胎を受けざる」という不妊症との関連についても言及している．

月経異常に関する成書の記述として，『医心方』巻二十一婦人諸病篇(丹波康頼)には「寒熱の平衡不全が月経周期を乱し，気血の損傷による身体衰弱に風冷を受けると無月経となる」としてその治療法が19, 20章に記してあるが(芍薬，生地黄，川芎，当帰，小豆，大黄，桃仁，麻子仁，桂心などの配合の解説)，現在では再現することができないものが多い．また，『万病回春』巻の六調経(龔廷賢)に「月経周期異常の病態の基本は血虚」として千金調経湯や清経四物湯，あるいは健脾四物湯の解説がみられ，主に四物湯をベースに治療がなされていることをうかがわせる．

3 方剤の選択

基本的には随証療法となるが，温経湯に関しては西洋医学的な作用機序の解明が進んでおり，方剤の選択には西洋医学的所見を加味することが実際的となる．温経湯を代表としたいくつかの方剤を紹介する(表1)．

● 温経湯

気虚と血虚が病態の中心をなし，下焦の冷えがみられ，手掌煩熱と口唇乾燥が認められる場合に，温経散寒を行う方剤である．桂皮，呉茱萸，当帰，川芎，生姜，人参，半夏という温性生薬と，芍薬，牡丹皮，麦門冬という寒性生薬をあわせて配合しており，上焦の涼熱と下焦の散寒を行う．牡丹皮を構成生薬に含むことから多少の駆瘀血効果を持つが，補養，順気による駆血が主体である．特徴的な腹証はないが，腹壁軟弱でときに下腹部の不快感や瘀血圧痛を訴える例が適応である．『金匱要略』の条文にもあるように，下焦の虚寒の排卵障害治療薬あるいは不妊症治療薬としての第一選択薬である．温経湯は，ゴナドトロピン分泌不全による排卵障害ではFSHやLHの分泌を促す作用を有し，その単独投与において第一度無月経の62.2％，第二度無月経の23.7％を排卵に到達させる．多嚢胞卵巣症候群などのLH分泌過剰例では「証」に関係なくその分泌を抑制する事実が最近の多くの臨床研究で明らかにされており，その単独投与で80.6％はLH分泌が抑制され，29％が排卵にいたる．

温経湯は西洋薬との併用によりさらに排卵成績が良くなるため，早くから併用を勧める．

● 芎帰膠艾湯

『金匱要略』には「婦人漏下する者あり，……下血すべて絶えざる者あり．妊娠して下血する者」とあり，元来は切迫流産の治療薬であったことがわかる．基本的に本剤は気不摂血，脾不統血と呼ばれる血管壁の脆弱化や弛緩による血液の漏出病態に対する止

表1　月経周期異常の治療における漢方薬の使い方

漢方方剤	処方目標とする漢方病態	処方目標とする症状	参考項目
温経湯	血虚，気虚，瘀血，下焦の虚寒　小腹瘀血圧痛	唇の乾き，上肢のほてり　下肢の冷え，のぼせ	低LH血症・高LH血症（PCO含む）のいずれにも有効　体重減少性無月経　クロミフェンとの併用で排卵成績向上
芎帰膠艾湯	血虚，瘀血　小腹虚満　四肢煩躁	貧血，軟弱な腹部　四肢の末端のいやな熱感	西洋医学病名としての無排卵周期症が適応　子宮内膜豊富な月経周期異常に効果あり
当帰芍薬散	血虚，水毒，脾虚　小腹瘀血圧痛	なで肩，細身，色白，四肢の冷え　めまい，頭痛，貧血	若年女性の月経痛，月経前症候群に効果あり　クロミフェンとの併用で排卵成績向上　ビタミンEとの併用で黄体機能改善
桂枝茯苓丸	瘀血，上熱下寒　小腹瘀血圧痛　左腹皮拘急	肩こり，頭痛，めまい　紅潮を伴うのぼせ　月経痛	生活習慣病の改善効果あり　クロミフェンとの併用で排卵成績向上
加味逍遙散	気血両虚，瘀血，気逆　肝鬱化火　胸脇苦満，小腹瘀血圧痛	不安，心悸亢進，焦燥感　下肢の冷え　逍遙性熱感（寒熱交錯）	交感神経活動亢進による症状を伴う例に効果あり
桃核承気湯	瘀血，下焦蓄熱　小(少)腹急結	肩こり，のぼせ，便秘	瀉下効果が強く便通普通の場合注意
四物湯	血虚　脾心肝虚	貧血，色白，皮膚乾燥ぎみ	温経湯との併用で効果向上

血薬として用いられている．現在では，温経湯の類方として，無排卵周期症を代表とする，エストロゲン分泌が保たれて，子宮内膜の豊富な月経異常が適応となる補血剤として月経周期異常に処方される．構成生薬中の艾葉，阿膠，甘草の協同作業により止血がなされ，これら3生薬に四物湯が加わった処方となっている．温経湯と同様に血虚，瘀血が病態の中心だが，四肢煩躁という病態が特徴である．本処方は当初は川芎，当帰，艾葉，阿膠からなる四味膠艾湯であったが，後の世に地黄，芍薬，甘草が追加され，女性の出血に対応できる処方として現在にいたっている．

● 当帰芍薬散

血虚と水毒が病態の中心をなし，なで肩で細身，色が白く冷えの強い例が適応証である．すなわち血虚の脾虚湿盛に対する漢方薬である．月経周期異常によくみられる「証」といえる．脈は細で沈，腹部は軟弱で軽度〜中等度の小(少)腹急結が認められる例への有効性が高い．随伴症状としては，水毒の症状である頭痛，めまい，嘔気などを目標とする．当帰，芍薬，川芎という補血活血生薬が薬味の骨格をなし，茯苓，白朮，沢瀉という補脾，利水剤が構成されているため，肌肉軟弱で色白柔肌の月経周期異常の女性に最適である．

● 桂枝茯苓丸

浅田宗伯の著した『勿誤薬室方函口訣』に「この方は，瘀血よりきたる癥瘕を去るが主意にて，瘀血より生ずる諸症に活用すべし」とあるように元来子宮腫大に対する治療薬としての狭いベクトルを持つ処方であったが，時代を経るにつれて，しだいに瘀血が病態の中心をなす症例に適応が拡大された．実証向きの漢方薬であるが，本処方はあまり「虚実証」に振り回されないほうがよい．随伴症状として，性成熟期女性であってものぼせ，肩こり，めまい，頭痛などがみられる例に用いると有効性が高い．五味のうち，桃仁と牡丹皮は，協同して強い駆瘀血作用を発揮し，腫を去り，痛を和す．腹証としては少腹硬満と小(少)腹急結が目標であるが，『皇漢医学』には

左側の少腹硬満が上腹部に伸び，腹皮拘急と連続するものが本処方に特徴的な瘀血圧痛帯であると書かれている．月経周期異常のうち舌下静脈の怒張や細絡等の瘀血の見証を目標に，実証にも虚証にも試すことができる．

● 加味逍遙散

逍遙散に柴胡と山梔子が加わったものが本処方である．『和剤局方』の条文には「血虚労倦，五心煩熱，頭目昏重，発熱盗汗，寒熱瘧のごとく」に加え「月水調わず」と明記してあり，月経周期異常に適応があるが，その中でも心熱，血熱，肝火上亢によりもたらされる症状がみられる女性に処方されることが多い．気血両虚の不妊症女性で，わずかにホルモン異常が認められる場合には，加味逍遙散の服用で早期に妊娠にいたることがある．漢方医学的所見として，胸脇苦満と瘀血が存在し，気血両虚あるいは気逆傾向の人が適応であり，臨床症状ではとくに心悸亢進，四肢の冷感のような交感神経活動亢進状態を目標とする．女性において，精神的なストレスと興奮状態は無排卵，無月経となるホルモン環境を短期間で形成するが，その病態が加味逍遙散の治療ベクトルである．

● 桃核承気湯

『傷寒論』太陽病中篇に「太陽病解せず，熱膀胱に結び，其の人狂の如し」と記載があることから，下腹部に熱が蓄積し，著明な瘀血証となっている例に用いる処方であることがわかる．とくに月経前にのぼせ，頭痛，めまい，肩こりなどがみられ，著明な小(少)腹急結が存在する例は最適応となる．精神医学領域の疾患である月経前不快気分障害(premenstrual dysphoric disorder：PMDD)には本方の証が多い．調胃承気湯としての大黄，芒硝，甘草に，破血化瘀の桃仁と巡気神明の桂皮を加える構成である．便秘しがちの実証で，月経異常と月経前症候群をあわせ持つ性成熟期女性が最適のターゲットとなる．

● 四物湯

月経周期異常の多くにみられる血虚に対する代表的な方剤であり，合方として用いる機会が多い．病位は太陰の虚証であり，月経の異常が慢性化すると病期はほぼ太陰期で留まるため，養血が必要となり，本方の目標に入る．当帰，芍薬，川芎，地黄の四味により構成され，地黄と芍薬で養血してから血中の気を当帰と川芎で全身に巡らすという考え方である．色白で乾燥皮膚，腹部は軟弱で臍上悸が認められ，強い虚証と考えられる例が良い適応である．水毒が強ければ本方に利水生薬を加味した当帰芍薬散のほうが良いが，気虚と瘀血がみられれば温経湯との合方もできる．

上記の漢方方剤のうち，温経湯，当帰芍薬散，四物湯には当帰が含まれているが，貧血や四肢の冷えがあれば当帰末を加味することにより，効果が増幅されることも知られている．上記以外にも，胸脇苦満の著明な例に小柴胡湯や柴胡桂枝湯，便秘と回盲部に圧痛が認められる例に大黄牡丹皮湯，臍下不仁が認められる例に牛車腎気丸を投与することにより排卵障害が改善することを日常経験する．また，温経湯，当帰芍薬散，および桂枝茯苓丸はクロミフェンとの併用により排卵促進成績が向上することが知られている．さらに，ビタミンEと当帰芍薬散の併用においても黄体機能不全の病態を改善して月経周期の正常化への良好な治療成績が報告されている．

臨床経過が長い症例では，湯薬のみでは治癒しない傾向が強い．そこで，心理療法を基盤として，常に心身医学的対応をしながら，鍼灸や気功などを組み入れ，場合によっては抗うつ薬，抗不安薬のような西洋薬を併用し，全人的医療，統合医療を実践する必要がある．

参考文献

1) 後山尚久：月経不順の漢方治療．女性診療科医のための漢方医学マニュアル，改訂第2版，永井書店，大阪，pp74-79, 2008
2) 後山尚久：明日から使える漢方処方ガイド―産婦人科疾患．治療 85：93-104, 2003
3) 後山尚久：月経異常と漢方療法．産婦治療 79：549-555, 1999
4) 後山尚久：漢方診療のための「証」の理解．産と婦

72：1307-1316，2005
5) 後山尚久：月経周期異常の治療薬としての温経湯の作用機序．医学のあゆみ 203：148-154，2002
6) 盛　克己・宮崎瑞明：当帰含有エキス方剤への当帰末加味有効例の検討．漢方の臨床 54：1269-1277，2007
7) 後山尚久：月経周期異常，特に黄体機能不全症に対する漢方治療の効果．産婦人科漢方研究のあゆみ 14：14-21，1997
8) 赤松達也・矢内原巧・岡井　崇：月経異常と漢方．産婦治療 86：924-929，2003
9) 武井成夫・椎名一雄・油田啓一ほか：妊娠例からみた漢方薬適応症例の検討．産婦人科漢方研究のあゆみ 5：55-59，1988

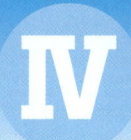

4　四肢・関節・皮膚

A　浮　腫

【渡邉賀子】

1　疾患と治療の考え方

　浮腫は体液の量や分布に異常をきたし，組織間液が異常に増量した状態であるが，さまざまな原因疾患によって生じ，局所性浮腫と全身性浮腫に分けられる．

　局所性浮腫は，片側性あるいは一部に限局する浮腫で，リンパ性・静脈閉塞性・アレルギー性・炎症性・血管神経性に分類され，原因疾患としては，術後や放射線治療後のリンパ管浮腫・深部静脈血栓症・血栓性静脈炎・静脈瘤・蜂巣炎などがある．

　全身性浮腫は，両側性に認められることが多く，2.5～3 L を超える過剰な組織間液が貯留すると指圧による圧痕（pitting edema）として認識され，高度な場合は急激な体重増加や腹水・胸水として，また軽度な場合は前脛骨部・足外踝・足背・上眼瞼などに浮腫を認めやすく，腎性・肝性・心性・内分泌性・栄養障害性・妊娠性・特発性に分類される．原因疾患としては，ネフローゼ・腎不全・急性糸球体腎炎・肝硬変・うっ血性心不全・甲状腺機能低下症・甲状腺機能亢進症・妊娠中毒症・特発性浮腫などがある．

　臨床上，浮腫は女性に多く認められ，正常妊娠でも約8割に浮腫があるが，女性に特有な浮腫として，月経前症候群（PMS）に伴う浮腫や特発性浮腫などがある．PMSでは，月経前に浮腫があるものの月経開始とともに改善するのに対し，特発性浮腫は月経周期とは無関係に，浮腫が夕方に増悪して2 kg以上の体重増加をきたし，腹部膨満感を伴ったり精神的に不安定で摂食障害の既往が多いことも特色である．

　そのほかにも，ステロイド剤や非ステロイド性抗炎症薬（NSAIDs），あるいは利尿剤・緩下剤の長期連用，故意に嘔吐を繰り返す場合のレニン・アンギオテンシン・アルドステロン系の亢進によるもの，また漢方薬（甘草）の副作用としての偽アルドステロン症によるもの，同じ姿勢を長時間保持することや運動不足など，薬剤や生活習慣に起因するものも多く，ダイエットをはじめとする摂食行動や薬物服用の有無なども含めた詳細な問診を行うことが重要である．

　治療としては，原疾患の治療が最優先されることはいうまでもないが，診察所見上はまったく浮腫を認めないものの，むくみ感が強いものも多く，原因となっている事柄を取り除いたうえで，以下の対症療法が用いられる．

(1)　安静・塩分制限・水分制限

　安静は肝・腎の循環血漿量を増やして心負荷を軽減するため，利尿をつけるうえでの基本である．大部分の浮腫では腎におけるNaと水再吸収が亢進して，Na貯留による体液量増加をきたしているため，その程度により塩分制限を加える．また，浮腫が高度な場合には，あわせて水分制限も考慮する．

(2)　利尿剤

　利尿剤については，水分の体内貯留傾向が著しい浮腫に限定して慎重に用いるべきであると考えられる．臨床的には，作用が弱い利尿剤からはじめて徐々に増量するが，浮腫の程度が強く進行が早い場合は，利尿効果が強力なループ利尿薬，中でも副作用の少ないフロセミドが頻用されている．

(3) 物理的療法

原疾患や症候に応じて，弾性ストッキングの装着やマッサージを行う．

2 漢方における病態と特徴

浮腫は，漢方的には水毒によるものと考えられている．水毒とは，「水」の分泌・吸収，排尿や発汗の異常など体内の水分代謝の異常により，正常ならば停滞または偏在しない組織や器官などに，「水」が貯留することによって，局所的または全身的に種々の症状を引き起こしている状態と考えられている．ここでいう「水」とは，尿や汗はもとより涙液や唾液などの各種分泌液，組織液や炎症による滲出液など血液以外の体液一般を指し，消化管内の食物残渣中の水分なども含んでおり，生理的体液を津液，病的な体液を痰または飲，あるいは痰飲と呼んでいる．

水毒はその貯留する場所や仕方によって種々の状態があり，『金匱要略』では，痰飲（消化管内に水が停滞した振水音の状態で，胃下垂・胃アトニーなどの症候）・懸飲（胸部に水が停滞し，胸膜炎・肺炎などの症候）・溢飲（四肢の皮下に水が停滞した浮腫の状態）・支飲（心窩部に水が停滞し，咳や呼吸困難などの症候）・伏飲（どこかに水が潜在している状態）・留飲（心窩部に水が停滞して，胃痛や背部痛の症候）・風水（皮下に水が停滞して表熱があり，急性腎炎などの症候）・皮水（皮下に水が停滞して表熱がなく，慢性腎炎などの症候）・裏水（裏に水が停滞して，皮下の貯留がない状態）というように分類をしている．

水毒でみられる症状としては，浮腫のほかにも，めまい・立ちくらみ・頭痛・頭重感・耳鳴り・水様鼻汁・痰・動悸・口渇・悪心・吐気・腹鳴・腹部膨満感・下痢・冷え・関節痛・乗り物酔いなど多彩で，これらの症状が寒冷や低気圧の接近，雨の日などに増悪をみることも特色である．また，水は冷やす性質を持つことから，靴下やカイロが手放せない，冷房が苦手といった「寒」の症状や，浮腫部の冷感を訴えることも多い．

水毒の漢方的診察所見としては，舌の腫大・歯痕や振水音（胃内停水）などがある．

浮腫の治療については，和田東郭が浮腫をきたす疾患の治療に苦心し，しばらく浮腫の患者の治療を断って研究した後に，『導水瑣言』を著して，実腫と虚腫，虚実間腫に分けた浮腫の見分け方，浮腫の治療の薬方と使用法，浮腫性疾患の食養生などについて詳しく述べているように，現代医学的にも治療が困難な種々の疾患を含む病態である浮腫の治療に，古人は苦慮したことが推察される．

ここでいう実腫と虚腫とは，むくみに弾力があって，押してむくんでも，まもなく戻るようなむくみを実腫と呼んで比較的治療しやすいものと考え，押した後の陥没がなかなか元に戻らないものを虚腫と呼んで，治療が困難と考えられていた．しかしながら，実腫と虚腫は浮腫の状態だけでは間違えやすいため，実腫では脈が沈んで力があり，便秘のものは実腫だというように，全身状態の観察が重要としている．

3 方剤の選択

現代の日常診療において，器質的疾患がある場合は，その原疾患の治療が優先されることはもちろんであるが，基礎疾患が不明な場合や原疾患の治療にもかかわらず消失しない浮腫に対しては，漢方薬による治療が有用と考えられる．

また，諸検査で異常なく，診察所見上はまったく浮腫を認めないものの，むくみ感が強い場合も漢方治療の良い適応となる．

浮腫の現代医学的治療としては，広く利尿剤が用いられていることはすでに述べたとおりであるが，利尿剤は，腎での尿の再吸収を阻害して尿量を増やすことで体内から水分を排泄する．

一方，漢方治療においては，利水剤と呼ばれる体内の水分分布を調節するような処方が中心となる．利水剤は，単に利尿だけでなく，発汗による調節，あるいは血管内脱水と気道や消化管の余分な水を調整するというように，体内の水の偏在を是正してい

ると考えられ，茯苓・朮・沢瀉・猪苓・麻黄・木通・防已・黄耆・半夏・生姜・杏仁・細辛・呉茱萸・附子などの生薬を含む方剤が多い．

しかしながら，浮腫をきたす基礎疾患の中には，慢性腎炎や慢性肝炎・自己免疫性疾患をはじめ，経過が長いものやステロイドの長期使用例なども多く，利水剤だけでなく，補中益気湯・十全大補湯・八味地黄丸・牛車腎気丸といった補剤や，当帰芍薬散・桂枝茯苓丸といった駆瘀血剤も単独または利水剤と併用して使われることが多い．

また，浮腫の中には，術後のリンパ管浮腫のように治療に苦慮することも多い．しかしながら，子宮がんの手術ならびに放射線治療後の下肢のリンパ管浮腫でリンパ管炎を繰り返していた症例に，神効湯が著効したという報告もあり，現代医学的治療が困難な浮腫にも，漢方薬が有効な場合も多いと考えられる．

方剤の選択に際しては，伝統医学的経験に基づいた随証治療が原則であるが，薬理学的知見などを踏まえて処方することも重要で，ネフローゼ・慢性糸球体腎炎・糖尿病性腎症に対する柴苓湯の効果などは，すでにエビデンスがあることから，第一選択薬となっている．

頻用処方

●五苓散
沢瀉・猪苓・朮・茯苓・桂皮からなる利水剤の代表で，浮腫の第一選択薬．口渇・尿量減少を使用目標に，ネフローゼなどの腎疾患や吐気を伴う頭痛・めまい・下痢などに用いられる．

●柴苓湯
小柴胡湯と五苓散の合方．元来は口渇・尿量減少などが認められる暑気あたりに用いられたが，現在は慢性腎炎・ネフローゼなどの腎疾患や，その他種々の原因による浮腫に広く用いられる．

●真武湯
脈・腹力ともに弱く虚証で，顔色が悪く全身の冷えがあって，倦怠感・下痢・めまい・身体動揺感・動悸などを伴う浮腫に用いられる．

●猪苓湯
残尿感・排尿痛・血尿などの症状や，膀胱炎をはじめとする泌尿器疾患に伴う下半身の浮腫に多用され，極端な虚証を除いて幅広く用いられる．

●苓桂朮甘湯
水毒を基盤としたメニエール病や起立性調節障害などに用いられることが多く，めまい・立ちくらみ・動悸・のぼせなどを伴いやすい．

●防已黄耆湯
皮下脂肪が軟らかく筋肉の緊張が弱い，いわゆる水太りタイプに用いられることが多く，変形性膝関節症による局所の浮腫にも有効なことが知られている．多汗・冷え・尿量減少・関節痛・易疲労感を伴うことが多い．

●小青竜湯
胃腸が比較的丈夫で，喘息や鼻アレルギーなど気道に水の偏在があり，頭痛・発熱・悪寒・咳嗽などの症状を伴う浮腫に用いられる．咳嗽による顔面の浮腫にも有効とされている．

●越婢加朮湯
浮腫をもたらす疾患の初期で，頭痛・発熱・悪寒があり，口渇・尿不利・手足の冷えを伴う急性腎炎の初期や脚気などの実腫に用いられてきた．

●八味地黄丸・牛車腎気丸
腎虚のある高齢者や慢性疾患患者の下肢の浮腫に用いられることが多く，排尿異常や足腰の冷え・しびれ・疼痛，視力障害や聴覚障害などを伴いやすい．

●茵蔯蒿湯
便秘・尿不利があり，心窩部膨満感がある浮腫に用いられる．黄疸の薬として有名だが，利水作用もある．

●茵蔯五苓散
尿不利が著しく便秘がない浮腫で，肝硬変やネフローゼのほか，放射線治療後の局所の浮腫などにも用いられる．

●桂枝茯苓丸
駆瘀血剤の代表であるが，血流改善とともに余分な水を排除して浮腫を治す．頭痛・肩こり・のぼせを伴うことが多い．

● 当帰芍薬散

利水効果と補血効果をあわせ持ち，冷え・頭重感・めまい・貧血を伴うものに用いられる．妊娠性浮腫や慢性腎炎・ネフローゼなどにも有効．

● 半夏厚朴湯

咽中炙臠を指標とする気剤の代表であるが，原典の『金匱要略』水気病門にあるように，古典的に利水効果の高い方剤としても有名で，腹部膨満感・不安感をはじめ，多愁訴を伴うことが多い．

● 茯苓四逆湯

重篤な病態で全身状態が悪く，全身の冷えと抗病反応の低下が強いものに，新陳代謝の賦活を目標に用いられる．

● 分消湯

いわゆる実腫に用いるとされ，ネフローゼや肝硬変による腹水など，高度な浮腫にも有効な例があるという．

● 木防已湯

虚実間証から実証で心下痞堅（上腹部が板のように堅い状態）を指標に，尿量減少・喘鳴を伴う心不全などに用いられてきた．

● 変製心気飲

心臓性浮腫で，木防已湯を用いて効果のないものに有効なことがある．

● 導水茯苓湯

種々の薬方に応じない高度な浮腫に用いて，著効を示すことがあり，全身がただれて瓜のようで，手で押すと凹むけれども手を離すとすぐに持ち上がってくる虚実間腫に用いられるという．

● 補気健中湯・補中治湿湯

ステロイド抵抗性のネフローゼや慢性腎炎など，治療困難な浮腫で疲れやすいといった虚腫に用いて有効なことがある．

● 神効湯

疝気（寒冷刺激によって誘発される腹痛）に対し，腹が張ってよく腹鳴する・足が冷える・肩こりや背中の張りがある・出そうで出ない便秘を指標に用いられ，利水剤であり気剤でもある．

参考文献

1) 林　松彦編：浮腫対策，ヴァン・メディカル，東京，2000
2) 大塚敬節：金匱要略講話，創元社，大阪，1979
3) 藤平　健・小倉重成：漢方概論，創元社，大阪，1979
4) 長濱善夫：東洋医学概説，創元社，大阪，1961
5) 大塚敬節：症候による漢方治療の実際，南山堂，東京，1963
6) 花輪壽彦：漢方診療のレッスン，金原出版，東京，1995
7) 寺澤捷年・喜多敏明：EBM漢方，医歯薬出版，東京，2003

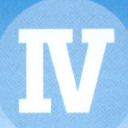

4 四肢・関節・皮膚

B 関節痛・神経痛

【小暮敏明】

1 疾患と治療の考え方

　疼痛は古くから漢方薬の良い適応とされ，古典にもその対処法などの記載をみることができる．実際，現代の医療においては，単純性腰痛症，頸肩腕症候群，関節リウマチ（以下 RA）などの侵害受容性疼痛，帯状疱疹後神経痛，視床痛などの神経因性疼痛，あるいは，心因性疼痛などに幅広く漢方薬が応用されている．したがって関節痛・神経痛は漢方医学の良い適応と考えられる．

　疼痛には一般に急性疼痛と慢性疼痛があり，漢方医学がカバーする疼痛は慢性疼痛の場合が多い．"慢性疼痛"の概念は，長期間（一般に6ヵ月以上）痛みが持続し，または再発を繰り返し，障害の程度と痛みの強さとの間に明らかな相関はなく，組織損傷を知らせる警告反応の機能が消失しているもの，とされている．RAで炎症が制御されずに疼痛が遷延化してくると，痛みの長期化によりさまざまな心理社会的側面を伴ってくることが知られているが，これらも慢性疼痛とされる．したがって，安全性が高く，長期投与の可能な漢方薬は，慢性疼痛の治療学において，今後さらに役割が増加すると考えられる．

2 漢方における病態と特徴

　関節痛・神経痛に独特の漢方医学的病態は存在しないが，比較的よく遭遇するいくつかの病態がある．その中の一つとして，気鬱があげられる．気鬱の病状を呈する西洋医学的な疼痛の基礎疾患として，心因性疼痛がある．疼痛の背景に抑うつ気分などが存在する場合には，気鬱の病態と考えて，厚朴や陳皮が配剤された漢方薬で対処することができる．香蘇散，川芎茶調散はその代表的治療方剤といえる．しかしながら，心因性疼痛以外の疼痛の場合にも，すなわち，明らかな器質的基礎疾患が存在する場合にも，気鬱の病態と考えて治療を行い奏効することがある．気鬱はあくまでも漢方医学的な病理概念であって，抑うつ気分とイコールではないことを考えれば理解しやすい．実際に，血管圧迫性の特発性三叉神経痛に烏薬順気散が奏効する例が報告されている．

　また，瘀血も関節痛や神経痛の患者にみられることが多い．打撲症などの外傷や炎症を伴う疼痛は，瘀血の病態として治療されることが多く，椎間板ヘルニアやRAはそれぞれ多様な病態を呈する中で，駆瘀血剤が奏効する場合がある．とくにRAの場合には，いずれのRAの病期においても桂枝茯苓丸の適応を考慮してよい（図1）．また，冷えを伴う疼痛の場合にも，瘀血の存在を疑ってみる必要がある．冷えによって増悪する疼痛は，陰証と認識され附子含有方剤で治療されることが多い．しかしながら，その一部に重度の瘀血が存在することによって，冷刺激で疼痛が増悪している症例がある．このような例では，附子剤での改善は得られず，むしろ増悪する場合もある．舌質が暗赤紅・腹候での瘀血の圧痛点，皮膚所見での細絡の存在などを参考に瘀血の病態を診断することが重要である．なお，漢方医学では血痺という概念が『金匱要略』に記載されている．「血痺にて〜中略〜外証は身体不仁，風痺の状の如きは，黄耆桂枝五物湯之を主る」とあり，血痺は，基本的に知覚麻痺で，神経痛を伴う場合には風痺の

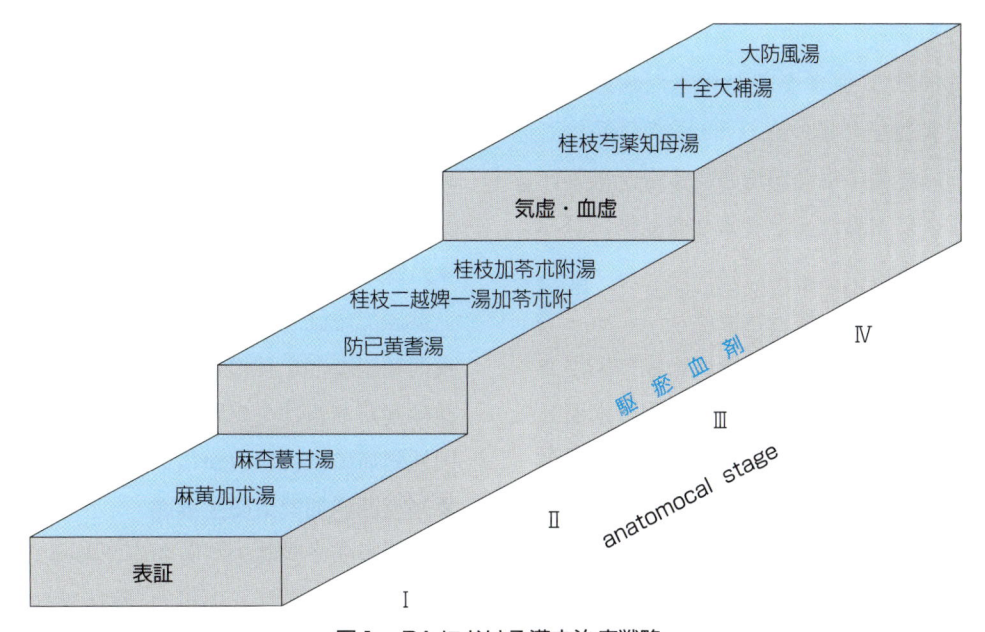

図1 RAにおける漢方治療戦略
(小暮敏明:関節リウマチ. 高齢者のための和漢診療学, 医学書院, p168, 2005)

状の合併と考えている.

　関節痛・神経痛で,とくに慢性化・遷延化した疼痛は,水滞の病態を呈することが多い.諸家の報告では,特発性三叉神経痛に応用される漢方薬でもっとも高頻度に用いられている方剤として,五苓散あるいは柴苓湯があげられている.また,RAの病態(朝のこわばりや関節腫脹)は水滞ととらえて治療することがある.ただし,五苓散や柴苓湯の適応は,陽証であることを念頭に置かねばならない.とくに神経痛の場合,慢性化した場合には水滞を呈すると共に,病期が陽証から陰証に転ずる場合がある.このような場合には,同じ利水剤の中でも真武湯などの適応を考慮する必要がある.これはいわゆる附子が配剤された附子剤に分類される.

　疼痛の中で,漢方治療の良い適応は慢性疼痛であると述べたが,疾病はその病期の進行とともに陽証から陰証に移行すると考えられている.したがって,同一の疾患・症候であっても陰陽の鑑別は必須である.冷刺激で疼痛が増悪する,入浴によって疼痛が軽減される,などは陰証を示唆する所見である.ただし,上述したように瘀血の病態の鑑別も必要となる.ここで,経過とともに陽証から陰証に移行するが,関節痛・神経痛では,病変の部位は表であることを認識しておく必要がある.RAに頻用される漢方方剤:桂枝二越婢一湯加苓朮附は,病変の部位は表でありながら陰証に転じた病態を改善させる治療方剤と考えることもできる.

3　方剤の選択

a. 関節痛

　便宜的に関節痛と神経痛で頻用処方の解説を分けたが,前述したとおり,関節痛と神経痛は共に漢方医学的には病変部位は表にある.したがって用いられる漢方方剤は一部重複している.しかしながら,西洋医学的にみると関節痛にはRAのような自己免疫機序に由来する炎症性疾患から変形性関節症のような退行性変化に伴う病態まで幅広く存在する.伝統医学的考え方と共に西洋医学的な基礎疾患の病状を考慮することも重要と考えられる.

頻用処方

● **越婢加朮湯**

　陽証で水滞の病態を帯びる.激しい関節痛で,関節腫脹を伴っている場合に用いられる.帯状疱疹後神経痛に用いる場合には,水疱が出現するか否かの病期から投与すると,帯状疱疹の治癒後に疼痛が軽減されることがある.

● 麻杏薏甘湯

皮膚枯燥がみられ，血虚を兼ね備えた病態で，種々の関節痛・神経痛に用いられる．RA は朝のこわばりのように，早朝に疼痛が増悪するが，夕刻に増悪する例がときにみられ，そのような症例に試みてよい方剤である．

● 防已黄耆湯

関節の腫脹を伴うような変形性膝関節症に応用される．気血水の理論からすると，関節腫脹は水滞と考えられ，それを改善させる方剤として臨床応用されている．いわゆる中年太りの腹候所見が，この方剤を投与する目標である．

● 薏苡仁湯

冷えの症候に乏しく，疼痛部位を触診すると熱感を伴う関節痛，筋肉痛に用いられる．変形性関節症による慢性疼痛に良い場合が多い．RA では，関節の変形はある程度進行しているが，ADL は保たれているという症例に良いことがある．

● 桂枝加朮附湯

陰証で水滞を伴った病態である．冷えによって増悪する神経痛，関節痛に用いられる．

● 桂枝二越婢一湯加苓朮附

RA にもっとも頻用される漢方方剤である．陰証・陽証で附子の量を適宜変更して用いる．防已黄耆湯と合方して用いられることが多い．医療用エキス製剤では，桂枝加朮附湯と越婢加朮湯で代用される．

● 十全大補湯

気血両虚の病態である．RA で消耗性の病態を呈した場合に用いられる．

● 桂枝芍薬知母湯

陰証で虚証の病態を呈する．RA で関節の変形した症例で，疼痛が激しい場合に用いられる．『金匱要略』には，「上略〜脚腫れて脱するが如く，頭眩し，短気温々吐せんと欲す」と記載されている．

● 大防風湯

RA で，気血両虚の病態を呈した症例に用いられる．桂枝芍薬知母湯と似ているが，気血両虚の状が著しい．しかしその一方で，RA の活動性は高いものの，いわゆる early RA に著効する例がある．

● 苓姜朮甘湯

陰証で虚証，とくに下半身が冷える，あるいは重いと訴える腰痛に応用される．水滞の病態もみられ，夕方に下肢がむくむ，などを訴える場合によい．

● 八味地黄丸

陰証で虚証，高齢者の腰痛，下肢のしびれ，冷え，夜間頻尿などを目標に投与される．同様の症状で浮腫傾向があれば牛車腎気丸が用いられる．なお，心因性腰痛には香蘇散が用いられる．

● 当帰四逆加呉茱萸生姜湯

慢性腰痛で四肢の冷えを訴える場合によい．手指のしもやけの既往も応用の目標である．ときに慢性頭痛を自覚する場合にも良い．

● 二朮湯

肩や上腕の痛み，いわゆる五十肩などに幅広く用いられる．肩痛のほかに水滞の徴候を兼ね備えている場合には，とくに良い適応である．陽証の場合には，麻黄が，陰証の場合には，附子が加味されることがある．

b. 神経痛

神経痛の治療においては陰陽の鑑別が重要である．漢方治療を受ける神経痛の患者は，慢性疼痛を呈する場合が多く，長期にわたって疼痛を訴える患者にも遭遇する．このような症例の中に陽証を呈する例も存在し，慎重に診察を行う必要がある．

頻用処方

● 葛根湯

感冒の漢方薬，と記憶されていることが多いが，末梢神経痛の初期などに用いられる．神経痛が表証であることを考慮すれば，陽証の場合には用いてよいことが理解できる．症例によって効果には差があるが，ときに著効することがある．

● 烏薬順気散

陽証の神経痛に用いられ，気鬱の病状を呈している場合に良い．遷延化した神経痛でありながら，陰証の所見に乏しい場合には鑑別にあげられる方剤である．

● 疎経活血湯

陽証で瘀血の病態を呈したものに用いる．とくに下肢の痛み，坐骨神経痛の病態に用いられることが多い．

● 五苓散

三叉神経痛をはじめとする，種々の末梢神経痛に用いられる．基本的には陽証期に用いるべき方剤で，疼痛とともに口渇・発汗過多・尿量減少がみられる場合に，良い適応と考えられている．

● 柴苓湯

五苓散と同じような所見を呈する患者に用いられる．罹病期間が長く遷延化した神経痛は良い適応で，腹候で胸脇苦満の存在は，本方剤の適応を示唆する．

● 柴陥湯

少陽病期の方剤である．胸脇苦満と心下痞鞕の併存している場合の肋間神経痛で鑑別にあげられる方剤である．

● 当帰湯

太陰病期で虚証の方剤である．気虚と血虚を兼ね備えた，肋間神経痛によく応用される．腹候では腹満が観察されることが多い．

● 桂枝人参湯

もともと下痢症などに用いられていた漢方薬であるが，近年，筋緊張性頭痛に奏効することが示されている．気逆の所見がある場合，とくに考慮したほうが良い．

● 呉茱萸湯

いわゆる片頭痛に古くから応用されてきた漢方薬である．基本的に陰証の患者に用いるべきで，冷えの所見がない場合には，上述の五苓散のほうが良い場合がある．

● 真武湯

少陰病期で虚証の方剤である．陰証で水滞を治す代表的な方剤である．水滞の存在が明らかでありながら，五苓散，柴苓湯が無効の場合に用いて良い方剤である．

● 小続命湯

陰証の神経痛に用いられる．脳梗塞後の中枢性の神経痛に用いてよい．

● 附子湯

少陰病期で虚証の病態で，水滞を呈している場合に用いられる．背部に冷感を訴える場合に良いとされている．

参考文献

1) 小暮敏明：関節リウマチ．高齢者のための和漢診療学，寺澤捷年編，医学書院，東京，pp163-169，2005
2) 大塚敬節：金匱要略講話，創元社，大阪，pp163-169，1979
3) Kogure T et al：The effect of traditional herbal medicines; Uyakujunkisan on trigeminal neuralgia in an elderly patient--a case report and literature review. Pain Pract 8(5)：408-411，2008
4) 寺澤捷年：症例から学ぶ和漢診療学，第2版，医学書院，東京，1998
5) 小暮敏明ほか：慢性関節リウマチに対する大防風湯治験．日本東洋医学雑誌 53(4)：335-342，2002

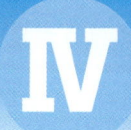

4 四肢・関節・皮膚

C 感覚障害・運動麻痺・不随意運動

【嶋田　豊】

1 疾患と治療の考え方

　現代医学的には，神経・筋疾患における感覚障害(sensory disturbance)，運動麻痺(motor paralysis)，不随意運動(involuntary movement)の原因は多種多様である．これらの症状は，大脳，間脳，脳幹，脳神経，小脳，脊髄，末梢神経，神経筋接合部，筋などのいずれの障害でもみられうる．病因についても，血管障害，変性疾患，脱髄疾患，代謝疾患，中毒性疾患，外傷，腫瘍，感染症などさまざまある．加えて，先天性，後天性の区別もある．発症からの時期も，急性期，亜急性期，慢性期などに分類されうるし，本来，進行性あるいは再発性の疾患もある．これらの現代医学的診断を十分に把握し，いたずらに漢方治療のみにこだわるのではなく，現代医学的に有効な治療手段がある場合はそちらを優先すべきことはいうまでもない．そのうえで漢方治療を考慮するならば，全身の何らかの症状の改善につながる場合も少なくない．

2 漢方における病態と特徴

　感覚障害・運動麻痺・不随意運動などの神経・筋の症候は，漢方の病因によると風・寒・湿・火(熱)などの外邪による侵襲が原因とされる．風は遊走性で変化しやすく発病も急激で，身体上部や肌表を侵しやすく，脳卒中や顔面神経麻痺などをきたす．また，動揺して定まらない傾向を持ち，振戦・痙攣などをきたしうるとされる．風に中るという意味の「中風」という言葉は，突然の意識障害や顔面神経麻痺，半身不随，言語障害などをひき起こす脳卒中の意味で今日でも使用される．寒は局所に収斂性の状態をもたらし，筋肉のひきつれを起こすとともに，気血の運行を停滞させて気滞や瘀血を生ずる．湿は重く粘性で下行性の性質を持ち，水の停滞をひき起こし手足にしびれなどを生ずる．火は熱性の侵襲をきたし，津液や血を消耗し，四肢の痙攣を生じうる．一方，気血水の観点からは，血の不足(血虚)や滞り(瘀血)による血の供給不足，気の不足(気虚)や巡りの障害(気滞)，水の停滞(水滞・水毒)などが病因として重要である．例えば，血虚により神経や筋肉が血からの栄養を十分に受けられなくなるとしびれや麻痺，筋肉のひきつれ・筋痙攣(muscle cramp)を生ずると考える．水滞・水毒によるしびれは天候の湿気に左右されやすく，朝目覚めると強く身体を動かしてしばらくすると軽くなるなど，変動しやすい特徴を持つとされる．さらに，漢方の五臓の視点からは，肝は筋と密接な関係があるとされ，てんかんなどにみられる痙攣(convulsion)は肝の異常によると解釈される．

3 方剤の選択

a. 感覚障害・運動麻痺

　漢方では神経・運動器の病名や症候に関する特有の言葉がある．「痺」は邪が肢体・経絡・臓腑に滞ることによって起こる多種の疾病をいい，風・寒・湿などに侵されると疼痛以外にも感覚障害・運動麻痺を生ずると考えている．これを風痺・寒痺・湿痺などという．『金匱要略』の血痺虚労病篇は，邪が陰分

に入り血が巡らず感覚の麻痺がみられる病症(不仁)とその治療について述べている．同じく『金匱要略』の中風歴節病篇には，脳卒中や半身不随などの病症と治療が記されている．

感覚障害・運動麻痺の原因は多種多彩で，原疾患，障害部位，急性期・慢性期などの発症からの時期，進行性・再発性などの疾患の性質などの要因によって，漢方治療の効果は大きく影響を受けることはいうまでもない．

今日の漢方治療において，現代医学的な病態の考察で，虚血や循環障害，それに付随して生ずる浮腫の関与が考えられる場合には，瘀血や水滞の視点からの治療が考慮されてよい．

頻用処方

●桂枝加附子湯
桂枝湯に附子を加えた方剤で，『傷寒論』では，発汗の度が過ぎ体液を失い小便が出にくく，四肢の筋肉がひきつれて屈伸が困難(四肢微急)な状態が記されている．虚証で冷えがあり，四肢のしびれ，ひきつれがあるものに用いる．

●桂枝加朮附湯
桂枝加附子湯に朮が加わった方剤．利水の薬効がある朮を加えることにより，湿(水毒)への対応がなされている．虚証で冷えのあるもののしびれ，麻痺に広く用いる．

●桂枝加苓朮附湯
桂枝加朮附湯に茯苓を加えた方剤．利水の薬効がある茯苓を加えることにより，湿への対応がさらに強化されている．

●桂枝加黄耆湯
桂枝湯に黄耆が加わった方剤．『金匱要略』に「物有りて皮中に在る状の如く」との記載がある．虚証で汗をかきやすく，皮膚がムズムズするなどの感覚の異常やしびれを訴えるものに用いる．

●黄耆桂枝五物湯
『金匱要略』の血痺虚労病篇に記されている方剤で，「身体不仁」(感覚の麻痺)を目標とする．虚証で疲労したものの身体・四肢のしびれ，感覚鈍麻，異常感覚に用いる．

●八味地黄丸
『金匱要略』の中風歴節病篇に「脚気上って小腹に入り不仁するを治す」と記されている．腎虚の代表的方剤で，桂皮・附子という温・熱の薬性の生薬を含み，手足に冷えがあるものに用いるが，ほてり(煩熱)があるものにも使用を考慮できる．中年以降，とくに高齢者によく用いられ，腰部および下肢のしびれ・脱力感を目標に使用する．疲労，倦怠感，排尿異常を伴いやすい．

●牛車腎気丸
八味地黄丸に牛膝と車前子が加わった方剤．牛膝は活血・止痛，車前子は利水の薬効がある．八味地黄丸の証があり，浮腫傾向でしびれ・痛みが比較的強いものに用いる．

●六味丸
八味地黄丸から桂皮と附子を去った方剤．八味地黄丸の証があり，手足のほてり(煩熱)があるものに用いる．

●真武湯
虚証の冷え症で，胃腸が弱く下痢しがちで倦怠感が強く，運動麻痺や感覚障害を伴うものに用いる．

●苓姜朮甘湯
『金匱要略』に「身体重く，腰中冷え，水中に坐するが如く」と記されている．虚証で頻尿の傾向があり，腰部より下肢にかけて冷えと脱力感を覚えるものに用いる．

●葛根湯
末梢性顔面神経麻痺(Bell麻痺)の急性期，とくにかぜ様症状の後に発症したものに応用できる．

●五苓散
水滞(水毒)の代表的な方剤であるが，局所の浮腫が想定される末梢性顔面神経麻痺の急性期などの病態にも使用を考慮できる．

●当帰四逆加呉茱萸生姜湯
虚証で，四肢の冷えが顕著でしびれ・麻痺がみられるものに用いる．

●当帰芍薬散
虚証の冷え症で，血虚・瘀血・水滞の症候を有し，貧血やむくみやすい傾向があり，四肢のしびれ・脱

力感などがみられるものに用いる．

●桂枝茯苓丸
虚実間証もしくはそれ以上で，のぼせて赤ら顔の傾向があり，下腹部の抵抗・圧痛などの瘀血の症候を伴い，四肢のしびれなどがみられるものに用いる．微小循環の改善効果が期待できる方剤で，循環障害が症状の背景として想定されるものが適応となりうる．

●桃核承気湯
実証，のぼせ傾向で，左下腹部の抵抗・圧痛（小（少）腹急結）などの瘀血の症候と便秘がみられ，四肢のしびれなどを有するものに用いる．

●疎経活血湯
虚実間証で，瘀血・血虚・水滞の症候を有し，四肢のしびれ・麻痺がみられるものに用いる．

●加味逍遥散
比較的虚証で不安・いらいらなどの精神症状，発作性の熱感や発汗など多彩な自律神経症状がみられるものに用いる方剤であるが，加えてムズムズするなどの皮膚の蟻走感が目標となりうる．

●補中益気湯
気虚の代表的方剤であるが，疲れやすく食欲がなく，運動麻痺や四肢の脱力感がみられるものに用いる．

●十全大補湯
気虚と血虚が併存する場合の代用的方剤であるが，四肢のしびれ，運動麻痺，脱力感がみられるものに用いる．

●大防風湯
虚証の冷え症で，血虚・気虚・水滞の症候があり，四肢の運動麻痺，ひきつれ，しびれなどがみられるものに用いる．附子を含む方剤である．

●温経湯
『金匱要略』に「手掌煩熱」と記されている．虚証で，口唇の乾燥，月経不順，下腹部の痛みなどを伴い，手掌のほてりがみられるものに用いる．

●小建中湯
虚証で疲れやすく，腹力軟弱で腹直筋の攣急が強く，手足のほてりを訴えるものに使用を考慮する．

●三物黄芩湯
『金匱要略』に「四肢煩熱に苦しむ」と記されている．手足のほてり・熱感を訴える場合に用いる．

●小柴胡湯
虚実間証で胸脇苦満があり，手足のほてり・熱感を訴えるものに使用を考慮する．

●黄連解毒湯
虚実間証もしくはそれ以上で，暑がり・のぼせ・顔面紅潮・精神不安の傾向があり，手足のしびれなどの感覚障害を有するものが適応となる．長期の連用あるいは血虚の症候がみられる場合には，四物湯との合方である温清飲の使用を考慮する．

●三黄瀉心湯
実証で便秘があり，気分がいらいらして落ちつかず，のぼせ・顔面紅潮・めまい・頭重などとともに，手足のしびれなどの感覚障害を訴えるものに使用を考慮する．

●続命湯
『金匱要略』の中風歴節病篇に「中風，痱，身体自ら収むる能わず，口言う能わず，冒昧(まい)にして痛む処を知らず，或いは拘急し，転側するを得ざるを治す」と記されている．運動麻痺や感覚障害を伴う脳卒中の急性期や顔面神経麻痺などに応用されてきた方剤である．麻黄，桂皮，杏仁，石膏など大青竜湯の方意を含むため，冷えがあるものには用いない．本方から石膏・当帰を去り附子・黄芩・防風・防已・芍薬が加わり乾姜が生姜に変わった『千金方』の小続命湯という方剤が別にあり，冷えがあるものに用いる．

●痿証方
血虚の症候が著しく，下肢の運動麻痺・脱力がみられるものに用いる．

●五積散
気・血・痰・寒・食の五積（五つの病毒がうっ積した状態）を治すという意味の処方で，寒冷や湿気に侵されて気血の巡りが障害され，上熱下寒の傾向があり，しびれや麻痺がみられるものに用いる．

●烏薬順気散
気鬱の症候を伴った脳血管障害後の運動麻痺，しびれなどの感覚障害に用いる．

● 加味八疝湯

『万病回春』に「手足麻木(まぼく)を治す」とある．気虚と血虚の症候がみられ，脳卒中後の四肢の麻痺やしびれ，顔面神経麻痺などに応用される．

b．不随意運動

漢方では，筋肉がひきつれて屈伸が困難なことを「拘急(こうきゅう)」あるいは「攣急」といい，その軽い状態を「微急」という．筋肉がピクピク動くことを「瞤動(じゅんどう)」という．一方，現代の神経学において不随意運動は，振戦(tremor)，舞踏運動(chorea)，バリズム(ballism)，アテトーゼ(athetosis)，ジストニー(dystonia)，ミオクローヌス(myoclonus)，ジスキネジア(dyskinesia)，チック(tic)，攣縮(spasm)，痙攣(cramp)などさまざまなタイプに分類される．振戦には，本態性振戦，老人性振戦，パーキンソン振戦，小脳性振戦などの種類があり病因も異なる．これらのうち，漢方治療の対象となりやすいものは，心因性の要素が強い振戦や，小児にみられやすく顔・頸部・肩などに急激な不随意運動を繰り返すチックなどである．さらに，筋肉の痙攣(ふくらはぎの痙攣を「こむら返り」という)は漢方治療の非常によい適応であるが，血の巡りが悪いことによるとされ，芍薬が主体となる方剤を使用する．

「癲癇(てんかん)」に関しては諸説あり，古くは癲と癇を同義に用いたようであるが，癲を精神錯乱の一種の疾病，癇を発作性の精神異常(てんかん発作)と区別したもの，あるいはてんかん患者のうち大人の場合を癲，子供の場合を癇とする記述もあるという．今日，てんかんの治療は現代医学的治療が中心となるが，漢方治療を行うにあたっては，てんかんにみられる痙攣を肝の異常ととらえ，釣藤鈎を含む方剤や柴胡剤を主体に使用する．

[頻用処方]

● 抑肝散

てんかん，あるいはてんかん様の痙攣，小児の熱性痙攣，眼瞼・顔面・四肢の筋肉の痙攣・攣縮，振戦・チックなどの不随意運動を目標に用いる．神経過敏で怒りやすく，いらいらしがちな傾向のものが典型である．本方の証があり，胃腸虚弱で腹部大動脈の拍動を強く触れるものは，陳皮と半夏が加わった抑肝散加陳皮半夏とする．パーキンソン病・症候群のように，筋肉のこわばり・ひきつれが強いものには，厚朴や芍薬を加える．

● 柴胡桂枝湯

てんかんなどにみられる痙攣や各種の不随意運動を目標に用いる．比較的虚証で，腹力が軟弱で胸脇苦満と臍傍に大動脈の拍動を触知するものが典型である．本方は小柴胡湯と桂枝湯の合方であるが，相見三郎は小柴胡湯合桂枝加芍薬湯を多数のてんかん患者に試みた治験を報告している．その意味では，本方中の芍薬を増量すると良い．

● 釣藤散

平肝止痙の薬効がある釣藤鈎を含み，微小循環障害の改善が期待できることから，比較的高齢者で軽い振戦や固縮を有する脳血管性パーキンソン症候群などに応用できる．

● 芍薬甘草湯

有痛性の筋痙攣，すなわちこむら返りの第一選択薬である．『傷寒論』に「脚攣急」と記されている．冷えや痛みが強いものには，本方に附子を加えた芍薬甘草附子湯とする．あるいは，冷えと便秘を伴うものには大黄附子湯との合方である芍甘黄辛附湯を考慮する．

● 桂枝加竜骨牡蛎湯

虚証で，腹力が軟弱で臍傍に大動脈の拍動を触れ，精神的ストレスで増悪しがちな痙攣やチックなどの不随意運動を有するものに用いる．

● 柴胡加竜骨牡蛎湯

比較的実証で，不安・いらだちなどの精神症状を伴い，腹力は中等度以上で胸脇苦満と臍傍の大動脈の拍動亢進を認め，てんかんなどの痙攣発作や不随意運動を認めるものに用いる．

● 甘麦大棗湯

『金匱要略』に記されている婦人の「蔵躁(ぞうそう)」(ヒステリー様の発作)に対する方剤であるが，類似した痙攣やチックなどの不随意運動にも応用する．

参考文献

1) 大塚敬節：傷寒論解説，創元社，大阪，1966
2) 大塚敬節：金匱要略講話，創元社，大阪，1979
3) 相見三郎ほか：柴胡桂枝湯による癲癇の治療．その成績と考察及び脳波所見に及ぼす影響について．日本東洋医学雑誌 27：99-116, 1977

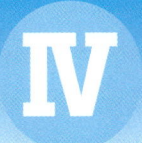

IV 症候からみる漢方

4 四肢・関節・皮膚

D 湿疹・蕁麻疹・皮膚瘙痒症

【夏秋　優】

1 疾患と治療の考え方

a. 湿疹（湿疹・皮膚炎群）

湿疹は表皮と真皮上層における非感染性炎症を病態とし，臨床的には自覚症状として痒みを伴い，紅斑，丘疹，小水疱，膿疱，びらん，痂皮，鱗屑，苔癬化など多様な皮疹を示す疾患の総称（湿疹・皮膚炎群）である．病型としては，外来の刺激や抗原の侵入によって生じる接触皮膚炎，皮脂分泌異常や癜風菌に対するアレルギーなどが関与する脂漏性皮膚炎，アトピー素因を基にして特徴的な皮疹と分布，および慢性の経過をとるアトピー性皮膚炎，類円形の湿疹病変が多発して慢性化する貨幣状湿疹，空気の乾燥や皮脂分泌減少などに関連して生じる皮脂欠乏性皮膚炎，下肢静脈瘤に伴って生じるうっ滞性皮膚炎などに分類される．

西洋医学的な対応としては，まず個々の疾患の原因を検索してその回避，排除を心がける必要がある．治療としては抗ヒスタミン薬で痒みを鎮め，ステロイド外用薬で炎症反応を抑制するのが基本となる．脂漏性皮膚炎では癜風菌の繁殖を抑える目的で抗真菌外用薬が用いられる場合があり，アトピー性皮膚炎では免疫抑制剤のタクロリムス軟膏も用いられる．さらに，個々の皮膚の状態にあわせたスキンケアの指導も重要となる．

しかし，原因が明らかにならず，慢性化，難治化する症例も少なくない．そのような症例では漢方治療が適用される．漢方治療を行う場合の考え方として，皮膚に現れている症状（皮疹）を局所の証としてとらえ，症状を改善する治療（標治）を行う．また，個々の患者の体質を全身の証としてとらえ，体質改善（本治）を行う．通常は標治の漢方薬で皮疹をある程度改善させてから本治を行うが，症例によっては本治を主体に行う場合，あるいは標治と本治を同時に行う場合がある．

一方で，皮膚の炎症反応が非常に強く，漢方薬のみによる症状の改善が困難な場合がある．そのような症例では，ステロイド薬などを適切に用いて過剰な炎症の制御をはかるべきであり，炎症が沈静化した後に漢方薬による本治をめざす考え方が妥当と思われる．

b. 蕁麻疹

蕁麻疹は何らかの刺激や抗原に対して真皮肥満細胞が活性化されることによって真皮上層において一過性に生じる血管の拡張，浮腫であり，臨床的には痒みを伴う膨疹，紅斑が出現する．個々の皮疹は通常，数時間以内（長くても1日以内）に消褪するのが特徴である．原因としては食物や病原微生物，物理的刺激などのほか，慢性例では精神的ストレスや疲労などが誘因となっている症例も多い．

治療の基本は原因の排除と抗ヒスタミン薬の内服である．急性蕁麻疹の場合は漢方治療よりも抗ヒスタミン薬を主体とした西洋医学的治療で対応するのが一般的である．しかし皮疹の出没が1ヵ月以上繰り返される慢性蕁麻疹の症例では，漢方治療を用いることで改善される場合がある．ただし，抗ヒスタミン薬の内服を併用する必要がある症例も多い．

表1　湿疹病変の皮膚症状に対応する主な病態とその治療法

皮膚症状	主な病態	治療	代表的漢方方剤
紅斑，熱感	熱	清熱剤	黄連解毒湯，白虎加人参湯
丘疹，膿疱	熱	清熱剤	十味敗毒湯，排膿散及湯
鱗屑，乾燥	血虚	補血剤	当帰飲子
苔癬化，色素沈着	瘀血	駆瘀血剤	桂枝茯苓丸，通導散，桃核承気湯
水疱，湿潤	水滞	利水剤	越婢加朮湯

c．皮膚瘙痒症

皮膚瘙痒症は皮疹が認められずに痒みだけが出現する状態で，通常は搔破痕が散在する程度であるが，激しい搔破によって湿疹化する場合もある．加齢に伴う皮膚機能の低下によって皮膚が乾燥し，痒み閾値が低下して生じる場合（老人性皮膚瘙痒症）が一般的である．しかし内臓の病変や障害を反映した「内臓皮膚症候群（デルマドローム）」として皮膚瘙痒症が現れている場合もあり，糖尿病や肝・腎機能障害，内臓悪性腫瘍などに注意する必要がある．したがって，原因の検索が重要であるが，高齢や皮膚乾燥に伴う症状に対しては保湿の外用薬を基本として，漢方治療を併用することでさらに改善が期待できる．

2　漢方における病態と特徴

湿疹は基本的には炎症反応であるが，皮疹が多様性を示すことから皮疹を指標として漢方医学的に病態を解釈し，標治の処方を決める．紅斑や丘疹には清熱剤，乾燥には補血剤，苔癬化には駆瘀血剤，水疱には利水剤などを選択する．

一方，体質の改善（本治）を図るために，個々の症例ごとに自律神経系の機能や易感染性，冷え症の有無などを考慮する．自律神経系機能や感染防御機能の低下は気虚ととらえて補気剤を用い，寒証に対しては補血剤や去寒剤を選択する．

蕁麻疹における紅斑は熱，膨疹は水滞ととらえることができるため，一般的には清熱・利水の漢方薬が適用される．しかし寒冷刺激によって悪化する寒冷蕁麻疹では麻黄附子細辛湯のように温める作用を有する漢方薬を用いる．また，過労やストレスが蕁麻疹の発症や慢性化に関連している症例では本治としての補気剤のほか，理気剤が良い場合もある．

皮膚瘙痒症は，老化に伴う皮膚乾燥が主体となっている場合は血虚の改善のため，補血剤が選択されるが，痒みが強い症例では清熱剤を用いる場合もある．

3　方剤の選択

a．湿　疹

湿疹病変における皮膚症状に対応する主な漢方医学的病態と，その治療法を表1に示す．清熱剤としては白虎加人参湯，黄連解毒湯や十味敗毒湯，補血剤としては当帰飲子が代表的である．駆瘀血剤では，桂枝茯苓丸が代表的であるが，便秘傾向がある場合は大黄を含有する通導散や桃核承気湯を選択する．水疱形成や湿潤傾向が認められる場合は清熱・利水の越婢加朮湯を用いるが，紅斑，水疱，鱗屑，痂皮などが混在する場合は清熱・利水・補血などを目的とする多くの生薬から構成される消風散が適する．

エキス製剤では個々の生薬の作用が弱い場合があり，痒みや皮疹の程度に応じて2種類の方剤を併用（合方）して処方する工夫も必要である．例えば，水疱形成を伴う紅斑で痒みが強い場合は黄連解毒湯＋越婢加朮湯，紅斑，水疱が主体であるが鱗屑，痂皮を伴う場合は消風散＋越婢加朮湯といった合方があり得る．また，成人アトピー性皮膚炎で顔面紅斑の強い症例では熱＋瘀血の状態と判断して黄連解毒湯＋桂枝茯苓丸といった合方が良い場合がある．

一方，本治としては気虚体質には補中益気湯を用いて体質改善をはかる．気血両虚であれば十全大補湯を用いる．小児アトピー性皮膚炎の体質改善には補中益気湯のほか，柴胡清肝湯や建中湯類（小建中

湯，黄耆建中湯など）を用いる場合もある．

頻用処方

- **白虎加人参湯**

  清熱剤の代表で，口渇やほてりを目安に使用される方剤である．アトピー性皮膚炎の顔面紅斑によく用いられるが，皮膚はやや乾燥気味で，顔面にほてりを自覚する患者で有効性が高い．

- **黄連解毒湯**

  清熱剤の代表で，痒みの強い紅斑を有する症例に適する．清熱効果が強く，冷え症の患者には連用すべきではない．

- **十味敗毒湯**

  丘疹，膿疱などを呈する症例に用いられ，痤瘡や毛包炎にも適する．同様の目的で排膿散及湯を用いてもよい．

- **越婢加朮湯**

  紅斑に水疱形成を伴い，湿潤傾向のある皮疹に用いられる．

- **消風散**

  紅斑，水疱，湿潤，痂皮，鱗屑，乾燥などの多様な皮疹，状態を認める場合に用いられる．エキス製剤では単独での処方よりも他の方剤と組み合わせて用いるほうが効果を期待できる．

- **桂枝茯苓丸**

  瘀血を改善する代表方剤（駆瘀血剤）で，肩こりや手足の冷え，月経不順などを目安にする．皮疹が慢性化し，苔癬化や色素沈着の強い場合に用いる．

- **通導散**

  瘀血を有する症例で，便秘のある場合に用いる．

- **桃核承気湯**

  瘀血を有する症例で，便秘，月経不順，精神不安などを目安に用いる．

- **補中益気湯**

  気虚体質の改善に用いられる補気剤の代表である．アトピー性皮膚炎で本剤の長期内服によって外用薬の使用量を減らす効果が期待できる．

- **十全大補湯**

  気力の低下，手足の冷え，皮膚乾燥など，気虚，血虚の状態に気血双補を目的として用いる．

- **柴胡清肝湯**

  扁桃炎やリンパ節炎を生じやすい小児で湿疹病変が慢性化する場合に用いられる．

b．蕁麻疹

標治の処方としては清熱・利水を目標に越婢加朮湯，麻杏甘石湯，茵蔯五苓散などを用いる．寒冷蕁麻疹では麻黄附子細辛湯，桂麻各半湯などが良い．かぜ症状に合併する感染性蕁麻疹では葛根湯を用いても良い．

本治の漢方薬として補中益気湯のような補気剤や柴胡加竜骨牡蛎湯などの理気剤が用いられる．

頻用処方

- **越婢加朮湯**

  紅斑，膨疹が著明な症例に用いる．消風散と合方しても良い．

- **麻杏甘石湯**

  本剤は麻黄，石膏などの生薬から構成され，越婢加朮湯と同様の方意と考えられる．喘息などに用いられる処方であるが，急性蕁麻疹の標治としても応用される．

- **茵蔯五苓散**

  口渇や尿量減少などを目安に，浮腫傾向の強い蕁麻疹に用いる．

- **麻黄附子細辛湯**

  寒冷蕁麻疹に対する第一選択薬である．

- **補中益気湯**

  気虚を有する症例で体質改善を目的として用いる．

- **柴胡加竜骨牡蛎湯**

  不眠やいらいらなど気鬱の症状を有する場合に用いる．

c．皮膚瘙痒症

皮膚乾燥に伴う瘙痒症では補血剤として当帰飲子がよく用いられる．乾燥とともに掻破に伴う皮膚の炎症反応を生じている場合は温清飲を用いる．デルマドロームとしての皮膚瘙痒症の中で，糖尿病に伴う瘙痒症では牛車腎気丸，慢性腎不全に伴う瘙痒症では黄連解毒湯が奏効する場合がある．

頻用処方

●当帰飲子
老人性皮膚瘙痒症に対する第一選択薬である．軽度の皮膚乾燥と皮膚瘙痒感を有し，紅斑や丘疹などの炎症所見に乏しい症例に適する．

●牛車腎気丸
一般に高齢者で下半身が冷えやすく，下腹部の軟弱な場合(小腹不仁)に用いられる．糖尿病に伴う下肢のしびれや皮膚の痒みを有する症例に適する．

●黄連解毒湯
腎不全などの基礎疾患を有する皮膚瘙痒症に用いて奏効する場合がある．ただし，強い寒証を認める場合には用いるべきではない．

参考文献

1) 桑野重昭：漢方処方の基礎と臨床応用，廣川書店，東京，1997
2) 高橋邦明：皮膚疾患の漢方治療総論 - 中医学的理論を基礎として．皮膚 39(1)：1-23, 1997
3) 夏秋　優：皮膚科領域における漢方薬の使い方．MB Derma 131：1-6, 2007
4) 小林裕美：皮膚科疾患，漢方内科学(水野修一総編集)，メディカルユーコン，京都，pp673-742, 2007
5) 三田哲郎：第3版 エキス剤を用いた皮膚病漢方診療，医歯薬出版，東京，2008
6) 二宮文乃：図解・症例 皮膚疾患の漢方治療，源草社，東京，2008

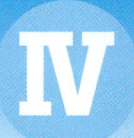

IV 症候からみる漢方

5 全身・精神

A 疲労・倦怠感

【喜多敏明】

1 疾患と治療の考え方

　疲労・倦怠感は持続期間によって，1ヵ月未満のもの，1ヵ月以上続いているもの，6ヵ月以上続いているものに分けて考えると便利である．急性期の患者では，ショック，脱水症，電解質異常，感染症，ホルモン異常症などにおいて早期治療が大切な場合もあり，器質的疾患の鑑別を迅速に行う必要がある．しかし一般に，漢方治療の良い適応となるのは1ヵ月以上続いている慢性の疲労・倦怠感であり，鑑別すべき器質的疾患としては，悪性腫瘍，慢性感染症，肝疾患，腎疾患，循環器疾患，呼吸器疾患，内分泌疾患，自己免疫疾患，慢性炎症性疾患，神経筋疾患，薬物や毒物の影響などを広く考慮しながら鑑別診断を進めていく必要がある．具体的には，問診，診察，基本的検査などから，疑わしい疾患が濃厚になったら，次に該当する領域に関連した各種検査を進める．いずれにしても，器質的疾患が存在する場合には西洋医学的治療を優先し，漢方治療を補助的に併用することになる場合が多いが，西洋医学的治療で効果を期待できない症例に対しては，漢方治療を積極的・優先的に行うこともある．

　疲労・倦怠感をきたす非器質的疾患としては，気分障害，適応障害，不安障害，その他の精神疾患の鑑別が重要である．とくにうつ病では，午前中から症状が強いという特徴がある．精神疾患の存在が疑われる場合には，精神科医や心療内科医にコンサルトすることを常に念頭におきながら対処する必要がある．すでに，精神科や心療内科で西洋医学的な治療を受けている症例については，疲労・倦怠感を目標に漢方治療を併用することで身体症状の軽減と同時に，精神症状も改善することがある．

　器質的疾患や精神疾患の存在が否定できれば，過労あるいは心配状態が疲労・倦怠感の原因になっていることがほとんどである．過度の労働を継続しながら，休息や休養を十分にとれない状況に追い込まれると，疲労・倦怠感が慢性化するが，そのことを自覚せずに同じような生活を続けていくことは最悪の場合，過労死につながることもある．漢方治療で対症療法は可能であるが，労働と休息のバランスをとることのほうが重要である．適度な労働と適度な休息には個人差があって，体力が低下している場合には軽度の労働が過労となり，ストレスなどで緊張状態にある場合には長時間の休息をとっても疲労が回復しない．そのような場合には，漢方治療が良い適応となる．

　心配状態とは，何か病気ではないかと神経質に心配している状態であって，身体・検査所見に異常がなく，そのことを保証すれば，通常多くは短時日の間に症状が改善するものを指している．しかし，異常がないので病気ではないと告げられると，自分の辛い症状をわかってもらえなかったと感じて，ますます心気症的になる症例もあるので，医師が患者の訴える症状を否定せず，受容的な態度で聴取することが肝要である．この場合にも，漢方治療は良い適応となる．

　生活が著しく損なわれるような強い疲労を主症状とし，少なくとも6ヵ月以上の期間持続ないし再発を繰り返すような場合には，慢性疲労症候群の可能性が高い．今のところ，慢性疲労症候群に対しては

効果的な西洋医学的治療方法がなく，漢方治療を希望する症例も多い．

2 漢方における病態と特徴

疲労・倦怠感という自覚症状は，局所的な異常を示唆する特異的な症候ではなく，全体的な不調を示唆する非特異的な症候である．また，身体的な異常を示唆する症候であると同時に，精神的な異常が関与していることも少なくない．そのために，西洋医学的に鑑別すべき疾患が非常に多岐にわたっており，その診断がむずかしいのみならず，いわゆる不定愁訴とみなされてしまう症例も多い．しかし，漢方医学的には気血水や五臓の異常として総合的な見地から診断し，治療することが比較的容易であるという特徴がある．

疲労・倦怠感をきたす気血水の異常としては，気虚，気鬱，血虚の病態が多く，五臓の異常としては脾虚や腎虚，肝気鬱結の病態が多い．したがって，そのほとんどが虚証であるが，気鬱による疲労・倦怠感の場合には実証の場合もある．また，気逆や瘀血，水滞の病態を伴ったり，心の異常を伴ったりすることで，疲労・倦怠感の漢方医学的病態は複雑さを増していくことになるが，証にしたがって治療をすれば，疲労・倦怠感が軽減するのみならず，全体的な調和が回復することによる副次的な効果も得られることが多い．

3 方剤の選択

気血水や五臓の異常を診断し，適応となる方剤を選択すればよいのだが，ここではとくに，気虚と気血両虚，気鬱と気逆の病態に注目しながら漢方治療の実際について簡潔に述べる．

a．気虚に対する漢方治療

疲れやすいとか，身体がだるいといった自覚症状は，漢方的には気虚の病態を示唆するもっとも重要な症候である．それ以外に，気力がない，かぜをひきやすい，日中の眠気，食欲不振，下痢しやすい，物事に驚きやすいといった自覚症状や，眼や声に力がない，脈の力や腹力が弱い，小腹不仁といった他覚所見を参考にして気虚の診断がつけば，以下の補気剤の中から方剤を選択するとよい．

頻用処方
● **補中益気湯**

気虚証．構成生薬として裏の気を補う人参と，表の気を補う黄耆を組み合わせてあることから参耆剤に分類されるが，もっとも幅広く応用されている補気剤である．四肢倦怠や日中の眠気が主たる目標であり，食欲不振やかぜをひきやすいという症状を伴うことも多い．便通は下痢よりもむしろ便秘傾向を呈する．構成生薬である柴胡と升麻には升提作用があり，胃下垂や子宮脱，脱肛などの内臓下垂の病態を改善する作用にも優れている．また，柴胡には気鬱を改善する作用があるため，精神的ストレスによって疲労・倦怠感が増悪しているような場合にも良い適応となるが，抑うつ状態を呈する場合には加味帰脾湯との鑑別が必要となる．慢性疲労症候群にも応用されている．補中益気湯は夏ばてにも使えるが，口渇や下痢があって津液が不足している夏ばての症例には清暑益気湯を選択する．また，補中益気湯の味が苦手で飲めない場合には，以下の人参湯や六君子湯との鑑別が必要になる．

● **人参湯**

太陰病期，虚証．主要構成生薬である人参には補脾益気の作用があり，胃腸における消化吸収の働きを補って，生命エネルギーとしての気の産生を助ける効能に優れている．食欲不振と下痢傾向が主たる目標であり，全身的に衰弱した様相を呈するのが特徴である．腹診所見では心下痞鞕を認めるが，心下部以外の腹力は全体に軟弱無力で，胃腸が全体に下垂している様子がうかがえる．構成生薬である乾姜は温熱薬であり，裏寒を温める効能を有するため，寒冷刺激によって消化吸収機能が障害されるような場合に良い適応となる．冷えが軽度であれば，次の六君子湯が鑑別になる．

● **六君子湯**

脾虚証．補気剤の代表である四君子湯（人参・白朮・茯苓・甘草・生姜・大棗）に陳皮・半夏を加味した処方構成になっており，人参湯に比べると冷えや下痢傾向を改善する効果は弱いが，心下の水滞による上部消化管症状（胃もたれなど）を改善する効果には優れている．いわゆる胃腸虚弱の体質で，疲労・倦怠感を伴う場合に六君子湯や人参湯が適応となり，消化器症状よりも疲労・倦怠感を強く訴える場合には補中益気湯が適応となる．

● **小建中湯**

太陰病期，虚証．桂枝加芍薬湯に膠飴を加えた処方構成になっており，下部消化管の働きを整えながら，虚弱体質を改善する方剤である．体格はやせ型で，腹痛を起こしやすく，かぜをひきやすい虚弱児で，疲労・倦怠感を訴える場合に良い適応となる．腹診所見では腹力は軟弱であるが，両側腹直筋の緊張を認めるところが人参湯や六君子湯との鑑別になる．アレルギー体質の改善にも効果があり，アトピー性皮膚炎や気管支喘息の治療にも応用されている．表虚の程度が著しく，汗をかきやすい，あるいは寝汗を認めるような症例には，小建中湯に黄耆を加えた黄耆建中湯を選択するとよい．

● **八味地黄丸**

腎虚証．加齢に伴って全身のさまざまな機能や能力が全般的に低下する病態を，気虚の中でもとくに腎虚と呼んで区別しているが，八味地黄丸は腎虚の病態を改善する代表的な方剤である．循環器系，呼吸器系，泌尿器系，運動器系，内分泌・代謝系などに複数の疾患を有する高齢者で，胃腸が丈夫であるにもかかわらず，疲労・倦怠感を訴える場合に良い適応となる．腹診所見では肋骨弓の角度が比較的鈍角で，下腹部に小腹不仁を認めるのが特徴である．構成生薬として温熱薬の桂皮と附子を含むので寒証に適しており，熱証であれば桂皮と附子を除いた六味丸を選択する．

● **真武湯**

少陰病期，虚証．新陳代謝の衰退が著しく，そのために全身のさまざまな機能や能力が全般的に低下している裏寒の病態に良い適応となる．水滞によるめまい感や浮遊感，斜行感（真直ぐに歩いているつもりだが斜めに行ってしまう）が特徴的な症状である．脾腎両虚の病態に適応となることから，八味地黄丸と同じように腹診所見で小腹不仁を認めるが，肋骨弓の角度が鋭角で振水音を認めるところに違いがある．人参湯との鑑別はむずかしいが，人参湯が胃の症状を主にするのに対して，真武湯は腸の症状を主にするといわれている．また，「困すれども窮せず」というのが真武湯の特徴であり，窮するほどの重症になれば茯苓四逆湯との鑑別が必要となる．

b．**気血両虚に対する漢方治療**

気虚だけでなく，血虚の病態も同時に伴う場合，補気剤だけでは疲労・倦怠感の回復が困難になることが多い．そこで，気血双補の方剤が適応になるわけだが，以下の処方を選択する際には，地黄で胃腸障害をきたすような症例に対する注意が必要である．

頻用処方

● **十全大補湯**

気血両虚証．気虚を改善する四君子湯（人参・白朮・茯苓・甘草）と，血虚を改善する四物湯（当帰・芍薬・川芎・地黄）に桂皮と黄耆を加えた処方構成になっており，補中益気湯と同じ参耆剤に分類されるが，補中益気湯よりも血虚を改善する効果に優れている．悪性腫瘍などの消耗性の器質的疾患があって，貧血や体重減少，冷えなどを認める場合に良い適応となる．外科手術の侵襲，あるいは抗がん剤や放射線治療による副作用のために疲労・倦怠感を訴える症例にも頻用されている．舌診所見で鏡面舌を認めた場合，気血両虚の可能性が高く，十全大補湯や次の人参養栄湯が良い適応となる．逆に，厚い白苔を認めた場合や，腫大して歯痕のある舌所見を認めた場合には，気虚と水滞を改善する六君子湯のような方剤を選択したほうが良い．

● **人参養栄湯**

気血両虚証．十全大補湯から川芎を除いて，陳皮・五味子・遠志を加えた処方構成になっており，十全大補湯よりも呼吸器系の疾患や症状を改善する

効果に優れている．慢性閉塞性肺疾患や慢性呼吸器感染症などで，咳嗽，喀痰，呼吸困難とともに疲労・倦怠感を訴える場合に良い適応となる．津液の不足を補う効能もあわせ持っているのが特徴であり，ドライマウスやドライアイも方剤選択の目標となる．

c．気鬱や気逆に対する漢方治療

精神的なストレスによって悪化している疲労・倦怠感には，気虚だけでなく気鬱や気逆の病態が関与していることが多い．一般には漢方治療の適応になるのだが，治療に難渋すると思われるようなケースでは，心療内科医や精神科医にもコンサルトしながら対応するほうが良い．

> 頻用処方

●加味帰脾湯

気鬱，虚証．気虚と気鬱，血虚の病態が並存し，意欲の低下と憂うつな気分を顕著に認める場合に良い適応となる．補中益気湯と同じように柴胡を含む参耆剤であり，両者の鑑別はむずかしいが，憂うつ気分よりも全身倦怠感を強く訴える場合には補中益気湯を選択し，逆の場合には加味帰脾湯を選択すると良い．気血両虚に適応となる十全大補湯や人参栄湯とも鑑別が必要となるが，気鬱の程度が強いのが加味帰脾湯の特徴である．

●桂枝加竜骨牡蛎湯

気逆，虚証．営衛と気血を調和させる桂枝湯に，気逆を改善する竜骨・牡蛎を加味した処方構成になっている．したがって，衛気・営血の不和状態と，気逆によるストレス脆弱性とが相俟って，疲労・倦怠感を呈するような場合に良い適応となる．このような病態は，いわゆる神経衰弱（ノイローゼ）の症例でよくみられる．また，疲労・倦怠感の背景に抑うつ状態が存在する場合には加味帰脾湯を選択することが多いのに対して，不安状態やパニック発作を伴う場合には桂枝加竜骨牡蛎湯を選択することが多い．

●柴胡加竜骨牡蛎湯

気鬱，気逆，実証．加味帰脾湯が適応となるような気鬱の病態と，桂枝加竜骨牡蛎湯が適応となるような気逆の病態とが並存しているような場合に，実証であれば柴胡加竜骨牡蛎湯が良い適応となる．疲労・倦怠感の背景に難治性の抑うつ状態や，抑うつと不安の混合した状態が存在する場合にも効果がある．腹診所見では，胸脇苦満と臍上悸を認め，腹力は充実しているのが特徴である．虚証であれば次の柴胡桂枝乾姜湯を選択することが多い．

●柴胡桂枝乾姜湯

気鬱，気逆，虚証．気鬱と気逆の病態とが並存しているような場合に，虚証であれば良い適応となる．精神的には不安や抑うつ傾向を呈するが，精神症状よりもむしろ自律神経失調症のような身体症状を訴えるという特徴がある．また，忙しかったり，気を使ったりして疲れると，身体症状が一段と悪くなるというのも柴胡桂枝乾姜湯選択の良い目標になる．腹診所見では，柴胡加竜骨牡蛎湯に比べて胸脇苦満と臍上悸の程度が弱く，腹力は軟弱なのが特徴である．瘀血の症候を認める場合には当帰芍薬散と合方することが多いが，怒りっぽくて，いらいらする症例には加味逍遙散が適応となる．

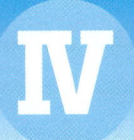

IV 症候からみる漢方

5 全身・精神

B 虚弱体質・冷え症

【頼 建守】

1 虚弱体質

a. 虚弱体質の症状

虚弱体質という言葉は健康や丈夫という言葉に対比して用いられる一般的用語で，現代医学的には明確な定義はない．文部省（現文部科学省）は「身体虚弱児童生徒の健康指導の手引」として身体虚弱の症状を下記のとおりにあげている（**表1**）．

また，近年増加している，日常生活のさまざまな心理的要因からくる心身症，生活習慣病につながる肥満症などがあると指摘している．

b. 虚弱体質の漢方的型分類

花輪，広瀬は，虚弱児のタイプ分類に類似した見解を持っているが，その内容を比較検討し，下記のとおりまとめ，一部改訂した（**表2**）．

文部省が提示した表1の身体虚弱の諸症状をさらに表2の型分類で分析すると，IとIIIはすべてのタイプの共通症状ともいえる．IIは心・脾・肺の混合型，IVは心・肝混合型，Vは脾・腎混合型，VIIは肺型（扁桃型を含む）であると考える．上記は虚弱児に対する分類であるが，虚弱体質全般に十分通用すると考える．

c. 虚弱体質の考え方

人は生まれながらに丈夫な人と虚弱な人がいる．生来虚弱な人ではいわゆる先天的な素因である「先天の気：腎気」が不足しており，虚弱な親から受け継いだ遺伝的な素因がまず考えられる．しかし睡眠

表1　身体虚弱の症状

I. とくに病気にかかりやすい，重くなりやすい，治りにくい．
II. 頭痛・腹痛・その他の症状（食欲不振，悪心，嘔吐，下痢，便秘，咳，めまい，動悸，微熱，倦怠感，脱力感，不眠，多汗など不定の症状）をしばしば訴える．⇒心・脾・肺混合型
III. 疲労しやすく，また疲労の回復が遅い．
IV. 神経質・無気力等．⇒心・肝混合型
V. 発育不良・栄養不良・貧血等　⇒脾・腎混合型
VI. 慢性疾患があるが，大体日常生活に差し支えないもの，疾病回復期のもの，結核感染時のように結核の発病しやすい状態にあるもの．
VII. アレルギー症状を反復する　⇒肺型

（文部省，昭和28年）

表2　虚弱児のタイプ分類

① 脾型（消化器型）：胃腸の弱いタイプ
② 肺型（呼吸器型；扁桃型を含む）：かぜを引きやすいタイプ，またはアトピー体質
③ 肝型（神経症型）：神経過敏タイプ
④ 心型（循環器型）：気持ちが悪いというタイプ
⑤ 腎型：発育不良タイプ
⑥ 混合型：各型がお互いに絡み合うもの

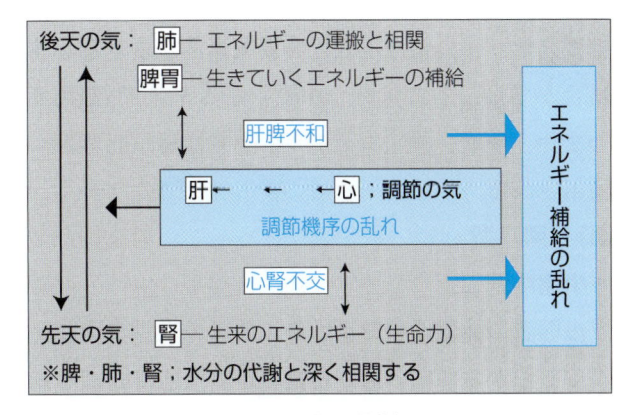

図1　気の役割

不足，運動不足，過度の性交などもこの腎気を損なう．後天的な素因としては「後天の気：脾胃の気，肺気」と「調節の気：肝気，心気」の不調和が考えられる．時代の変遷とともに，「後天の気」の病因は多少違ってくる．昔は栄養不良による脾胃の虚が主因であり，現代ではむしろ多飲過食，美食による栄養過多から生じた脾胃の虚や，冷暖房の普及，空気の汚染から生じた肺気の乱れが主因である．「調節の気」については，周辺環境からのストレスは増す一方で，ITの普及・夜遊びによる昼夜逆転，生活リズムの乱れもこの病態を助長させる．

このように現代のライフスタイルが虚弱体質者を増加させているが，先天の気が不足していても，後天的な努力で補うことができる．翻って先天の気が溢れていても消耗すれば枯渇する．漢方療法においては日常生活上の指導（食養生と生活習慣の是正）が重要であり，これを抜きにして方剤治療だけでは不十分である．

d. 虚弱体質の各型における頻用方剤

先天の気が不足していても後天の土台である脾胃を補えば虚弱体質の改善は期待できる．そのため脾虚の症状があればまず脾虚の改善をはかる．さらに慢性呼吸器疾患（扁桃炎，気道粘膜の過敏症状）のベースに脾虚のあるものが多く，その治療が重要である．肺型の治療について気道粘膜の過敏症状に小柴胡湯をはじめとする柴胡剤が有効で，鼻水・くしゃみなどの水滞症状があれば小青竜湯などの麻黄剤を用いる．神経過敏タイプに対しては抑肝散，抑肝散加陳皮半夏，加味逍遙散がよく使用される．その中でヒステリー，情緒不安に甘麦大棗湯が著効を示す場合が多い．また気持ちが悪くなるタイプ（頭痛，めまい，嘔吐，悪心など）に苓桂朮甘湯，五苓散が使用される．

(1) 脾 型
〔 〕
● 小建中湯
虚弱者の体質改善に用いる．口唇乾燥，鼻血，くすぐったがる傾向のものに良い．

● 人参湯
唾液過多，水様鼻汁，食欲不振，冷えると胃痛を訴えるものに用いる．

● 六君子湯
食欲不振・胃もたれを目標に用いる．

● 半夏瀉心湯
過敏性腸症候群で，心下痞，悪心・嘔吐，下痢を目標に用いる．

● 補中益気湯
アトニー体質（内臓下垂）や慢性消耗状態で呈した全身倦怠，微熱，盗汗などを目標に用いる．

● 香蘇散
胃腸虚弱を基盤とした種々の心気症やアレルギー疾患に用いる．

(2) 肺 型
〔柴胡剤〕
● 小柴胡湯
脾・肝・肺型に広く用いられ，BRM (biological response modifiers，生物学的応答調節物質) 作用を有し，長期服用すれば体質の改善に有効である．

● 柴胡桂枝湯
小柴胡湯の使用目標にさらに表の症状を伴うものに用いる．

● 柴朴湯
小柴胡湯と半夏厚朴湯の合方．

● 柴胡清肝湯
小児期にいわゆる胸腺リンパ体質である扁桃炎，中耳炎，鼻炎などに用いる．

〔麻黄剤〕
● 小青竜湯
『傷寒論』弁太陽病脈証并治中四十条に「心下水気あり」とあり，水滞からの水様鼻汁あるいは鼻閉に用いる．

● 麻黄附子細辛湯
少陰病のかぜ，悪寒が強く，咽痛，咳嗽，関節痛などを伴うものに用いる．

〔その他〕
● 荊芥連翹湯
青年期のアレルギー症状に用いる．ことに手掌発

汗を伴うものによい.

- **苓甘姜味辛夏仁湯**

　表虚(自汗傾向)タイプの水様鼻汁に有効,小青竜湯の虚弱版である.

(3) 肝 型

- **抑肝散(加陳皮半夏)**

　小児疳症,癲癇,いらいら,怒りっぽい傾向のものに用いる.

- **甘麦大棗湯**

　感情失禁(よく泣く),ヒステリー.

- **柴胡桂枝乾姜湯**

　頭汗,不眠・不安傾向.

- **加味逍遥散**

　肝脾不和の諸症状をとり除く名方.

- **半夏白朮天麻湯**

　肝脾不和からの頭痛,めまい.

(4) 心 型

- **苓桂朮甘湯**

　陽虚と水滞を基盤にした自律神経失調症,心臓神経症,不安傾向などに用いる.

- **五苓散**

　水逆症状に用いる.

- **半夏厚朴湯**

　心臓神経症,「咽中炙臠」いわゆる「粘膜過敏症状」を訴える人に有効である.

(5) 腎 型

- **六味丸**

　成長の遅い子,または腎陰虚に用いる.

- **八味地黄丸**

　加齢に伴って起こる諸症状の改善.

- **真武湯**

　胃腸虚弱のうえ,加齢や久病による新陳代謝の低下,また寒湿により引き起こされた諸症状(ふらつき,下痢など)に用いる.

2 冷え症

a. 冷え症の定義・分類と増悪因子

　西洋医学では「冷え症」という概念はなく,厳密な定義も示されておらず,あまり問題視されていない.南山堂医学大辞典に「身体の特定の部位のみをとくに冷たく感じ,耐えがたい場合をいう.部位は腰部がもっとも多く,ついで足部が多い.寒冷期に多く発生する.その発生機転は自律神経失調による血管運動神経障害であり,該部の毛細血管攣縮による血行障害の結果冷たく感じる.更年期症候群の女性によくみられる症状であるが,そのほか自律神経調節異常や心身症でもみられる」と記載されている.

　寺澤らは「冷え症とは,通常の人が苦痛を感じない程度の温度環境下において,腰背部,四肢末端,両下肢,偏身,あるいは全身的に異常な冷感を自覚し,この異常を一般的には年余にわたって持ち続ける病態をいう.多くの場合,この異常に関する病識を有する」と定義している.しかし,冷えという温度感覚はあくまでも患者本人が外部の刺激に対する一種の自覚的な生体反応であり,他覚的にはまったく冷たくない場合もある.また他覚的では冷たいのに,患者は冷えを感じない場合もある.一般的には女性に多いとされているが,近年男性にもかなりの高率でみられ,また若年層の増加も著しい.冷え症は表3のように分類されている.

　いずれも環境的因子により増悪する.前章に述べたが,冷房の普及,冷蔵庫の各家庭への浸透,冷飲・多飲,肌の露出の多い服装の一般化,果物や生野菜の摂取習慣,過度のストレス,昼夜逆転の生活等,すべてが身体の冷えを助長するものばかりであると思われる.

表3　冷え症の分類

1. 本態性冷え症；体質的なもの
2. 続発性冷え症：
① 心因性のもの
② 原疾患によるもの
甲状腺機能低下症,貧血,レイノー病,レイノー症候群,関節リウマチ,強皮症,閉塞性動脈硬化症(ASO),バージャー病(閉塞性血栓血管炎；TAO)結節性動脈周囲炎などの疾患

b. 漢方医学での考え方

前章と同じ考え方であるが,「腎気」が不足しているエネルギーレベルの低い人の場合は冷えを感じやすい. また「脾胃の気」が弱くなっている(脾虚, 気虚)時も, 外気温の変化(寒冷刺激)が「肺気」に影響を与えた時も, エネルギーの補給と運搬が円滑でなければ冷えを感じる. 調節の気である「肝気, 心気」が順調に働かない時(気鬱)もエネルギー補給の乱れをきたし, 心因性の冷えになったり, また冷感を強めたりすると思われる.

一方五行の理論から, 脾・肺・腎の働きは水分の代謝を司り,「水滞」が生じると下半身の冷えも一段と強くなり, また脾・肝・心の働きは血液の循環を司り,「血虚」,「瘀血」が生じると四肢末端の冷えが出現する.

c. 冷え症の治療

冷え症の治療に当たって, まずライフスタイルの指導が必要である. 食(多飲過食しない食養生)・衣(温度に合わせる着衣)・住(適温な冷暖房, 昼夜逆転しない十分な睡眠)を含む日常生活の是正と適宜な運動を心がけることが不可欠である.

三潴は冷えを身体表現形より三つのタイプに分類している. この分類にしたがって漢方治療における方剤の選択を検討する(表4).

(1) 全身型

体の熱源であるエネルギーそのものが足りないかあるいは補給と運搬が不調である場合には, 身体全体が冷える. 病因としては不足した腎気, 弱った脾胃の気および肺寒(肺中冷)が考えられる. エネルギー不足によるタイプには「附子や乾姜」といった熱薬を含む方剤を用いる. 附子の「温脾腎・散寒」と乾姜の「温中・温肺化痰」の作用により, 脾腎の陽虚, 脾胃の虚寒, また肺中冷の痰飲の治療が可能である.

〔腎虚〕

- ● 真武湯, 八味地黄丸(前章参照)
- ● 牛車腎気丸

  八味地黄丸の適応で, 浮腫のあるもの.

- ● 苓姜朮甘湯

  とくに腰・下半身の冷えに用いる.

〔脾胃の虚および虚寒〕

- ● 人参湯, 小建中湯(前章参照)
- ● 大建中湯

  四肢, 腹部が冷え, 比較的強い腹痛を訴え, 腹部膨満, 鼓脹を呈している場合に用いる.

- ● 附子理中湯

  人参湯証で裏寒の強いもの.

- ● 桂枝人参湯

  協熱痢を伴う人参湯証であり, 慢性頭痛によく用いる.

- ● 呉茱萸湯

  胃腸虚弱で, 頭痛, 吃逆, 嘔吐, 肩こりを訴えるものに用いる.

- ● 四逆湯

  四肢厥冷, 完穀下痢に用いる.

- ● 茯苓四逆湯

  四逆湯証で, 煩躁するものに用いる. エキス製剤なら苓姜朮甘湯＋人参湯＋附子末で代用可能である.

(2) 上熱下寒型

陰盛陽虚の病態では, よく「気の上衝」をもたらすので, 表陽虚を補う治療には「桂皮・甘草」の組み合わせが必要である. さらに「水滞」が絡む場合は茯苓を加味し,「瘀血」が絡む場合は駆瘀血薬を加味する. 一方, 陰盛の治療は蓄積した食積・痰積をとり除く必要がある.

〔気逆〕

- ● 桂枝甘草湯

  発作性心悸亢進, 胸内苦悶.

- ● 桂枝加竜骨牡蛎湯

  のぼせというより精神不安や気の変調が激しい.

表4 冷えの三大別

主要型	特徴
1. 全身型(真寒)	全身的な「寒」
2. 上熱下寒型	温熱刺激でのぼせ
3. 四肢末端型	レイノー様凍瘡
(補)悪寒(仮寒)	表証と水滞
熱厥	熱の極まりからの「寒」

〔気逆＋水滞〕
● 苓桂味甘湯
　耳閉感，四肢の冷えを伴うホットフラッシュによく効く．
● 苓桂朮甘湯（前章参照）
〔気逆＋瘀血〕
● 桃核承気湯
　のぼせと便秘傾向があり，急迫性の精神神経症状が著しいことを目標とする．
● 桂枝茯苓丸
　各所の微小循環障害を改善する．
● 温経湯
　口唇乾燥，手掌煩熱を目標とする．
〔食積・痰積型〕
　ストレスによる多飲過食で生じた食積・痰積は下半身の冷えをもたらし，久しくなると陰盛陽虚の病態となり，のぼせを伴ってくる．
● 黄連湯
　半夏瀉心湯の証と相似し，寒熱錯雑の病態からのぼせ，胃痛を訴えるものに用いる．
● 五積散
　寒湿（冷飲，冷房，多湿）にさらされ，下腹部痛，腰痛，筋肉痛，関節痛などを訴える場合に用いる．しばしば冷え，のぼせを伴う．
● 竜胆瀉肝湯
　筆者の治療経験から下半身の冷え・むくみと多い帯下，経血を訴える多飲過食の女性によく効く（多くは胸・腹部胃経の按圧痛と腓腹筋の把握痛を示す）．
● 猪苓湯
　下半身の冷え・重みおよび下腹部の違和感を訴える多飲過食の人に有効である．
(3) 四肢末端型
　四肢末端の血行不全の病因は血虚と瘀血である．血虚の治療は当帰を含む方剤を選択し，瘀血では駆瘀血剤を用いる．
〔血虚〕
● 四物湯
　慢性の消耗性疾患や「免疫がらみ」のこじれた種々の疾患に用いる．舌深静脈の萎縮（血虚のサイン）を認めるものが多い．
● 当帰芍薬散
　血虚に加え，水っぽい体つき，頭重・むくみなど水滞症状のあるものに用いる．
● 当帰四逆加呉茱萸生姜湯
　寒冷刺激によって誘発される種々の疼痛性疾患に用い，しもやけやレイノー症状に有効である．
〔瘀血〕
● 桂枝茯苓丸，桃核承気湯（気逆＋瘀血を参照）
(4) 表証＋水滞
● 麻黄附子細辛湯，苓甘姜味辛夏仁湯
　（前章参照）
● 桂姜棗草黄辛附湯
　気分証，胸満，むくみのあるものに用いる．
(5) 熱厥（真熱仮寒）
● 白虎湯
　熱が裏にこもって体表・四肢が冷える．尿もれを伴うことがある．
● 白虎加人参湯
　白虎湯の証で，さらに津液虧損するものに用いる．
(6) 自律神経失調型
● 加味逍遙散，抑肝散（前章参照）

参考文献
1) 文部省：病弱教育の手引―病理・保健篇，慶應通信，東京，pp182-186，1995
2) 花輪壽彦：漢方診療のレッスン，金原出版，東京，pp215-216，2005
3) 広瀬滋之：漢方治療指針・虚弱児，矢数圭堂・松下嘉一編，緑書房，東京，pp459-461，1999
4) 甲賀正聰：漢方保険診療指針―改訂版・虚弱児，社団法人日本東洋医学会，東京，p389，1993
5) 南山堂医学大辞典・19版，南山堂，東京，p2043，2006
6) 柴原直利・寺澤捷年：末梢循環障害―冷え症を中心に，日本医師会雑誌 118(2)：630，1997
7) 豊田　一：漢方保険診療指針―改訂版・冷え症，社団法人日本東洋医学会，東京，p423，1993

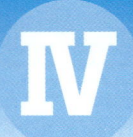

5　全身・精神

C　抑うつ状態・不安・不眠
【久保千春】

1　疾患と治療の考え方

a．抑うつ状態

　抑うつ状態が強い場合には，抗うつ薬が第一選択薬となり，漢方薬は併用薬として用いたり，抗うつ薬を漸減・中止する場合に用いる．また，抗うつ薬として選択的セロトニン再取込み阻害薬（SSRI）やセロトニン・ノルアドレナリン再取込み阻害薬（SNRI）を用いる場合に副作用として出現しやすい嘔気などの消化器症状に対して，六君子湯を併用することでそれらの副作用を改善することが報告されている．また，三環系抗うつ薬の副作用として，便秘や口渇が出現する場合にも漢方薬が重宝される．

　うつ病・抑うつ状態に対する漢方薬のエビデンスとしては，50症例以上の症例集積研究では，補中益気湯，加味帰脾湯の有効性が認められ，単施設で50症例未満の症例集積研究では，半夏厚朴湯，小建中湯，柴胡加竜骨牡蛎湯，六君子湯，人参養栄湯の有効性が認められた．抑うつ状態に不安や呼吸器系や上部消化管系の身体症状を伴う場合には，半夏厚朴湯などを用いる．虚弱体質で疲労を伴う抑うつ状態には小建中湯，補中益気湯などを用いることで症状が改善する場合がある．

　薬物療法以外にも，十分な睡眠と食事が取れるように支援したり，必要に応じて心理療法や環境調整なども行うことが重要である．

b．不　安

　不安が強く，日常生活が障害されるような状態であれば，SSRIや抗不安薬といった西洋薬を使用する必要があるが，ベンゾジアゼピン系の抗不安薬は依存性の問題があり，長期に使用する場合には注意が必要である．そのため，西洋薬の内服加療が長期になる場合には，漢方薬を併用したり，リラクセーション技法を含めた認知行動療法を併用したりすることによって，西洋薬を漸減・中止することが可能となることが多い．

　神経症に対する漢方薬のエビデンスとしては，多施設の症例集積研究では，加味帰脾湯の有効性が認められ，単施設で50症例未満の症例集積研究では，半夏厚朴湯，抑肝散加陳皮半夏，柴胡加竜骨牡蛎湯，加味逍遥散の有効性が認められた．

　抑うつ状態には不安を合併していることが多く，不安が持続することによって抑うつ状態となる場合も少なくないため，前述の抑うつ状態の処方と同じものを頻用することが多い．これらの抑うつや不安は，心理社会的背景が病態とかかわっていることが多いため，初診時の問診に時間を取って十分に話を聞くことで，患者との信頼関係（ラポール）を形成することが漢方薬の治療効果を上げることも少なくない．また，抑うつや不安に伴う身体症状に対して漢方治療を行うことで，最初に出現していた身体症状は改善したが，別の身体症状が出現したり，新たな精神症状が出現したりする場合があるために注意を要する．こうした難治例に対しては，必要に応じて心理療法や環境調整なども行うことで，より効果的な治療が可能となる．

c．不　眠

　不眠が強い場合や精神疾患を合併している場合に

は，西洋薬を用いたり，原疾患の治療を優先する．西洋薬のみでは効果が不十分であったり，西洋薬の内服が長期になる場合には，漢方薬を併用したり，前述のリラクセーション技法を併用する．漢方薬やリラクセーション技法を併用することで西洋薬を漸減・中止できることも少なくない．漢方薬は西洋薬のように即効性は期待できないが，長期的には入眠困難にも熟眠困難にも効果がある場合が多い．不眠症に対する漢方薬のエビデンスとしては，多施設の症例集積研究では，酸棗仁湯の有効性が認められた．

2 漢方における病態と特徴

抑うつ状態は，気血水の概念では気が停滞した気鬱の状態あるいは，気の産生が低下したり，気の消費が多いために倦怠感，気力低下，易疲労感がみられる気虚の状態などが考えられる．また，抑うつ状態があるために，疼痛，消化器症状，呼吸器症状などの身体症状が増悪している場合がある．

不安や焦燥感は，気血水の概念では，抑うつ状態と同じような気鬱や気虚の状態または気逆などによって生じてくると考えられている．

不眠は，緊張，怒りや焦燥感が持続するために脳が興奮して眠れない場合や，今日も眠れないのではないかと予期不安がある場合や，心身が疲労・疲弊している場合に起こるといわれている．気血水の概念では抑うつ状態や不安と同様に気鬱，気虚，気逆，血虚などの状態によって生じたり，五臓の概念では肝や心の陽気が過剰である場合などによって生じると考えられている．

3 方剤の選択

a．抑うつ状態

気の滞りである気鬱に対しては，気の流れを改善する厚朴，香附子，紫蘇葉などの生薬を含む香蘇散，半夏厚朴湯，加味逍遥散などの方剤を用いる．気虚に対しては，気を増やす黄耆や人参などの生薬を含む補中益気湯，六君子湯，小建中湯などの方剤を用いる．気虚に疲労や集中力低下などの血虚を伴う場合には十全大補湯，加味帰脾湯，人参養栄湯を用いることがある．腹診にて胸脇苦満がみられる場合には柴胡加竜骨牡蛎湯，四逆散，大柴胡湯，柴胡桂枝乾姜湯などの柴胡剤を用いることが多い．

身体症状を伴うものに対しては，それぞれに対応した漢方薬を使用する．例えば，下痢や腹痛を伴う場合には，真武湯を用いることがある．

実際には，以下の方剤を適応と「証」に応じて用いる．

頻用処方

● **香蘇散**

やや虚証の不定愁訴や心身症に用いる．腹診では，腹力は弱く，振水音または鼓音を認めることが多い．抑うつ，不安，不眠以外に，頭痛，耳閉塞感，食欲不振などの症状を伴う場合に用いる．軽度の発熱，悪寒がみられる場合もある．

● **半夏厚朴湯**

比較的虚証で，食道・咽喉頭の異常感や閉塞感（ヒステリー球）を伴う神経症傾向の場合に用いる．腹診では，腹力がやや弱く，ときに振水音を認める．抑うつ，不安，不眠以外に，動悸，めまい，胃部不快感・膨満感，軽度の呼吸困難感，咳嗽，胸痛といった身体症状がみられる場合が多い．

● **加味逍遥散**

比較的虚証で女性の冷えや月経不順，出産，更年期または性周期に関連して生じる精神・身体症状を伴う場合に用いる．腹診では，腹力が弱く，胸脇苦満と臍下部の抵抗・圧痛を軽度に認め，腹部大動脈の拍動を触知する．抑うつ，不安，不眠以外に，易疲労感，下半身の冷感，肩こり，頭痛，動悸，めまい，焦燥感，上半身のほてり感や発汗などを伴い，月経異常，閉経期と関連して現れることが多い．

● **補中益気湯**

虚弱体質，慢性疾患など，種々の原因で体力が低下した状態に広く用いられる．腹診では，腹壁の緊張が弱く，腹部大動脈の拍動を触れることが多く，軽度な胸脇苦満，ときとして振水音を認める．全身倦怠感，易疲労感，食欲不振，不安以外に，咳嗽，

微熱，寝汗，動悸などの症状を伴う場合に用いる．

● 六君子湯

比較的虚証で，慢性的な消化器症状がみられる場合に用いる．腹診では，腹壁の緊張が弱く，心窩部から臍傍にかけて振水音を認めることが多い．全身倦怠感，食欲不振，体重減少以外に，心窩部の膨満感，悪心，軟便または便秘，四肢冷感を伴うことがある．

● 小建中湯

虚証で，疲労倦怠感，腹痛などが認められる場合に用いる．腹診では，腹壁の筋肉が薄く，両側の腹直筋が緊張していることが多く，ときとして腹部全体が軟弱なこともある．腹痛，排便異常，動悸，寝汗，鼻出血，四肢の倦怠感および冷感，頻尿，神経過敏などの症状を伴う場合に用いる．小児に用いられることが多い．

● 十全大補湯

体力，気力ともに衰弱している場合に用いる．腹診では，軟弱で，しばしば腹部大動脈の拍動を触れ，脈は弱いことが多い．疲労・倦怠感が著しく，顔色が悪く，皮膚の色沢不良，貧血，寝汗，口腔内異常感，微熱などの症状を伴う場合がある．

● 加味帰脾湯

意欲低下，食欲不振，全身倦怠感を伴い，悲哀感が強い場合に用いる．ただし，不安や焦燥感が強い場合には，症状を増悪させる場合があるので注意する．衰弱体質であり，顔色が悪く，貧血があり，微熱，熱感・寝汗や胸苦しさがある場合に用いる．腹診では，腹部は軟弱で，ときに胸脇苦満を軽度に認める．抑うつ，不安，不眠以外に神経過敏，動悸，健忘，出血傾向を伴う場合がある．

● 帰脾湯

虚証で，顔色不良，貧血傾向，精神症状が認められる場合に用いる．腹部は軟弱で，脈も弱い．抑うつ，不安，不眠以外に，神経過敏，動悸，健忘などを伴い，しばしば出血傾向，寝汗，全身倦怠感，食欲不振などがみられる場合に用いる．

● 人参養栄湯

虚証で，不定愁訴がみられる場合に用いる．腹診では，腹力がやや弱い．不安，不眠以外に，全身倦怠感，貧血，寝汗，微熱，咳嗽，下痢，動悸などを伴うことがある．

● 柴胡加竜骨牡蛎湯

比較的実証で，不安，焦燥感などの精神症状や動悸，易疲労感，不眠などの身体症状がある場合に用いる．腹診では，腹力が強く，胸脇苦満を認め，腹部大動脈の拍動を触知する場合に用いる．興奮しやすかったり，驚きやすい場合にもよく用いられる．

● 四逆散

比較的実証で，抑うつ，不眠，焦燥感などの精神症状がみられる場合に用いる．腹診では，胸脇苦満とともに，腹直筋の緊張，心窩部の膨満感や痛みなどを伴うことが多い．ときに肩・頸部・背筋のこりなどを認めることがある．

● 大柴胡湯

実証で，体格および筋骨の発達がよく体力があり，便秘する場合に用いる．腹診では，胸脇苦満が著明に認められ，上腹部から下腹部にかけて全般に腹壁の緊張がみられる．抑うつ，不眠以外に，悪心・嘔吐，食欲不振，肩こり，頭重感，上腹部の疼痛，耳鳴り，息切れなどを伴う場合がある．

● 柴胡桂枝乾姜湯

虚証で，体格はやせ型で貧血傾向の場合に用いる．腹部は軟弱で，胸脇苦満を軽度に認め，腹部大動脈の拍動を触知することが多い．不安，不眠以外に，微熱，悪寒，食欲不振，口腔乾燥，頭部の発汗，寝汗，動悸，息切れを伴う場合がある．

● 真武湯

虚証で，全身倦怠感，下痢，腹痛，四肢冷感がみられる場合に用いる．腹診では，腹壁が薄く多くは軟弱で，振水音，ときとして腹直筋の軽度な緊張を認める．浮動性のめまい，動悸，嘔気，尿量減少，浮腫，発熱，皮膚瘙痒感などを伴う場合がある．

b．不 安

気鬱に対しては，半夏厚朴湯，抑肝散加陳皮半夏，加味逍遙散などの方剤を用いる．気虚に対しては，加味帰脾湯などの方剤を用いる．動悸，冷えやのぼせ，発汗などの症状がみられる気逆に対しては，気

を降ろす桂皮，竜骨，牡蛎などの生薬を含む桂枝加竜骨牡蛎湯や柴胡桂枝乾姜湯を用いる．このほか，腹診にて胸脇苦満がみられる場合には柴朴湯，柴胡加竜骨牡蛎湯，四逆散などの方剤を用い，心下痞鞕が認められる場合には黄連解毒湯，半夏瀉心湯，茯苓飲合半夏厚朴湯などの方剤を用いる．

不安にはさまざまな身体症状を伴うことが少なくない．不安が身体症状と関連している場合には，不安そのものより，それに伴う精神症状や身体症状を考慮しながら方剤を選択する場合が多い．

実際には，以下の方剤を適応と「証」に応じて用いる．

頻用処方

●**半夏厚朴湯**

抑うつ状態の頻用処方を参照．

●**抑肝散加陳皮半夏**

不安・不眠以外に，神経過敏，焦燥感などの精神神経症状がみられ，興奮しやすく，怒りっぽい場合に用いる．抑肝散を用いる状態よりもやや虚証に用いる．腹診では，腹直筋の緊張を認め，著明な腹部大動脈の拍動を触知することが多い．眼瞼・顔面・手足の痙攣などを伴う場合がある．

●**加味逍遥散**

抑うつ状態の頻用処方を参照．

●**加味帰脾湯**

抑うつ状態の頻用処方を参照．

●**桂枝加竜骨牡蛎湯**

虚証で顔色が悪く，不安や神経過敏などの精神症状がみられる場合に用いる．腹診では，腹力が弱く，多くの場合，腹壁の筋肉が薄く，両側の腹直筋が緊張し，しばしば腹部大動脈の拍動を触れる．不安・不眠，抑うつ以外に，易疲労感，寝汗，四肢冷感，驚きやすい，脱毛，チック様症状などを伴う場合がある．

●**柴胡桂枝乾姜湯**

抑うつ状態の頻用処方を参照．

●**柴朴湯**

虚実間証で，不安，抑うつ傾向のある場合に用いる．腹診では，胸脇苦満を認め，心窩部に膨満感がある．喘鳴，咳嗽，咽喉・食道部の異物感，動悸，めまい，食欲不振，全身倦怠感などを伴う場合がある．

●**柴胡加竜骨牡蛎湯**

抑うつ状態の頻用処方を参照．

●**四逆散**

抑うつ状態の頻用処方を参照．

●**黄連解毒湯**

比較的実証で，焦燥感，顔面紅潮，のぼせが慢性的に持続している場合に用いる．腹診では腹力が強く，心下痞鞕を認める．不安，不眠以外に，めまい，健忘，動悸，口腔内の痛み，皮膚瘙痒感を伴う場合がある．

●**半夏瀉心湯**

やや実証で，心窩部の膨満感がみられる場合に用いる．腹診では，軽度の心下痞鞕がみられるほか，軽度の振水音を呈する．軽度の不安・不眠以外に，食欲不振，悪心・嘔吐，胸やけ，下痢などを伴う場合に用いる．

●**茯苓飲合半夏厚朴湯**

虚実間証で，消化器症状が強く，抑うつ状態，咽喉部異物感がみられる場合に用いる．腹診では，腹力中等度ないしやや弱く，軽度の心下痞鞕と振水音を認めることが多い．不安，不眠以外に，食欲不振，軽度の心窩部痛，悪心，胸やけ，尿量減少，神経質，めまい，動悸，軽度の呼吸困難などを伴う．

●**抑肝散**

比較的実証で，不安や焦燥感が強く，不眠や神経過敏などの精神症状がみられ，興奮しやすく，怒りっぽい場合に用いる．腹部では，腹直筋の緊張を認めることが多い．その他，眼瞼・顔面・手足の痙攣などを伴う場合がある．

●**大承気湯**

実証で腹満，便秘がみられる場合に用いる．腹診では，腹力が強く，とくに臍を中心に腹壁が硬く緊張している．不安，不眠，興奮などの精神神経症状を伴う場合に用いる．

c．不 眠

気鬱に対しては，半夏厚朴湯，抑肝散加陳皮半夏，加味逍遥散などの方剤を用い，気虚に対しては，加味帰脾湯などの方剤を用い，気逆に対しては，桂枝加竜骨牡蛎湯や柴胡桂枝乾姜湯を用いる．肝の異常に対しては，抑肝散，抑肝散加陳皮半夏や柴胡剤などの方剤を用い，心の異常に対しては，酸棗仁湯や三黄瀉心湯を用いる．また，不眠を訴える患者は，抑うつ状態や不安を伴う場合が多いため，その場合には，前述の抑うつ状態または不安の治療を行うことで不眠は改善することが多い．

腹診にて胸脇苦満がみられる場合には柴胡加竜骨牡蛎湯，四逆散，大柴胡湯などの方剤を用い，心下痞鞕が認められる場合には黄連解毒湯などの方剤を用いる．

実際には，以下の方剤を適応と「証」に応じて用いる．

頻用処方

- **半夏厚朴湯**
  抑うつ状態の頻用処方を参照．

- **抑肝散加陳皮半夏**
  不安の頻用処方を参照．

- **加味逍遥散**
  抑うつ状態の頻用処方を参照．

- **加味帰脾湯**
  抑うつ状態の頻用処方を参照．入眠困難があり，横になっていることが多い場合に用いる．

- **桂枝加竜骨牡蛎湯**
  不安の頻用処方を参照．

- **柴胡桂枝乾姜湯**
  抑うつ状態の頻用処方を参照．

- **抑肝散**
  不安の頻用処方を参照．就寝前に1回投与を行うこともある．

- **柴胡加竜骨牡蛎湯**
  抑うつ状態の頻用処方を参照．

- **四逆散**
  抑うつ状態の頻用処方を参照．

- **大柴胡湯**
  抑うつ状態の頻用処方を参照．

- **酸棗仁湯**
  比較的虚証で，めまい，不安，神経過敏を伴う場合に用いる．疲労により心身ともに疲れきっているが，頭だけがさえて眠れない場合に用いる．使用する場合には，食欲不振や下痢などの副作用に注意する．

- **三黄瀉心湯**
  実証で，のぼせや精神神経症状，便秘傾向がみられる場合に用いる．腹診では，腹力が強く，しばしば心下痞鞕を認める．不安・不眠以外に，頭痛・頭重，耳鳴，便秘，鼻出血・吐血・下血などを伴うことがある．

- **黄連解毒湯**
  不安の頻用処方を参照．頭がさえて眠れない，または気分が落ち着かず，つまらないことが気になったり，焦燥感があったりするためになかなか寝つけない場合に用いる．就寝前に1回投与を行うこともある．

- **帰脾湯**
  抑うつ状態の頻用処方を参照．一般にめまい，精神不安，神経過敏などを伴う．嗜眠，多夢，寝汗にも用いる．

参考文献

1) Oka T, Tamagawa Y, Hayashida S et al: Rikkunshi-to attenuates adverse gastrointestinal symptoms induced by fluvoxamine. Biopsychosoc Med 1：21, 2007
2) 寺澤捷年・喜多敏明：EBM漢方，医歯薬出版，東京，pp255-278, 2003
3) 杵渕 彰：不眠症 抑うつ状態，漢方治療のABC，日本医師会編，医学書院，東京，pp123-126, 1992
4) 長谷川弥人ほか編：漢方製剤 活用の手引き（証の把握と処方鑑別のために），臨床情報センター，東京，1998
5) 寺澤捷年：絵で見る和漢診療学，医学書院，東京，1996

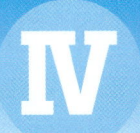

IV 症候からみる漢方

5 全身・精神

D 認知症・異常行動

【田原英一】

1 疾患と治療の考え方

　認知症は一般に「いったん正常に発達した知能がその後に起こった慢性の脳機能障害のために異常低下してしまった状態」と理解されている．認知症にはアルツハイマー型認知症と血管性認知症，およびその混合型が多くを占めるとされるが，ほかにピック病(前頭葉領域の機能障害型，アルツハイマー型は後方領域優位の障害)，レビー小体型認知症(レビー小体の存在，パーキンソン症候群を伴う)なども見逃されているといわれるようになった．その他の変性型の認知症では，パーキンソン病，進行性核上麻痺，ハンチントン舞踏病，クロイツフェルト・ヤコブ病などが知られる．認知症症状を呈する疾患で治療可能なものには甲状腺機能低下症，アルコール性認知症，感染症(単純ヘルペス脳炎，進行麻痺)，正常圧水頭症，慢性硬膜下血腫，脳腫瘍などのほか，薬剤性に認知症を呈する場合もあり，鑑別を要する．

　認知機能障害による症状は中核症状と呼ばれ，記憶障害，見当識障害，思考力低下，計算力低下，判断力低下があげられる．一方，非認知機能障害は周辺症状と呼ばれ，①気分の障害(不安，興奮，抑うつ，焦燥など)，②幻覚，妄想，誤認，③行動障害(徘徊，睡眠障害，不潔行為，弄便，性的逸脱行動など)に分類される．以下に認知症の中核症状を認知症症状とし，周辺症状を異常行動として解説する．近年，異常行動は，behavioral and psychological symptoms of dementia(BPSD)といわれるようになった．

　頻度も高く，問題視されるアルツハイマー型認知症に対する現代医学的治療薬は塩酸ドネペジルが唯一といわれる．コリン仮説に基づき，アセチルコリンの分解を抑制することにより，脳内アセチルコリン量を増加させ，臨床症状を改善する治療薬として用いられている．その有効期間は1年未満といわれ，根治的ではなく，進行を遅らせることができる薬剤と考えられている．周辺症状について，以前は向精神薬が使用されていたが，最近では転倒などのリスクが指摘されるようになり，新たな治療薬として漢方方剤が期待されている．

2 漢方における病態と特徴

　異常行動にはいわゆる精神科疾患に伴う異常行動も含まれるべきであるが，この項では老年期の認知症に伴う行動の異常について概説する．漢方医学的に，その他の異常行動への応用は可能である．

　認知症は脳の機能障害によるものであるが，中国の伝統医学では脳，髄に関する記述は少ない．脳は髄の海であり，髄は腎の働きに依存しているので，五臓六腑の基本である腎の働きが衰えた腎虚，気虚は脳の機能低下の基礎となっていると思われる．認知症に関してはまだ考え方が確立していないが，漢方医学的には気血水の異常，五臓の異常としての症状として考えると理解しやすい．日本では本間棗軒の『内科秘録』に健忘の項があり，このころより認知症の定義の確立とその治療が試みられてきたように思われる．そこでは補気を目標に帰脾湯を第一とし，補中益気湯，八珍湯，八味地黄丸などがあげられている．

腎・肺の機能の衰えや消耗性疾患により気虚となり，気力がない，疲れやすいなどの症候を呈する．気虚は思考力や判断力の低下をきたす可能性があり，補腎剤・補脾剤や，柴胡剤などの抗炎症剤が選択される場合がある．気鬱による抑うつ傾向，精神不安，不眠などや，気逆による物事に驚きやすい，焦燥感なども認知症の周辺症状の基盤になっている可能性があり，順気剤が適応になる．瘀血・血虚でも，集中力の低下，睡眠障害などの精神症状を呈することがあり，とくに高齢者でみられる貧血をベースにしている可能性がある．

腎虚はそれ自身が老化現象そのものと一致し，思考力の低下，健忘はもちろん，易疲労，腰痛，頻尿などさまざまな老化に伴う症状として認められ，八味地黄丸をはじめとする補腎剤は治療上重要な位置を占める．また腎虚に伴う水毒徴候もさまざまな症状として観察される．同様に脾，肺を補うことも腎の働きを助けるうえで重要である．また，単純に便秘を改善するだけで，精神症状が軽減することがあり，現代医学的には説明がむずかしいが，消化管の働きを順調にすることには意義がある．一方，『黄帝内経霊枢』天年篇第五十四には，50歳で肝気が衰え始め，60歳で心気が，70歳で脾気が，80歳で肺気が衰え，90歳で腎気が枯渇し，100歳で五臓の気がすべて虚して人体の形骸だけが残ると記載されている．このことは，もっとも早く衰えるのが肝，心であり，実際の認知症の臨床でみられる精神神経症状には肝や心の働きの失調によるところが多い点で一致している．近年，動物実験以外の臨床的なデータも出てきているが，高齢者の漢方治療はまだ緒についたばかりと思われる．認知症の臨床症状を中核症状，周辺症状などと分けることもできるが，漢方的な証，すなわち例えば「抑肝散証」というような漢方医学的診断のほうが臨床像をよくつかんでいるように考えられる．

3 方剤の選択

a．認知症

●八味地黄丸

補腎剤の代表で，陰証でやや虚証に対する方剤であるが比較的幅広く使える．腰部以下の脱力感・冷え・しびれ・腰痛などがあり，排尿障害，とくに夜間頻尿を訴える場合に用いる．小腹不仁を認め，軽度の浮腫傾向，手足の冷えあるいは煩熱を訴えることがある．ただし，胃腸虚弱を認める場合は注意を要する．高齢者の基本処方で，老化の進行防止として，他の方剤との併用もしばしば行われるが，脳血管障害後遺症患者において脳血流量増加作用や意欲の回復効果も観察されている．呼びかけなどへの反応がよくなり，下肢の力が入りやすくなるために，リハビリなどへの意欲の増進が期待される．冷え（寒）が顕著な場合は附子を追加増量する．

●牛車腎気丸

八味地黄丸証よりやや虚証を対象とする．すなわち，腰部以下の脱力感・冷え・しびれ，排尿障害，小腹不仁は同じであるが，疲労倦怠感が明らかで，浮腫傾向がはっきりしている．

●六味丸

八味地黄丸から桂皮・附子を除いて創製されたといわれるが，もとは小児の虚弱・発育不良を治す方剤と考えられる．八味地黄丸・牛車腎気丸とは臨床症状が似るが，冷え・浮腫はなく，むしろ虚熱による四肢の煩熱を呈する．皮膚は乾燥傾向を帯びることが多い．八味地黄丸の服用でのぼせる場合に考慮される方剤である．

●当帰芍薬散

陰証で虚証であり，水毒を伴う病態に使用される．一般に冷え症で貧血傾向があり，頭痛，めまい，浮腫，振水音などの水毒の徴候と，臍傍圧痛などの瘀血所見を認める場合に用いる．胃腸虚弱には人参湯を併用したり，冷えが顕著の場合には附子を追加してよい場合がある．また他の所見とあわせて，柴胡剤との併用もしばしば行われる．動物実験ではアセチルコリン受容体を増加させ，神経系の効果を高め

るとの報告もある．

● **桂枝茯苓丸**

陽証でやや実証もしくはそれ以上で，のぼせて赤ら顔のことが多く，下腹部に抵抗・圧痛を認める場合に用いる．瘀血の代表的な方剤で，頭痛，肩こり，めまい，のぼせ，足の冷えなどを伴う．実験的に血液粘度を低下させることや，動物実験で動脈硬化の進展予防効果が報告されており，循環障害が症状の背景として想定されるものには良い適応となる．

● **釣藤散**

やや虚証で，慢性に経過した頭痛，肩こり，めまいなどを訴える場合に用いられるのが典型であるが，高齢者の認知症においては，冷えの程度の少ない自発性低下の症例に対して有効なことがある．血管性認知症への二重盲検法による効果では会話の自発性・表情の乏しさ・計算力などの改善が認められた．釣藤散はその構成生薬が六君子湯と多く重複しており，補脾作用もあわせて，釣藤散投与後に自発性が増加し，経管栄養から経口摂取が可能となった症例も報告されている．しかし，自発性の増加に伴い，逆にBPSDを呈する場合もあり注意を要する．

● **補中益気湯**

補気剤の代表で，諸種の原因によって全身倦怠感，食欲不振，咳嗽，微熱，盗汗，不安などの症状が持続する場合に用いられる．しばしば言語，眼勢に力がないことがある．また内臓下垂の傾向を認める．

● **六君子湯**

代表的な補気剤の一つ．虚証で胃腸機能が低下して，食欲不振，心窩部の膨満感などを訴える場合に用いる．舌苔が厚い場合が多く，振水音を認めることが多い．

● **四君子湯**

補気剤の代表で，体力低下，顔色不良，胃腸機能低下を目標に使用する．この場合，全身倦怠感，食欲不振，胃部の不快感・膨満感，ときに悪心，嘔吐，下痢，腹鳴がある．また腹壁の緊張が著しく低下している．六君子湯に似るが，舌苔は少なく，振水音もやや少ない．しばしば他の方剤と併用される．

● **十全大補湯**

気血両虚の代表的方剤で，病後，術後，あるいは慢性疾患などで，疲労衰弱している場合に用いる．全身倦怠感，食欲不振，顔色不良，皮膚枯燥，貧血などを伴うことが多い．

● **真武湯**

陰証でかつ虚証で，全身倦怠感や四肢の冷感，下痢，腹痛，めまいあるいはめまい感，身体動揺感，心悸亢進などを認める場合に用いる．

b．**異常行動**（BPSDを中心に）

● **抑肝散**

BPSDでは第一選択的に用いられる．虚実が中間程度で，神経過敏で興奮しやすく，怒りやすい，いらいらする，眠れないなどの神経興奮状態を訴える場合に用いる．そのほか，眼瞼・顔面・手足の痙攣などを訴えることもある．左の腹直筋が緊張していることが多い．BPSDを「怒」と考えることができるかが，選択の鍵となる．最近では子母同服の観点から高齢者のみならず，介護者の心理的ストレスの改善にも有効とされる．

● **抑肝散加陳皮半夏**

抑肝散を用いるべき病態よりも虚証に用いられる処方である．すなわち，虚証で，神経過敏で興奮しやすく，怒りやすい，いらいらする，眠れないなどの神経興奮状態を訴える場合に用いる．そのほか，眼瞼・顔面・手足の痙攣などを訴えることもある．腹部症状では抑肝散の腹部所見と似て，さらに腹部大動脈の拍動が強く触知されることが多い．

● **黄連解毒湯**

実証で，のぼせ気味で顔面紅潮し，精神不安，不眠，いらいらなどの精神神経症状を訴える場合に用いる．心窩部の膨満感，鼻出血などの出血傾向，皮膚瘙痒感を伴うことがある．

● **三黄瀉心湯**

実証で，のぼせて顔面が紅潮，気分がいらいらして落ちつかないなどの精神神経症状を訴える場合に用いられる．この時，不安，不眠，頭痛，耳鳴り，便秘，心下痞などがあって，鼻出血などの出血傾向

を伴うことがある．

● 附子瀉心湯

　三黄瀉心湯に附子が加わった方剤で，陰実証の病態に用いる．精神不穏，頭痛などの症状は同じだが，やや顔色は悪く，冷えを認める場合に用いる．便秘時に心窩部のつかえを訴える場合がある．高齢者は冷えを認めることも多く，長期に用いる場合は三黄瀉心湯より選択される頻度が高い．

● 温清飲

　黄連解毒湯の適応病態に血虚の所見が加わったもの．すなわち，体力中等度，皮膚の栄養が低下し乾燥傾向（皮膚枯燥）・黄褐色で，のぼせ，手足のほてり，神経過敏，出血傾向などを認める．

● 加味温胆湯

　虚証で，胃腸虚弱を基礎に，寝つきが悪い，多夢，驚きやすい，動悸などの精神神経症状を訴える場合に用いられる．多くは振水音を認める．認知症における易怒性，切迫感，焦燥感に有効との報告があり，その作用には遠志の関与が示唆されている．

● 加味帰脾湯

　虚証で比較的胃腸虚弱な体質の人が，心身過労などにより出血傾向や貧血をきたしたり，神経症や健忘を呈する場合に用いる．熱性徴候とそれに伴ういらいら感，焦燥感，不安感の強いものに用いる．

● 帰脾湯

　加味帰脾湯の適応病態のうち，熱性傾向がないものに用いる．すなわち，比較的胃腸虚弱な体質の人が，心身過労などにより出血傾向や貧血をきたしたり，神経症や健忘を呈する場合が適応となる．

● 香蘇散

　虚証で，不安，不眠，頭痛，抑うつ気分などの精神神経症状，食欲不振などの胃腸症状を伴う場合に多く用いられる．

● 半夏厚朴湯

　やや虚証で，顔色がすぐれず，神経症的傾向があり，咽喉が塞がる感じを訴える場合に用いる．気分がふさぎ，不眠，動悸，精神不安などをしばしば訴える．柴胡剤との合方としてもしばしば用いられる．

● 甘麦大棗湯

　やや虚証で，神経過敏，全身または局所の筋肉の硬直あるいは痙攣のある場合に用いられる．このとき，あくびや不眠，悲観的，あるいは外部からの刺激に過剰反応・興奮する傾向を認める．

● 酸棗仁湯

　虚証で，心身が疲労して眠ることができない場合に随伴する諸症状に有効である．めまい，精神不安，神経過敏などを伴うことがある．必要投与量，効果発現までの時間には個人差がある．またしばしば貧血傾向が基礎にある．

● 大柴胡湯

　陽証，実証で，胸脇苦満が強く，便秘する場合に用いる．悪心，嘔吐，肩こり，頭痛，頭重，めまい，耳鳴りなどのほか，神経不安，抑うつ感，腹直筋攣急を伴う．

● 柴胡加竜骨牡蛎湯

　陽証，実証で，精神不安，不眠，いらいらなどの精神神経症状があり，胸脇苦満がある場合に用いられる．頭重，頭痛，肩こり，抑うつ感や腹部大動脈の拍動亢進（心下悸，臍上悸）を認める．

● 柴胡桂枝乾姜湯

　虚証で，顔色がすぐれず，疲労倦怠感があり，動悸，息切れ，不眠などの精神神経症状を伴う場合に用いる．軽度の胸脇苦満（胸脇満微結）に上熱下寒，頭汗，盗汗，口渇，口唇乾燥，悪夢などを認める．

● 加味逍遙散

　やや虚証で，疲労しやすく，精神不安，不眠，いらいら，易怒性などの精神神経症状を訴える場合に用いる．軽度の胸脇苦満，舌尖紅，肩こり，頭痛，めまい，上半身のほてり感，発作性の発汗，皮膚の蟻走感などを伴う．

● 梔子豉湯

　虚証で胸内苦悶感，不眠，精神不穏，微熱などを呈する場合に用いる．肩から下にひっぱられるような感じ，沈んでいくような感じ，とくに朝が悪いなどを訴える場合がある．ほかに随伴する症状により，梔子乾姜湯（寒），梔子甘草湯（少気），梔子厚朴湯（心煩腹満），梔子生姜豉湯（嘔）などの梔子豉湯類があ

る.

● 桂枝加竜骨牡蛎湯

　虚証で，やせて顔色が悪く，神経過敏あるいは精神不安などを訴える場合に用いる．腹部大動脈の拍動触知，易疲労感，盗汗をしばしば伴う．高齢者においては性的逸脱行動に用いて有効なことがある．この際，腹部大動脈の拍動は必ずしも触知しなくてもよい．

● 桃核承気湯

　桂枝茯苓丸と並んでいわゆる瘀血に対する代表的な方剤である．陽証，実証で，のぼせ，頭痛，めまい，不眠，興奮などの精神神経症状，便秘のある場合に用いられる．また小(少)腹急結を認める．

● 女神散

　陽証，実証で，のぼせとめまい，頭痛，頭重感，動悸，腰痛，不眠，不安などの精神神経症状を訴える場合に用いる．心下痞鞕と下腹部のところどころに圧痛を伴うことが多い．

● 通導散

　陽証，実証で，典型的な瘀血の病態．気鬱，裏実・実熱の症状を伴う．頭痛，めまい，肩こり，便秘，下腹部のところどころに圧痛を伴うことが多い．

参考文献

1) 寺澤捷年：症例から学ぶ和漢診療学，第2版，医学書院，東京，1998
2) 三潴忠道：はじめての漢方診療十五話，医学書院，東京，2005
3) 寺澤捷年編：高齢者のための和漢診療学，医学書院，東京，2005
4) Terasawa K et al：Choto-san in the treatment of vascular dementia: a double blind, placebo-controlled study. Phytomedicine 4(1)：15-22, 1997
5) Iwasaki K et al：A randomized, observer-blind, controlled trial of the traditional chinese medicine Yi-Gan San for improvement of behavioral and psychological symptoms and activities of daily living in dementia patients. J Clin Psychiatry 66：248-252, 2005

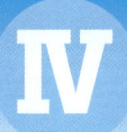

6 検査異常

A 代謝性疾患

【福澤素子】

肥満，糖尿病，脂質異常症などの代謝性疾患は，動脈硬化症の危険因子として，その予防や治療の重要性があらためて認識されている．

近年，これらの代謝性疾患に対する漢方薬の有用性が示され，臨床に応用されている．

1 肥満

a．疾患と治療の考え方

肥満は体の脂肪組織が過剰に蓄積した状態であり，Body Mass Index（BMI：体重 kg/身長 m²）25 以上が肥満と判定される．また，BMI が 25 以上で，高血圧，脂質異常症，耐糖能異常などを合併するか，または内臓脂肪型肥満の場合には，治療が必要な肥満症と診断される．さらに内臓脂肪の過剰蓄積によるインスリン抵抗性を基盤として，耐糖能異常，脂質代謝異常，高血圧を複数合併し，虚血性心疾患や脳血管障害などの動脈硬化性疾患が起こりやすい病態をメタボリックシンドロームと称する．

肥満治療では食事療法と運動療法が基本となる．薬物療法では，西洋薬では食欲抑制剤のマジンドールが保険適用であるが，適応は BMI 35 以上で，使用期間は 3 ヵ月に限られる．一方，漢方は，肥満の程度にかかわらず長期に使用でき，さまざまな随伴症状を改善することにより，QOL を高めることができる．近年，防風通聖散や防已黄耆湯などに内臓脂肪を減少させるなどの抗肥満作用があることが明らかにされている．

b．漢方における病態と特徴

『黄帝内経素問』に，「甘い物や美食により肥満し，消渇（糖尿病に相当する）になる」との記載がある．肥満は耐糖能異常，高脂血症，高血圧などを合併しやすく，虚血性心疾患や脳血管障害などの動脈硬化性疾患の原因にもなることから，肥満はこれらの疾患の未病の状態としてとらえられる．

漢方医学的に肥満の原因は，過食による食毒（胃内に食物が停滞する状態）や，水毒が主体とされているが，瘀血や気逆，気鬱を伴う場合も少なくない．

一般に固太りタイプは陽実証で主に食毒が関与し，便秘を伴うことが多く，水太りタイプは陰虚証で水毒があり，浮腫を伴う場合が多い．

c．方剤の選択

実証で固太りの場合には防風通聖散や大柴胡湯，虚証で水太りの場合には防已黄耆湯を用いることが多いが，随伴症状を考慮して方剤を選択する（表1）．

● **防風通聖散**

固太りで，太鼓腹を呈し，のぼせや浮腫，便秘があるものに用いる．

● **大柴胡湯**

固太りで，肩こりや頭痛，便秘があり，上腹部が

表1 肥満の頻用処方

固太りタイプ	防風通聖散，大柴胡湯，大承気湯
水太りタイプ	防已黄耆湯，越婢加朮湯，九味檳榔湯
瘀血を伴う場合	桃核承気湯，桂枝茯苓丸
気逆・気鬱を伴う場合	柴胡加竜骨牡蛎湯，桃核承気湯，加味逍遙散，抑肝散，半夏厚朴湯

緊満し，胸脇苦満が強いものに用いる．

- **防已黄耆湯**
  色白の水太りタイプで，多汗，浮腫，膝関節の腫脹・疼痛などがあるものに用いる．
- **大承気湯**
  便秘，不安，不眠，興奮があるものに用いる．
- **柴胡加竜骨牡蛎湯**
  神経過敏，いらいら，動悸，不眠があるものに用いる．
- **桃核承気湯**
  のぼせや便秘，いらいら，不眠，月経異常などがあるものに用いられる．
- **桂枝茯苓丸**
  のぼせ，顔面の紅潮，肩こり，頭痛，月経異常などがあるものに用いる．
- **当帰芍薬散**
  疲れやすく，手足の冷え，めまい，浮腫，月経異常などを伴うものに用いる．
- **越婢加朮湯**
  脈，腹部ともに力があり，関節の腫脹・疼痛，浮腫，尿利減少を認めるものに用いる．
- **五苓散**
  浮腫，口渇，尿利減少を認めるものに用いる．
- **九味檳榔湯**
  手足が冷えて関節がこわばり，脚気様症状，下肢の倦怠感や浮腫，息切れがあるものに用いる．

気の異常を伴う場合には，上述の柴胡加竜骨牡蛎湯，桃核承気湯などのほか，以下の処方を考慮し，精神面の安定をはかる．

- **加味逍遙散**
  冷えのぼせ，いらいら，肩こり，めまい，不眠などがあるものに用いる．
- **抑肝散**
  いらいらが非常に強く不眠があるものに用いる．
- **半夏厚朴湯**
  抑うつ，精神不安，不眠などがあるものに用いる．

2 糖尿病

a. 疾患と治療の考え方

糖尿病は，インスリン欠乏やインスリン抵抗性などによるインスリンの作用不足に基づく慢性の高血糖状態をきたす症候群である．

糖尿病では，合併症の網膜症による失明，腎症による人工透析，神経障害による四肢のしびれや冷感，疼痛などが患者のQOLを著しく低下させるため，治療において，血糖のコントロールとともに，合併症の発症，進展を防ぐことが重要になる．

血糖のコントロールについては，食事療法と運動療法を基本としたうえで，西洋医学的には1型糖尿病ではインスリン治療を行い，2型糖尿病では血糖の改善が不十分な場合に経口血糖降下薬やインスリンの投与が必要となる．

漢方では，複数の生薬や方剤で血糖降下作用が認められているが，臨床において漢方治療のみで十分な血糖降下作用は得られにくく，血糖コントロールに関しては西洋医学的治療が優先される．

糖尿病およびその合併症による自覚症状には漢方が有効であり，とくに糖尿病性神経障害による四肢のしびれや冷感，疼痛に対して，牛車腎気丸などの有用性が明らかにされている．

b. 漢方における病態と特徴

漢方には糖尿病という疾患概念はないが，高血糖の症状である口渇，多飲，多尿，および四肢のしびれや冷感，下肢痛など糖尿病の合併症による症状に対して治療が行われてきた．

古典に記載されている「消渇」が糖尿病に該当する病態であると考えられている．『金匱要略』消渇小便利淋病篇に「男子消渇，小便反って多く，飲むこと一斗を以て小便一斗なるは腎気丸之を主る」とあり，口渇，多飲，多尿に対して腎気丸すなわち八味地黄丸が用いられている．

消渇は上消，中消，下消に分類され，上消は口渇，多飲，中消は多食とるいそう，頻尿，便秘，下消は尿が粘性で混濁し多尿を主徴とする病態である．上

消，中消，下消にはそれぞれ白虎加人参湯，調胃承気湯，六味丸などが適用されてきた．

また，糖尿病でみられる血液粘度の亢進や微小循環障害は，漢方では瘀血としてとらえられる．

c．方剤の選択

（1）高血糖に対する治療

漢方治療のみで十分な血糖降下作用を期待することはむずかしいが，人参，地黄，山薬，麦門冬，五味子，山茱萸など多くの生薬，清心蓮子飲，五苓散，八味地黄丸，人参湯，白虎加人参湯，竹葉石膏湯，麦門冬湯，続命湯などの方剤で血糖降下作用が認められており（表2，表3），防風通聖散や牛車腎気丸によるインスリン抵抗性の改善が明らかにされている．防風通聖散，防已黄耆湯では，抗肥満作用による内臓脂肪の減少と共に血糖値の改善傾向が認められている．

（2）自覚症状に対する治療

耐糖能異常や糖尿病の初期では無症状であるが，血糖値の上昇に伴い，全身倦怠感，易疲労感，口渇，多飲，多尿などの症状が現れる．

● 白虎加人参湯

　強い口渇，多飲，多尿を目標に用いる．

● 麦門冬飲子

　口渇，多尿，皮膚の乾燥を目標に用いる．

● 桂枝茯苓丸

　赤ら顔で，のぼせ，肩こりがあり，下腹部に瘀血の圧痛を認めるものに用いる．

● 大柴胡湯

　肥満，肩こり，便秘があり，強い胸脇苦満を認めるものに用いる．

表2　血糖降下作用を有する生薬

人参，地黄，山薬，麦門冬，五味子，山茱萸，車前子，蒼朮，白朮，沢瀉，茯苓，葛根，麻黄，当帰，牡丹皮，桔梗，知母，麻子仁，附子，粳米，知母，桑白皮，茶葉

表3　血糖降下作用が報告されている方剤

清心蓮子飲，五苓散，八味地黄丸，人参湯，白虎加人参湯，竹葉石膏湯，麦門冬湯，続命湯

● 防風通聖散

　固太りで，太鼓腹を呈し，のぼせや浮腫，便秘などがあるものに用いる．

● 五苓散

　口渇，尿利減少，浮腫，めまいなどを目標に用いる．

● 八味地黄丸

　頻尿とくに夜間頻尿，口渇，腰痛，下半身の冷えやしびれ，浮腫，陰萎，倦怠感のあるものに用いる．

● 牛車腎気丸

　八味地黄丸証で，冷えや下肢の浮腫が著明なものに用いる．

● 六味丸

　八味地黄丸証で，冷えがないものに用いる．

● 清心蓮子飲

　冷え症で残尿感や頻尿を認め，胃弱で神経過敏なものに用いる．

● 四君子湯

　糖尿病が進行して衰弱し，倦怠感，食欲不振を認めるものに用いる．

● 十全大補湯

　疲労倦怠感，貧血，手足の冷え，皮膚粘膜の乾燥を認めるものに用いる．

● 補中益気湯

　疲労倦怠感，四肢の倦怠感，食後の眠気などを目標に用いる．

（3）合併症に対する治療

漢方治療は合併症の症状の軽減および進展抑制に有効である．

a）糖尿病神経障害

（i）末梢神経障害

　四肢のしびれ，冷え，下肢痛などに漢方が有用である．

● 八味地黄丸

　頻尿とくに夜間頻尿，腰痛，下半身の冷えやしびれ，浮腫，倦怠感などを目標に用いる．

● 牛車腎気丸

　八味地黄丸証で，下肢の冷えや浮腫が強いものに用いる．メコバラミンに比し有意にしびれを改善し，

アルドース還元酵素活性阻害作用，血管拡張作用，脊髄を介する鎮痛作用などを有する．

● 桂枝加(苓)朮附湯

冷え症で，腰痛，関節痛，坐骨神経痛，手足のしびれのあるものに用いる．

● 疎経活血湯

冷え症で，腰や下肢の筋肉痛，関節痛，神経痛を認め，夜間に痛みが増強しやすいものに用いる．

(ii) 自律神経障害

〔起立性低血圧〕

起立性低血圧，立ちくらみ，めまいに半夏白朮天麻湯，苓桂朮甘湯，当帰芍薬散などが用いられる．

〔上部消化管症状，便通異常〕

胃もたれなどの胃無力症に半夏瀉心湯，六君子湯，人参湯などが用いられる．

〔神経因性膀胱，陰萎，性欲減退〕

● 八味地黄丸，牛車腎気丸，六味丸のほか清心蓮子飲などが用いられる．

b) 糖尿病腎症

糖尿病腎症は，わが国の人工透析導入原因の第1位であり，その進展の抑制は重要な課題である．漢方治療が糖尿病性腎症の進展を抑制し得るかどうかについてはまだエビデンスはないが，柴苓湯は糖尿病腎症において尿中アルブミン排泄を改善する可能性があることが報告されている．

● 柴苓湯

口渇，尿利減少，浮腫，胸脇苦満などを目標に用いる．

● 当帰芍薬散

冷え症で浮腫，めまいなどがあるものに用いる．

● 清心蓮子飲

胃腸虚弱なものの頻尿，残尿感などに用いる．

● 八味地黄丸

頻尿とくに夜間頻尿，腰痛，下半身の冷えやしびれ，浮腫，倦怠感などを認めるものに用いる．

● 牛車腎気丸

八味地黄丸証で，下肢の冷えや浮腫が強いものに用いる．

c) 糖尿病網膜症

駆瘀血剤が用いられることが多い．

● 桂枝茯苓丸

赤ら顔で，のぼせ，肩こりなどがあるものに用いる．

● 温清飲

眼底出血に用いる．冷えのぼせ，いらいら，不眠などがあり，皮膚の乾燥や瘙痒感があるものによい．

3 脂質異常症

a．疾患と治療の考え方

高コレステロール血症，高トリグリセリド血症，低HDL血症は動脈硬化の重大な危険因子であり，虚血性心疾患や脳血管障害などの動脈硬化性疾患の予防や改善を主な目的として治療される．

脂質異常症の治療は，食事療法と運動療法が基本となり，その効果が不十分な場合に薬物療法を行う．

漢方のさまざまな生薬や方剤で血中脂質改善作用が明らかにされている（表4，表5）が，これらの効果はHMG-CoA還元酵素阻害剤などの西洋薬に比べ軽度であり，血中脂質値の改善のみを目的とするならば漢方治療の適応は少ない．一方，副作用により西洋薬が服用できない症例や，随伴症状の改善を含め総合的な治療を目標とする場合には漢方の適応となる．

b．漢方における病態と特徴

脂質異常症は自覚症状を認めず，漢方医学的な症候としてとらえることはむずかしい．しかし脂質異常症の治療は動脈硬化性疾患の予防につながり，未

表4　脂質代謝改善作用・脂質異常症改善作用を有する生薬

人参，柴胡，黄連，山梔子，大黄，甘草，沢瀉，猪苓，何首烏，木通，枸杞子，蘇木，忍冬，黄芩，霊芝，杜仲

表5　脂質代謝改善作用・脂質異常症改善作用を有する方剤

大柴胡湯，柴胡加竜骨牡蛎湯，防風通聖散，防已黄耆湯，桂枝茯苓丸，桃核承気湯，釣藤散，茵蔯蒿湯，三黄瀉心湯と小柴胡湯の併用

病を治すことになる．脂質異常症における血小板凝集能亢進や微小循環障害は，瘀血としてとらえられ，駆瘀血剤が有用と考えられる．

c．方剤の選択

治療には，駆瘀血剤や柴胡剤を用いることが多いが，随伴症状を考慮して処方を選択する．

● **大柴胡湯**

固太りの肥満，肩こり，便秘傾向があり，強い胸脇苦満を認めるものに用いる．

● **柴胡加竜骨牡蛎湯**

神経過敏，精神不安，いらいら，動悸，不眠，肩こり，頭痛，めまいなどを認めるものに用いる．

● **防風通聖散**

固太りの肥満，便秘，のぼせ，浮腫などがあり，太鼓腹を呈するものに用いられる．

● **防已黄耆湯**

色白の水太りタイプの肥満で，多汗，浮腫，膝関節の腫脹・疼痛などを目標に用いる．

● **三黄瀉心湯**

のぼせ，顔面紅潮，いらいら，不眠，便秘傾向があるものに用いる．

● **黄連解毒湯**

のぼせ，顔面紅潮，いらいら，不眠，心下痞などがあるものに用いられる．

● **桂枝茯苓丸**

肩こり，のぼせ，眼周囲のくま，口唇の暗赤紫色，下肢の細絡などの瘀血所見を目標に用いる．

● **桃核承気湯**

のぼせ，肩こり，頭痛，便秘，いらいらや不眠などがあるものに用いられる．

● **当帰芍薬散**

手足の冷え，肩こり，頭痛，めまい，浮腫などがあるものに用いる．

● **八味地黄丸**

手足の冷え，腰痛，下肢のしびれ，坐骨神経痛，浮腫，夜間頻尿，口渇などがあるものに用いる．

参考文献

● 肥満

1) Hioki C, Yoshimoto K, Yoshida T : Efficacy of bofu-tusho-san, an oriental herbal medicine, in obese Japanese women with impaired glucose tolerance. Clin Exp Pharmacol Physiol 31：614-619, 2004
2) 吉田麻美・高松順太・吉田　滋ほか：内臓肥満型糖尿病患者に対する防已黄耆湯の効果．日本東洋医学雑誌 49(2)：249-256, 1998
3) 大塚敬節・矢数道明・清水藤太郎：漢方診療医典，南山堂，東京，pp143-144, 1969

● 糖尿病

1) 大塚敬節：糖尿病観概説，大塚敬節著作集第5巻，春陽堂書店，東京，pp135-140, 1980
2) 大塚敬節・矢数道明・清水藤太郎：漢方診療医典，南山堂，東京，p151, 1969
3) 坂本信夫・佐藤祐造・後藤由夫ほか：糖尿病性神経障害の東洋医学的治療―牛車腎気丸とメコバラミンの比較検討．糖尿病 30(8)：729-737, 1987

● 脂質異常症

1) 谿　忠人：(全面改訂)現代医療と漢方薬，医薬ジャーナル社，大阪，pp191-203, 1991
2) 山本昌弘：高脂血症．漢方薬―その医薬学的研究の最先端―．代謝 29：215, 1992

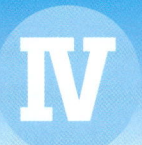

IV 症候からみる漢方

6 検査異常

B 腎・尿路系障害

【三潴忠道】

1 疾患と治療の考え方

　腎に対する漢方治療報告は慢性疾患が多く，慢性腎炎やネフローゼ症候群といった糸球体疾患，各種腎疾患の最終像である慢性腎不全（腎機能障害）が中心である．腎疾患では浮腫や溢水をきたすことが多いため利水剤，とくに五苓散やその含有方剤（柴苓湯など）による臨床報告が多い．しかし，漢方治療は証にしたがって行うことが原則であり，陽証であれば他の慢性疾患にも多用される柴胡剤，陰証であれば補腎剤で利水作用を持つ八味地黄丸やその類方，陰・虚証が高度となれば乾姜や附子を含有する四逆湯類などが選択される．さらに，陽証から陰証にかけて駆瘀血剤が併用されることが多い．なお薬剤性腎障害の治療には原因薬剤の除去が優先され，本項では触れない．

　尿路系を主体とする疾患群では，膀胱炎や腎盂腎炎などの感染症，尿路結石に対する臨床報告がある．いずれも，とくに急性症状があれば水毒と下焦（下腹部）の熱に注目して治療することが多い．なお，悪性新生物における臨床報告もあるが，疾患そのものよりは化学療法や放射線治療時の補助療法としての側面が多く，本項では触れない．

2 慢性腎炎・ネフローゼ症候群

a. 漢方における病態と特徴

　慢性糸球体腎炎とネフローゼ症候群に対する治験は多く，両疾患の適応方剤はほぼ共通している．続発性疾患であるループス腎炎やアミロイド腎症，糖尿病性腎症なども同様である．急性期には漢方治療だけにこだわらずステロイド剤なども活用し，中・長期的展望で漢方治療を進めることが多い．治療方剤は証にしたがって選択するが，浮腫があれば利水剤が多用される．柴胡剤と利水剤のそれぞれ代表的方剤である小柴胡湯と五苓散を合方した柴苓湯は，ネフローゼ症候群のほか慢性糸球体腎炎，糖尿病性腎症など腎疾患に対し，多施設研究による有効性が報告されている．

b. 方剤の選択

(1) 利水剤

●五苓散

　代表的な利水剤で，使用目標は口渇・尿不利で自汗傾向のことが多く，陽証（少陽病相当）でやや虚証を中心に比較的幅広く適応となる．しばしば柴胡剤と合方される．

●猪苓湯

　五苓散証と似るがより実証で，自汗傾向がなく，下焦の熱が目標となる．そのため陽明病に準じた病位と考えられる．下焦の熱による具体的な病症として，IgA腎症などで血尿が主体の病態，下腹部の自他覚的な熱感などがあげられる．

●分消湯

　少陽病の実証に対する利水剤で，高度の浮腫を伴う例に適応となる．腹部が膨満しているが腹力があり，仰臥位でも腹壁が盛り上がっている．しかし，必ずしも腹水は存在しない．心下痞鞕があるが，口渇は訴えないことが多い．効果不十分な時には2～3倍に増量すると有効な例がある．エキス製剤はな

い．

● 補気健中湯

分消湯証に似るが虚証で水毒と気虚を伴う例に，陽証から陰証にかけて適応となる．ぶよぶよした虚腫や，腹水を伴う病態に著効することがある．エキス製剤はない．

(2) 柴胡剤

小柴胡湯を基準とし，少陽病において主に虚実により使い分ける．

● 小柴胡湯

柴胡剤の代表(少陽病でやや実証)．胸脇苦満や腹力中等度などを目標にする．単独よりも五苓散との合方(柴苓湯)や，上気道感染を繰り返す例に半夏厚朴湯との合方(柴朴湯)を長期使用した有効性が報告されている．駆瘀血剤ともしばしば合方される．

● その他の柴胡剤

虚証の柴胡桂枝湯，柴胡桂枝乾姜湯はむしろ小柴胡湯より適応頻度が高いと思われる．実証の大柴胡湯，柴胡加竜骨牡蛎湯なども用い，小柴胡湯同様に他方剤との合方なども行う(各方剤の使用目標はⅢ.2.C，94頁参照)．

(3) 駆瘀血剤

他剤との併用，柴胡剤との合方が多い．その血流改善作用からは，抗血小板凝集剤や抗凝固剤などと似た作用も推測されるが，これらとの併用も可能である．舌や唇の暗赤色，下腹部の圧痛などの瘀血徴候を目標とする．

● 桂枝茯苓丸

代表的な駆瘀血剤で，少陽病のやや実証を中心に幅広く多用される．臍の左右斜め下2横指に軽度隆起し圧痛を伴う弾性硬結を触知する．とくにステロイド剤使用時には瘀血病態が出現しやすく，副作用軽減効果も期待できる．

● 当帰芍薬散

桂枝茯苓丸に次ぐ代表的な駆瘀血剤で，虚証，水毒を伴う．柴胡桂枝乾姜湯など虚証の柴胡剤と合方，あるいは他剤と併用されることが多い．

(4) 補腎剤

● 八味地黄丸

下半身，とくに膝以下の冷えや浮腫，小腹不仁が目標となる．陰証の薬方の中では比較的実証向きで，しばしば柴胡剤，駆瘀血剤などとも併用される．

● 牛車腎気丸

八味地黄丸証にして下腿浮腫が高度な場合に著効することがある．

c．使用上の注意

慢性糸球体疾患では，尿蛋白量の多寡が腎機能の予後に影響する．クレアチニンに対する比率の軽減が効果の指標になりうる．

ステロイド剤が併用されている際には，服用直後に脈・舌・腹などの漢方医学的な特異的所見が不明瞭になる傾向があり，可能なら朝の服用前，隔日投与では服用していない日の所見に注意すべきである．また，ステロイド剤の増減に伴い証が変化することがあるので，注意を要する．

八味地黄丸は附子を含み，寒の存在(風呂などで温まると気持ちよい)を確認する．寒が強ければ，附子を追加する．

3 慢性腎不全・腎機能障害

a．漢方における病態と特徴

腎不全に対する漢方医学の研究報告は，ほとんどが慢性腎不全を対象としており，急性腎不全についてはここで触れない．大黄あるいは大黄含有方剤の慢性腎不全患者に対する有効性は，保存期，透析期のいずれにおいても，自覚症状の軽減や抗酸化作用，透析導入時期の遅延効果などが確認されてきた．補中益気湯などの効果も確認されている．透析症例では漢方治療によりほぼ全例で発汗が回復し，ときに尿量も増加する例がある．

漢方医学的に，初期腎不全(慢性腎機能障害)では種々の証を呈し，前述の慢性腎炎・ネフローゼ症候群の治療法が参考になる．しかし末期では陰証になる傾向があり，また便秘が出現しやすくなる．そこ

で薬性が熱である附子と瀉下作用のある大黄を組み合わせた，温下剤である温脾湯（類方）が有効な例が多い．あるいは気虚や血虚になりやすく，補中益気湯さらに四物湯の合方が頻用される．この2処方を軸に，腎不全初期には八味地黄丸などの補腎剤，さらに腎機能の程度にかかわらず駆瘀血剤の併用も重要である．それでも残る透析患者の愁訴にも，漢方方剤はしばしば有効である．

b．方剤の選択

● 温脾湯（四逆加人参湯加大黄）あるいは附子理中湯加大黄

寒と便秘傾向があり陰証の虚実間証付近で，ときに食欲不振などの胃症状，皮膚枯燥なども目標となる．瀉下作用のある大黄を陰・虚証に適応となる四逆加人参湯に加えた温脾湯は，慢性腎不全の症状や病態改善，腎機能障害進展の遅延に有効である．しかしエキス製剤がなく，また慢性腎不全患者は消化器症状や皮膚枯燥が出現しやすいことから，附子理中湯（人参湯加附子）に大黄を加えて用い，有効である．便秘がなくても，下痢しない程度に少量の大黄を加えると効果がある．とくに血清クレアチニン値（Cr）が 6.0 mg/dL 以上の末期腎不全で，1日尿蛋白が 1.0 g 未満の症例に有効率が高いという成績がある．透析患者でも諸症状の緩和に有効である．有効例ではとくに血中尿素窒素（BUN）が服薬開始後1〜2週間で低下することが多く，効果判定の指標になる．

● 大黄甘草湯

一般には緩下剤として用いられるが，温脾湯同様に抗尿毒症作用や腎機能障害進展速度の抑制効果が報告されている．陽証〜陰証にかけて幅広く適応となるが，下痢や腹痛が生じない程度に用いる．

● 補中益気湯

胸脇苦満を認め，他の柴胡剤が適応のようにみえるが，皮膚が軟弱あるいは乾燥傾向，舌の腫大やまだらな白苔，脈が浮・大・弱の傾向など，気虚や血虚の所見が目標となる．腎機能障害の程度によらず適応可能である．とくに Cr が 3.0 mg/dL 以上では，他の柴胡剤が適応にみえても補中益気湯が有効なことが多い．保存期患者の有効例では服薬開始1〜2週間後には Cr の低下傾向がみられるので，効果判定の目安になる．皮膚枯燥など血虚が強ければ四物湯を合方する．類方として十全大補湯や黄耆建中湯が有効な例もある．これらの方剤に共通する黄耆に，Cr 低下作用があるとの臨床報告がある．

● 八味地黄丸

陰証で，下半身優位の冷えや小腹不仁を使用目標に，腎機能障害進展抑制や自覚症状の改善などに有効である．しかし Cr 4.0 mg/dL 以上の保存期腎不全ではしばしば悪化因子となるので，Cr が 3.0 mg/dL 以下で使用すべきである．維持透析患者の restless leg syndrome には有効なことがある．

● 桂枝茯苓丸

時期を問わず瘀血病態に幅広く用いられ，陽証（少陽病）やや実証を中心に適応頻度が高い．浮腫の改善，腎機能低下速度の抑制，血液透析患者のシャントトラブル予防などに有効である．

● 当帰芍薬散

少陽病〜太陰病期の虚証に適応となり，水毒をかねた瘀血病態に適応となる．腎機能低下速度の減少効果が報告されている．寒があれば附子を加える．

● 芍薬甘草湯

透析時の筋痙攣に著効を呈する．即効性があるが，痙攣頻発例では透析直前や透析中に予防的に服用するとよい．寒があれば，さらに附子を加えた芍薬甘草附子湯がより有効である．

● 当帰飲子

代表的な補血剤である四物湯の類方であり，少陽病〜太陰病の血虚に用いる．末期腎不全に出現しやすい，枯燥を伴う皮膚の瘙痒にしばしば有効である．

● 黄連解毒湯と温清飲

透析患者の瘙痒症に有効との報告がある．黄連解毒湯は陽・実証に適応となり，皮膚を含めて全身に熱が強い病態（三焦の実熱）に適応となる．舌も深紅が典型的で，多少の皮膚枯燥がある．温清飲は黄連解毒湯に補血剤の四物湯を合方した方剤で，黄連解毒湯より虚証まで適応となるが，寒が明らか（陰証）

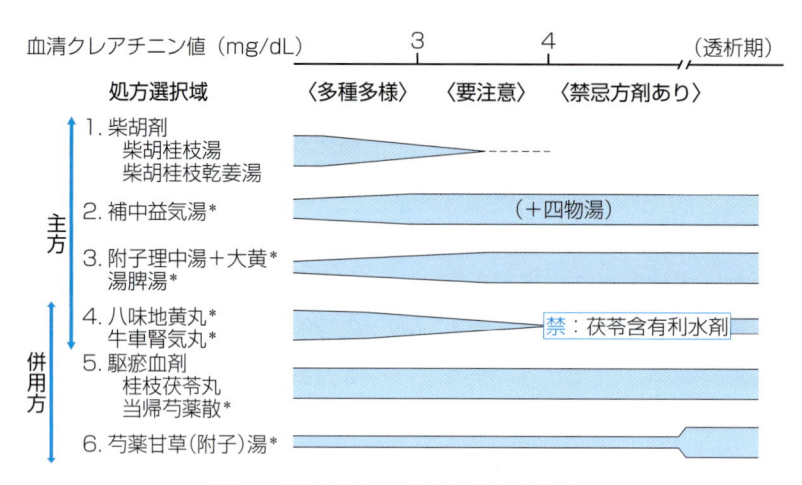

図1　腎機能障害の程度による頻用処方
*寒（冷え）に応じて附子を追加することが多い方剤

であれば使いにくい．皮膚の枯燥が明らかで熱候を伴い，"渋紙色"といわれる皮膚が典型である．

c．使用上の注意

保存期腎不全の末期には，漢方方剤がかえって悪化因子となることもあり，注意を要する(図1)．五苓散，真武湯など茯苓含有の利水剤は，八味地黄丸同様に末期腎不全では障害進展因子になりやすく，Cr 3.0 mg/dL 以下で使用すべきである．本疾患ではとくに検査値と自覚症状が解離することがあり，検査結果にも注意した経過観察が必要である．漢方薬は植物成分が主体であるが，方剤中のカリウム含量は少なく，無尿患者においても常用量では危険がない．透析症例での漢方方剤使用量も，一般に常用量で問題はない．

4　尿路感染症（膀胱炎様症状を含む）

a．漢方における病態と特徴

細菌感染が認められても，漢方治療のみで治癒する例は多いが，外来診療などでは抗菌剤（含・抗生物質）の併用が安全である．しかし，抗菌剤の副作用例，慢性・難治例，反復例，感染は認められないが膀胱炎様症状がある例などでは，漢方治療を積極的に行うべきである．触診上，下腹の熱感・冷感が決め手となることが多い．

b．方剤の選択

●猪苓湯

膀胱炎の過半数に適応となり，抗菌剤に匹敵する効果がある．使用目標は血尿や陰部の熱感・排尿時痛，自・他覚的な下腹部の熱感などの下焦の熱候で，検査上は異常が見当たらなくても症状がある例にも有効である．下腹部の熱感が消失するまで長期継続し，尿路感染の再発予防にもなる．

●猪苓湯合四物湯

猪苓湯証に似るが虚証で血虚を兼ねる．初発例よりも，再発を繰り返す例や難治の例に適応例が多い．

●竜胆瀉肝湯

猪苓湯に比較して陽証・実証の程度が強く，下腹部や陰部の熱感が高度であって，猪苓湯では及ばない時に用いる．

●八味地黄丸

陰証であるがあまり虚証ではない．下半身，とくに膝から下の冷え症状や小腹不仁，下腹部の熱感がないか逆に冷えている点が目標となる．明らかな炎症がある急性期よりも，頻尿や冷えを目標に，慢性あるいは反復例に用いる．

●清心蓮子飲

虚証で神経質が使用目標．八味地黄丸証に似るが胃腸虚弱，あるいは抑うつ傾向などを伴う尿路の愁訴に良い．神経過敏により尿意切迫を伴う頻尿にも用いる．

c．使用上の注意

直接的な抗菌作用による効果ではないので，有効であれば長期連用しても菌交代現象などの危険はない．慢性・頻回再発例などでは，証が消えるまで連用することにより，服薬を中止しても再発しにくくなる．

5　尿路結石

a．漢方における病態と特徴

漢方方剤は，鎮痛効果と共に排石促進も期待できる．しかし強い疝痛発作時には内服困難であり，注射薬などが有利である．大きな結石では結石破砕術や外科的処置などを考慮する．

b．方剤の選択

●芍薬甘草湯

鎮痙効果があり，急性期に適応となることが多い．他覚的な腹直筋の異常緊張や自覚的な筋の緊張感が使用目標となる．発作時の頓用としては，大量（通常使用量の2～3倍）を用いる．正常な筋緊張には影響しないので，腹満や便秘は出現しない．寒を伴う陰証では附子を加え（芍薬甘草附子湯），便秘を伴えば大黄を加えて，症状の安定期にも用いる．長期使用時には，甘草による偽アルドステロン症の出現に注意が必要である．

●猪苓湯

尿路感染症と同様，血尿や下腹部中心の自他覚的な熱候を目標に用いる．結石破砕術後も含め，排石促進の可能性が報告されている．

●その他

大建中湯（腹満，腹部の冷え），柴胡剤（実証では大柴胡湯），駆瘀血剤（実証向きの桃核承気湯，大黄牡丹皮湯，桂枝茯苓丸など）などや，上記の尿路感染症と同様の方剤による臨床報告がある．証により使い分ければよい．

参考文献

1) 東条静夫・吉利　和・長沢俊彦ほか：慢性糸球体腎炎，ネフローゼ症候群における医療用漢方製剤：柴苓湯（TJ-114）の臨床効果〔第1報〕-多施設オープン試験．腎と透析 31：613-625，1991
2) 三潴忠道・横澤隆子・大浦彦吉ほか：大黄並びに大黄含有漢方方剤による慢性腎不全の治療に関する研究（第2報）．日本腎臓学会誌 29：195-207，1987
3) 三潴忠道・横澤隆子・大浦彦吉ほか：慢性腎不全の進行に対する温脾湯を中心とした漢方治療の臨床評価．日本腎臓学会誌 41：769-777，1999
4) 室賀一宏：透析患者と漢方．漢方の臨床 46：915-920，1999

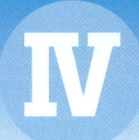

6 検査異常

C 肝機能障害

【佐藤 弘】

1 疾患と治療の考え方

　漢方医学では，患者の自覚症状と医師の五感により得られた情報により，診断治療が行われてきた．本項で対象としている肝機能障害は，各種機器を用いなければ，正確な診断および治療効果の判定が不可能である．肝機能障害に対する漢方治療は，漢方医学の立場からだけではなく，近代医学の立場からもあわせて評価が必要な領域である．肝機能検査所見などに異常を認めた場合，まず正確な病態の把握を行う必要がある．実際には原因が特定できない例もあるが，こうした例では，経過観察が大切になる．本項では，漢方治療を行ううえで注意する点を述べたい．

a．肝機能検査所見と肝機能障害—正確な病態把握の必要性

(1) 肝機能検査所見の異常が必ずしも肝機能障害ではない

　肝機能障害の存在を推定する際，多くは肝機能検査の異常によることが多いと考えられる．ルーチン検査を表1に掲げる．スクリーニング検査としては，AST，ALTが多く用いられる．とくにALTの上昇が肝機能障害発見の機会となる．ついでγGTPあるいはALPであろう．AST，ALTの上昇は，肝機能障害のほか，糖尿病，甲状腺機能異常，筋肉疾患などでもみられる．γGTPあるいはALPの上昇は，胆道疾患のほか，膵腫瘍，潰瘍性大腸炎，腎や前立腺の悪性腫瘍などでもみられる．ビリルビン値の上昇では，直接型の場合には，肝機能障害を疑うが，

表1　主な肝機能検査

肝細胞障害を示す検査	AST, ALT, ALP, γGTP
肝臓での合成機能を示す検査	総コレステロール，コリンエステラーゼ，プロトロンビン時間，アルブミン
胆汁排泄機能	ビリルビン
線維化を示す検査	IV型コラーゲン，ヒアルロン酸，血小板数
原因検索のための検査	HBV関連，HCV関連，HA関連，抗核抗体，抗ミトコンドリア抗体
間葉系の反応	γグロブリン，TTT，ZTT
肝細胞がんを示唆する検査	AFP，AFPレクチン分画，PIVKA II

間接型の場合には，体質性黄疸の中でもっとも頻度の高いGilbert症候群あるいは溶血性疾患を疑う．

(2) 肝機能検査値が基準値内でも肝機能障害を疑う必要がある

　AST，ALTが基準値上限付近の例，AST＜ALTの例では，慢性肝疾患の存在の可能性を念頭に置いておくとよい．輸血歴のある例，肝炎の既往のある者，肥満者では，とくに注意する．

(3) 肝機能検査以外の異常でも肝機能障害の存在を疑う必要がある

　血小板数が基準値以下の場合は，慢性肝炎，とくに肝硬変を除外しておくことが重要である．

(4) 肝機能検査所見異常あるいは肝機能障害が疑われる場合に行うこと

　肝機能障害の存在が血液検査で疑われた場合，次に行うことは，肝機能障害の原因検索である．肝炎ウイルス(HBV，HCV)，自己抗体(抗核抗体，抗ミトコンドリア抗体)を測定し，B，C型慢性肝炎，

自己免疫性肝炎，原発性胆汁性肝硬変などの鑑別を行う．こうした検査に異常がみられない場合には，薬剤服用例では薬剤性肝障害の可能性も考慮する．もちろん以上あげた病態が基礎にあっても，薬剤服用中であれば，薬剤性肝障害を否定することはできない．いずれにしても薬剤性肝障害の可能性を念頭において薬剤服用と肝障害発症時期との関連を調べる必要がある．なお薬剤性肝障害診断確定に行われるDLSTは，漢方薬の場合には，問題のあることが知られている．すなわちこの検査陽性をもって起因薬剤とすることには注意を要する．

次に腹部超音波検査を行い，慢性肝炎，肝硬変，肝腫瘍，脂肪肝，胆道膵疾患などの鑑別を行う．

b．漢方治療の適応かどうかを決める

漢方薬による治療を行う前に，眼前の患者が漢方治療の適応かどうかの判断が重要である．とくにHCV関連の慢性肝疾患においては，インターフェロンあるいはこれとリバビリンとの併用療法により，約半数の例で，HCVの消失が得られるようになっている．年齢，性，合併症などを勘案し，インターフェロン治療を行うかどうかをまず決める．

インターフェロン無効あるいは何らかの理由でインターフェロン治療ができないか継続できない例には，漢方治療を行ってみる．

c．経過のみかた

慢性肝疾患（とくにウイルス性）においては，AFPおよびPIVKA II検査を含めて，1ヵ月ないし3ヵ月に1回の血液検査，3ヵ月から6ヵ月に1回の超音波検査がかかせない．さらに6ヵ月から年1回のCT検査など，血液検査ばかりでなく，定期的な画像検査もすすめられる．中でも超音波検査上肝硬変の特徴を示している例，血小板数が12ないし13万未満，とくに10万未満の例は，肝硬変あるいは肝硬変に近い病態である可能性が高いので，肝細胞がんの高危険群であり，入念な経過観察が必要である．

腫瘍マーカーであるAFPおよびPIVKA IIの経過にも注意する．基準値上限を超える程度の上昇でも漸増する場合には注意が必要である．AFP値が基準値上限を少し上回る程度でも上昇傾向が続く場合は，レクチン分画の測定を行う．血液検査上，肝細胞癌が疑わしい時には，超音波検査の間隔を1ないし2ヵ月に短縮する．画像診断上，肝細胞癌が疑われた場合には，腫瘍治療を行っている専門施設への紹介を行う．

漢方薬の治療効果判定は，数ヵ月ないし半年を目途に，薬の効果を判定すると良い．実際には肝機能検査所見の改善に関して，筆者の経験では，それほど効果は得られない．注意すべき点は，肝機能検査所見とくにAST，ALTの低下がみられたからといって病態が改善したと即断してはならないことである．肝硬変へ進展するとAST，ALTが正常化する例もあるからである．他の検査所見とくに血小板数，線維化マーカー，超音波検査所見とを総合して判断しなくてはならない．

慢性肝疾患に対する漢方治療の役割は，筆者としては，自覚症状改善にあると考えている．肥満者にみられる脂肪肝では体重減少をはかるための食事療法，運動療法が主体となる．中でもHCV関連肝疾患においては，随証治療により，肝細胞がん発生の抑制ないし遅延を期待して用いている．

2 漢方における病態と特徴

漢方治療には，大きく二つの立場がある．一つは，近代医学的立場から対象疾患を選定し，特定の方剤を対応させて使用する場合である．もう一つは，漢方医学的立場から処方を選択し，漢方医学的におよび近代医学的立場からその効果の評価を行う方法である．

a．近代医学的立場からのアプローチ

これまで，AST，ALT，肝線維化マーカーへの効果が報告されている方剤を表2に掲げる．また肝細胞がん発症抑制に効果の期待できる処方も報告されている．この中では，小柴胡湯が代表的な処方である．この立場からの使用にあたっても，以下に述

表2 肝機能障害に効果の期待できる処方

AST, ALTの改善	小柴胡湯, 十全大補湯, 補中益気湯, 柴胡桂枝湯, 茵蔯蒿湯
線維化マーカー	小柴胡湯, 茵蔯蒿湯
利胆作用	茵蔯蒿湯
高アンモニア血症	大建中湯
肝細胞がん抑制	小柴胡湯, 十全大補湯

べるように，使用対象の例に特徴的な症候があれば，それを参考に投与するとよい．

b. 漢方医学的立場からのアプローチ

表3に治療の基本的考え方を示す．主方と併用薬とに分けて考える．

ここでも小柴胡湯あるいはその加味方が中心と考えてよい．しかし小柴胡湯は，インターフェロン治療中の患者および肝がん，肝硬変，肝硬変の疑われる血小板数10万未満の患者には健康保険上は禁忌である点に注意する．

小柴胡湯以外の柴胡剤もよく使用される．さらに消化器症状（食欲不振，胃もたれ，下痢など）を主症状とする例，易疲労倦怠感，寝汗，日中の眠気などを主症状とする例に大別する．また特徴的な症状，易怒，いらいら，ホットフラッシュなどに着目して処方選択を行う．

そのほかに，種々の並存する病態を目標に主方に併用する機会の多い処方が存在する．代表的な病態として，瘀血，水毒，肝胆の湿熱（炎症），腎虚などである．こうした病態に使用される処方を併用する

表3 処方選択の大綱
1. 主方

分類	主要症状	身体所見	処方群	代表的処方
I	（−）	（−）	柴胡剤	小柴胡湯*, 柴胡桂枝湯
II	口苦，口粘，易怒，いらいら，肩こり	胸脇苦満	柴胡剤	大柴胡湯, 柴胡加竜骨牡蛎湯, 四逆散, 小柴胡湯*, 柴胡桂枝湯, 柴胡桂枝乾姜湯, 加味逍遥散, 抑肝散など
III	食欲不振，胃もたれ，食後の胃部膨満感	心下痞鞭，振水音	人参剤	半夏瀉心湯, 六君子湯, 人参湯など
IV	著明な疲労倦怠，食後の眠気・倦怠，寝汗	軽度の胸脇苦満，貧血，貧血傾向，皮膚の枯燥	参耆剤	補中益気湯, 十全大補湯, （加味）帰脾湯, 人参養栄湯など

2. 併用薬

分類	主要症状	身体所見	処方群	代表的処方
瘀血	下腹部膨満感，口渇，健忘など	下腹部の抵抗・圧痛，舌粘膜の紫色・青色化，くも状血管腫，手掌紅斑，静脈怒脹	駆瘀血剤	桂枝茯苓丸, 当帰芍薬散, 大黄牡丹皮湯, 桃核承気湯など
水毒	身体が重い，口渇，尿量減少，浮腫感	浮腫，腹水	利水剤	五苓散, 茵蔯五苓散, 当帰芍薬散など
肝胆湿熱	胸苦しい感じ，胸脇部の重苦しい感じ	急性に出現した黄疸，濃い色の尿	利胆剤	茵蔯蒿湯, 茵蔯五苓散など
その他	下肢倦怠感，腰痛，夜間頻尿，手足のほてり	小腹不仁, 臍下正中芯, 小腹拘急	補腎剤	八味地黄丸
	腓腹筋の痙攣		鎮痙剤	芍薬甘草湯
	鼻出血		清熱剤	黄連解毒湯
	皮膚瘙痒	皮膚の乾燥 あり / なし		温清飲／当帰飲子 / 茵蔯五苓散／茵蔯蒿湯

*肝硬変，肝がん，血小板数10万以下の患者には投与禁忌．
（佐藤　弘：漢方治療ハンドブック，南江堂，東京，p107, 1999）

ことにより，症状のさらなる改善をはかる．

3 方剤の選択

a．主　方

（1）　柴胡剤

柴胡を主薬とする処方および柴胡を含む処方である．この群の処方の使用目標を**表4**に掲げる．

（2）　人参を含む方剤

虚証では六君子湯，人参湯，虚証症候が乏しい例では半夏瀉心湯を考慮する．各処方の使用目標は以下のとおりである．

● **六君子湯**

食欲不振，胃もたれ，易疲労倦怠感があり，腹部が軟弱で，振水音を認める例に用いる．

● **人参湯**

前方に似るが，漢方医学的には寒証を伴う例に用いる．寒証の症候としては，下痢，喜唾，尿量増加などに着目する．

● **半夏瀉心湯**

腹力は中等度で心下痞鞕があり，食欲不振，胃もたれのある例に用いる．ときに腹鳴，軟便傾向を伴う．苦味に耐えられる者が適応となることが多い．

（3）　参耆剤

虚証である．この群では易疲労倦怠感が主で，そのほか寝汗，日中の眠気，食後の倦怠感に着目すると良い．食欲不振などの消化器症状を伴う場合もあるが，前項の人参を含む方剤に比較すると，参耆剤は易疲労倦怠感が主で消化器症状は従である．鑑別に迷う時は，消化器症状の改善を人参を含む処方でまずはかり，疲労倦怠感などが残る場合に参耆剤に変更してみるとよい．

● **補中益気湯**

この群の中心的処方である．他の参耆剤の特徴を備えていないと思われる例ではまず本方を使用してみる．柴胡を含むので軽度の胸脇苦満の存在も使用目標となる．

● **十全大補湯**

皮膚の枯燥，貧血傾向，冷えがある例に用いる．

表4　柴胡剤の使い方・使い分け
1．腹部所見からの使い方・使い分け

腹部所見	注目する症候	処　方
胸脇苦満が強い 腹力充実 腹部の動悸亢進なし	便秘，肩こり	大柴胡湯
	便秘なし 大柴胡湯で下痢	大柴胡湯去大黄
胸脇苦満が強い 腹力充実 腹部の動悸亢進	神経過敏（物音に敏感），不眠，動悸，うつ症状	柴胡加竜骨牡蛎湯
胸脇苦満やや強い 腹力やや強い 腹直筋緊張	便通不定 手足の冷え 手掌発汗	四逆散
胸脇苦満中等度 腹力中等度		小柴胡湯
胸脇苦満中等度 腹力中等度ないしやや弱い 腹直筋緊張	腹痛，便通不定 発汗傾向	柴胡桂枝湯
胸脇苦満弱い 腹力弱い 腹部動悸亢進	神経過敏 首から上の発汗 口の渇き	柴胡桂枝乾姜湯

2．自覚症状からの使い方・使い分け

易怒，強いいらいら	抑肝散
ホットフラッシュ，多愁訴	加味逍遥散

（佐藤　弘：漢方治療ハンドブック，南江堂，東京，p108，1999より一部改変）

漢方医学的には，気血両虚の例が適応となる．肝硬変への使用が多くなる．

● **人参養栄湯**

前方に似るが，不眠，不安あるいは咳など呼吸器症状を伴う場合には，本方にしてみる．

● **帰脾湯・加味帰脾湯**

前2方のように地黄剤が使用できない場合で，貧血，出血のほか，不安，不眠，抑うつ気分など精神神経症状が前景にたつ例に用いる．一般には，柴胡を含む加味帰脾湯を用いる．

b．併用薬

主方に併用して用いることが多い処方群である．

（1）　駆瘀血剤

● **桂枝茯苓丸**

もっともよく使用される．腹力中等度で顔色が良い例に用いる．

● 当帰芍薬散
　腹力はやや軟弱で，顔色が悪く，冷え，浮腫がある例に用いる．

● 大黄牡丹皮湯
　腹力があり，便秘がある例に用いる機会がある．精神症状より炎症機転が疑われる例に考慮する．

● 桃核承気湯
　のぼせ，頭痛などが激しく，便秘のある例に用いる．症状がいったん生じると激烈になる点に着目するとよい．

(2) 利水剤

● 五苓散（茵蔯五苓散）
　浮腫，浮腫感，体が重たいなどの訴えがある例に考慮する．口渇，飲水の割に尿量が少ないなどの症状があれば本証である．これより水毒症状が強い場合，黄疸を伴う例には，茵蔯五苓散にする．

● 当帰芍薬散
　駆瘀血剤の項参照．

(3) 利胆剤
　黄疸に使用される処方群を利胆剤と呼んでおく．

● 茵蔯蒿湯
　活動性の高い例に考慮する．利胆作用のほか，肝細胞保護作用，線維化抑制の効果が知られるようになっている．また原発性胆汁性肝硬変に対し効果的な例のあることが報告されている．大黄を含むので，下痢の者，服用後下痢をきたす例には慎重に投与する．

● 茵蔯五苓散
　茵蔯蒿湯で下痢する例に用いてみる．

(4) その他

● 補腎剤
　八味地黄丸が中心的処方である．主方で浮腫が取れない場合，しびれを伴う例には牛車腎気丸を用いてみる．附子を含む処方でのぼせ，動悸などが現れる場合，ほてりがかえって強くなる例には六味丸にしてみる．

● 鎮痙剤
　こむらがえりは夜間に起こることが多いので，芍薬甘草湯を就寝前に服用させることで防止できる例が多い．これが効かない例には抑肝散や抑肝散加陳皮半夏などの処方を考慮するとよい．

● 止血剤
　慢性肝疾患では，ときに鼻出血が起こり，止血しにくかったり頻繁に起こる例がある．こうした例には，黄連解毒湯を投与したり併用してみると，頻度が減ったり止血までの時間が短縮する例がある．

● 鎮痒剤
　頑固な痒みに悩まされる例に遭遇する．こうした例には，皮膚の乾燥が認められる例には，当帰飲子，温清飲を，皮膚の乾燥が強くない場合には，茵蔯蒿湯あるいは茵蔯五苓散を用いてみるとよい．

　肝機能障害の中には，ウイルス性肝炎，NASHのように，進行性で，最後には肝硬変から肝細胞がんへと進展する疾患がある．これらの変化は，漢方医学的立場からのみでは十分病態を把握することができず，また治療効果の判定も行うことはできない．すなわち肝機能障害は近代医学の力をかり，正確な病態把握と経過観察が重要である領域であることを強調しておきたい．

参考文献

1) 佐藤　弘・荒川泰行：慢性C型肝疾患患者の肝細胞癌発症抑制に対する漢方治療の抑制効果—伝統的考え方に基づく漢方治療の有用性，日本東洋医学雑誌 55(4)：455-461, 2004
2) 佐藤　弘：漢方治療ハンドブック，南江堂，東京，pp100-113, 1999
3) 佐藤篤彦ほか：小柴胡湯による薬剤性肺炎の臨床的検討—副作用報告書からの全国調査，日本胸部疾患学会雑誌 35：391-395, 1997

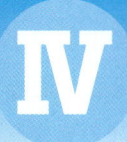

IV 症候からみる漢方

6 検査異常

D 貧血・出血傾向

【小菅孝明】

1 疾患と治療の考え方

a. 貧血

貧血は血液検査で赤血球数，血色素量（ヘモグロビン濃度），ヘマトクリット値が絶対的あるいは相対的に低下した状態と定義されている．

西洋医学的病因として，赤血球生成の① 原料不足（鉄欠乏性貧血など），② 造血障害（再生不良性貧血，赤芽球癆，骨髄線維症，骨髄異形成症候群など），③ 成熟障害（腎性貧血，巨赤芽球性貧血など），④ 赤血球の破壊亢進（各種溶血性貧血，脾機能亢進，ヘモグロビン異常症など）に大きく分類され，各々について明確な治療法がほぼ確立されている．

とくに一般臨床医家が遭遇する頻度の高い鉄欠乏性貧血や巨赤芽球性貧血，腎性貧血はその不足成分である鉄やビタミン B_{12}，葉酸，エリスロポエチンの補充療法を確定診断がつき次第，早急に開始し，漢方治療を第一選択とするべきではない．出血性ショックや重症貧血による臓器障害により生命の危機に瀕している場合も同様で，輸血による救命治療を躊躇なく開始する．他の疾患に関しても重症度に応じた国際標準治療が存在している現在，これを無視した漢方治療は医学倫理的問題が大きく，回避すべきである．

それでは貧血治療に漢方はまったく無力かといえば，実は重要な役割を果たすことが多々ある．① 西洋薬による治療難渋例，西洋薬無効例：鉄剤・ステロイド剤・免疫抑制剤の副作用による治療中止や薬剤減量例など，② 標準治療では無治療経過観察となってしまう例：軽症再生不良性貧血，骨髄異形成症候群（とくにRA，RARS），老人性貧血など，③ 検査値上は正常範囲に復しているにもかかわらず，貧血症状が持続する例，などに対してである．

例えば，十全大補湯は幹細胞レベルで赤血球への分化誘導作用を有することが確認されている．このように西洋医学的エビデンスを有する方剤は①②のような場合，代替療法としてまたは併用による西洋薬のさらなる減量に寄与する．そして，③のような場合は漢方治療の絶対的適応といっても過言ではない．なぜなら，漢方では貧血を血液の量的低下のみならず，質的に低下した状態も含め，血が不足して起こる血虚症状と考えるからである．漢方でいう貧血は，血の質・量に関連して出現する諸症状を指す．これらの対応にはいくつかの臓器にまたがった対処を行う場合が多い．そうした対処の背景には，漢方の血（血液）生成についての独特な考え方がある．

b. 出血傾向

出血傾向とは，① 一次止血（血小板による止血）障害，② 二次止血（血液凝固因子による止血）障害，③ 線溶系の亢進，④ 溢血により皮膚・粘膜下出血や深部（関節内・筋肉内・臓器内等）出血をきたす病態である．皮膚・粘膜下出血は①，④，深部出血は②，③により招来される場合が多い．現代の医療現場では②に対し，不足している血液凝固因子の補充療法が第一選択となり，そして，③に対しては多くの場合が播種性血管内凝固症候群（DIC）などの致死的状況下での治療であることを考えると，抗プラスミン製剤などの各種抗線溶剤による対応が第一選択となる．漢方の有用性は①，④で発揮される．④は

アレルギー性紫斑病，単純性紫斑，老人性紫斑などに代表されるように，とくに毛細血管レベルで血管や血管の周囲組織が脆弱となり，軽度の圧迫でも血管が破れとくに痛みを伴わない出血症状のことで，毛細血管抵抗試験のみ陽性を示す．これらに対して明確な治療指針は呈示されていない．

①は血小板の質的・量的異常に起因して出現する点状出血斑や紫斑，鼻出血や歯肉出血・消化管出血・過多月経などの粘膜下出血である．そのうち，特発性血小板減少性紫斑病(以下，ITP)については一応の治療ガイドラインが存在するものの，確立されたものではなく，また，ITP 以外に関しても治療指針は明確でない．血小板性の異常では，当然，出血時間は延長するが，毛細血管抵抗試験も陽性を示すことが多い．すなわち，血小板血栓と破壊血管およびその周辺組織との結合が止血に重要な役割を担っていることがわかる．漢方ではこれらの症状を「気が血をコントロールできなくなり起こる血の流通異常」により出現する症状としている．

2 漢方における病態と特徴

a. 漢方における血(血液)の生成

漢方では血液のことを血と呼び，「脈管の中を巡回している赤色の液体」と定義し，その生成は飲食物を源として以下の過程をたどり形成されるとしている．

飲食物は脾胃，すなわち消化器系での消化吸収(運化)を経て気や水，あるいはその他の栄養物質に化成される．そしてそれが心，肺に送られ，心・肺の気化作用により次第に血に転化され，やがて脈管内に注入されて，身体全体に供給される．また，血は飲食物だけでなく，腎からも生成される．すなわち，腎は髄を生じ，髄は血に転化され，血の一部となる．

以上をまとめれば，血の生成には五臓のうちの脾，肺，心，腎の四臓が関与しており，さらに血を蓄える臓器となる肝を加えると，身体の中枢となる五臓すべてが血の生成，貯蔵，そして流通に関与することとなる．つまり，良質で豊富な血を獲得し，良好な流通を維持するためには，消化器系である脾が中心ではあるものの五臓すべてが関与することとなり，五臓いずれかの異常も血の質，量，流通の異変を招くこととなる．

b. 血の病態生理

血はからだ全体に栄養を供給している．つまり，皮毛，筋肉，経絡，臓腑などの機能維持，あるいは五官(眼，舌，口，鼻，耳)，四肢運動などすべてが血に依頼し初めて本来持つ機能の発現ができる．また，血が充実し旺盛であれば精神活動も活発旺盛となる．

逆に血の量が不足し，その質が低下すると，臓器はそれぞれ滋養源を失い，各種症状が身体のあちらこちらから一度に多発的に出現しはじめる．これが各種血虚症状(貧血症状)である．ここで血虚をきたす機序を(1)「気と血の関係」として，また，血の流通異常(出血傾向)を引き起こす病態生理を(2)「血と臓腑の関係」として概説する．

(1) 気と血の関係

「気は血を統帥する」，「血は気の母である」，「気が流れれば血はスムーズに流れ，気がうっ滞すると瘀血を生じる」といわれるように，気と血は密接な相互依頼の関係にあり，実際の治療上にもこの関係はよく応用される．例えば，貧血状態は血量や血質の不足，あるいは低下している状態と理解されるが，その回復に気を補う(補気)方法を用いる場合がある．補気することで血の生長を助け，結果として血を補う(補血)ことになるからである．これは逆の場合，すなわち補血することで気の旺盛を促進する場合もある．この気血両者の関係を巧妙に組み合わせ成立している処方が，十全大補湯である．この処方は，補気，補血の代表的な方剤である四君子湯と四物湯に桂皮，黄耆を加え薬効を強化した処方であり，気血両虚証を示す貧血患者の治療に頻用されるが，本剤の西洋医学的エビデンスとの関連は非常に興味深い．

(2) 血と臓腑の関係

血の運行は，全身に血液を送るポンプ役の心だけでなく，肝あるいは脾とも密接な関係を持つ．

心は「心主血（心は血を主どる）」といわれ，血をつかさどり循環を支配し，全身への血液供給の大本となる．肝は，心から送られる全身血液の貯蔵と供給の調節を行っている．そして，脾は血をコントロールし，血が脈管（血管）の中をうまく循環し脈外に出ないよう，つまり出血しないよう支配している，とされている．

脾は「元気之本」，つまり気生成の主役であり，その気が血を動かす原動力となっている．つまり，血の正常な流通は，気の存在のもとで初めて発揮されることは前述のとおりである．そのため，もし気生成の主役である脾気が虚弱となる（脾虚）と，脾は血をコントロールできなくなり，その結果，血の流通異常である皮膚・粘膜下の慢性出血の症状が出現してくる．血小板の質的異常のみならず，量的異常により出血傾向を呈するITPも，その臨床像からこれに相当すると考えられる．この場合には，脾気を高め血の流通を正常に回復させることで，出血症状だけでなく一般状態も改善する場合がよくある．その代表例がITP治療に頻用される加味帰脾湯である．

(3) ITPと加味帰脾湯

慢性ITPの治療法に関しては，副腎皮質ステロイドホルモン剤が第一選択であるが，難治例も多数存在する．

厚生省特定疾患特発性造血障害調査研究班によれば，「ステロイドの投与量と治療反応性について検討したところ，プレドニゾロン（以下，PSL）に換算して50〜60 mg/日では62.1%，30〜40 mg/日では56.3%，25 mg以下では45.0%で寛解を得た」と報告されている．しかし，PSL 1 mg/kgの長期継続投与は副作用の点からも現実的ではなく，PSL 1 mg/kgによる初期治療後はPSL少量療法（0.25〜0.5 mg/kg/日）にて維持療法が継続されていることが多い．ITPに対するステロイド療法の目的は，病因を標的とした特異的なものではなく，免疫系に広く作用してその抑制をはかるもので，免疫抑制には一般にPSL換算40 mg/日以上のステロイド量が必要といわれている．このため，実際の有効率は45%前後であると推察される．さらに寛解率・有効率を少しでも上げるために，長期にわたり，増悪期治療としてPSL大量療法を施行しつつ，PSL少量療法で寛解維持に努めている現況が理解できる．しかし，数年から数十年にわたるステロイド療法は常に重篤な副作用（消化管出血，大腿骨頭壊死，ステロイド性糖尿病，精神症状ほか）との戦いであり，生命予後の観点から米国血液学会ではγ-グロブリン大量療法や早期の摘脾が推奨されているほか，数々の代替療法が呈示されている．

近年，ヘリコバクターピロリ感染者ITPに対する除菌療法が注目を浴びているが，非感染者を含めた有効率は低い．わが国では有効率50%前後を示すビスコクラウリン型アルカロイド製剤（セファランチン）大量療法（60 mg/日）の有用性が報告されているが，ステロイド不応例での有効率が低い．

その中で，加味帰脾湯は多施設症例集積研究において47.6%の有効率を示した．また，その後の研究でステロイド不応例にも有効であることが明らかとなった．以上を勘案すると加味帰脾湯はITP治療の第一選択薬となり得る存在といえる．

一方，漢方医学からみると，数例の症例報告ではあるが，加味帰脾湯のみならず，帰脾湯，補中益気湯，六君子湯，十全大補湯，人参養栄湯ほか，いろいろな方剤の有効性が報告されている．随証治療が主体をなす漢方では当然のことといえる．本書を使用する諸兄が病名投与ではなく，的確な方証相対のうえで加味帰脾湯を投薬することで有効率は飛躍的に上昇するであろう．また，他方剤を同様に使用することにより，「ITP治療の第一選択は漢方薬である」と認知される可能性は高いと思われる．

3 方剤の選択

本章では頻用処方を列挙するが，先述のとおり，貧血および出血傾向の病態生理には五臓，気血水のすべてがダイナミックに関連し合っている．そのた

め，実際の臨床現場では個々の病態に応じたさまざまな方剤選択が必要となる．

a．貧血
(1) 血虚
体内の血が不足した状態のことであるが，血量不足だけでなく血質(栄養および滋潤作用)の低下状態を含む．したがって，頭がボーッとし，めまいがする．顔色は蒼白となり，心悸が亢進する．四肢の倦怠感やしびれ，皮膚に色艶がなく，肌がかさつく．頭髪が抜けたり，睡眠障害を起こしやすいなどの症状を呈する．舌色は淡白色，脈は細となる．

- **四物湯**
血虚を改善する基本方剤．単独で使用することはあまりなく，加味方や合方として広く用いられる．

- **芎帰膠艾湯**
血虚に伴った出血に用いる．不正性器出血，痔出血，血尿など下半身の出血に使用することが多い．

- **当帰芍薬散**
血虚に水毒が加わり，多彩な症状を示す．貧血のほか，更年期症候群，月経不順，月経困難，不妊症，冷え症，めまいなどに用いられる．

(2) 気血両虚
気と血は相互に密接な関係にあるので，一方が虚すと他方も虚しやすく，臨床的に貧血患者はこの状態を呈することが多い．血虚症状に加え，呼吸は力なく，小さく，話す言葉も力がなく，ぼそぼそ話す．顔色は青白く，すぐにドキドキしたり，四肢あるいは全身倦怠感がより強い．舌は淡白色で，脈は細・虚である．

- **十全大補湯**
②b.(1)の項(244頁)にて詳解．強い疲労倦怠，全身衰弱，寝汗，手足の冷えなどを使用目標とする．貧血治療の最頻用方剤である．

- **人参養栄湯**
十全大補湯去川芎加遠志(精神安定作用)・陳皮(理気・化痰)・五味子(収斂・止痰)と十全大補湯に近い処方で，より虚した状態で咳嗽・喀痰，息切れ，虚熱や精神不安定を伴う時に用いる．

- **帰脾湯**
十全大補湯のうちの六味の生薬に，鎮静・精神症状改善作用のある酸棗仁，竜眼肉，遠志，木香を加え，さらなる補血として当帰，人参を加味した方剤である．心脾両虚による諸病を治す処方．胃腸の弱い虚弱な人が，過労や心労の結果，脾が血をコントロールできなくなり，出血や貧血をきたし，より強い血虚症状に健忘や不眠，無気力，うつ傾向など精神神経症状を起こした時に用いる．

- **加味帰脾湯**
帰脾湯の証にのぼせ，ほてり，胸苦しさ，いらいらなど肝血虚・肝火内鬱から虚熱を生じたものに用いる．帰脾湯に柴胡(疎肝解鬱)，山梔子(清熱瀉火)を加え，神経興奮による熱証を鎮める方剤である．西洋医学ではITP治療の第一選択として頻用されている(②b.(3)，245頁参照)．

(3) 気虚
生命活動の根源的エネルギーである気の量が不足した状態で，すべての活動力が低下する病態であり，血虚を招来することはもちろん，全身倦怠，易疲労感，無気力，食欲不振，易感染性，易出血性などを示す．舌は淡軟，脈は弱・軟・虚で無力となる．

- **四君子湯**
気虚に対する代表的方剤．気の生成低下に伴い，著しい気虚症状を示し，すぐに腹が張って苦しくなる．心窩部不快感，悪心・嘔吐，下痢など胃腸虚弱の症状を呈する．

- **六君子湯**
四君子湯と胃内の水分停滞を治す二陳湯の合方である．四君子湯の証に似るが，気虚症状はやや軽度で，心窩部のつかえ感(心下痞)やより強く胃腸症状を訴える場合に用いる．

- **補中益気湯**
消化機能が衰え，全身倦怠の著しい体質虚弱者に用いる．体や内臓の下垂感，味覚障害を訴えることがある．

- **人参湯**
胃腸虚弱の症状は四君子湯，六君子湯の証に似るが，冷えの症状が主の場合に用いる．

b．出血傾向

(1) 脾　虚

　慢性的な出血傾向は，脾虚により気血の生成が不良となり，続いて血の流通のコントロールが失調して出現する場合がほとんどである．すなわち，出血傾向の治療とは「脾を補う」ことといっても過言ではない．脾虚により呈する症状は，気虚および気血両虚証と同様であり，これらの治療方剤はすべて脾をターゲット臓器としている．下記に頻用処方を列挙するが，当然，補気および補気補血剤と重複するものの解説は前項を参照されたい．

- ・帰脾湯　・加味帰脾湯　・四君子湯　・六君子湯　・補中益気湯　・十全大補湯　・人参湯　・人参養栄湯

●啓脾湯

　四君子湯よりさらに脾胃が虚して消化不良，水様下痢や軟便が著しい者に用いる．

(2) 実　熱

　三焦のすべてが実熱を呈する病態では，体の各所に炎症と充血を伴った諸症状が発現する．とくに粘膜においては，出血として症状が発現することが多く，広義の出血傾向と考える．例えば，鼻粘膜からの鼻出血，気管支粘膜からの喀血，消化管粘膜からの吐下血などを呈する．アレルギー性紫斑病の皮膚・粘膜下出血は，この病態により招来されていることがある．

●三黄瀉心湯

　瀉心湯類のうち，もっとも実証向けの方剤である．三焦の実熱を瀉下効果により排泄し，止血する．黄連解毒湯よりさらに実証でのぼせ，顔面紅潮，精神不安，便秘の傾向にある者に用いる．他の瀉心湯類も証により使い分けると効果的に止血できる．

●黄連解毒湯

　清熱剤の代表処方である．のぼせ気味でいらいらする傾向のある者に用いる．心下痞，心中煩悸を訴える．黄連＋黄芩の薬理作用で清熱涼血し，止血する．

c．貧血・出血傾向に関連した他病態と処方

(1) 瘀　血

　貧血や出血など何らかの状態により血液がスムーズな流通を維持できなくなると，局所的に血流が停滞し，瘀血が発生する．臨床症状は，一般に共通する瘀血症状のほか，瘀血が起こった場所・臓器により異なり，突然の局所的な出血は，瘀血の存在も考え，駆瘀血剤が適用となる場合がある．詳細は，「第Ⅱ章病態からみる漢方」に譲る．

- ・桂枝茯苓丸　・温経湯　・桃核承気湯
- ・通導散　・当帰芍薬散　・血府逐瘀湯　など

(2) 気鬱(滞)＋瘀血

　漢方では，気と血は脈管を一緒に流通するとされ，気は血のスムーズな流通を促す原動力となる．ゆえに，気のうっ滞状態が持続すると血の循環も滞り，やがては瘀血を形成し，気鬱(滞)と瘀血の両者の症状が同時に出現した状態で，局所的な出血を起こすことがある．この場合，理気剤や駆瘀血剤を症状により合方することになるが，詳細は，「第Ⅱ章病態からみる漢方」に譲る．

- ・半夏厚朴湯　・香蘇散　・逍遥散
- ・加味逍遥散　・温経湯　・女神散　など

参考文献

1) 小菅孝明・宮原　桂：漢方なからだ，農文協，東京，2005
2) 特集　貧血患者へのアプローチ．日本医師会雑誌 137 (6)：1161-1220，2008
3) 喜多敏明ほか：EBM漢方，第2版，医歯薬出版，東京，2007
4) 日本東洋医学会学術教育委員会編：入門漢方医学，南江堂，東京，2002
5) 高山宏世編著：漢方常用処方解説(新訂28版)，日本漢方振興会漢方三考塾，東京，2001

コラム

●がんと漢方●　　【元雄良治】

　がんはわが国における医療の最重要課題の一つであり，厚生労働省の「がん診療連携拠点病院」，文部科学省の「がんプロフェッショナル養成プラン」などの国家的プロジェクトが進行中である．がん医療への漢方の応用は，心身一如，全人的視点などの東洋哲学に基づく漢方医学の概念をがん医療に取り入れ，各論としてがん医療の種々の場面で漢方医学を実践することを意味する．この際には漢方医学的素養（基礎理論・診察方法・生薬に関する知識と経験）を備えていることが重要である．

　がんに漢方を使うという話題になると，抗腫瘍効果を期待する傾向がある．実際に「抗がん生薬」と呼ばれる生薬をあたかも西洋医学的抗がん剤のように考え，抗腫瘍効果を競うような面があるが，そのように伝統医薬をとらえるのならば，西洋医学的なエビデンスをきちんと「つくる」べきである．エビデンスでは「つくる」「つたえる」「つかう」の3要素が重要であるが，日本で使われる漢方薬に関する記載が含まれる診療ガイドラインが現在36（全体の約10%）あるが，真にエビデンスとして「つかう」ことができるのは六つしかない（Motoo Y et al: Complement Ther Med17: 147-154, 2009）．そのうちの一つががんに関連しているが，肝細胞がんの化学予防としての小柴胡湯に関するものであり，肝硬変に小柴胡湯が禁忌になっているので，実際の診療には応用できない．

　がん医療における漢方の出番は，治療では3大治療（手術・放射線・化学療法）の副作用・有害事象の軽減（支持療法）として使われる場面と，緩和ケアであろう．手術後のイレウス，放射線療法後や化学療法中の食欲不振・易疲労感に対して西洋医学的対応には限界があり，豊富な漢方処方群を使う機会がある．タキサン系抗がん剤パクリタキセルは胃がん，非小細胞肺がん，乳がん，卵巣がん，子宮体がんに保険適用になっているが，それによる末梢神経障害に対して牛車腎気丸などが診療科の壁を超えて使用されている．塩酸イリノテカンも種々のがん化学療法レジメンに含まれているが，その副作用としての遅発性下痢はときに致死性となるので，半夏瀉心湯の予防的投与が推奨されている．緩和ケアでは多様な愁訴に対して漢方による「随証治療」を実践できる．疼痛緩和においては，附子剤が刺激する内因性オピオイドであるダイノルフィンはκ型オピオイド受容体に親和性があるのに対して，モルヒネはμ型オピオイド受容体に親和性が強いので，附子剤とモルヒネの併用が可能であり，効果増強が期待される．

　がんを内科的に扱う腫瘍内科学は，漢方医学と同じように臓器の枠を超えて全人的な医療をめざす臨床医学分野であるが，今後ますます増加するがん患者の診療に，腫瘍内科と漢方の両方の実力を持つ臨床家が一人でも多く出てくることを願っている．それは集学的がん治療の一翼を漢方が担い，患者へ最良の治療を提供することにつながるからである．

V 症例からみる漢方

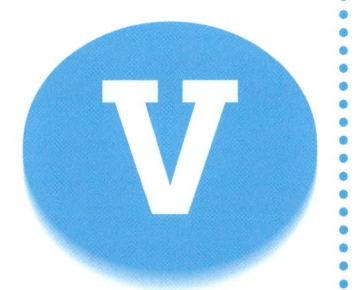

専門医制度委員会，学術教育委員会および専門医の先生方の協力を得て作成した症例を掲載する．

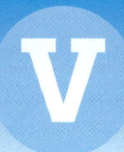

V 症例からみる漢方

1 頭　部

A　頭　痛

1 頭　痛

- **症　例** 55歳，女性
- **処　方** 呉茱萸湯エキス3包
- **主　訴** 頭痛
- **既往歴** 48歳：子宮がんにて子宮卵巣摘出術
- **家族歴** 特記事項なし
- **現病歴**

X－7年に施行された子宮がんの手術後に，ほぼ毎日のように頭痛が出現するようになった．平素より肩こりがあり，肩こりが増強すると頭痛が起こる．X年9月，漢方治療を希望し当院を受診した．頸部，肩，上背部のこりを認め，頭痛が激しい時は目の奥の痛みや嘔吐を伴うことがあった．また冷えると肩こりや頭痛が誘発された．

- **現代医学的所見**

身長162 cm，体重50 kg，血圧120/70 mmHg．貧血（－），黄疸（－），下腿浮腫（－）．胸部聴打診上異常なかった．血算・血液生化学検査で異常なかった．

- **漢方医学的所見**

体格栄養中等度で，顔色は正常，脈は沈細．舌は淡紅色で微白苔あり．腹力は弱く，振水音と臍上悸を認めた．小便は8回/日，便通は正常であった．

- **経　過**

呉茱萸湯エキス3包を分3で投与し，ほぼ毎日起こっていた頭痛が，2週後までには1回に減少した．その後も月に1～2回の頭痛を認めるが，いずれも軽度になった．2ヵ月以降には頭痛はほとんど認めなくなり，X＋1年の1月からは，呉茱萸湯を2包/日に減量したが，その後も頭痛は認めていない．

- **考　察**

呉茱萸湯は，『傷寒論』と『金匱要略』が原典で，『傷寒論』には「少陰病，吐利し，手足逆冷し，煩躁して死せんと欲する者は，呉茱萸湯之を主る」とある．本方は手足が冷えて肩がこり，嘔気，嘔吐，頭痛があり，腹候で心下の膨満や振水音を認めるものに用いられ，緊張性頭痛や片頭痛にも頻用される．本症例も手足が冷えやすく振水音を認め，呉茱萸湯が著効した．頭痛の鑑別処方としては，五苓散，半夏白朮天麻湯，釣藤散，当帰四逆加呉茱萸生姜湯などがあるが，五苓散は口渇，尿利減少を伴うもの，半夏白朮天麻湯は胃腸虚弱で手足の冷えやめまいを伴うもの，釣藤散は中高年者でのぼせやめまい，不眠，高血圧傾向があり，早朝の頭痛を訴えるもの，当帰四逆加呉茱萸生姜湯は手足が冷えて下腹部痛，腰痛などを伴うものに用いる．

2 頭重感

- **症　例** 54歳，女性
- **処　方** 釣藤散エキス3包
- **主　訴** 頭重感，不眠
- **既往歴** 50歳時より脂肪肝
- **家族歴** 父：高血圧

● 現病歴

X−1年夏ごろより血圧が高くなり，X年1月からは収縮期圧150〜180 mmHg，拡張期圧90〜110 mmHgとなった．また，頭重感，不眠傾向を認めるため当科を受診した．頭重感は早朝から午前中にかけて認め，午後は軽減する傾向にあった．

● 現代医学的所見

身長155 cm，体重61.5 kg，血圧156/94 mmHg．貧血（−），黄疸（−），下腿浮腫（−），胸部聴打診上異常なかった．血算・血液生化学検査で異常なかった．腹部エコー上，脂肪肝および胆砂を認めた．

● 漢方医学的所見

肥満型で，顔色正常．脈は沈細．舌は淡紅色で舌苔（−）．腹力中等度，わずかに右胸脇苦満を認めた．

● 経 過

釣藤散エキス3包を分3で投与し，2週後の血圧は124/78 mmHgと低下し，頭重感も軽減した．その後も血圧は124〜140/78〜92 mmHgと安定し，不眠も徐々に改善し，X年8月以降は睡眠も良好となった．

● 考 察

釣藤散は『普済本事方』が原典で，「肝厥頭暈を治し，頭目を清するは釣藤散」とあり，中高年の頭痛，頭重感，めまい，のぼせ，神経症傾向，高血圧症，不眠などに用いる．本症例も閉経後に起こった高血圧症および頭重感に対し本方を用いたところ血圧は安定し，頭重感や不眠も改善した．高血圧症の鑑別処方としては，大柴胡湯，黄連解毒湯，柴胡加竜骨牡蛎湯，七物降下湯，八味地黄丸などがあげられ，大柴胡湯は実証で肥満，便秘傾向があり，胸脇苦満が顕著なもの，黄連解毒湯は虚実間証ないしは実証でのぼせやいらいらのあるもの，柴胡加竜骨牡蛎湯は実証で神経過敏，胸脇苦満と臍上悸があるもの，七物降下湯は虚証で疲れやすくのぼせや頭重のあるもの，八味地黄丸は高齢者で排尿異常や足腰の脱力感があり臍下不仁を認める腎虚証のものに用いる．

B めまい，耳鳴り

1 めまい症

● 症 例 65歳，女性
● 処 方 五苓散（煎じ薬）
● 主 訴 めまい，嘔気
● 既往歴 37歳：痔瘻，55歳：頸椎症，左顔面神経麻痺
● 家族歴 祖父：糖尿病
● 現病歴

X−9年5月から更年期症候群などにて当科通院中．加味逍遙散を主体に内服し，めまい，のぼせなどの症状は軽快していた．X−1年12月にめまいとともに二度吐いて横になることがあった．X年1月には，左側頭部痛も出現．頭部CT上とくに異常所見を認めなかった．同年5月ごろから自宅の改築で職人の出入りが頻繁になるとともに，めまい感が悪化し，左側頭部がズキズキ痛むようになり，吐き気も生じてくるようになったため，同年6月処方を再考した．

● 現代医学的所見

身長150 cm，体重49 kg．血圧150/92 mmHg．胸腹部に特記事項はなかった．神経学的にも異常所見を認めず．血算・血液生化学検査異常なかった．

● 漢方医学的所見

自覚的に忙しいと頭痛を生じやすい傾向にあった．めまい感と共に嘔気を自覚した．脈は虚実中間で弦．舌は淡白紅舌で腫大あり．腹候は腹力はやや軟で両側臍傍の圧痛を認めた．

● 経 過

加味逍遙散と五苓散の併用とし，めまいなどの症状増悪時に五苓散を主体に内服するように指導した．五苓散内服後めまい感と吐き気は軽減した．内服4週後には頭痛などの症状も軽減した．内服開始20週経過した現時点ではもとの加味逍遙散を主体に内

服し，めまい感の増悪もなく経過良好である．

●考察

　五苓散は『傷寒論』収載の方剤であるが，めまい症に関しては『金匱要略』痰飲欬嗽篇に「痩人臍下に悸あり，涎沫を吐し癲眩す，此れ水なり，五苓散之を主る」とある．少陽病期虚実間証で水滞型の方剤である．口渇と尿量減少，嘔吐，下痢が主徴となる．常習性の頭痛などではこの主徴が明らかでないことがあるが，気逆を伴い上熱下寒を示すこと，気虚や血虚は伴わないことを目標にする．めまい症における鑑別処方として，気虚傾向があり口渇や嘔吐がなく立ちくらみがある場合は苓桂朮甘湯，裏寒の症状があり浮動感がある場合は真武湯，急性期の回転性めまいの場合は沢瀉湯があげられる．

C　くしゃみ・鼻汁・鼻炎・後鼻漏

1　アレルギー性鼻炎

- **症　例**　8歳，男性
- **処　方**　小青竜湯エキス3包
- **主　訴**　くしゃみ，鼻汁
- **既往歴**　特記事項なし
- **家族歴**　特記事項なし
- **現病歴**

　5歳より春先のアレルギー性鼻炎が出現した．鼻閉は強くないが，くしゃみと水っぽい鼻汁が著明であった．喘息様気管支炎といわれたことがあるが，気管支喘息はない．X-1年10月，11月と鼻炎症状があり，X年1月上旬に初診した．

- **現代医学的所見**

　身長125 cm，体重25 kg．眼瞼結膜，貧血なし．眼球結膜，黄疸なし．咽頭異常なし．頸部リンパ節腫脹なし．胸部にラ音を聴取せず．下腿浮腫なし．

- **漢方医学的所見**

　体格：普通．顔色：普通．脈候：数，虚．舌候：淡紅，湿．舌に薄い白苔を認めた．腹候：両側腹直筋攣急を認めた．

●経過

　初診時に小青竜湯を処方した．3週後鼻炎症状はほぼ消失した．便秘がちだった便通が快便となった．7週後，スギ花粉の飛散が始まったが症状は出現せず，11週後スギ花粉の飛散が本格化していたが鼻炎症状の再燃はみられなかった．

●考察

　初診時にはまだ春のスギ花粉が飛散する前であったが，予防的に漢方薬を開始した．エキス顆粒が飲めないとのことで錠剤としたところコンプライアンスよく服用できた．花粉症に対して花粉飛散の時期には標治療法として小青竜湯，麻黄附子細辛湯，葛根湯，越婢加朮湯などが選択され，それ以外の時期には本治療法として柴胡剤などが選択される．本例は腹直筋攣急があり花粉飛散が終わった時点で小建中湯ないし黄耆建中湯を継続処方する予定である．本例に用いた小青竜湯は『傷寒論』『金匱要略』を原典とし，気管支喘息，アレルギー性鼻炎などに用いられる処方である．本方は表に邪があり，裏に水毒があるものに用いられる．鼻炎でも鼻閉よりもくしゃみや水様性の鼻汁を伴うものに用いる．

D　口腔内違和感

1　舌痛症

- **症　例**　68歳，女性
- **処　方**　清熱補気湯(煎じ薬)
- **主　訴**　舌痛，上咽頭の不快感
- **既往歴**　65歳：腰椎圧迫骨折手術(第4腰椎)

●**家族歴** 特記事項なし

●**現病歴**

X−4年から舌が割れてしまったり，舌から咽頭にかけて痛みが出現し，X−1年12月より某大学病院耳鼻咽喉科で精査加療されていた．同病院での諸検査で器質的な異常は指摘されなかった．「神経のせいでしょう」といわれ，トリアムシノロンアセトニド軟膏や麦門冬湯，エチルコハク酸エリスロマイシン，カルボシステインなどを処方され，一進一退を繰り返していた．痰が咽にへばりつくような感じがとれず，舌はいつもピリピリ痛むような不快感があった．骨粗鬆症による腰痛も悪化したため，X年11月，当院の受診となった．

●**現代医学的所見**

身長 138 cm，体重 56 kg，血圧 130/80 mmHg．身体所見：体格：やや肥満，亀背あり，顔色：普通，皮膚：普通，眼瞼結膜：普通，眼球結膜：黄染なし，心音・呼吸音：正常，肝・脾腫なし．リンパ節腫大：頸部・腋下・鼠径部，共になし．

●**漢方医学的所見**

脈候：沈．舌候：乾燥していわゆる鏡面舌，紅，皺裂（＋）．腹候：腹力虚，腹満（±），胸脇苦満（−），心下痞鞕（−），腹直筋攣急（−），臍傍部の圧痛（−），小腹不仁（＋）．

●**経　過**

初診時，滋陰清熱剤として甘露飲，1ヵ月後に加減涼膈散，3ヵ月後に八味地黄丸，6ヵ月後に味麦益気湯と処方したが，「胃がもたれる」「食欲がなくなる」「下痢をする」など地黄剤や滋潤剤は効果を認めなかった．X＋2年7月より鏡面舌を伴う舌痛に良いとされる清熱補気湯にしたところ，徐々に舌痛がとれていった．腰痛の治療のために，清熱補気湯加附子1gとしたところ次第に腰痛も軽快し，食欲も出てきた．現在清熱補気湯加附子2gにて経過良好で現在も外来通院加療中である．

●**考　察**

清熱補気湯は『薛氏医案』口歯類要（1528年）に「治中気虚熱口舌如無皮状或発熱作渇」とある．一般には『証治準縄』口舌門（1602年）が出典といわれているが，それ以前の1528年に『薛氏医案』口歯類要の条文においての上記の記載があり，また構成生薬も同じであることから，清熱補気湯の出典は『証治準縄』ではなく『薛氏医案』であると考える．

矢数道明は「脾胃の虚を補う剤と血を潤し燥を潤す剤とで構成されている．すなわち四君子湯で脾胃を補い，当帰と芍薬は血虚を補い，五味子・麦門・玄参は津液枯燥を潤すものである．升麻は咽喉中の熱をさまし，かつ諸薬を引いて上衝させ，上部に作用させる働きがある．慢性胃炎のある虚証の人が，胃の虚熱のために舌が爛れ舌の乳頭が消失して，一皮剥いだようになり，口中不快を覚えるものに用いる」と記している．

本症例では，他の漢方薬が奏効せず，抗生物質の連用による胃熱や脾虚，舌痛・口中不快を目標に清熱補気湯を処方した．鑑別処方として清熱補血湯などが考えられるが，清熱補血湯の舌は人紋裂であるのが一般的で清熱補気湯より血虚・陰虚の程度が強いとされている．本症例では「口舌無皮状の如く」という鏡面舌を主目標にして奏効した症例であった．

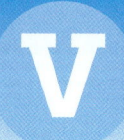

2　胸　部

A　かぜ症候群，インフルエンザ

1　かぜ症候群

●症　例　35歳，女性
●処　方　葛根湯（煎じ薬）
●主　訴　後頭部痛，肩こり，寒気
●既往歴　特記事項なし
●家族歴　特記事項なし
●現病歴
　起床時に後頭部痛，肩こり，寒気を感じた．熱っぽい感じがするが発汗はなかった．これまでもかぜ症状は漢方治療ですぐ治っていたため受診．
●現代医学的所見
　初診時身長156 cm，体重54 kg，体温37.8℃，脈拍85/分．咽喉頭に発赤腫脹などの異常を認めず．胸部理学所見異常を認めず．肩こりがある．
●漢方医学的所見
　後頭部から項部，膀胱経に沿って，こり強く発汗はない．悪寒があり，軽い咳をする．
　脈候：浮実．舌候：湿，苔を認めない．腹候：腹力中等度．
●経　過
　生姜を少量擦って葛根湯の煎じ液に入れて服用して床についた．数時間で発汗がありパジャマを換えそのまま眠り，翌朝には悪寒は消失し肩こりも軽くなり気分が良くなった．軽い咽頭痛があったのでしばらく葛根湯を続けて服用したが通常の勤務には支障なくついた．以後1日3回服用し4日で治癒した．

●考　察
　葛根湯の原典の『傷寒論』太陽病中篇には「太陽病，項背強ばること几几，汗なく悪風するは，葛根湯之を主る」，太陽病中篇には「太陽と陽明の合病の者は，必ず自下痢す．葛根湯之を主る」，『金匱要略』痙湿喝病篇には「太陽病，汗なくして小便反って少なく，気上って胸を衝き，口噤して語ることを得ず，剛痙を作さんと欲す．葛根湯之を主る」とある．
　使用目標：悪寒，悪風，後頭部痛，無汗，脈浮で力強．適応：感冒初期，急性結膜炎，頭痛，肩こり，歯痛など．
　鑑別処方として以下があげられる．小青竜湯：くしゃみ鼻水が強い．麻黄湯：関節痛が強い．小柴胡湯：往来寒熱，胸脇苦満，舌白苔．五苓散：（頭痛）片頭痛，口渇，尿不利．香蘇散：虚証．

2　A型インフルエンザ

●症　例　48歳，男性
●処　方　大青竜湯（煎じ薬）
●主　訴　発熱，腰，背中の疼痛
●既往歴　35歳：交通事故で脾臓破裂・脾摘，43歳：急性虫様突起炎・高血圧症があり，降圧剤を服薬中
●家族歴　兄：痛風
●現病歴
　午前5時に発熱と腰背部や節々の痛みで目が覚めた．つらくて解熱剤を飲んだら37.3℃になったが，

午前11時に38℃に上がり，急いで来院．来院時には38.5℃に上がり，胸が痛むとのことであった．インフルエンザを疑い，咽頭検査を行い，A型インフルエンザ陽性であった．治療法としてリン酸オセルタミビルか漢方治療がある旨提示した．

● 現代医学的所見

身長184 cm，体重90 kg．上腹部正中にope scarがみられる．咳はなく，呼吸音は正常．

● 漢方医学的所見

脈やや浮．舌苔は微白苔．無汗で項背のこわばりが強かった．臍傍に圧痛を認めた．

● 経　過

大青竜湯を3日分投与した．煎じて半量を飲み，就眠．汗をかいて節々の痛みが緩和した．夜間38℃と体温が上がってきたため，残り半量を飲み，就床，安眠し翌朝には36.5℃になり，気分爽快となり，治癒した．

● 考　察

大青竜湯の出典は『傷寒論』である．目標となる症候に煩躁があるが，このケースでも煩躁のため早朝時に覚醒したものと考えられる（近代以前の煩躁には，ウイルス性髄膜炎や脳炎による中枢神経症状も含まれていたと思われる）．鑑別には麻黄湯があげられるが，身疼はみられても，煩躁はみられない．葛根湯，桂枝麻黄各半湯，桂枝二麻黄一湯など証により使いわけるべきである．

B　咳嗽，喀痰

1　急性気管支炎

● 症　例　72歳，男性
● 処　方　麦門冬湯エキス3包
● 主　訴　咳嗽
● 既往歴　特記事項なし
● 家族歴　特記事項なし
● 現病歴

約2ヵ月前に感冒に罹患．罹患後約1週間に咳嗽が出現するようになった．約1ヵ月前より，食欲不振，嘔気が出現し始めた．咳嗽が軽快しないため，X年11月初診．夜間に増悪する咳嗽で，喀出困難な少量の黄色粘稠痰を伴った．咳き込むと顔面のほてり感があり，冷水を好む強い口渇があった．

● 現代医学的所見

身長153 cm，体重51 kg．顔面頬部紅潮．胸部呼吸音は粗．胸部X線は正常．

● 漢方医学的所見

皮膚は枯燥．脈は細，舌は紅色の乾燥舌，表面に裂紋，無苔．腹候で小腹不仁を認めた．

● 経　過

麦門冬湯エキスを投与し，7日間にて咳嗽・食欲不振・嘔気は軽快し舌は潤いを持つようになった．約14日の投与で咳嗽はほぼ消失したので廃薬とした．

● 考　察

麦門冬湯は『金匱要略』を出典とする処方で条文には「大逆上気，咽喉不利，止逆下気者」とあり，肺の津液が低下し，熱を持ったための喀出困難な粘稠痰を伴う咳嗽や咽頭乾燥感，嗄声，顔面紅潮などを伴う咳嗽，または乾咳などに使用される．

本例には，まず熱証症状がみられる．黄色痰・ほてり感・冷水を好む口渇・紅舌などである．さらに津液不足症状もみられる．粘稠喀出困難な咳嗽・乾燥皮膚・口渇・無苔・舌の裂紋などである．これらより，本例は肺の津液が低下し熱を帯びたために出現した咳嗽であり，それ故に麦門冬湯が有効であったと考えられる．本例の食欲不振・嘔気であるが，胃の津液不足によるためと推測される．麦門冬・人参・大棗などには胃を潤す効能もあり，そのために麦門冬湯の使用で食欲不振・嘔気も軽快したのであろう．麦門冬湯は咳嗽のみならず，嘈囃感・心窩部痛・嘔気・無苔・裂紋など，胃の津液不足症状にも使用可能であることを示唆している．

痰が喀出困難な咳嗽や乾咳に使用される方剤の鑑別を記す．滋陰降火湯は清熱と痰を除く作用に優れ，補気補血薬も加味されている．そのため，慢性化や高齢者，虚弱者などの喀出困難な黄色粘稠の痰や盗汗・熱感を伴う咳嗽などに使用される．滋陰至宝湯は，清熱と気を巡らせる作用に優れ，胸部圧迫感，軽度胸脇苦満，黄色粘稠の痰などを伴う咳嗽に使用される．

2 非定型抗酸菌症

- ●症　例　74歳，女性
- ●処　方　柴胡桂枝乾姜湯（煎じ薬）
- ●主　訴　咳・痰，食欲不振，前胸部つかえ感，動悸，不安感
- ●既往歴　高脂血症，骨粗鬆症
- ●家族歴　母：高血圧症
- ●現病歴

X−5年8月，非定型抗酸菌症と診断され，化学療法を2クール施行．X−1年9月より3クール目の化学療法を施行したが，食欲不振，胃痛，下痢，動悸，不整脈などの副作用のため6週間で中止．その後も，咳・痰，食欲不振，前胸部つかえ感，動悸，不安感が持続しているため，X年7月5日初診．

- ●現代医学的所見

身長151.6 cm，体重46.3 kg，体温35.1℃，血圧146/74 mmHg，脈拍84/分　整．胸腹部に異常なし．浮腫なし．検査所見：T-Chol 231 mg/dL 以外は異常なし．

- ●漢方医学的所見

便通は毎日．小便は7回/日，夜間尿1回．口渇あり，温かい飲み物を好む．手足の冷えはなかった．脈は沈細弱．舌は鮮紅色，乾燥した白苔が厚い．腹力は軟，両側胸脇苦満軽度，臍上悸，臍傍圧痛を認めた．

- ●経　過

初診時に柴胡桂枝乾姜湯（煎じ薬）を処方した．3週後，動悸と不整脈が軽快し楽になった．痰の切れが改善して，咳・痰，咽頭の炎症感は軽減，いらいら感はなくなった．5週後，咳・痰が少なくなり，咽頭の炎症感と前胸部の圧迫感，つかえ感がかなり軽減した．活気が出てきた．9週後，咳や痰は治まり，咽頭の炎症感がなくなった．食欲が出てきた．動悸もしなくなった．元気な日が多くなった．安定剤の使用量も減った．その後も経過良好である．

- ●考　察

柴胡桂枝乾姜湯は，『傷寒論』が原典で「傷寒五六日，已発汗而復下之，胸脇満微結，小便不利，渇而不嘔，但頭汗出，往来寒熱，心煩者，此為未解也，柴胡桂枝乾姜湯主之」とあり，虚弱者で慢性化した呼吸器感染症，慢性肝炎，動悸，不眠，自律神経失調症，更年期症候群などに用いられる．

本例の気血水スコア（寺澤）は，気虚60・気鬱46・気逆32・血虚10・瘀血35・水滞8で，気虚の病態が強いことと，腹診の胸脇苦満と臍上悸を目標に柴胡桂枝乾姜湯の証と診断した．

非定型抗酸菌症の鑑別処方としては，小柴胡湯，清肺湯，竹筎温胆湯，人参養栄湯などがあげられる．小柴胡湯は虚実中間証で腹力がより充実している．清肺湯は痰の量が多く，虚実は中間証からやや虚証である．竹筎温胆湯は夜間に咳と痰で眠れないのが目標となる．人参養栄湯は気虚だけでなく血虚の病態も強く，口腔内や眼球，皮膚の乾燥症状を伴う．

C 喘鳴，呼吸困難

1 気管支喘息

- ●症　例　22歳，男性
- ●処　方　小青竜湯エキス3包
- ●主　訴　呼吸困難
- ●既往歴　10歳よりアレルギー性鼻炎

●**家族歴** 特記事項なし

●**現病歴**

　幼少時よりかぜ症候群に罹患しやすく，10歳より気管支喘息と診断され，西洋医学的な治療を受けていたが，漢方医学的な治療を希望して当科を受診した．梅雨時や秋口に喘息発作を多く認め，その他はときどき明け方に息苦しさ認め，水様で泡沫状の痰がみられていた．また通年性のアレルギー性鼻炎があり，冬季には手足の冷えを認めた．

●**現代医学的所見**

　身長170 cm，体重60 kg，血圧116/74 mmHg.貧血(−)，黄疸(−)，下腿浮腫(−)，胸部聴打診上異常なし．血算・血液生化学検査で異常なし．

●**漢方医学的所見**

　体格はややせ型で，顔色やや蒼白い．二便は正常であった．脈は浮沈間・虚実間．舌は淡紅色で舌苔なし．腹力中等度で軽度の右胸脇苦満および腹直筋の攣急，わずかな振水音を認める．

●**経　過**

　小青竜湯エキス3包/日を分3で投与し，2週後にはアレルギー性鼻炎は改善，明け方の息苦しさも認められなくなった．以後，かぜ症候群に罹患すると軽い喘息発作を起こすことがあったが，その頻度は減少し，西洋医学的な治療もほとんど行わなくてもすむようになった．

●**考　察**

　小青竜湯は『傷寒論』と『金匱要略』が原典で，『傷寒論』には「傷寒表解せず，心下水気あり，乾嘔，発熱して咳し，或いは渇し，或は利し，或いは噎し，或いは小便利せず，小腹満し，或いは喘する者は，小青竜湯之を主る」とあり，水毒があり，水様の鼻汁や泡沫状の痰を伴う鼻炎や気管支喘息に用いる．本例も水様の鼻汁や泡沫状の痰があり本方を用いて著効を得た．気管支喘息の鑑別処方には，麻杏甘石湯，五虎湯，神秘湯，麦門冬湯，苓甘姜味辛夏仁湯などがあるが，麻杏甘石湯や五虎湯は陽実証で口渇や自汗があり，喀痰が粘稠で切れにくいもの，神秘湯は実証で呼吸困難を主とし喀痰は少ないもの，麦門冬湯は発作性の激しい咳があり痰は粘稠なもの，苓甘姜味辛夏仁湯は水様の鼻汁や喀痰を認めるが，小青竜湯よりも虚証で陰証のものに用いる．

D 動悸, 息切れ

1 拡張型心筋症

●**症　例**　73歳, 男性
●**処　方**　茯苓杏仁甘草湯(煎じ薬)
●**主　訴**　動悸, 息切れ, 浮腫
●**既往歴**　40歳代より高血圧を指摘されている．66歳：前立腺肥大，68歳：境界型糖尿病
●**家族歴**　父：心臓病で死亡(詳細不明)
●**現病歴**

　30〜40歳ごろより不整脈を指摘されていたが，無症状のため，治療は受けていなかった．X−1年11月下旬の人間ドックで心臓の異常を指摘され，12月中旬から約10日間循環器科に精査入院となった．MRI，ホルター心電図，心臓カテーテル検査などを行った結果，心機能は正常の30％以下といわれ，拡張型心筋症と診断された．内服治療(ロサルタンカリウム，スピロノラクトン，アスピリン，フロセミド，カルベジロール)を開始した．X年2月上旬，漢方治療を希望して当科初診となった．排尿1日12回(うち夜間尿3回)，排便1日1回．自覚症状として，運動時に動悸，息切れ，咳嗽などの症状を自覚した．

●**現代医学的所見**

　身長160 cm，体重55 kg，血圧138/78 mmHg，体温36.3℃．身体所見：体格は普通，顔色はややどす黒い，皮膚はやや乾燥，眼瞼結膜，眼球結膜は正常，心音は奔馬調で収縮期拡張期ともに軽度の雑音

あり，呼吸音は正常．肝を二横指触知（弾性軟），脾腫はなく，下肢に軽度浮腫を認めた．

●**漢方医学的所見**

汗をかきやすい，ガスがよく出る，手足が痛む，足がしびれる，夕方足がむくむなどがあった．脈候：沈，渋，結代．舌候：湿，淡紅，舌下静脈怒張（＋），薄白苔．腹候：腹力やや虚，心下痞鞕（＋＋），胸脇苦満（－），腹満（＋），臍傍腹部動悸（＋），小腹不仁（＋），腹直筋攣急（－），臍傍部に瘀血の圧痛を認めた．小腹不仁（＋）．

●**経　過**

初診時に「胸痺」の病態と考え，腹力がやや虚で心下痞鞕が強いため茯苓杏仁甘草湯を処方した．3月3日再診時「漢方はとても飲みやすい．少し身体が軽くなった感じがする」と訴えた．11月22日循環器科の心エコーで心機能の改善が確認された．ロサルタンカリウム，スピロノラクトン，アスピリンの量は減量された．X＋1年3月29日現在，血圧も安定し不整脈も認められず，体動時の動悸・息切れがほとんど消失し，浮腫も消失し同処方にて経過良好である．

●**考　察**

茯苓杏仁甘草湯は『金匱要略』胸痺心痛短気病脈証治の処方で「胸痺，胸中気塞，短気，茯苓杏仁甘草湯主之，橘枳姜湯亦主之」とある．『金匱要略講話』によると呼吸が苦しくて息が詰まりそうな状態や，動悸がして胸が塞がったようで，胸が痛いといった状態に用いると良いとされている．『勿誤薬室方函口訣』によると呼吸促迫が主で，支飲喘息，打撲後，身体が痛み，歩くと息苦しい状態に用いる，とある．『症候による漢方治療の実際』によると心臓弁膜症，心臓喘息，肺気腫，気管支喘息，食道がん．腹部には痞堅がなく，他の薬を受けつけない時に用いる，とある．『漢方診療医典』によると，狭心症，喘息咳唾・胸背痛は客症で，気塞短気が主症である．また，瘀血，物忘れ，人の声を聞くのをいやがり，胸が詰まり，呼吸促迫．打撲後にも用いるとある．

鑑別処方として心下痞堅には木防已湯が良いが，本方は木防已湯の虚証に用いるとされる．味が淡白で服みやすく，心筋症のような予後不良の病気に対しても，長期的に用いて意外な効果をもたらす場合があると思われた．

2　胸痛，呼吸困難感

●**症　例**　77歳，女性
●**処　方**　桂枝甘草竜骨牡蛎湯合半夏厚朴湯 加葛根，沢瀉（煎じ薬）
●**主　訴**　不整脈，胸痛，呼吸困難感
●**既往歴**　遊走腎
●**家族歴**　父：気管支喘息
●**現病歴**

X年3月の健診で心室性期外収縮を指摘され，近医内科受診．胸痛や呼吸困難感を認めていたため，抗不整脈薬を処方され約4ヵ月間続けた．しかし内服すると逆に胸痛や呼吸困難感がひどくなったため，自己判断で中止した．その後も胸痛や呼吸困難感を認めていたが，娘と一緒にいると症状は軽減していた．同年10月ぎっくり腰で近医整形外科受診した際に，漢方治療併用を薦められ紹介受診した．

●**現代医学的所見**

身長153 cm，体重42 kg，血圧130/80 mmHg，体格：普通，顔色：普通，皮膚：普通．検査所見：心電図；心拍70 bpm，単発の心室性期外収縮を散見（1分間に数回程度）．

●**漢方医学的所見**

自覚症状として咳，痰，呼吸困難感，胸痛，視力低下，肩こり，ほてり，易疲労がみられた．脈候：数，結．舌候：やや乾，無苔．腹候：腹力中等度で，臍上悸（2＋），心下痞鞕を認めた．

●**経　過**

不安感を背景とした気の上衝による胸痛，呼吸困難感と考え，著明な腹部動悸も認めたため，桂枝甘草竜骨牡蛎湯合半夏厚朴湯を処方．2週後の来院時には，「薬を飲みはじめて楽になった．1日中休まず動ける」といわれ，表情も軟らかくなり，胸痛も認めなかった．また腹部動悸もかなり軽減していた．その後も同処方を継続し，約2ヵ月後には症状は消

失し，体調も回復した．

●**考 察**

桂枝甘草竜骨牡蛎湯の出典は，『傷寒論』太陽病中篇である．条文によると，「火逆，下之，因焼鍼，煩躁者，桂枝甘草竜骨牡蛎湯主之」とある．

奥田謙蔵は『傷寒論講義』の中で，「焼鍼等の火を用いて熱性疾患を治療することは誤りであって，これを火逆という．この火逆によって煩躁をおこしたものには桂枝甘草竜骨牡蛎湯が主る」と述べている．大塚敬節は『傷寒論解説』の中で，「之を下して煩躁するものに，桂枝甘草竜骨牡蛎湯を用いるのは，おかしい．むしろ火逆，焼鍼によって煩躁するものに用いるのではないか」と述べている．

小倉重成は『傷寒論解釈』の中で，現代医学的には「神経性心悸亢進，ヒステリー，神経衰弱，呼吸促迫，火傷や灸傷など」に用いると述べている．これらのことから，桂枝甘草竜骨牡蛎湯証としての煩躁は，気の上衝急迫によるものであると考えられる．また，『漢方研究室』の中で，鑑別方剤について次のように述べている．すなわち桂枝加竜骨牡蛎湯は，性神経衰弱のことが多く，これに神経過敏が加わり方極には，「桂枝湯証にして胸腹動有る者を治す」とある．また，桂枝去芍薬加蜀漆竜骨牡蛎湯は，火邪，逆上，起臥不安が主で，方極は「桂枝去芍薬湯証にして胸腹動有る者を治す」とある．桂枝甘草竜骨牡蛎湯は，煩躁，逆上，心悸亢進が主で，方極には「胸腹動有り，急迫する者を治す」とある．いずれも臍上悸が顕著である．

ここで，今回の症例を振り返ってみると，不整脈に伴う突発的な胸痛や呼吸困難感に加え，娘と一緒だと症状は軽減されることからも，精神的な要因が関与していると思われた．さらに腹部動悸も著明で，まさに「胸腹に動ありて急迫する」であり，いわゆる「煩躁」と考えられた．また肩こり，易疲労など気の異常も伴っていた．

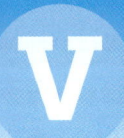

3 腹 部

A 食欲不振，悪心，嘔吐，胸やけ

1 慢性胃炎

- ●症　例　40歳，女性
- ●処　方　六君子湯エキス2包
- ●主　訴　上腹部膨満感，胃もたれ
- ●既往歴　特記事項なし
- ●家族歴　特記事項なし
- ●現病歴
　平素より疲れやすく胃腸虚弱であったが，X年10月ごろより上腹部膨満感と胃もたれを強く認め，食欲も低下したため受診した．冷え症で，手足や腹部の冷え，口内炎を認めた．
- ●現代医学的所見
　身長152 cm，体重46 kg，血圧110/70 mmHg．貧血(−)，黄疸(−)，口内にアフタ(+)，下腿浮腫(−)，胸部聴打診上異常なし．血算・血液生化学検査で異常なし．
- ●漢方医学的所見
　体格はやややせ型で，顔色正常．脈は沈細．舌は淡紅色で，微白苔(+)．腹力はやや弱く，心下痞鞕，振水音を認めた．
- ●経　過
　六君子湯エキス2包/日を分2で投与し，2週後には上腹部膨満感と胃もたれは改善し，口内炎も認められなくなった．4週後には食欲も出て非常に体調が良くなった．その後も油ものなどを摂取するとときどき胃もたれを認めたため，服用を継続しており，ほぼ良好な状態が得られている．

- ●考　察
　六君子湯の原典については定説はなく，浅田宗伯は『和剤局方』，北尾春圃は『万病回春』が原典としているが，和田東郭らは不明としている．百々漢陰，鳩窓の『梧竹楼方函口訣』には「脾胃虚弱で水湿を帯びる者」に用いるとある．『万病回春』には，「脾胃虚弱にして，飲食思うこと少なく，或いは久しく瘧利を患い，若しくは内に熱を覚え，或いは飲食化し難く酸を作し，虚火に属するを治す」とあり，現在はこの指示に従って本方を用いる．本症例は食欲不振，心窩部膨満感，心下痞鞕，振水音を目標として本方を用い著効を得た．慢性胃炎の鑑別処方としては，半夏瀉心湯，人参湯，茯苓飲などがあり，半夏瀉心湯は虚実間証で腹中雷鳴のあるもの，茯苓飲は振水音が顕著なもの，人参湯はより虚証で冷えが強く下痢しやすいものに用いられる．

2 慢性胃炎

- ●症　例　60歳，男性
- ●処　方　茯苓飲(煎じ薬)
- ●主　訴　噫気
- ●既往歴　51歳：高血圧症，57歳：不眠症
- ●家族歴　特記事項なし
- ●現病歴
　X年6月中旬より食事中に噫気が出て飲み込みにくくなったため，X年6月下旬初診．心下のつかえ感も自覚していた．

●現代医学的所見

顔色普通，胸部聴打診上異常なし．血圧 154/90 mmHg．身長 171 cm，体重 68 kg．

●漢方医学的所見

脈は浮滑．舌は紅く厚い白苔があった．腹候では，腹力中程度で心窩部に冷えを認めた．

●経　過

初診時は茯苓飲を処方した．2週後，服用してから噫気，つかえ感が消失した．24週後，休薬していたところ，2〜3週前から噫気と心窩部のつかえ感が出てきた．再度茯苓飲を処方したところ，その後の経過は順調である．

●考　察

茯苓飲は『金匱要略』が出典で，「心胸中に停痰宿水有り，自ら水を吐出して後，心胸間虚し，気満，食すること能わざるを治す．痰気を消し能く食せしむ」とあり，胃内に痰飲があるために食欲不振，胃部不快感，吐き気などを伴う状態に奏効する処方である．

鑑別処方としては，旋覆花代赭石湯，生姜瀉心湯などがあげられる．旋覆花代赭石湯は，心窩部のつかえがあり，噫気，嘔吐，胸やけなどがあり，虚証の場合に用いる．生姜瀉心湯は，心窩部のつかえがあり，噫気，嘔気，胸やけなどがあり，旋覆花代赭石湯より実証の場合に用いる．

3　胃がん術後

- ●症　例　51歳，男性
- ●処　方　四君子湯エキス3包
- ●主　訴　易疲労感，食欲不振
- ●既往歴　特記事項なし
- ●家族歴　特記事項なし

●現病歴

生来胃腸が弱かった．X年夏，胃部不快感があり近医で胃がんと診断を受け，当院外科を紹介された．7月に胃がんを手術し，胃の2/3を切除した．術前は55 kgあった体重が48 kgまで減少し，食欲がなく，食べてもすぐに満腹になってしまうことから9月に当院受診した．

●現代医学的所見

身長 166 cm，体重 48 kg，血圧 99/69 mmHg．眼瞼結膜貧血なし．眼球結膜黄疸なし．頸部リンパ節腫脹なし．胸部異常なし．上腹部正中に手術痕あり．下腿浮腫なし．

●漢方医学的所見

体格はやせ．顔色は普通．脈は沈，数．舌質，淡紅，一部紅，湿．薄い白苔があった．舌下静脈軽度怒張．腹部，小腹不仁があり．正中芯を触れた．

●経　過

初診時，四君子湯エキス3包，分3/日を処方した．2週後，食欲が増してきた．また便秘気味だったのがスムーズに排便できるようになった．6週後，体重が1 kg増加した．10週後，空腹感が戻り，食欲が回復してきた．40週後，体重が50.5 kgになりその後も順調に経過している．

●考　察

胃がんにて2/3胃切除した患者の食欲不振に対して四君子湯を処方した例である．四君子湯は『和剤局方』の治一切気門を原典とする処方であり，気虚の代表的方剤である．しばしば胃がん術後の患者で生姜が胃に触ると訴える例がみられるため，四君子湯去生姜という処方を用いることがある．しかし本例ではエキス製剤の四君子湯が服用でき，食欲，体重の増加が得られた．

B 便秘，下痢，腹痛，腹部膨満感

1 胆石症

- **症　例**　65歳，男性
- **処　方**　柴胡加竜骨牡蛎湯エキス3包
- **主　訴**　背部に放散する右季肋部痛
- **既往歴**　高脂血症
- **家族歴**　母：胆石症（手術）
- **現病歴**

　以前より肥満を指摘されていた．1年前より脂肪分の多い食事後に上腹部違和感を自覚し，ときどき，背部に放散する右季肋部痛を伴うようになった．黄疸は認めなかった．

- **現代医学的所見**

　身長168 cm，体重79 kg．意識清明．血液，生化学検査で高脂血症，γ-GTP，GPTの高値とCRPの軽度上昇がみられた．胸部，腹部X線上は異常なかったが，腹部エコーで胆砂と結石像を多数認めた．

- **漢方医学的所見**

　脈は弦．舌は黄苔．腹候で胸脇苦満と臍上悸を認めた．

- **経　過**

　紹介初診時，検査後に手術を勧めたが承諾を得られず，保存的治療を強く望むので，柴胡加竜骨牡蛎湯エキス3包/日服用，ならびに食事を厳しく指導した．4週目から主訴の改善を認め，食事療法によるダイエット効果のためか7週目からは主訴は完全に消失した．その後も柴胡加竜骨牡蛎湯の継続投与にて経過良好である．

- **考　察**

　柴胡加竜骨牡蛎湯は『傷寒論』が原典で，「傷寒八九日，之を下し胸満煩驚，小便不利．譫語し，一身ことごとく重く，転側すべからざる者は，柴胡加竜骨牡蛎湯之を主る」とある．本方に用いられる薬味はすべて鎮静効果を持ち，協同して効果を強めている．

鑑別処方としては，柴胡桂枝乾姜湯，桂枝加竜骨牡蛎湯，抑肝散，大柴胡湯などがあるが，臍上悸が著明であったため本剤の使用となった．

2 過敏性腸症候群

- **症　例**　47歳，女性
- **処　方**　真武湯エキス3包
- **主　訴**　下痢
- **既往歴**　若いころより片頭痛
- **家族歴**　特記事項なし
- **現病歴**

　子どものころより胃弱体質で下痢がちであった．約半年前より，1週間に2～3日，1日4～5行の軽度腹痛を伴う下痢が出現するようになった．下痢は寒冷刺激や冷飲食物で誘発された．食欲はやや不振で軽度のもたれがあった．その他，腹部や四肢の冷感，軽度浮腫，寒さの刺激で片頭痛，温めると軽快する月経痛があった．月経周期は45日．また冬季に体調は不調となる傾向にあった．

- **現代医学的所見**

　身長165 cm，体重64 kg．腸雑音亢進．腹部X線異常所見なし．生化学所見正常．

- **漢方医学的所見**

　白色潤沢．脈は沈．舌は淡紅色，白滑苔膩苔を認めた．腹候では腹力は軟弱，小腹不仁を認めた．

- **経　過**

　真武湯エキスを2週間投与し下痢は1～2日のみとなり，1ヵ月後にはほぼ軽快し腹部も温まるようになる．この間，片頭痛が2回出現したが呉茱萸湯エキスの頓用で軽快した．約2ヵ月の投与で月経周期も30日となった．約1年の投与で廃薬とした．

- **考　察**

　真武湯は寒性の痰飲のために，下痢・四肢冷感・倦怠感・めまい・尿量減少・浮腫などの症状を治療する処方である．

本例は慢性の下痢で腹痛は軽く，虚証の下痢といえる．寒冷刺激による下痢，腹部四肢の冷感，長い月経周期，寒冷刺激による片頭痛，沈脈より寒証といえる．さらに白滑膩苔より寒湿邪の存在をうかがわせる．これらより，本例は寒湿証の下痢といえる．元来胃弱体質であるが，食欲は正常で，もたれやゲップなどはない．これらより，受診時は消化機能低下（脾虚証）は著明ではないと思える．以上より，本例は脾虚証のベースのうえに発生した寒湿虚証の下痢であり，それ故に真武湯で効果をみたといえる．また本例の片頭痛は呉茱萸湯で軽快しているが，これは本例が寒性痰飲の病態であるためであろう．

虚寒証下痢処方の鑑別であるが，六君子湯や啓脾湯は脾虚証に使用されるが本例の受診時には著明ではない．人参湯は，脾虚証に寒証が加わった時に使用され，食欲不振・胃部脹満感など脾虚証の症状が強い．補中益気湯は呼吸機能低下や倦怠感，疲労によるほてり，などの症状がみられる場合に用いる．

3 潰瘍性大腸炎

- **症　例**　53歳，女性
- **処　方**　胃風湯加甘草（煎じ薬）
- **主　訴**　下血
- **既往歴**　胆石手術（内視鏡手術）
- **家族歴**　特記事項なし
- **現病歴**

41歳で潰瘍性大腸炎を発症し，PSL 60 mgより開始し，漸減したが，X−1年に再燃し，6月〜10月までH病院に入院．ステロイドを再度増量漸減した．X年5月，転居のためK病院を受診し，内科とともに漢方クリニックを受診した．受診時サラゾスルファピリジン6錠，ベタメタゾンリン酸エステルナトリウム1本にて治療中であったが，肉眼的血便を週に二，三度認めている状態であった．また，腰から大腿にかけて関節と骨の痛みがあった．

- **現代医学的所見**

身長156 cm，体重46 kg．眼瞼結膜に貧血あり．眼球結膜に黄疸なし．頸部リンパ節腫脹なし．胸部異常なし．腹部圧痛なし．下腿浮腫なし．

- **漢方医学的所見**

体格：やせ．脈候：沈，虚．舌候：淡紅，湿．薄い黄苔を認めた．歯痕はなかった．腹候：軟．小腹不仁を認めた．

- **経　過**

初診時，当帰芍薬散3包，八味地黄丸3包を処方した．2週後下血が続いていたため，胃風湯加甘草を処方した．5週後，下血は止まったが骨痛が持続するため附子1gを加えた．9週後，下血はないが関節痛，骨痛は持続していた．21週になって関節痛は軽減してきたが，まだロキソプロフェンNaを1〜2錠服用している状態であった．29週になり痛みが取れ，ロキソプロフェンNaが不要となった．X+1年5月に一時的に出血あったが90週の現在，同方にて便潜血認めず関節痛，骨痛も消失した．

- **考　察**

潰瘍性大腸炎のS状結腸型の一例である．サラゾスルファピリジンにてコントロール不能でステロイド座薬にてもコントロールがつかない状態で来院した．初診医が当帰芍薬散と八味地黄丸とを併用したが，経過が思わしくなく胃風湯加甘草に転方した．本方は慢性の衰弱疲労を呈している虚証の下痢に用いることがあり，潰瘍性大腸炎患者にしばしば用いられる処方である．本方は四君子湯より甘草を去り，四物湯より地黄を去って桂皮と粟を加えたものである．これに通常甘草2gを加える．粟が重要な役割を果たしていると考えられるが，その薬効成分，薬理作用については不明である．本例の関節痛・骨痛は潰瘍性大腸炎に伴うものか骨粗鬆症に伴うものと考えられたが，本方にてこちらも良好な経過をたどっている．

4 便秘症

- **症　例**　75歳，男性
- **処　方**　麻子仁丸エキス3包
- **主　訴**　便秘
- **既往歴**　36歳から花粉症，71歳：白内障手術

● **家族歴** 特記事項なし
● **現病歴**

X年1月に仕事をやめたところ便秘傾向となった．下剤を服用しないと便が出ないため，X年5月初診．

● **現代医学的所見**

腹部は平坦かつ軟，腫瘤を触知しない．眼球結膜黄染なし，眼瞼結膜貧血なし．血圧 129/90 mmHg．便ヒトヘモグロビン陰性．

● **漢方医学的所見**

皮膚は軽度乾燥している．脈は弦．舌は淡色で白苔を伴った．腹候は腹力やや虚で，臍上悸と臍下不仁を認めた．

● **経　過**

初診時は，麻子仁丸エキス3包を分3で処方した．

2週後，1〜2日に一度排便がみられた．6週後，毎日一度排便があるようになった．

● **考　察**

麻子仁丸は『傷寒論』が出典で，老人や虚証の人の便秘に用いる処方である．使用目標は，胃腸に熱があって，水分欠乏し，大便乾燥して硬く，塊状となって尿頻数のものに用いる．

鑑別処方としては，大承気湯，大黄甘草湯，潤腸湯などがある．大承気湯は，実証で腹部，とくに臍を中心として充実しており，膨満感が強く便秘する場合に用いる．大黄甘草湯は虚実間証の便秘に広く使われているが，皮膚の乾燥傾向がない．潤腸湯は麻子仁丸より皮膚の乾燥傾向が強く，腹壁が弛緩して糞便を触知する場合に用いる．

C　排尿異常

1　排尿困難・残尿感

● **症　例**　79歳，男性
● **処　方**　八味地黄丸（煎じ薬）
● **主　訴**　排尿困難，残尿感
● **既往歴**　特記事項なし
● **家族歴**　特記事項なし
● **現病歴**

3年前より排尿困難を自覚していた．泌尿器科で検査を受けたが異常なかった．2年前より残尿感が多くなり，泌尿器科で種々の薬剤を投与されたが，気分不良や冷えが強くなり自己判断で中止していた．

● **現代医学的所見**

身長 169 cm，体重 65 kg，血圧 116/78 mmHg．意識清明．胸部聴打診上異常なし．腹部に腫瘤は触知せず，四肢に浮腫は認めなかった．血算・血液生化学，尿検査は異常なし．

● **漢方医学的所見**

膝から下が冷える．便秘．寒がりで冷房は苦手．脈は浮沈間でやや虚．舌は正常紅で歯痕がみられ，乾燥した白苔を被っていた．腹候は腹力弱く，心下痞鞕と小腹不仁を認めた．

● **経　過**

初診時に八味地黄丸料（炮附子1 g，大黄0.5 g）を分3で投与．7日後には，尿の出は良いが，残尿感は続いていた．下肢の冷えもあるために，炮附子を2 gに増量．3週後には，下肢の冷えは改善．5週後には，便通も改善し，下肢の冷えも消失した．2ヵ月後，寒くなってからは冷えが少し強くなった．炮附子を4 gに増量したが3ヵ月後には，調子もよく残尿感も減少した．現在も処方継続中である．

● **考　察**

八味地黄丸は『金匱要略』が原典であり主な条文を摘録すると，①「脚気上り入り，小腹不仁」，②「虚労，腰痛し，小腹拘急し，小便不利」，③「短気，微飲」，④「消渇，小便すること反って多し」，⑤「胞系了戻するが故に溺するを得ず」とあり，腰痛，前立腺肥大，気管支喘息，腎炎やネフローゼ症候群，白内障，難聴・耳鳴りなどのさまざまな疾患に応用されている．本症例では，膝から下の冷えを伴う排

尿異常と小腹不仁を目標として八味地黄丸を料として投与したところ排尿困難や残尿感の改善をみた．

本症例にみられる「寒証と水毒」に対応する薬方の鑑別としては，苓姜朮甘湯，真武湯，当帰芍薬散が考えられる．苓姜朮甘湯は主に腰周囲の冷感を目標とし，真武湯は特有のめまい感（動揺感）と脈の弱さと緊状を目標として用いられる．当帰芍薬散はしばしば四肢の冷えや浮腫傾向があり，腹力は弱く，上腹部の腹直筋の緊張，振水音と右臍傍の圧痛などを目標とする．なお八味地黄丸の類方には牛車腎気丸と六味丸がある．熟地黄と乾地黄の違いはあるが，牛車腎気丸は八味地黄丸に牛膝と車前子を加えたものと考えられ，八味地黄丸証で下腿の浮腫が強いことを目標とする．また六味丸は八味地黄丸から桂皮と附子を除いたものであり，八味地黄丸証で冷えがないものを目標として使用されている．

2 膀胱炎（再発性）

- **症　例** 66歳，女性
- **処　方** 猪苓湯合四物湯エキス3包
- **主　訴** 膀胱炎
- **既往歴** 20歳：虫垂炎手術
- **家族歴** 特記事項なし
- **現病歴**

20年間に3，4回膀胱炎を起こし，そのたびに抗生物質を服用していた．X−1年10月に2回，11月に1回，X年3月から4月にかけて4回の膀胱炎を発症した．漢方治療に関する新聞記事を見て来院．

- **現代医学的所見**

身長153 cm，体重51 kg，脈拍62/分，血圧120/76 mmHg，胸腹部：特記すべき所見なし．血液生化学検査：軽度のコレステロール値上昇，中性脂肪の上昇あり．尿：異常所見なし．

- **漢方医学的所見**

脈候：沈にして力あり，舌候：舌下静脈軽度怒張あり，腹候：腹力中等度，左臍傍に軽度の抵抗圧痛を認めた．

- **経　過**

本方服用2週後の受診時に，最後にかかった膀胱炎に対して使用した抗生物質を中止後も症状の再燃はみられなかった．4週後の受診時には，下腹部がはる感じのみで，膀胱炎の再発はみられなかった．その後X年5月の旅行中に1回膀胱炎症状が出て，抗生物質を4日間服用して軽快したが，それ以後，X＋1年4月まで膀胱炎症状の再発はなかった．

- **考　察**

本例では，治療開始後1年間が経過したが，この間旅行中に1回膀胱炎を起こしただけですんでいることから，本方が奏効したものと判断した．本方は『傷寒論』を出典とする猪苓湯と『和剤局方』を出典とする四物湯の合方で，本朝経験方とされる．猪苓湯は『方極』には「治小便不利若淋瀝若渇欲飲水者」とあり，膀胱炎症状に使用することが書かれている．四物湯は血虚の基本治療剤とされるが，猪苓湯合四物湯では，症状の遷延ないし反復する場合や止血効果を期待する場合に用いられる．本例においても，膀胱炎の再発を繰り返しているので，本方を使用した．

鑑別としては，急性で膀胱炎症状が強い時には，竜胆瀉肝湯（薛己）を，慢性あるいは再発性の例では，腎虚の場合には八味地黄丸，地黄剤が服用できない例では清心蓮子飲が用いられる．血虚ないし瘀血および水毒傾向にある者には，当帰芍薬散も応用される．

3 夜尿症

- **症　例** 9歳，男性
- **処　方** 柴胡清肝湯エキス2包
- **主　訴** 夜尿
- **既往歴** 特記事項なし
- **家族歴** 特記事項なし
- **現病歴**

幼児期より，夜尿（1/週）があると来院．既往の治療歴はなし．

- **現代医学的所見**

身体的には特記すべき所見なし．甘え，疳が強い．

●漢方医学的所見

腹皮薄く，腹力軟弱，腹直筋の緊張強かった．

●経　過

初診時腹候に従って小建中湯4包（分2）投与し，夜尿日記の記録を指導した．2週後の7月28日再来，夜尿頻度に変化なく，柴胡清肝湯2包（分2）に転方した．8月，9月は夜尿頻度は変わらず，10月になって急にまったく夜尿がなくなった．その後1.5ヵ月服薬させ，治療を終えた．

●考　察

小建中湯，柴胡清肝湯は両者共に，夜尿症に頻用される処方である．本症例ははじめ腹候に従って小建中湯を投与したが，疳の強いところに注目して柴胡清肝湯に転方した．結果として効果はあったが，効果の発現には2ヵ月あまりの期間を要した．このように，漢方の効果は時間のかかることがままあるので，処方の継続か転方かの判断には処方の選用以上に注意を要することがある．

D 月経異常

1 更年期症候群

●症　例　46歳，女性
●処　方　加味逍遥散（煎じ薬）
●主　訴　いらいら，不眠，疲れやすい
●既往歴　特記事項なし
●家族歴　特記事項なし
●現病歴

数年前からいらいら，不眠，疲れやすいなどの症状が出現した．家族は認知症の義父と夫，長男と高校3年生の長女と5人暮らしで，義父の病状，長女の進学などを考え症状が悪化し，神経科を受診．自律神経失調症と診断，精神安定剤を服用中であった．精神安定剤を服用すると胃腸の具合が悪くなり，また1日中ボーッとして仕事にならなくなった．

●現代医学的所見

現症：身長160 cm，体重46 kg．体力は最近やや弱くなってきた．血液生化学検査：正常，貧血なし．血圧120/68 mmHg．便通1日1回正常便．月経，28日周期，7日持続．

●漢方医学的所見

顔色悪く，憂うつそう．脈候：沈弱．腹候：腹力は中等度．左右季肋部に軽度胸脇苦満，振水音，臍傍に抵抗を認める．

●経　過

加味逍遥散を投与，初期には受診中の他院からの精神安定剤を併用．投与3ヵ月後から徐々に症状の改善が認められ精神安定剤を中止．さらにその約1ヵ月後にはほぼ症状は消失し，軽快した．

●考　察

加味逍遥散の原典については諸説がある．『和剤局方』の逍遥散に牡丹皮と山梔子を加えたものであるが，逍遥散に加味を行ったのは『校注婦人良方』『女科撮要』『内科摘要』『済世全書』などの説がある．

『和剤局方』の逍遥散は「血虚，労倦し，五心煩熱し，肢体疼痛し，頭目昏重，心煩頬赤く，口燥咽乾し，発熱盗汗，食を減じて臥するをこのむ，及び血熱相い搏ち月水調わず，臍腹脹痛し，寒熱瘧のごときを治す．また室女の血弱く陰虚して栄衛和せず，痰嗽潮熱し，肌体羸痩し，漸して骨蒸となるを治す」とあり，『校注婦人良方』には，「肝脾血虚し，熱あり，遍身搔痒し，あるいは口燥咽乾し，発熱盗汗し，食少なく臥をこのみ，小便渋滞する等の症を治す．又瘰癧流注，虚熱等の瘡を治す」とある．

上記より，全身倦怠，食欲不振，寒気とのぼせ，身体痛などに用いられ，これらの症状が現れる更年期症候群に用いられる．

●鑑　別

(1)小柴胡湯：虚実間証，疲労感，食欲不振があり，腹候で胸脇苦満を認める．

(2)補中益気湯：虚証，話し方や，目つきに活気がない，食欲不振，動悸，不安感などがある．

(3) 桂枝加竜骨牡蛎湯：虚証．疲れやすく，のぼせやすい，臍部は動悸があり，下腹部は腹直筋が突っぱっていることがある．
(4) 抑肝散：気分がいらいらして怒りっぽく，興奮してよく眠れない．やや虚弱な体質の人に用いられる．
(5) 柴胡加竜骨牡蛎湯：臍部に動悸を訴える．胸脇苦満があり，不眠，便秘傾向がある．
(6) 女神散：実証．のぼせ，めまいがあり，とくに産後の精神安定剤的な作用がある．
(7) 当帰芍薬散：虚証．中肉中背，冷え，貧血傾向があり，腹壁は軟弱．

2 月経困難症

- **症　例**　34歳，女性
- **処　方**　桂枝茯苓丸エキス3包
- **主　訴**　月経痛
- **既往歴**　32歳：子宮内膜症
- **家族歴**　特記事項なし
- **現病歴**

10代より月経痛を認めたが，4～5年前より月経痛が著明となり，婦人科を受診したところ子宮内膜症と診断された．漢方治療を希望し当科を受診した．月経周期は26日で，出血が多く排卵期にも下腹部痛を訴え，また手足の冷えを認めた．

- **現代医学的所見**

身長160 cm，体重61 kg，血圧120/84 mmHg．貧血(−)，黄疸(−)，下腿浮腫(−)，胸部聴打診上異常なし．血算・血液生化学検査で異常なし．

- **漢方医学的所見**

体格栄養は良好，軽度顔面の紅潮を認めた．二便は正常．脈は沈小．舌は淡紅色で舌苔なし．腹候は腹力中等度で軽度の右胸脇苦満および左下腹部に瘀血の抵抗，圧痛を認めた．

- **経　過**

桂枝茯苓丸エキス3包/日を分3で投与し，1ヵ月後には月経痛は軽減，2ヵ月後にはほとんど排卵時痛を認めなくなった．6ヵ月後には月経痛は2/5くらいに軽減し，さらに1年後には月経痛はほとんど認めなくなった．その後も月によってごくわずかな月経痛を自覚することもあるが，排卵痛はなく，経過良好である．

- **考　察**

桂枝茯苓丸は『金匱要略』が原典で，婦人妊娠篇に「経断ちて未だ三月に及ばず，しかも漏下を得て止まず，体動きて臍上に在る者は，癥痼妊娠を害すと為す．（中略）当に其の癥を下すべし．桂枝茯苓丸之を主る」とある．

本方は虚実間証ないし実証の月経異常や不妊，帯下などに広く用いられ，腹候として，下腹部に瘀血の抵抗と圧痛を認めるものに用いる．本症例は子宮内膜症に伴う月経困難症であったが，桂枝茯苓丸により月経痛は著明に改善した．

月経困難症の鑑別処方としては，当帰芍薬散，温経湯，桃核承気湯などがあげられる．当帰芍薬散は虚証で冷えが強くめまいや浮腫などの水毒を伴うもの，温経湯は手のほてりと口唇の乾燥を伴うもの，桃核承気湯は実証でのぼせや便秘を伴い腹部に小(少)腹急結を認めるものに用いる．

3 月経不順

- **症　例**　46歳，女性
- **処　方**　温経湯エキス3包
- **主　訴**　月経の周期が不順になる
- **既往歴**　6歳：虫垂炎手術
- **家族歴**　父：胃がん，母：高血圧症・喘息
- **現病歴**

職場で強いストレスがあり，X年5月から月経の周期が不順になった．以前は25日周期で定期的であったのが，58・48・39日と間隔が不規則となった．最終月経は9月24日．出血の期間は7日間だったものが10日間続いた．月経痛あり，顔色が以前より悪く目の周りのくまが消えなくなった．X年9月初診．

- **現代医学的所見**

身長161.7 cm，体重53.3 kg，体温36.7℃，血圧

128/74mmHg, 脈拍69/分 整．胸腹部に異常なし．浮腫なし．検査所見：特記すべきことなし．

● 漢方医学的所見

足が冷えて顔がのぼせる．汗が多い．便秘傾向．小便は昼10回/夜0回．冬は手が乾燥する．

脈は虚実間．舌は正常紅，やや乾燥した白苔．腹力はやや軟弱，腹直筋攣急，臍上悸，臍傍圧痛あり．

● 経　過

初診時に温経湯エキス（3包分3毎食前）を処方．3週後，便通改善．5週後，手の冷えと低体温が改善．X年10月18日～23日まで月経があった．痛みは不変．7週後，冷えはさらに改善された．11月10日～16日まで月経があり，前回より腹痛が強かった．11週後，漢方薬を開始してから入浴後のくしゃみがなくなった．12月6日～9日まで少量の出血あり．その後も月経は比較的順調で，最後はX＋1年1月12日～18日まで普通に月経があった．

● 考　察

温経湯は，『金匱要略』が原典で「問曰，婦人年五十所，病下利数十日不止，暮即発熱，少腹裏急，腹満，手掌煩熱，唇口乾燥，何也．（中略）当以温経湯主之」とあり，不正性器出血，月経不順，無月経，不妊症，更年期症候群，自律神経失調症，手掌角化症，主婦湿疹などに用いられる．

本例の気血水スコア（寺澤）は，気虚18・気鬱0・気逆18・血虚42・瘀血37・水滞10で，血虚と瘀血の病態が強かった．上熱下寒と，冬季の手の乾燥を目標に温経湯の証と診断した．

月経不順の鑑別処方としては，桃核承気湯，桂枝茯苓丸，当帰芍薬散，加味逍遥散，女神散などがあげられる．桃核承気湯はより実証で腹力が充実し，便秘傾向が強い．桂枝茯苓丸は虚実中間証で乾燥症状は認めない．当帰芍薬散は血虚・瘀血に水滞を伴い，冷えが強く，のぼせを認めることは少ない．加味逍遥散と女神散は神経症傾向があり，不定愁訴が多い点が鑑別になる．

V 症例からみる漢方

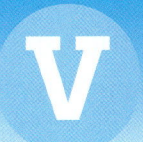

4　四肢・関節・皮膚

A　浮腫

1　ネフローゼ症候群

- **症　例**　56歳，男性
- **処　方**　壮原湯（煎じ薬）
- **主　訴**　足のむくみ
- **既往歴**　特記事項なし
- **家族歴**　特記事項なし

● **現病歴**

X－5年4月に足のむくみに気づき，近医を受診．尿検査で尿蛋白（3＋）にて大学病院を精査目的に紹介され受診し，腎生検にて微小変化群のネフローゼ症候群と診断された．入院して，ステロイドパルス療法を施行し，尿蛋白（＋）まで改善するも退院後再び尿蛋白（3＋）となり，足のむくみも出現したため，漢方治療を希望し，X年6月，当院受診となった．受診時は，フロセミド，小児用アスピリン，プラバスタチン，ジラゼップの処方を受けていたが，ステロイドの内服はしていなかった．

● **現代医学的所見**

身長158 cm，体重50 kg，血圧138/92 mmHg，眼瞼の色素沈着（＋），浮腫（下腿，足）（＋），足冷（－），下肢静脈瘤（＋）．身体所見：体格は普通，顔色は普通，皮膚に著変なし，眼瞼結膜，眼球結膜に異常なし．心音・呼吸音は正常．肝・脾腫なし．血液検査では腎機能異常はなく，血清総蛋白6.4 g/dL，血清アルブミン2.4 g/dL．

● **漢方医学的所見**

下肢が冷えやすい．脈候：沈，虚．舌候：乾湿中間，淡紅，ごく薄い白苔．腹候：腹力中等度，腹満（＋），心下・中脘・圧痛（＋），腹直筋攣急（＋），腹部動悸（＋），小腹不仁（＋），腹力やや虚，腹満（±），胸脇苦満（－），心下痞鞕（－），腹直筋攣急（－），右臍傍部に瘀血を認めた．

● **経　過**

下肢の冷えが強く，小便が一度にすっきり出ない．陰嚢浮腫や下肢の浮腫がある．1晩に4回もの夜間尿があり，腹候で小腹不仁を認めることから，腎虚と考え，八味地黄丸を処方した．一時，足のむくみは改善したが再びむくみはじめ，血圧も上昇傾向を示した．受診前よりも徐々にむくみが悪化し，降圧剤と利尿剤が追加処方されたが，むくみの改善はなく，漢方薬も牛車腎気丸に転方したが改善はみられなかった．受診後4ヵ月目に下焦の虚寒が強く，小便不利，陰嚢や下肢の浮腫を目標に壮原湯に転方した．2ヵ月ほどで，むくみはほぼ消失．尿量も増加し，半年後にはむくみは消失し，尿蛋白は（±）～（＋）と軽減している．

● **考　察**

壮原湯は，矢数道明によれば出典は『赤水玄珠』で，「下焦虚寒，中満腫脹，小水不利，上気喘息，陰嚢両腿皆腫れ，或は面浮気あるを治す」とある．『赤水玄珠』は明代の孫一奎による書である．一般に本処方は陰証で虚証（腎陽虚）の浮腫，小便不利し，腹部膨満，呼吸困難，陰部の腫脹など，浮腫・腹水・心不全・腎炎・脚気などに使用される．八味地黄丸や牛車腎気丸の適応で地黄の使いにくい場合のむくみ

の軽減に試みてよい処方と考えている．壮原湯については和田東郭の『導水瑣言』に，「……是虚腫にして実脾（済生実脾散料のこと）の症より又一層脱の甚しき者なり壮原湯を用ゆべし」とある．和田東郭は浮腫を実腫・中間腫・虚腫の3種類に分類し，それぞれの病態に応じた処方を記しているが，壮原湯は香砂六君子湯・八味地黄丸料などとならんで，虚腫の代表的処方としてあげられている．今日，浮腫などに本処方を用いた臨床報告は比較的少ないが，いわゆる虚腫を示す種々の病態に応用できると考えた．八味地黄丸や牛車腎気丸の無効な虚腫に試みる価値があると思われる．

2　下肢浮腫

- ●症　例　81歳，女性
- ●処　方　八味地黄丸エキス3包
- ●主　訴　下肢のむくみと腰痛
- ●既往歴　硬膜下血腫，胃ポリープ
- ●家族歴　特記事項なし
- ●現病歴

　1年半前硬膜下血腫の術後に転倒し殿部を打つ，その後，腰痛が出現し，併せて下肢のだるさ，むくみが出現した．また，そのころより不眠になり，睡眠薬を内服していた．

- ●現代医学的所見

　血圧150/92 mmHg，脈拍64/分整，胸腹部に異常所見を認めず，血液検査にてやや胆道系の酵素が高値を示し，クレアチニンと尿酸も若干の高値を示していた．

- ●漢方医学的所見

　フラフラ感，ほてり感，軽い便秘，口乾がある．食欲は正常で，頭痛，肩こり，口渇，冷えはない．むくみは午後に強い傾向はあるが，1日中あり，腰から下のだるさを訴えた．脈はやや浮弱，腹候にて臍上悸を認め，小腹不仁を認めた．

- ●経　過

　八味地黄丸エキス3包を投与．2週後には浮腫が軽度改善した．しかし，腰痛と腰から下のだるさは不変であった．6週後むくみはやや改善してきたが腰痛が続き，全身倦怠感も持続していた．10週後むくみはほぼ消失した．腰から下のだるさも軽減してきた．このころより，膝の関節の腫れと痛みを訴えたため，八味地黄丸エキス合防已黄耆湯エキスに転方した．4週後，浮腫と共に腰痛も軽快した．

- ●考　察

　高齢者の下半身の不具合を伴ったむくみである．単純に水毒のみとらえてむくみに対処すれば，非常に多くの処方が考えられるが，この例は腎虚が明らかであり，補腎利水を目的にまず八味地黄丸を用いたものである．利水からみると，茯苓，沢瀉が主に水をさばき，桂皮，附子が手助けをして下焦の水を抜くものと考えられる．この例において牛車腎気丸との鑑別は正直難しく，八味地黄丸不応の時には牛車腎気丸という考えで対処した．

　腎虚にこだわらなければ，五苓散，防已黄耆湯，九味檳榔湯などなど多くの処方が考えられるが，腎虚を目安に考えれば，六味丸，八味地黄丸，牛車腎気丸がもっとも一般的な処方群といえる．六味丸は八味地黄丸から桂皮と附子を抜き，補陽を抑え，適応を小児にまで広げたもので，牛車腎気丸は八味地黄丸に牛漆と車前子を加え，より利水，鎮痛を目指したものである．

B　関節痛，神経痛

1　五十肩，腰痛症

- ●症　例　52歳，女性
- ●処　方　桂姜棗草黄辛附湯（煎じ薬）
- ●主　訴　左肩痛，腰痛
- ●既往歴　30歳ごろから「ギックリ腰」を数回発症．

51歳：右乳がん（乳房温存術に加え放射線治療）

● **家族歴** 特記事項なし

● **現病歴**

X年2月ごろより，とくに誘因なく左肩から肩甲骨にかけて痛みが出現．左肩甲骨内側縁に冷感があり，同時にピリピリ痛むと表現した．翌月には腰痛も出現したため，近医整形外科を受診しX線検査を受けたが，とくに異常所見を指摘されなかった．消炎鎮痛剤を処方されたが，服用後に胃部不快感を感じたためそれ以後は使用していない．同年5月下旬に漢方治療を希望し，当科を受診した．

● **現代医学的所見**

身長157 cm，体重48 kg，血圧110/64 mmHg，左肩甲部，第4〜5腰椎棘突起部付近に自発痛を認めた．外観上脊椎全体に変形などはなかった．左手掌に掌蹠膿疱症による膿疱を数個認めた．大便は1日1行で，やや硬い．小便は普通．身体所見：体格は普通，顔色は正常，皮膚に異常なし，眼瞼結膜，眼球結膜は正常，心音・呼吸音は正常，肝・脾腫なし．

● **漢方医学的所見**

足が冷たかった．脈候：沈，虚．舌候：湿，淡紅，歯痕，薄白苔．腹候：腹力中等度，心下痞鞕（＋＋），胸脇苦満（－），腹直筋攣急（－），臍上悸（±），小腹不仁（＋），足冷（＋）また，周囲と比較して心窩部に他覚的な冷感を認めた．

● **経　過**

肩甲骨内側の冷感から初診時，清湿化痰湯を処方した．4週間服用したが症状の改善はみられなかった．「疼痛が強くなると不安感が増し，さらに痛みが強くなる」「精神的なことで悩みがある」「天気が悪いと増悪する」などの訴えから，「気分」と考え桂姜棗草黄辛附湯に転方した．転方から1週後に腰痛が改善した．さらに1週後に受診し，「乳がんの再発・転移の恐怖感があり，痛みが増している」と話した．しかし服用3週後には肩甲部の冷感・疼痛が共に改善し，腹候では心下痞鞕は軽減し，他覚的な冷感も消失した．服用6ヵ月後には「痛みは大分軽くなり，全体として底力がついた感じ」となり，服用1年で廃薬した．

● **考　察**

桂姜棗草黄辛附湯は出典が『金匱要略』（水気病）で，「気分，心下堅，大如盤，辺如旋杯，水飲所作，桂枝去芍薬加麻黄細辛附子湯主之」と記載されている．この「気分」について『諸病源候論』では水飲が気を搏ったために結聚して出来上がるとされている．つまり気が滞り巡らないために水気となって現れ，気鬱によって起こったと考えられる「水」と「気」の病である．「心下堅，大如盤，辺如旋杯」から心下痞鞕の強い心身症的疾患に応用されることが多いとされている．藤平らは心下痞鞕の強い心身症的な愁訴に有効と述べている．

鑑別処方として，八味地黄丸や他の利水剤や気剤も考慮されるが，症状の訴え方が心気症的であったために本方を選択した．花輪も病態の異なる3症例に，愁訴にまとまりのない点に注目し，本方を選択し奏効を得ている．本症例は主訴が肩痛，腰痛であるが，ギックリ腰の既往もあり，訴え方に心身症的な印象が強かった．乳がんの再発に対する精神的不安とそれに伴う疼痛の増強を訴えており，心下痞鞕も認められたので，古人のいう「気分」の病態と考えた．心窩部の冷感を「水気」と考えた．患者の症状のみでなく，その訴えや口調から，その時の精神状態を古人のいう「気分」と判断して有効であった症例である．

2　変形性膝関節症

● **症　例** 63歳，女性

● **処　方** 防已黄耆湯（煎じ薬）

● **主　訴** 両膝痛

● **既往歴** 30歳ごろ：アトピー性皮膚炎，57歳：メニエール病

● **家族歴** 父：82歳時に肺炎で死亡，母：85歳時に心不全で死亡・バセドウ病，兄：50歳時に舌がんで死亡，妹：乳がん

● 現病歴

X−15年ごろ，右膝痛出現，外用の消炎鎮痛剤を使用し，様子をみていた．X−5年ごろ，左膝痛が出現．鍼治療を行い，疼痛はやや軽減した．X年10月，左膝の痛みが増強し，また，右膝の痛みも完全には取れない状態で，正座ができず，仕事（お茶，フォークダンスの講師）に支障をきたしてきたため，漢方治療を希望し，当科受診となった．

● 現代医学的所見

身長157.3 cm，体重63 kg．他覚的には両膝関節に腫脹，熱感を認めず．腰椎X線所見：L3/4の椎間板の狭小（＋），椎体の変形（＋）．膝関節X線所見：両膝関節の関節裂隙の狭小化（＋）．胸部X線所見：とくに異常所見を認めず．ECG：異常所見を認めず．検尿・検血：共に異常所見を認めず．血液生化学検査：血中総コレステロール237 mg/dLと高値を示した．甲状腺右葉に腫大と硬結を認めた．TSH 0.008 μ/IU，フリーT4 1.28 ng/dL．

● 漢方医学的所見

寒がりで暑がり，口渇（＋），自汗（＋），お風呂が好きで温めると膝の調子が良くなっていた．脈候：沈，虚実間，渋（±）．舌候：暗赤色，腫大（−），歯痕（±），乾いた白黄色の舌苔が中等度付着していた．腹候：腹力，やや軟，仰臥で腹壁が横に広がる傾向あり，腹直筋の緊張をごく軽度認めた，胸脇苦満（±），臍傍の圧痛（＋），小腹不仁（＋）．

● 経　過

防已黄耆湯（加附子1 g）を処方し経過観察した．11月上旬の外来受診時には膝の痛みは少し良くなったが，ダンスの練習でまた悪くなったとのことであった．11月下旬の診察時には，旅行にも行けたし，正座も少しなら可能になったと明らかな症状の改善を認めた．その後，防已黄耆湯中の白朮を蒼朮に変更し，附子を4 gまで増量し経過は良好で，現在も継続内服中である．

● 考　察

防已黄耆湯は『金匱要略』痙湿暍病篇に収載され，身重（とくに腰以下），自汗，悪風などが使用目標となる．現代では変形性膝関節症などにも多用され，水肥り傾向の虚証が典型的適応とされている．本症例は変形性膝関節症で，腹の形がいわゆるカエル腹と呼ばれる仰臥で横に広がる傾向があることや，やや虚証であることから，本剤を選択した．また，温めると症状が軽快することから，熱薬で鎮痛効果のある附子を加えた．附子は冷えや痛みに応じて，漸増した．膝関節に用いる他の処方として，小腹不仁や下腿以下の冷えなどがあれば八味地黄丸，腹が大きくなければ桂皮・麻黄剤に附子，朮，茯苓などを加えることも考えられる．

3　腰下肢痛

● 症　例　76歳，男性
● 処　方　八味地黄丸エキス3包
● 主　訴　左腰下肢痛
● 既往歴　18歳：肺結核で自然治癒，23歳：虫垂炎手術，60歳：胆嚢結石手術
● 家族歴　父：胃潰瘍，母：直腸がん，弟：急性膵炎，弟：胃潰瘍・肺炎

● 現病歴

45歳ごろまではちょっとした拍子にぎっくり腰を起こしていた．X年5月ごろから腰部〜左下肢外側にかけて疼痛が出現．疼痛は安静時にも，動いた時にも出現した．同年7月，近医で単純X線とMRIを施行され，加齢的な変化のみで治療は受けていなかった．漢方治療を希望して，同年8月3日初診．

● 現代医学的所見

身長172.7 cm，体重63.4 kg．体温36.7℃，血圧156/76 mmHg，脈拍84/分 整．胸腹部に異常なし．浮腫なし．検査所見：特記すべきことなし．

● 漢方医学的所見

足は冷え，入浴で痛みは楽になった．便通は毎日．小便は昼3〜4回/夜4〜5回．汗をかきやすく，口渇があった．

脈は浮，やや大，やや実．舌は正常紅，腫大，亀裂．腹力は軟弱，振水音，小腹不仁を認めた．

● 経　過

初診時に八味地黄丸エキス（3包分3毎食前）を処

方した．2週後，腰下肢痛や肩こりは半減し，寝返りしても痛くなくなった．夜間尿が3回に減り，熟睡できるようになった．全体的に体調が良くなった．6週後，以前よりも痛みの範囲が狭くなり，夜間の痛みは消失した．日によってはまったく痛みを感じない日が出てきた．夜間尿は2～3回で良眠できている．10週後，痛みは初診時を10とすると，3まで改善した．足の冷え，肩こりも改善し，食べ過ぎても胸やけしなくなった．以後も経過良好である．

●**考　察**

八味地黄丸は，『金匱要略』が原典で「虚労腰痛，少腹拘急，小便不利者，八味腎気丸主之」とあり，下肢痛，腰痛，しびれ，白内障，視力減退，老人性皮膚瘙痒症，糖尿病，前立腺肥大，インポテンス，慢性腎炎，心不全，浮腫などに用いられる．

本例の気血水スコア(寺澤)は，気虚14・気鬱8・気逆8・血虚12・瘀血2・水滞15であった．夜間頻尿と，腹候の小腹不仁を目標に八味地黄丸の証と診断した．

高齢者の腰下肢痛の鑑別処方としては，桂枝加朮附湯，当帰四逆加呉茱萸生姜湯，疎経活血湯などがあげられる．桂枝加朮附湯は気虚の程度が強く，胃腸の働きは弱い．当帰四逆加呉茱萸生姜湯は四肢末梢の冷えが強く，しもやけになりやすい．疎経活血湯は瘀血と血虚があり，臍傍の抵抗・圧痛を認める点が鑑別になる．

4 脊柱管狭窄症

- ●**症　例**　71歳，女性
- ●**処　方**　疎経活血湯(煎じ薬)
- ●**主　訴**　両下肢痛
- ●**既往歴**　22歳：虫垂炎手術，33歳：子宮筋腫，45歳：乳腺症
- ●**家族歴**　特記事項なし
- ●**現病歴**

X－9年ごろからメニエール病の診断で近医で加療を受けていた．X－1年8月より当科にめまいと下肢痛の治療目的で通院を開始した．当初，柴胡桂枝湯，桂枝加朮附湯などの内服で，めまい症の発作もなく経過していたが，X年1月より，両下肢痛が増悪した．痛みは歩行時に増強し両下肢の重だるさを伴ったため，処方を転方した．

●**現代医学的所見**

身長144 cm，体重53 kg，血圧134/78 mmHg．胸腹部特記事項なし．Lasegueテスト右陽性．下肢の知覚異常などは認めず．血算・血液生化学検査異常なし．腰椎MRIでL4/5，L5/S1の強度狭窄を認めた．

●**漢方医学的所見**

自覚的に，下肢の軽度の冷えを訴えた．便秘傾向．脈は浮沈中間でやや虚．舌は紅舌でわずかに黄苔を認めた．腹は腹力は中等度で右胸脇苦満と右臍傍の圧痛を認めた．

●**経　過**

疎経活血湯を処方．内服後4週後には下肢痛は軽減した．10週後には，疲労時に下肢の重だるさを自覚する程度となった．また，疎経活血湯内服後めまいの再発もなく経過し，現時点ではほぼ下肢痛も自覚せず日常生活を行えるようになった．

●**考　察**

疎経活血湯は『万病回春』収載の方剤で，「遍身走痛して刺すが如く，左足痛むこと尤も甚だしきを治す」と記されている．少陽病期虚証で瘀血と血虚を基盤とした病態で腰部から下肢にかけての筋肉，関節痛に用いられる．本症例でも，桂枝加朮附湯で改善しなかった下肢痛に用いて奏効した．鑑別処方として，悪寒，頭痛など表証があり下痢，腹痛など裏寒の証を伴い，気鬱を有する場合は五積散，瘀血と気逆が主体の場合は桂枝茯苓丸，風湿に侵された関節痛で共通するが瘀血症状がなく関節の熱感がある場合は，薏苡仁湯があげられる．

5 関節リウマチ

- ●**症　例**　61歳，女性
- ●**処　方**　桂枝加朮附湯エキス3包 合 越婢加朮湯エキス3包

- **主　訴**　右肘関節痛，両手首関節痛，左膝関節痛
- **既往歴**　44歳：貧血症
- **家族歴**　特記事項なし
- **現病歴**

　X−10年夏ごろより，両手首の関節痛を自覚した．近医（整形外科）を受診し，消炎鎮痛剤の投与を受けていたが，痛みは繰り返して治まらず，次第に痛む関節が肘，膝と増えてきたため近くの膠原病内科を受診，関節リウマチと診断された．抗リウマチ剤，消炎鎮痛剤の投与を受けていたが，漢方治療を希望して，X年12月当科受診した．

- **現代医学的所見**

　身長157.6 cm，体重56.7 kg．血液検査では，炎症反応は高値（膠原病内科受診時）．関節X線では，右肘関節Ⅱ度，膝関節Ⅰ度（両側）レベルであった．

- **漢方医学的所見**

　やや肥満の傾向にあった．冷えに弱く，夏のエアコンが苦手であった．脈は，沈・緊．舌は紅色傾向，白浄苔（乾）を被り，舌尖に潮紅あり．腹力は軟，腹直筋の緊張なし，胸脇苦満は軽度，臍周囲の瘀血所見を認めた．

- **経　過**

　虚証と判断，桂枝加朮附湯エキス3包を投与した．冬場のことでもあり，「冷え」に関する訴えが多く，この点を考慮した．必ず熱湯に溶かして服用することを指示，膠原病内科で投与されている処方も継続するよう指示．1月に入り，「今年は身体の冷えが軽い」と喜ばれた．しかし，諸所の関節痛に関しては軽減がみられないため，桂皮・麻黄による発表作用が必要と判断，越婢加朮湯エキス3包を併用した．以後，検査データも比較的安定し，さらに自覚症状は軽減し，加療を継続している．

- **考　察**

　関節リウマチのさまざまな症候は，漢方医学的には，歴節風，白虎歴節風あるいは風湿の病，などと記載されている．まず，痛みや腫れといった症状が固定された関節にとどまるのではなく，肘や膝などいろいろな関節に現れる場合があるが，これを，「行痺」あるいは「風痺」と呼ぶ．汗を出す治療が基本になる．桂皮，麻黄あるいは葛根が中心的な役割を果たす処方である．麻黄湯，越婢湯が代表である．次に，湿気が多いと関節が重い，といったように，湿気が症状を重くする症候を「湿痺」という．水分代謝を改善する薬方が選ばれる．防已，朮，茯苓といった生薬が中心となる．桂枝加朮附湯，防已黄耆湯あるいは越婢加朮湯といった処方が，この範疇に入る．さらに，冬場やクーラーの効いているところに長時間いると症状が悪化するのは，明らかに冷えが問題となる．こういった症状には，乾姜，附子といった温補剤が中心である．桂枝加附子湯，桂枝附子湯，甘草附子湯などが代表的な方剤である．

C　感覚障害，運動不全，不随意運動

1　脳血管障害後遺症

- **症　例**　76歳，女性
- **処　方**　桂枝茯苓丸料（煎じ薬）
- **主　訴**　左上下肢の感覚障害
- **既往歴**　73歳：心房細動，75歳：脳梗塞
- **家族歴**　特記事項なし
- **現病歴**

　X年9月，突然の左上肢の脱力を生じた．救急病院へ搬送され，心房細動と多発性脳梗塞の診断で入院加療した．左上肢の麻痺は改善したが，構音障害と左上下肢の感覚障害を残して同年10月に退院となった．同年11月初診．

- **現代医学的所見**

　身長154.3 cm，体重53 kg．血圧102/74 mmHg．意識清明．胸部聴打診上異常なし．腹部に腫瘤は触知せず，四肢に浮腫は認めない．神経学的所見では左上下肢の感覚障害と構音障害がみられた．血算・

血液生化学検査で異常なし．頭部 CT では右頭頂葉と左後頭葉に広範な梗塞巣を認めた．

● 漢方医学的所見

顔面は紅潮．脈は浮沈間で虚実間．舌はやや暗赤紅で乾燥した白苔を被っていた．腹候は腹力中等度よりやや弱く，右胸脇苦満と左右の臍傍に強い圧痛があった．

● 経　過

初診時に桂枝茯苓丸料を処方した．3週後，左上下肢のしびれ感は軽減し，7週後，左上下肢のしびれ感はさらに改善し，顔面紅潮も軽くなった．11週後，左上下肢のしびれ感は消失，言葉もスムーズとなった．その後も治療を継続している．

● 考　察

桂枝茯苓丸は『金匱要略』が原典で「癥痼の為，妊娠を害す」とあり，月経障害をはじめ各種の婦人科疾患や虚血性疾患に用いられる駆瘀血剤の代表である．桂枝茯苓丸は少陽病の虚実間証に相当する薬方であり，軽度の上熱下寒傾向を呈し，腹候では両臍傍（左側優位）に圧痛と抵抗がみられる．本症例では，基礎疾患に脳血管障害があり，顔面紅潮と両側臍傍の強い圧痛を目標として桂枝茯苓丸を投与した．桂枝茯苓丸を服用後，左上下肢の感覚障害は徐々に改善し，終には消失するまでの著効を得た．

桂枝茯苓丸と並ぶ代表的な駆瘀血剤としては当帰芍薬散があげられる．当帰芍薬散は太陰病の虚証に相当する薬方であり，適応する基本病態は水毒と血虚である．当帰芍薬散証では，しばしば四肢の冷えや浮腫傾向があり，腹候では腹力は弱く上腹部の腹直筋の緊張，振水音と右臍傍の圧痛がみられる．また当帰芍薬散には血管性認知症を改善するとの報告がある．

2　脳血管性パーキンソニズム

● 症　例　80歳，男性
● 処　方　八味地黄丸エキス2包
● 主　訴　歩行障害（すくみ足）
● 既往歴　10歳代：虫垂炎手術，73歳：胃潰瘍
● 家族歴　特記事項なし

● 現病歴

約1年前より，歩行時に両下肢が重くだるくなり，下肢が前に出ないようになった．半年前までは，カートなどの押し車を押すと割合スムーズに足が運べたが，最近は車を押しても下肢が前に出なくなった．

● 現代医学的所見

神経学的には，脳神経に著変を認めなかった．運動系：随意運動は遅くやや拙劣であるが，遂行できる．振戦はない．筋強剛もない．歩行時は顕著なすくみ足を認めるため，補助具なしでは下肢が前に出ない．

● 漢方医学的所見

下肢に強い冷えあり．脈候：沈．舌候：淡白，白苔，腹候：小腹不仁を認めた．

● 経　過

八味地黄丸2包（分2）を投与した．処方開始約1ヵ月後，押し車を押した時の足の運びがやや改善されてきた．夜間の頻尿もやや改善．夜間トイレに立った時，まったくすくみ足のない日があるようになった．X年1月，夜間の排尿は就寝前12時ころに済ますと，朝まで眠れるようになった．X年2月，押し車なしでも下肢が以前より出やすくなった．

● 考　察

本方は『金匱要略』に記載されているが，そのうち中風歴節病篇に「脚気上り入りて小腹不仁なるを治す」とある．今回すくみ足を不仁ととらえ，下半身の機能低下に用いた．下半身の冷えが強かったため，腎虚に対する処方のうち六味丸よりも桂皮，附子が加味されている八味地黄丸を用いた．また，難聴，頻尿の存在も本処方を支持するものであった．

今回のような脳血管性パーキンソニズムによるすくみ足は患者の ADL を高度に妨げるが，効果的な治療薬，治療方法はみられない．本症例の場合は，八味地黄丸を継続的に服用することにより，ごくわずかずつではあるが，歩行状態に改善がみられた．今後このような脳血管性パーキンソニズムに対する症例の集積が必要であると考えられる．鑑別処方としては，六味丸，牛車腎気丸などの腎虚に対する方

剤が考えられる．

3 本態性振戦，頸部ジストニア

- **症　例**　74歳，男性
- **処　方**　柴胡加竜骨牡蛎湯エキス3包
- **主　訴**　頭部の振戦，頭部の不随意な前方への突出，後方への伸展
- **既往歴**　72歳：頸動脈狭窄が検診でみつかり血管内治療（ステント留置）
- **家族歴**　特記事項なし
- **現病歴**

　X−6年ごろより，読書時に頭部が左右にふるえるのに気づいた．同時に下顎部が不随意に前方へ突出．臥位になると今度は頭部が後方へ不随意に伸展してきた．ボツリヌス注射などの治療を受けたが，効果は十分ではなかった．X年頸部痛が強く，それが日常生活に負担となっていたため，漢方治療を希望して受診．

- **現代医学的所見**

　神経学的には，頭頸部の不随意運動，筋緊張異常のほかは著変なし．頸動脈両側触知良好，血管雑音なし．内科的にも著変なかった．

- **漢方医学的所見**

　顔はやや紅潮，脈候：やや数，舌候：やや紅，腹候：胸脇苦満を認めた．

- **経　過**

　柴胡加竜骨牡蛎湯の服用後，数時間は，痛みと不随意運動は軽減された．また，ときに終日，楽なことがあり．現在まで処方を継続している．頸部の筋緊張に伴う痛み，だるさに関しては効果がみられているが，頸部の偏倚，不随意運動には効果は，ごく軽微であった．

- **考　察**

　本態性振戦，頸部ジストニアに対しては西洋医学的にも有効な治療法はみられない．とくに頸部ジストニアに対して鍼治療を応用し，効果がみられたという報告もあるが，それでも頸部の痛みに対しては適切な治療法がない．今回，鍼治療によっても十分な効果がなかった頸部の筋緊張，痛み，だるさに対して柴胡加竜骨牡蛎湯を投与したところ，それらの症状が軽減し，ADLの向上がみられた．柴胡加竜骨牡蛎湯は『傷寒論』太陽病中篇に収載されている処方であるが，今回は精神神経症状と胸脇苦満を目標に用いた．鑑別すべき処方としては，抑肝散，桂枝加竜骨牡蛎湯などがあるが，胸脇苦満の存在により，本方を選択した．

D 湿疹，蕁麻疹，皮膚瘙痒感

1 アトピー性皮膚炎

- **症　例**　23歳，男性
- **処　方**　桂枝加黄耆湯加減（煎じ薬）
- **主　訴**　皮膚瘙痒
- **既往歴**　特記事項なし
- **家族歴**　特記事項なし
- **現病歴**

　幼少時よりアトピー性皮膚炎で西洋薬の加療を受けてきた．漢方治療を求めて来院した．

- **現代医学的所見**

　身長180 cm，体重75 kg，血圧124/70 mmHg．顔面を中心に，体幹，上肢に発赤疹を認めた．

- **漢方医学的所見**

　皮膚は発疹部以外でも乾燥傾向にあった．脈候：やや沈，緩，虚，小．舌候：白苔（＋），口乾（＋）．腹候：腹力中等度，心下痞鞕（±），胸脇苦満（±），振水音（±），瘀血（＋）．

- **経　過**

　桂枝加黄耆湯エキス3包で反応は悪くなかったので，さらに荊芥，連翹の粉末を加えた．3ヵ月後軟

便気味のため，煎薬で桂枝加芍薬湯加黄耆，荊芥，連翹とし，腹部症状は軽快した．皮膚の発赤が残っていたので黄連解毒湯加味の方意で山梔子，黄柏を加えたところ，発赤も軽減した．

●**考　察**

アトピー性皮膚炎の治療は難渋することがある．今回は最初比較的発赤の強い皮疹があって，黄連解毒湯ほどの熱感はなかったので，表証で陽証と判断し桂枝加黄耆湯を投与した．その結果，軽度の改善が得られ，荊芥や連翹を加えて経過をみることが可能となった．桂枝加黄耆湯や黄耆建中湯の原典には，皮膚瘙痒症の記載はないが，黄耆は皮膚枯燥を改善する作用が期待でき，しばしばアトピー性皮膚炎に使用されている．

2 アトピー性皮膚炎

- ●**症　例**　23歳，女性
- ●**処　方**　加減一陰煎加亀板膠（煎じ薬）
- ●**主　訴**　湿疹，瘙痒
- ●**既往歴**　特記事項なし
- ●**家族歴**　母：鼻炎
- ●**現病歴**

生後2，3ヵ月ごろより耳切れがあり，他に四肢関節面などにステロイドの外用を行っていた．X年5月より瘙痒，湿疹が増悪．前腕などから全身性に拡大し，仕事も休職となった．従来，乾燥が強いタイプで，喘息の既往はない．ステロイドの外用は拒否し，市販の保湿剤のみを外用していた．これまでにネコ，ハウスダスト，イネ科の花粉に対してアレルギー反応を指摘されている．

- ●**現代医学的所見**

身長163 cm，体重46 kg，全身性に乾燥，発赤と掻破痕が著明で，腹部には肥厚，浸潤，下肢にはさらに苔癬化も認めた．Eosino 36.0%，IgE 5,531 IU/mL，LDH 330 IU/L．

- ●**漢方医学的所見**

自覚症状としては体が重い，だるい，二便に異常なし．食欲普通．眠りが浅く，途中覚醒あり．汗はあまりかかず，寒がりで，全身的に冷える．口渇，鼻汁，肩こりあり．月経は順調．眼輪の色素沈着，皮膚の色素沈着，口唇暗赤を認め，皮膚甲錯であった．脈候は弱．濇，舌候は舌質は暗赤で，乾燥した白苔．腹候は腹力は中等度，軽度の腹直筋緊張と心下痞を認めた．

●**経　過**

全体に乾燥が主体で，冷えもあることから，清熱よりむしろ保湿を強く意識して，加減一陰煎加石膏20 gとした．2週後，発赤は減少，体は温まる感じで内服良好であった．甘草を1 gに減量して同方を継続．さらに2週後，胃部不快感の出現のために，乾・熟地黄をそれぞれ2 gに減量，人参3 gとより保湿効果を高める目的で亀板膠0.2 gを加えた．2週後，皮膚は潤い傾向があり，掻破痕と発赤も減少してきた．亀板膠0.2 gとしてからジクジクする感じが出たということで0.1 g/日とした．さらに2週後，右下腿の苔癬化局面は残るが乾燥，発赤，掻破痕，共に減少．亀板膠は0.15 gとして処方した．全身的には良好のため，職場に復帰が可能となった．現在も加療中である．

●**考　察**

アトピー性皮膚炎はさまざまな因子を含む複合的な症候群であると認識している．よって，アプローチの仕方はさまざまであるが，乾燥を主因とした病態に対しては加減一陰煎が有効なことがしばしばある．加減一陰煎は滋潤を主とし，弱い清熱作用を有する生薬から成り立っている．このため，石膏，黄連剤により冷える症例に有用である．一方，その中間的な清熱を必要とする場合は石膏などを併用して，清熱と滋潤のバランスをとりながら治療にあたることがある．滋潤作用をさらに高める目的で，亀板膠を少量使用する．亀板膠は，例えば阿膠のような温める作用がほとんどなく肌を潤してくれるが，一度に多量に使用すると湿潤した局面を呈することがあり，ごく少量から始めて，倍々に増量していくと良い．もし湿潤した局面となっても亀板膠を中止すれば数日で乾燥してくるので，半量くらいから再開して湿潤した皮膚をめざして治療している．

3　アトピー性皮膚炎

- **症　例**　38歳，女性
- **処　方**　当帰飲子（煎じ薬），温経湯（煎じ薬），温経湯/黄耆建中湯兼用（煎じ薬）
- **主　訴**　両手を中心とした皮疹と瘙痒
- **既往歴**　アレルギー性鼻炎（スギ＋）
- **家族歴**　特記事項なし
- **現病歴**

　高校生のころから両上肢を中心に皮疹があり近医でアトピー性皮膚炎と診断されていた．小康状態が続いていたが5～6年前ごろから瘙痒が増悪し本院皮膚科を受診．抗アレルギー剤の内服とステロイド軟膏の外用で加療された．痒みが持続し不眠傾向となったため和漢診療を希望してX年9月当科受診．

- **現代医学的所見**

　頭頸部・胸腹部に異常なく四肢に浮腫も認めなかった．両手手背を中心に瘙痒を伴う乾燥した皮疹が認められた．また一部頸部にも皮膚の乾燥がみられた．IgE 466.6，Hb 12.7，Eos 8.34% 570/mm³．

- **漢方医学的所見**

　皮疹はカサカサで一部に搔破痕が散見された．口渇や自汗はなかった．冬のほうが乾燥する傾向にあった．ときにあかぎれがみられた．月経痛はない．脈は浮沈間で弱．ちりめん舌で微白苔．腹力は中等度で著変なし．

- **経　過**

　初診時，当帰飲子を処方，2週間で皮疹は30%程度まで減少．X年10月，調子は良いがときに顔が張ってくる，赤くなると訴えたことから温経湯に転方した．X年11月，痒みや張った感じは減少した．ただ乾燥感は自覚したとのことから温経湯と黄耆建中湯の兼用とした．X＋1年8月までこの処方を継続，コントロール良好である．

- **考　察**

　皮疹は軽度であったのに加え，乾燥が主体であった．このことから血虚ととらえ当帰飲子を投与した．効果はみられたが気逆の症候の併存から温経湯に転方，乾燥感が顕著なため，黄耆含有方剤である黄耆建中湯の兼用として効果のみられた症例である．

4　尋常性痤瘡

- **症　例**　33歳，男性
- **処　方**　桂枝茯苓丸エキス2包，清上防風湯エキス2包，大黄末0.5g
- **主　訴**　尋常性痤瘡
- **既往歴**　特記事項なし
- **家族歴**　特記事項なし
- **現病歴**

　14歳ごろから顔面に痤瘡が出現し，近医で薬を処方してもらっていた．しかし，痤瘡が軽減しないため，X年11月上旬初診．

- **現代医学的所見**

　身長172cm，体重71kg．顔面とくに頬部，額部に尋常性痤瘡が多発していた．

- **漢方医学的所見**

　脈は滑．舌は淡色で薄い白苔がある．腹候では腹力中程度で臍の上下で圧痛を認めた．

- **経　過**

　初診時は，桂枝茯苓丸2包と清上防風湯2包に大黄末0.5gを加えて分2で処方した．6週後，痤瘡は減ってきた．12週後，痤瘡は消失した．服薬を中止すると痤瘡が出現するため，投与を継続している．

- **考　察**

　桂枝茯苓丸の出典は『金匱要略』で，「婦人宿有癥病．経断未及三月．而得漏下不止．胎動在臍上者．為癥痼害妊娠．六月動者．前三月経水利時胎也．下血者．後断三月衃也．所以血不止者．其癥不去故也．當下其癥．桂枝茯苓丸主之」とあり，婦人の腹中の腫瘤に用いられていたのがわかる．尋常性痤瘡に対しては，桂枝茯苓丸加薏苡仁という加味方がよく用いられている．清上防風湯は『万病回春』が出典で「頭面に瘡癤，風熱の毒を生ずるを治す」とあり，陽実証の皮疹に用いられる．本症例では，陽実証の尋常性痤瘡であり，瘀血の腹候も認めたため，桂枝茯苓丸と清上防風湯を用い，便秘も伴っているため，

大黄末を併用した．

鑑別処方としては，荊芥連翹湯，排膿散及湯，十味敗毒湯などがあげられる．荊芥連翹湯は，虚実間証で，副鼻腔炎や扁桃炎など上部の炎症を伴いやすい場合に用いる．排膿散及湯は虚実間証で化膿部位が発赤，腫脹する場合に用いる．十味敗毒湯は，虚実間証で，胸脇苦満を伴う場合に用いる．

5 ベーチェット病不全型

- **症　例**　57歳，男性
- **処　方**　柴陥湯エキス3包
- **主　訴**　口腔内アフタ，顔面の毛囊炎様皮疹
- **既往歴**　高血圧症，前立腺肥大症
- **家族歴**　特記事項なし
- **現病歴**

X年2月口腔内アフタと顔面の痤瘡様皮疹が出現した．外用剤を使用したが不変のため8月当院皮膚科を受診した．口腔内アフタと多発性毛囊炎様皮疹が存在し，ベーチェット病不全型と診断された．コルヒチン0.5 mg内服と，ステロイド，抗生物質の外用を受けたが症状は継続していた．10月和漢診療を希望して当科を受診した．

- **現代医学的所見**

眼結膜，透光体や眼底は正常．四肢に紅斑なし．ESR 57 mm/時．Znを含む電解質は正常．胸・腹部X線，腹部USは正常．CRP 1.6 mg/dL，針反応(-)，HLA B51(-)，ANA(-)，RF(-)，serum ACEは正常であった．

- **漢方医学的所見**

口渇，自汗なし．夜間尿なし．口腔内アフタと顔面の痤瘡様皮疹があった．多関節痛は訴えなかった．脈は弦，舌は淡白紅で白黄苔を認めた．腹力は中等度よりやや軟で，両側の胸脇苦満と心下痞鞕が顕著であった．

- **経　過**

サルコイドーシスや膠原病は否定的で，1987年厚生省ベーチェット病調査研究班によるベーチェット病診断基準の疑い例に該当する病態と考えられた．柴陥湯エキスを投与して1ヵ月後から顔面の腫脹の軽減がみられ，2ヵ月後には食べすぎなければアフタができなくなった．4ヵ月程度の経過で，皮疹はほぼ消失した．症状の改善に伴いCRPは1.6から0.3 mg/dLまで減少し，ESR 57 mm/時から31〜40 mm/時と経時的に低下した．以後経過は良好である．

- **考　察**

少陽病期で虚実間証の病態である．胸脇苦満と心下痞鞕があることから柴陥湯を投与して著効を得た．

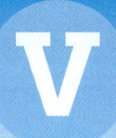

5 全身・精神

A 疲労，倦怠感

1 全身倦怠感

- **症　例**　17歳，女性
- **処　方**　茯苓四逆湯（煎じ薬）
- **主　訴**　全身倦怠感，心窩部痛，便通異常（便秘と下痢を繰り返す），冷え症
- **既往歴**　13歳：登校拒否症
- **家族歴**　特記事項なし
- **現病歴**

中学生より登校拒否症であり，通学しようとすると嘔吐していた．高校入学後もさまざまな症状（①心窩部痛，②全身倦怠感，③便秘と下痢を繰り返す，④身体のあちらこちらに痛みを自覚，⑤冷え）に悩まされていたが，なんとか学校には通っていた．内科や心療内科の思春期外来を受診したが，薬を服用すると眠気と倦怠感が出現するため断念．しばしば急に理由なく気持ちがあせったり不安になったりしていた．季節的には春が一番つらく，次いで冬がつらい傾向にあった．夏は比較的調子が良かった．X年8月初診．

- **現代医学的所見**

身長 150 cm，体重 47 kg，血圧 109/96 mmHg．意識清明．胸部聴打診上異常なし．腹部に腫瘤は触知せず，四肢に浮腫は認めなかった．血算・血液生化学・尿検査で異常なかった．

- **漢方医学的所見**

寒がり．手足が冷える傾向にあった．便秘と下痢を繰り返していた．著明な全身倦怠感を訴えた．脈はやや沈で虚・小・緊．舌は暗赤色で，軽度の腫大と歯痕があり湿った薄い白苔を被っていた．腹候では腹力は弱く，心下痞鞕と両側に胸脇苦満があり，腹直筋の緊張と左右臍傍に圧痛を認めた．

- **経　過**

初診時に茯苓四逆湯（炮附子1g）を分3で処方．1週後，倦怠感は残るが食欲が出てきた．便秘は不変であった．3週後，倦怠感が軽減してきた．5週後，母親のみ来院．本人は昨日体育祭があり，疲れて寝ているとのことであった．母親がいうには「夏休み明けにも元気で学校に行けた（昨年は登校できなかったらしい）」．また体育祭の練習にも参加でき，食欲もあり，治療前と比較して活発となった．

- **考　察**

茯苓四逆湯は『傷寒論』が原典で「発汗し，若しくは之を下し，病仍解せず，煩躁す」とあり，急性熱性疾患では誤治により汗下させ過ぎた場合の救逆法である．慢性疾患では，全身の冷えがあり脈が弱く，強い倦怠感を伴う難治性のものに用いられる．本症例では，全身の冷えと強い倦怠感があり，多愁訴で脈もきわめて弱かったことから茯苓四逆湯を投与した．症状は徐々に軽快しており茯苓四逆湯は有効と考えた．冷え症に対する漢方医学的なアプローチは，冷えの部位と症状から次の三つタイプに分けて考えられる．

① 上熱下寒型：足は冷えるが顔は火照る．風呂で温まるとのぼせて苦しい．気の上衝，瘀血．薬方には桃核承気湯，三黄瀉心湯，温経湯，

苓桂味甘湯，柴胡桂枝乾姜湯などが候補となる．

② 四肢先端型：手足の先端が冷たい．凍瘡，レイノー症状などを含む．瘀血がからむ．虚証であれば当帰四逆加呉茱萸生姜湯，当帰芍薬散などが，実～虚実間証では桂枝茯苓丸などが適応となる．

③ 全身型：典型的な冷え症．全身に寒が支配的．熱薬（附子，乾姜）の配剤された方剤を用いる．薬方には茯苓四逆湯，八味地黄丸（下肢が中心），苓姜朮甘湯（腰が中心）などがある．

2 全身倦怠感

- **症　例**　17歳，女性
- **処　方**　茯苓四逆湯（煎じ薬）
- **主　訴**　疲労感（体がしんどくて勉強できない），フラフラする
- **既往歴**　8歳：鼠径ヘルニア
- **家族歴**　父：原田病，母：パニック障害，兄：喘息

●現病歴

X年11月はじめ，受験のための模試が続き，月経ともぶつかったため，いらいら感も昂じていた．2週間後にインフルエンザワクチンを接種し，その翌日より倦怠感が増悪したため，以来3日間学校を休んでいた．14歳の時，同様の症状で補中益気湯が有効であったため，漢方治療を希望して11月下旬当科を初診．

●現代医学的所見

身長155 cm，体重53.9 kg．胸腹部に所見なし．四肢に浮腫はなかった．

●漢方医学的所見

自覚症状としては疲れやすい，体がだるい，気分がすぐれない，憂うつである，腰から下が冷える，立ちくらみがする，ふわふわした感じがする，月経痛がある．他覚的に頬に皰疱が少数，口唇暗赤を認めた．脈候はやや浮で虚，濇，舌候は舌質やや紫色で，湿潤した白苔を認めた．腹候は腹力中等度．ただし，くすぐったがり．心下痞鞕，腹直筋緊張，臍傍圧痛，振水音を認めた．

●経　過

倦怠感および，ふらつき，振水音，脈弱などから少陰病期で水滞を伴うと考え，真武湯（白河附子2.0）を投与した．5日後くらいから，やや元気が出た感じで学校に行ったが，翌日の夜間の塾では非常に疲れ，倦怠感は不変とのことで，この著しい倦怠感を煩躁と解釈して，茯苓四逆湯（白河附子4.0）に転方した．翌日に模試7科目があったが，疲れで早退するということはなかった．その後，連日登校することができた．腰から下の冷える感じは続いていたことから，白河附子を6.0 gとして同方を継続した．さらに2週後再診．倦怠感は減少し，学校にはすべて行っているとのことであった．1月はじめに再診，3日前より月経中だが，眠気やいらいらはなく，腹痛も我慢できるようになり，3月末で廃薬となった．

●考　察

過去に補中益気湯が有効であったが，今回の診察では内在する冷えが著明であると思われた．水滞の症候も前面にみられたので真武湯を処方したが，効果は一定程度であった．そこで，この「著しい」倦怠感を「煩躁」と拡大解釈して茯苓四逆湯を用いたところ，良好な結果が得られ，通学や受験が行えるようになり受験も志望校に合格した．煩躁は実際にもだえ苦しむ様子がなくても，「著しい」症候を煩躁ととらえて茯苓四逆湯を用いて良い場合がある．ただし，煩躁は陽証では，大青竜湯，小承気湯，小青竜湯加石膏など，陰証では乾姜附子湯，甘草乾姜湯，呉茱萸湯などでもみられるほか，煩驚（柴胡加竜骨牡蛎湯）などの似たような症候も多くみられるので，鑑別が必要である．

3 全身倦怠感

- **症　例**　76歳，男性
- **処　方**　十全大補湯エキス3包
- **主　訴**　全身倦怠感
- **既往歴**　特記事項なし

●**家族歴** 特記事項なし

●**現病歴**

X年12月にかぜを契機に発熱が続いた．熱は微熱程度であったものの，全身倦怠感が強いため，近くの総合病院でいろいろな検査を受けたが，とくに異常は指摘されなかった．漢方治療を希望して来院した．

●**現代医学的所見**

顔色はやや蒼白，やせ型．樽状胸を認めたが呼吸音に異常は認めなかった．また，他の胸腹部所見にも著変を認めなかった．

●**漢方医学的所見**

顔色は不良．脈候：沈，弱．舌候：微白苔，腹候：軟弱，臍上悸．

●**経　過**

十全大補湯エキスを投与した．わずかずつではあるが，顔色が良くなってきた．自覚的に元気も出てきたようであった．食欲も亢進した．ときおり咳嗽が出現していたが，順調に経過している．

●**考　察**

本方は『和剤局方』に収載され，「男子婦人の諸虚不足，五労七傷，飲食進まず，久病虚損……」といった記載があり，気血陰陽表裏内外すべてを補う処方である．気を補う四君子湯と血を補う四物湯の合方である八珍湯に桂皮・黄耆を加味した処方である．今回は，高齢，やせていること，顔色が悪いこと，腹部が軟弱で臍上悸を触れることなどにより本方を処方したところ，徐々に体力が戻っていくのがわかるほど奏効した．高齢者では往々にしてかぜ，発熱などを契機に体調が崩れ，西洋医学的な検査では異常を認めないにもかかわらずもとの健康な状態に戻らないということがあるが，そうした例に奏効する処方であると考えられた．鑑別処方としては，気虚のみで血虚症状が顕著でない場合などには補中益気湯があげられる．

4　疲労倦怠感

●**症　例**　71歳，女性
●**処　方**　人参養栄湯エキス3包
●**主　訴**　貧血，ストレス，疲労倦怠，不眠
●**既往歴**　66歳：膵臓がん，膵頭十二指腸切除，
　　　　　　68歳：左乳房切除＋腹壁瘢痕ヘルニア
●**家族歴**　特記事項なし

●**現病歴**

2年前より，夫がパーキンソン病になり入院．その後，ストレス，疲労倦怠感を訴え，食欲不振が続き，また不眠のためストレス状態が悪化した．胃十二指腸切除後の障害のため貧血(鉄欠乏性)を認めた．

●**現代医学的所見**

身長158 cm，体重48 kgから43 kgに減少．血圧110/78 mmHg．意識清明．結膜に貧血を認めた．胸腹部聴打診上異常なし．ECG異常なし．

●**漢方医学的所見**

脈は沈細弱，舌は湿潤，腹力軟弱，気血両虚．

●**経　過**

血液，生化学検査などの精査後，人参養栄湯エキス3包分3で処方した．5～6週後，諸症状に軽快が認められた．

●**考　察**

人参養栄湯の原典は『和剤局方』であり，「積労虚損にて四肢沈滞，骨肉酸疼，吸々として気少なく，行動喘喊，小腹拘急，腰背強痛，心虚驚悸，咽乾き唇燥き，飲食味無く，陰陽衰弱，悲憂惨戚，多臥少起，久しき者は積年，急なる者は百日，漸く瘦削にいたり，五臟の気竭れ，振復すべきこと難きを治す．～後略」とある．

いわゆる補剤の鑑別処方としては，そのほかに補中益気湯，十全大補湯，帰脾湯などがあげられる．今回は貧血に加え手足の冷えも訴えていたため，本剤を投与した．

B 虚弱体質，冷え症

1 虚弱体質

- **症　例**　75歳，女性
- **処　方**　八味地黄丸 40 丸
- **主　訴**　すぐかぜを引き咽頭痛が出る
- **既往歴**　68歳：徐脈にてペースメーカー埋め込み術．高血圧・高脂血症にて近医通院中
- **家族歴**　両親：肺疾患で死亡
- **現病歴**

　小児期より虚弱体質でかぜを引きやすかった．かぜを引くと，すぐに咽頭痛が出現していた．

- **現代医学的所見**

　身長 145 cm，体重 38 kg のやせ型．血圧 115/87 mmHg．

- **漢方医学的所見**

　やせ型で虚証．脈候：浮沈中間で虚実間証．舌候：やや暗紫．腹候では小腹不仁を認めた．

- **経　過**

　視診では虚証であったが，腹候で小腹不仁があり脈もそれほど弱くなかったので，八味地黄丸 40 丸分2で治療を開始した．初診時，軽度の咽頭痛があったが，八味地黄丸で症状は軽快し，咽頭痛を生じる頻度は減少傾向にあった．以後継続加療中である．

- **考　察**

　虚弱体質を改善する際に，脾胃の機能を高める場合と補腎する場合などがある．今回は，小腹不仁を目標として八味地黄丸を選択したが，以後少し咽頭痛がみられる程度ということであった．原典の『金匱要略』には，「脚気上り入りて小腹不仁なるを治す」とあり，咽頭痛の記載はないが，腎虚を基礎とした病態に広く用いられている．八味地黄丸には滋潤作用があり，咽喉頭の乾燥感にも応用することができ，喉に潤いが出ることで感染に対しても良い影響がみられたと思われる．小児の虚弱体質改善の場合は六味丸を使用する機会が多い．今回の例は冷えははっきりしなかったが高齢者であり，胃腸障害の出現も懸念されたが，食欲もあり，良好な経過を得た．

2 冷え症

- **症　例**　56歳，女性
- **処　方**　当帰四逆加呉茱萸生姜湯エキス 3 包
- **主　訴**　手足の冷え
- **既往歴**　17歳：虫垂炎手術，18歳：十二指腸潰瘍，53歳：関節リウマチ，55歳：高コレステロール血症
- **家族歴**　母：高血圧症，姉：糖尿病・脳血栓，妹：乳がん
- **現病歴**

　50歳過ぎごろからめまい発作（回転性・起立性）と嘔吐が出現した．近医を受診したところ更年期症候群ではないかといわれた．平素から，足が冷えていて，手足が白くなり，しびれ感があった．また，足にしもやけができやすかった．暖房のはいった部屋では顔が熱くなる，などの冷えのぼせの症状があった．嘔気を伴う頭痛がときにみられた．朝のこわばり（±），レイノー症状（−），脱毛（−），日光過敏症（−），目や口腔内の乾燥感（−），症状が緩和しないため，漢方治療を希望して，当科受診となった．

- **現代医学的所見**

　身長 156 cm，体重 49 kg，体温 35.7℃，血圧 120/78 mmHg．尿検査：異常なし．血液生化学検査：T-Chol 291 mg/dL，甲状腺ホルモン検査異常なし，抗核抗体（＋），血清補体価 50.2 U/mL，胸部 X 線写真（正面）異常所見なし，ECG 異常所見なし．両手指関節写：左第 3 指 DIP 関節の関節裂隙の狭小化（＋）．

- **漢方医学的所見**

　風呂で温まると気持ちが良い．排便・排尿：異常なし．食欲：旺盛．睡眠：良眠．脈候：浮沈間，虚，小，緊，やや渋（＋）．舌候：少し淡白，暗赤色，腫

大(±)，歯痕(±)，やや乾いた薄い白舌苔を認めた．腹候：腹力軟，腹直筋の緊張をごく軽度認めた．左に軽度の胸脇苦満(＋)，心下悸(＋)，臍上悸(＋)，臍下悸(＋)，臍傍の圧痛(＋)，両鼠径部の圧痛(＋)，小腹不仁(＋)．

● 経　過

手足の冷え，嘔気を伴う頭痛を目標に当帰四逆加呉茱萸生姜湯エキス3包（分3食前）を処方した．12月の受診時には冷えの程度が軽くなった．翌年2月の受診時にはしもやけができにくくなった．例年に比較して，冬場の冷えがかなり改善して，4月には冷えはほとんど感じなくなっていた．経過は良好で，10月に治療終了した．

● 考　察

当帰四逆加呉茱萸生姜湯は『傷寒論』収載の方剤で「手足厥寒，脈細にして絶せんと欲し，内に久寒ある」者に適応となるとされている．本症例では手足の冷えに伴う凍瘡が主訴であり，当帰四逆湯証に比べて，さらに全身の冷えや頭痛が明らかなことから鑑別した．また，口訣である鼠径部の圧痛も投与の根拠となった．その他柴胡桂枝乾姜湯，当帰芍薬散も候補と考えたが，四肢部の冷えが強いこと，腹部の振水音を認めなかったこと，当帰四逆加呉茱萸生姜湯に特異的な所見が揃っていたことより，これらの方剤は第二候補とした．

3 しもやけ

● 症　例　66歳，女性
● 処　方　当帰四逆加呉茱萸生姜湯エキス3包
● 主　訴　しもやけ
● 既往歴　特記事項なし
● 家族歴　特記事項なし
● 現病歴

10歳代のころより毎年秋から春にかけて手足にしもやけができ，とくに冬季は悪化し凍瘡になることもあるとのことでX年9月に受診した．また平素より手足の冷えを認めた．

● 現代医学的所見

身長151 cm，体重43 kg．血圧144/78 mmHg．貧血(－)，黄疸(－)，下腿浮腫(－)，胸部聴打診上異常なし．血算・血液生化学検査で異常なし．

● 漢方医学的所見

やせ型で，顔色正常．下腿に細絡(＋)．小便は10回/日，便通は正常．痔および脱肛を認めた．脈は沈細弱．舌は淡紅色で舌苔なし．腹候は腹力弱く，左下腹部に瘀血の抵抗を軽度認めた．

● 経　過

当帰四逆加呉茱萸生姜湯エキス3包を投与したところ，例年10月下旬には出現していたしもやけが現れず経過良好であった．X年12月からX＋1年3月にかけて軽度のしもやけが出現したが，例年に比べ軽度とのことであった．その後も服用を続け，X＋1年12月に手足にしもやけの出現をみたが，例年よりさらに軽度であった．

● 考　察

当帰四逆加呉茱萸生姜湯は，『傷寒論』の厥陰病篇が原典で，「手足厥寒，脈細にして絶せんと欲するもの当帰四逆湯之を主る．若し其の人内に久寒有るもの当帰四逆加呉茱萸生姜湯に宜し」とあり，手足の厥冷を目標に冷え症やしもやけに用い，また「疝」と呼ばれる腹痛や腰痛，頭痛などに有効である．本症例は重症のしもやけで，本方が有効であった．

手足の冷えやしもやけの鑑別処方としては，当帰芍薬散，温経湯などがあるが，当帰芍薬散は虚証でめまいや動悸，浮腫などの水毒の兆候を有するものに，また温経湯は，体力がやや低下し手掌のほてり，皮膚や口唇の乾燥などを目標に用いる．

C 抑うつ状態，不安，不眠

1 抑うつ状態

- **症　例**　50歳，男性
- **処　方**　柴胡加竜骨牡蛎湯エキス3包
- **主　訴**　抑うつ感
- **既往歴**　特記事項なし
- **家族歴**　特記事項なし
- **現病歴**

12～13年前に回転性のめまいと共に抑うつ感があった．今回，約1ヵ月前ごろより抑うつ感を自覚した．フラフラ感があり食事も取れず，外出もできなくなったため当科を受診した．

- **現代医学的所見**

血圧122/70 mmHgで胸部に異常所見なく，腹部では心窩部に軽い圧痛を認めた．来院前に，他院にて胃内視鏡検査を実施しており問題なかったとのことであった．また，血液検査にて異常を認めなかった．

- **漢方医学的所見**

肩こり，頭部のほてり，いらいら感，喉から胸のつまり感を認めた．睡眠は良好で，頭痛，げっぷ，手足の冷え，むくみなどはなかった．脈はやや沈弦で，舌は白苔あり．腹候では右に強い胸脇苦満と臍上悸を認めた．

- **経　過**

柴胡加竜骨牡蛎湯を投与した．服用4～5日後ごろより気分が良くなり，食事が少し食べられるようになったが，早朝覚醒があるとのことであった．また，抑うつ感と共に，ほてりといらいら感があることから，黄連解毒湯エキス2包/1日頓用を与えた．しかし3週後，気分不良，抑うつ感，めまい感などがあり食べられなくなった．5週後早朝覚醒は残るものの，抑うつ感が減少してきた．11週後頭痛が少しあるが調子は良い．15週後たまに気分不良はあるものの抑うつ感はほぼ消失した．

- **考　察**

虚実間証～実証の気鬱，気逆の例である．腹候での胸脇苦満，臍上悸，舌の白苔などより柴胡加竜骨牡蛎湯の正証に近い例と考え投与し奏効した．経過途中で気逆発作，つまりほてりを伴ういらいら感での気分不良時に黄連解毒湯を頓用で与えたが，ほとんど使うことなく経過した．抑うつ感を有する患者には焦燥感が強く気分不良を訴えるものがあるが，そのような時，本方で抑えきれない時には黄連解毒湯の頓用は有効であることがある．柴胡加竜骨牡蛎湯は抑うつ不安感に対する効果に優れている．最近の研究でもストレスのHPA axisに関連して脳の前頭前野でGR recepterを増やし，ストレス時に気分が落ち込むことを抑えている可能性を示唆するデータもあり，軽症うつ病患者の再発予防などには最適な方剤と思われる．鑑別としては抑肝散，桂枝加竜骨牡蛎湯，柴胡桂枝乾姜湯などがあるが，実証で気鬱が主体，比較的特徴的な腹候などにより容易に鑑別できる．

2 不安神経症

- **症　例**　56歳，女性
- **処　方**　桂枝加竜骨牡蛎湯（煎じ薬）
- **主　訴**　不安感，動悸，めまい
- **既往歴**　特記事項なし
- **家族歴**　父：胃がん，母：糖尿病，腎臓病，高血圧症，脳出血
- **現病歴**

X-1年11月より手足の冷えを自覚．暖かいところではのぼせることがあった．X年2月ごろから不安感や動悸，めまいなどの症状が持続していた．3月末，N病院内科受診，血液検査でT-Chol 262 mmHg/dL以外は異常なかった．4月より抑肝散加陳皮半夏エキス，クロチアゼパム，カンデサルタン開始し，左首筋のこりだけは良くなっている．6月

15日，初診．
●現代医学的所見
　身長 159.7 cm，体重 47.2 kg，体温 36.8℃，血圧 136/72 mmHg，脈拍 96/分 整．胸腹部に異常なし，浮腫なし．検査所見：T-Chol 276 mg/dL 以外は異常なし．
●漢方医学的所見
　脈は沈細弱．舌は淡白紅，歯痕，白苔中等度．腹力は軟，臍上悸，振水音，小腹不仁を認めた．
●経　過
　初診時に，桂枝加竜骨牡蛎湯を分2で処方．2週後，不安感がやや改善し，自信が出てきた．のぼせと手足の冷えは改善した．動悸はときに出る程度にまで減少した．しかし緊張すると胃が張って，げっぷが出ることがあり，起床時と空腹時に胃が少し重い感じはあった．4週後，安定剤の服用を3回から2回に減量．動悸は消失し，不安感も軽快した．高血圧を心配して自宅で血圧を頻繁に測定することもなくなった．6週後，安定剤は1日に1回の日が半分以上となった．表情も明るくなり，その後も経過良好である．
●考　察
　桂枝加竜骨牡蛎湯は，『金匱要略』が原典で「夫失精家，少腹弦急，陰頭寒，目眩，髪落，脈極虚芤遅，為清穀亡血失精．脈得諸芤動微緊，男子失精，女子夢交，桂枝竜骨牡蛎湯主之」とあり，神経衰弱，不眠症，遺精，陰萎，夜驚症，小児夜尿症，眼精疲労，心悸亢進，脱毛症などに用いられる．
　本例の気血水スコア（寺澤）は，気虚 64・気鬱 36・気逆 54・血虚 26・瘀血 10・水滞 18 で，気虚と気逆の病態が強いことと，腹候の臍上悸を目標に桂枝加竜骨牡蛎湯の証と診断した．
　不安神経症の鑑別処方としては，柴胡加竜骨牡蛎湯，半夏厚朴湯，加味帰脾湯，帰脾湯などがあげられる．柴胡加竜骨牡蛎湯はこれらより実証で腹力が充実している．半夏厚朴湯は咽喉の異物感を伴い，加味帰脾湯と帰脾湯は抑うつ症状が強いという特徴があり，いずれも気逆の病態はあまり強くないという点で鑑別できる．

3　パニック障害

●症　例　26歳，女性
●処　方　加味帰脾湯エキス3包
●主　訴　電車に乗ると息苦しくなる
●既往歴　特記事項なし
●家族歴　母：うつ病
●現病歴
　約1ヵ月前，満員電車の中で突然呼吸困難が起こりパニックになった．以後，電車と人ごみで気分不良となるためなかなか外出できなくなった．全身倦怠感が強く，食欲低下，1ヵ月で5 kg以上の体重減少があった．
●現代医学的所見
　血圧 128/66 mmHg で脈拍 72/分 整．胸腹部に異常所見なし．
●漢方医学的所見
　頭痛，フラフラ感，口乾，喉のつかえ感，憂うつ感，腹部膨満感，不眠，強い不安感があった．一方，回転性めまい，眼重感，口渇，動悸，心窩部痛，腹鳴，冷えほてり，いらいら感はみられなかった．脈はやや沈，やや弱．舌に軽い瘀血所見を認め，腹候では左の軽い胸脇苦満と腹直筋を触れ，右下腹部に軽度の瘀血の点を認めた．
●経　過
　加味帰脾湯を与薬した．3週後，少し気分の良い時が増えた．電車も少し乗れるようになり，中断していた専門学校にもときどき出席できるようになった．不眠もやや改善した．しかし食欲不振，全身倦怠感，不安は減少しているものの自覚していた．7週後には，ほとんど日常生活には支障をきたさなくなった．
●考　察
　脾気虚に気鬱を主体にしたやや虚証の患者に加味帰脾湯を選択した．本方は脾虚および心虚を治す帰脾湯に鎮静，消熱効果を有する柴胡と山梔子を加味した処方で，本例の体重減少をみるような脾虚に気の不調を伴う症例には良い適応と考える．
　鑑別としては加味逍遥散，桂枝加竜骨牡蛎湯，十

全大補湯，柴胡桂枝乾姜湯などがあげられる．加味逍遥散は脾虚の有無で鑑別でき，桂枝加竜骨牡蛎湯は血虚，腹候などで鑑別でき，十全大補湯は気の不調の多寡で鑑別でき，柴胡桂枝乾姜湯は虚実で鑑別できる．実証で同様の訴えを認めた時には黄連解毒湯や三黄瀉心湯などが適応となることが多い．また，パニック発作時は奔豚病状態にあり，桂枝加桂湯や奔豚湯などが適応となることが多い．

4 不　眠

- **症　例**　60歳，女性
- **処　方**　加味温胆湯（煎じ薬）
- **主　訴**　不眠，物忘れ，うつ，被害妄想
- **既往歴**　特記事項なし
- **家族歴**　特記事項なし
- **現病歴**

4，5年前より不眠，物忘れを認めるようになった．2年前の頭部CTではとくに異常はなかった．1年前より被害妄想が出現し，「夫に女がいる」などの発言がみられるようになった．その後，精神科を受診したところ，うつ病，被害妄想と診断され，以来投薬（塩酸ロフェプラミン，ブロマゼパム，塩酸トラゾドン，ブロムペリドール，エチゾラム，ブロチゾラム）を受けていた．服薬により，攻撃的な行動はやや軽快したが，不眠，もの忘れ，被害妄想，うつ状態は改善されず，薬の副作用で口渇，軟便を認めたため，漢方治療を希望され当院を受診．

- **現代医学的所見**

身長153 cm，体重56 kg，血圧136/94 mmHg．「心ここにあらず」という感じで，訴えの内容も要領を得ず，診療録への記載に苦労した．

- **漢方医学的所見**

眠れない（寝つきが悪い，途中で目が覚める），疲れやすい，気分が憂うつになる，物忘れをする，汗をかきやすい，頭痛，頭重，たちくらみ，乗り物酔い，息切れ，胸痛，目が疲れる，口が乾燥する，水分をよくとる，口が苦い，肩こり，足がほてる，手がこわばる．脈候：沈．舌候：乾，紅，皺裂，歯痕，薄白苔．腹候：腹力，やや虚，腹部動悸（臍上）（＋），小腹不仁（＋）．

- **経　過**

加味温胆湯を1ヵ月内服したところ，夜はよく眠れるようになり，夜中に目覚めることがなくなった．また，被害妄想がなくなり別人のように冷静でにこやかに診察に応じるようになった．その後，徐々に西洋薬を減らして1年ほどで投薬中止となった．3年間ほど漢方薬を飲んでいるが，もの忘れについては良い時と悪い時がみられ，全体の症状は軽減している．

- **考　察**

4，5年前から不眠と物忘れとあるので，このころよりいまの状態の兆候があったと思われる．また1年前には，さらに加えてうつ状態と被害妄想も出現し精神科を受診している．いらいらの訴えより憂うつが強く，物忘れや抑うつ感を伴う不眠と考えて，『衆方規矩』不寐門（不眠門）の加味温胆湯を処方した．

温胆湯は，いくつかの書物に記載がみられるが『三因極一病証方論』には，「心胆虚して怯え，事に触れて驚き易きを治す」とある．また，『万病回春』の驚悸には，「驚悸にして痰火に属し而して虚を兼ねる者は宜しく痰火を清（さま）し以って虚を補うべし」，とあり，温胆湯の項には「痰火にて而も驚愕して眠らざるを治す」とある．驚悸の不眠，気鬱，心悸亢進，驚きやすい，多夢などを目標に処方する．

一方，加味温胆湯も，複数の出典があり，加味方がそれぞれ異なる．本症例は『衆方規矩』におさめられている加味温胆湯で，温胆湯に，遠志，玄参，人参，地黄，酸棗仁，大棗が加えてある．「病後虚煩して睡臥することを得ず，及び心胆虚怯し，事に触れて驚き易く，短気，悸乏するを治す」とあり，さらに「按ずるに，病後に虚煩して眠らざるものに前の方（加味温胆湯）を選んで数奇を得る」と追記がある．

『方函』の温胆湯には，大病後の虚煩で眠れないのは胆寒のためであり，古人は痰飲のことを胆寒といい，温胆は痰飲を温散するとして，駆痰の剤として用いたとある．たしかに，二陳湯は，脾胃の痰飲を

改善する処方であり，不眠などの精神症状にとくに用いたりはしない．しかし精神症状とはいっても，水毒，瘀血，気鬱などいろいろな病態が起因となって起こると考えられるので，随証治療が基本である．温胆湯類の場合，水毒を治し，さらに痰火を消除する竹筎，降気薬である枳実を加えることで，精神症状にも薬効をひろげた．『衆方規矩』の加味温胆湯では酸棗仁や遠志なども加味されることで，帰脾湯のニュアンスも加わり温胆湯よりさらに精神を安定させ不眠や動悸にも効果的であり，津液不足を治す玄参や人参や地黄で虚煩の状態も改善する．さらに最近では，遠志が健忘に対する効果を持つという研究から，加味温胆湯が臨床の場でアルツハイマー病のもの忘れの患者に用いられることも知られている．

D 認知症，異常行動

1 認知症

- **症　例**　75歳，男性
- **処　方**　抑肝散エキス3包
- **主　訴**　不穏
- **既往歴**　40歳頃虫垂切除
- **家族歴**　特記事項なし
- **現病歴**

X−1年12月に尿閉にて近医に入院．前立腺肥大症と膀胱結石の診断で経尿道的前立腺切除術および膀胱結石破砕術を施行され，尿閉は改善したが，術後合併症のため臥床がちとなった．X年2月に左不全片麻痺が出現し，リハビリなどの継続加療目的で4月に転院となった．

- **現代医学的所見**

身長153 cm，体重72.4 kg，血圧138/84 mmHg，脈拍70/分，体温36.5℃．胸腹部には異常なし．両足背に軽度の浮腫を認めた．神経学的に左半身で深部腱反射の亢進を認めた．改訂長谷川式簡易知能評価スケールは7点であった．

- **漢方医学的所見**

自覚症状に関しては不明．眼瞼の色素沈着のほか，寂しがりでナースコールをよく押すといった特徴があった．脈候は大で充実し，遅，舌候は湿潤した微白苔で小亀裂を認め，腹候は腹力中等度，腹直筋緊張，胸脇苦満，心下痞，臍傍圧痛，小腹不仁を認めた．

- **経　過**

入院後間もなく，左片麻痺が増強．CT上は明らかな病変を確認できなかったが，脳梗塞の再発作と考え，補液と桂枝茯苓丸エキスの投与を行ったところ麻痺はほぼ元通りに改善した．その後，徐々に夕方になると，「家に帰る」「○○町に行く」とか，日中見舞いに訪れていた「妻が今日は来ない」などと興奮し，落ち着きがなくなった．そこでこの興奮症状を怒りと考えて抑肝散エキス3包を併用したところ，約2週間後には不穏行動は消失した．その結果落ち着いてリハビリにも参加するようになった．

- **考　察**

抑肝散の出典は薛鎧の『保嬰撮要』とされ，「治肝経虚熱発搐或発熱咬牙或驚悸寒熱或木乗土而嘔吐痰涎腹脹少食睡臥不安（中略）右水煎子母同服」とある．抑肝散は肝気の高ぶりを調和して気の巡りを良くする処方の一つと考えられ，本症例でも興奮症状を肝気の高ぶりによる怒りと考えて抑肝散を投与し，有効であった．

鑑別処方としては黄連解毒湯，加味逍遙散，四逆散，甘麦大棗湯などがあげられる．黄連解毒湯はやや実証で，顔面紅潮などののぼせが明らかであり，加味逍遙散はやや虚証で逍遙性の熱感が特徴的である．四逆散は腹直筋攣急が明らかで，甘麦大棗湯は筋肉の硬直あるいは痙攣などを認め，しばしば欠伸を伴うことが特徴的である．

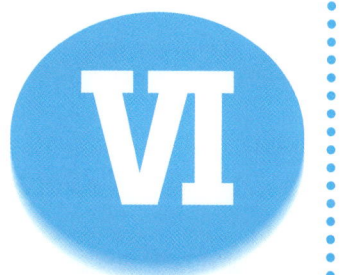

VI 古典からみる漢方

［凡　例］

・この古典条文は，本書に所出する『傷寒論』『金匱要略』の処方の主治条文を原文で示したものである．

・『傷寒論』は1856年和刻『翻刻宋版傷寒論』（多紀元堅序刊堀川本）を底本とし，句点もそれに準じた．

・『金匱要略』は1853年和刻・1860年再訂『新校金匱要略』（多紀元堅序刊豊田本）を底本とし，句点もそれに準じた．

・漢字表記は，原則として常用漢字に該当するものはそれに置き換えた．

・主治条文をすべて掲出すると煩瑣となる場合は，編集委員が重要と思われる条文を適宜選択した．

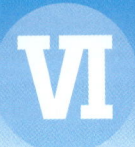

VI. 古典からみる漢方

❶茵蔯蒿湯

陽明病．発熱汗出者．此為熱越．不能発黄也．但頭汗出．身無汗．剤頸而還．小便不利．渇引水漿者．此為瘀熱在裏．身必発黄．茵蔯蒿湯主之．（『傷寒論』弁陽明病脈証并治第八）

傷寒七八日．身黄如橘子色．小便不利．腹微満者．茵蔯蒿湯主之．（『傷寒論』弁陽明病脈証并治第八）

穀疸之為病．寒熱不食．食即頭眩．心胸不安．久久発黄．為穀疸．茵蔯蒿湯主之．（『金匱要略』黄疸病脈証并治第十五）

❷茵蔯五苓散

黄疸病．茵蔯五苓散主之．（『金匱要略』黄疸病脈証并治第十五）

❸温経湯

問曰．婦人年五十所．病下利．数十日不止．暮即発熱．少腹裏急．腹満．手掌煩熱．唇口乾燥．何也．師曰．此病属帯下．何以故．曽経半産．瘀血在少腹不去．何以知之．其証唇口乾燥．故知之．当以温経湯主之．（『金匱要略』婦人雑病脈証并治第二十二）

❹越婢加朮湯

千金方越婢加朮湯．治肉極．熱則身体津脱．腠理開．汗大泄．厲風気．下焦脚弱．（『金匱要略』中風歴節病脈証并治第五）

❺黄耆建中湯

虚労裏急．諸不足．黄耆建中湯主之．（『金匱要略』血痺虚労病脈証并治第六）

❻黄芩湯

太陽与少陽合病．自下利者．与黄芩湯．若嘔者．黄芩加半夏生姜湯主之．（『傷寒論』弁太陽病脈証并治下第七）

外台．黄芩湯．治乾嘔下利．（『金匱要略』嘔吐噦下利病脈証治第十七）

❼黄連湯

傷寒胸中有熱．胃中有邪気．腹中痛．欲嘔吐者．黄連湯主之．（『傷寒論』弁太陽病脈証并治下第七）

❽葛根湯

太陽病．項背強几几．無汗悪風．葛根湯主之．（『傷寒論』弁太陽病脈証并治中第六）

太陽与陽明合病者．必自下利．葛根湯主之．（『傷寒論』弁太陽病脈証并治中第六）

太陽病．無汗而小便反少．気上衝胸．口噤不得語．欲作剛痙．葛根湯主之．（『金匱要略』痙湿暍病脈証治第二）

❾甘草瀉心湯

傷寒中風．医反下之．其人下利日数十行．穀不化．腹中雷鳴．心下痞鞕而満．乾嘔心煩不得安．医見心下痞．謂病不尽．復下之．其痞益甚．此非結熱．但以胃中虚．客気上逆．故使鞕也．甘草瀉心湯主之．（『傷寒論』弁太陽病脈証并治下第七）

狐惑之為病．状如傷寒．黙黙欲眠．目不得閉．臥起

不安．蝕於喉為惑．蝕於陰為狐．不欲飲食．悪聞食臭．其面目乍赤乍黒乍白．蝕於上部則声喝．甘草瀉心湯主之．（『金匱要略』百合狐惑陰陽毒病脈証并治第三）

⑩甘草湯
少陰病．二三日咽痛者．可与甘草湯．不差．与桔梗湯．（『傷寒論』弁少陰病脈証并治第十一）

⑪甘麦大棗湯
婦人蔵躁．喜悲傷欲哭．象如神霊所作．数欠伸．甘麦大棗湯主之．（『金匱要略』婦人雑病脈証并治第二十二）

⑫桔梗湯
少陰病．二三日咽痛者．可与甘草湯．不差．与桔梗湯．（『傷寒論』弁少陰病脈証并治第十一）
欬而胸満．振寒脈数．咽乾不渇．時出濁唾腥臭．久久吐膿如米粥者．為肺癰．桔梗湯主之．（『金匱要略』肺痿肺癰欬嗽上気病脈証治第七）

⑬芎帰膠艾湯
師曰．婦人有漏下者．有半産後．因続下血都不絶者．有妊娠下血者．仮令妊娠腹中痛．為胞阻．膠艾湯主之．（『金匱要略』婦人妊娠病脈証并治第二十）

⑭桂枝加黄耆湯
黄汗之病．両脛自冷．仮令発熱．此属歴節．食已汗出．又身常暮臥盗汗出者．此労気也．若汗出已．反発熱者．久久其身必甲錯．発熱不止者．必生悪瘡．若身重汗出已輒軽者．久久必身瞤．瞤即胸中痛．又従腰以上必汗出．下無汗．腰髖弛痛．如有物在皮中状．劇者不能食．身疼重煩躁．小便不利．此為黄汗．桂枝加黄耆湯主之．（『金匱要略』水気病脈証并治第十四）

⑮桂枝加葛根湯
太陽病．項背強几几．反汗出悪風者．桂枝加葛根湯主之．（『傷寒論』弁太陽病脈証并治上第五）

⑯桂枝加厚朴杏仁湯
太陽病．下之微喘者．表未解故也．桂枝加厚朴杏子湯主之．（『傷寒論』弁太陽病脈証并治中第六）

⑰桂枝加芍薬大黄湯
本太陽病．医反下之．因爾腹満時痛者．属太陰也．桂枝加芍薬湯主之．大実痛者．桂枝加大黄湯主之．（『傷寒論』弁太陰病脈証并治第十）

⑱桂枝加芍薬湯
本太陽病．医反下之．因爾腹満時痛者．属太陰也．桂枝加芍薬湯主之．大実痛者．桂枝加大黄湯主之．（『傷寒論』弁太陰病脈証并治第十）

⑲桂枝加竜骨牡蛎湯
夫失精家．少腹弦急．陰頭寒．目眩．髪落．脈極虚芤遅．為清穀亡血失精．脈得諸芤動微緊．男子失精．女子夢交．桂枝竜骨牡蛎湯主之．（『金匱要略』血痺虚労病脈証并治第六）

⑳桂枝芍薬知母湯
諸肢節疼痛．身体魁羸．脚腫如脱．頭眩．短気．温温欲吐．桂枝芍薬知母湯主之．（『金匱要略』中風歴節病脈証并治第五）

㉑桂枝湯
太陽中風．陽浮而陰弱．陽浮者熱自発．陰弱者汗自出．嗇嗇悪寒．淅淅悪風．翕翕発熱．鼻鳴乾嘔者．桂枝湯主之．（『傷寒論』弁太陽病脈証并治上第五）
太陽病．頭痛発熱．汗出悪風．桂枝湯主之．（『傷寒論』弁太陽病脈証并治上第五）
傷寒医下之．続得下利．清穀不止．身疼痛者．急当救裏．後身疼痛．清便自調者．急当救表．救裏宜四逆湯．救表宜桂枝湯．（『傷寒論』弁太陽病脈証并治中第六）

㉒桂枝人参湯
太陽病．外証未除．而数下之．遂協熱而利．利下不止．心下痞鞕．表裏不解者．桂枝人参湯主之．（『傷

㉓桂枝茯苓丸

婦人宿有癥病．経断未及三月．而得漏下不止．胎動在臍上者．為癥痼害妊娠．六月動者．前三月経水利時胎也．下血者．後断三月衃也．所以血不止者．其癥不去故也．当下其癥．桂枝茯苓丸主之．（『金匱要略』婦人妊娠病脈証并治第二十）

㉔桂枝麻黄各半湯

太陽病．得之八九日．如瘧状発熱悪寒．熱多寒少．其人不嘔．清便欲自可．一日二三度発．脈微緩者．為欲愈也．脈微而悪寒者．此陰陽倶虚．不可更発汗更下更吐也．面色反有熱色者．未欲解也．以其不能得小汗出．身必痒．宜桂枝麻黄各半湯．（『傷寒論』弁太陽病脈証并治上第五）

㉕呉茱萸湯

食穀欲嘔．属陽明也．呉茱萸湯主之．得湯反劇者．属上焦也．呉茱萸湯．（『傷寒論』弁陽明病脈証并治第八）

少陰病．吐利．手足逆冷．煩躁欲死者．呉茱萸湯主之．（『傷寒論』弁少陰病脈証并治第十一）

乾嘔吐涎沫．頭痛者．呉茱萸湯主之．（『傷寒論』弁厥陰病脈証并治第十二）

嘔而胸満者．茱萸湯主之．（『金匱要略』嘔吐噦下利病脈証治第十七）

㉖五苓散

太陽病．発汗後．大汗出．胃中乾．煩躁不得眠．欲得飲水者．少少与飲之．令胃気和則愈．若脈浮．小便不利．微熱消渇者．五苓散主之．（『傷寒論』弁太陽病脈証并治中第六）

中風発熱．六七日不解而煩．有表裏証．渇欲飲水．水入則吐者．名曰水逆．五苓散主之．（『傷寒論』弁太陽病脈証并治中第六）

霍乱．頭痛発熱．身疼痛．熱多欲飲水者．五苓散主之．寒多不用水者．理中丸主之．（『傷寒論』弁霍乱病脈証并治第十三）

仮令痩人．臍下有悸．吐涎沫而癲眩．此水也．五苓散主之．（『金匱要略』痰飲欬嗽病脈証并治第十二）

㉗柴胡加竜骨牡蛎湯

傷寒八九日．下之胸満煩驚．小便不利．譫語．一身尽重．不可転側者．柴胡加竜骨牡蛎湯主之．（『傷寒論』弁太陽病脈証并治中第六）

㉘柴胡桂枝乾姜湯

傷寒五六日．已発汗而復下之．胸脇満微結．小便不利．渇而不嘔．但頭汗出．往来寒熱．心煩者．此為未解也．柴胡桂枝乾姜湯主之．（『傷寒論』弁太陽病脈証并治下第七）

柴胡桂姜湯．治．瘧．寒多微有熱．或但寒不熱．（『金匱要略』瘧病脈証并治第四）

㉙柴胡桂枝湯

傷寒六七日．発熱微悪寒．支節煩疼．微嘔．心下支結．外証未去者．柴胡桂枝湯主之．（『傷寒論』弁太陽病脈証并治下第七）

㉚三黄瀉心湯

心気不足．吐血衄血．瀉心湯主之．（『金匱要略』驚悸吐衄下血胸満瘀血病脈証治第十六）

㉛酸棗仁湯

虚労．虚煩不得眠．酸棗湯主之．（『金匱要略』血痺虚労病脈証并治第六）

㉜三物黄芩湯

千金三物黄芩湯．治婦人在草蓐．自発露得風．四肢苦煩熱．頭痛者．与小柴胡湯．頭不痛．但煩者．此湯主之．（『金匱要略』婦人産後病脈証治第二十一）

㉝四逆散

少陰病．四逆．其人或欬．或悸．或小便不利．或腹中痛．或泄利下重者．四逆散主之．（『傷寒論』弁少陰病脈証并治第十一）

㉞炙甘草湯
傷寒脈結代．心動悸．炙甘草湯主之．(『傷寒論』弁太陽病脈証并治下第七)

㉟芍薬甘草湯
傷寒脈浮．自汗出．小便数．心煩．微悪寒．脚攣急．反与桂枝．欲攻其表．此誤也．得之便厥．咽中乾．煩躁吐逆者．作甘草乾姜湯与之．以復其陽．若厥愈足温者．更作芍薬甘草湯与之．其脚即伸．若胃気不和譫語者．少与調胃承気湯．若重発汗．復加焼針者．四逆湯主之．(『傷寒論』弁太陽病脈証并治上第五)

㊱小建中湯
傷寒．陽脈濇．陰脈弦．法当腹中急痛．先与小建中湯．不差者．小柴胡湯主之．(『傷寒論』弁太陽病脈証并治中第六)

虚労裏急．悸．衄．腹中痛．夢失精．四肢痠疼．手足煩熱．咽乾口燥．小建中湯主之．(『金匱要略』血痺虚労病脈証并治第六)

㊲小柴胡湯
傷寒五六日中風．往来寒熱．胸脇苦満．嘿嘿不欲飲食．心煩喜嘔．或胸中煩而不嘔．或渇．或腹中痛．或脇下痞鞕．或心下悸．小便不利．或不渇．身有微熱．或欬者．小柴胡湯主之．(『傷寒論』弁太陽病脈証并治中第六)

婦人中風．七八日続得寒熱．発作有時．経水適断者．此為熱入血室．其血必結．故使如瘧状発作有時．小柴胡湯主之．(『傷寒論』弁太陽病脈証并治下第七)

陽明中風．脈弦浮大．而短気．腹都満．脇下及心痛．久按之気不通．鼻乾不得汗．嗜臥．一身及目悉黄．小便難．有潮熱．時時噦．耳前後腫．刺之小差．外不解．病過十日．脈続浮者．与小柴胡湯．(『傷寒論』弁陽明病脈証并治第八)

㊳小青竜湯
傷寒表不解．心下有水気．乾嘔発熱而欬．或渇．或利．或噎．或小便不利．少腹満．或喘者．小青竜湯主之．(『傷寒論』弁太陽病脈証并治中第六)

病溢飲者．当発其汗．大青竜湯主之．小青竜湯亦主之．(『金匱要略』痰飲欬嗽病脈証并治第十二)

㊴小半夏加茯苓湯
卒嘔吐．心下痞．膈間有水．眩悸者．半夏加茯苓湯主之．(『金匱要略』痰飲欬嗽病脈証并治第十二)

㊵真武湯
太陽病発汗．汗出不解．其人仍発熱．心下悸．頭眩身瞤動．振振欲擗地者．真武湯主之．(『傷寒論』弁太陽病脈証并治中第六)

少陰病．二三日不已．至四五日．腹痛．小便不利．四肢沈重疼痛．自下利者．此為有水気．其人或欬．或小便利．或下利．或嘔者．真武湯主之．(『傷寒論』弁少陰病脈証并治第十一)

㊶大黄甘草湯
食已即吐者．大黄甘草湯主之．(『金匱要略』嘔吐噦下利病脈証治第十七)

㊷大黄牡丹皮湯
腸癰者．少腹腫痞．按之即痛．如淋．小便自調．時時発熱．自汗出．復悪寒．其脈遅緊者．膿未成．可下之．当有血．脈洪数者．膿已成．不可下也．大黄牡丹湯主之．(『金匱要略』瘡癰腸癰浸淫病脈証并治第十八)

㊸大建中湯
心胸中大寒痛．嘔不能飲食．腹中寒．上衝皮起．出見有頭足．上下痛而不可触近．大建中湯主之．(『金匱要略』腹満寒疝宿食病脈証治第十)

㊹大柴胡湯
太陽病．過経十余日．反二三下之．後四五日．柴胡証仍在者．先与小柴胡．嘔不止．心下急．鬱鬱微煩者．為未解也．与大柴胡湯下之則愈．(『傷寒論』弁太陽病脈証并治中第六)

傷寒十余日．熱結在裏．復往来寒熱者．与大柴胡湯．但結胸無大熱者．此為水結在胸脇也．但頭微汗出者．

大陥胸湯主之．（『傷寒論』弁太陽病脈証并治下第七）

陽明病．発熱．汗多者．急下之．宜大柴胡湯．（『傷寒論』弁可下病脈証并治第二十一）

按之心下満痛者．此為実也．当下之．宜大柴胡湯．（『金匱要略』腹満寒疝宿食病脈証治第十）

㊺大承気湯

陽明病．脈遅．雖汗出不悪寒者．其身必重．短気腹満而喘．有潮熱者．此外欲解．可攻裏也．手足濈然汗出者．此大便已鞕也．大承気湯主之．若汗多．微発熱悪寒者．外未解也．其熱不潮．未可与承気湯．若腹大満不通者．可与小承気湯．微和胃気．勿令至大泄下．大承気湯．（『傷寒論』弁陽明病脈証并治第八）

㊶調胃承気湯

発汗後悪寒者．虚故也．不悪寒但熱者．実也．当和胃気．与調胃承気湯．（『傷寒論』弁太陽病脈証并治中第六）

陽明病．不吐不下．心煩者．可与調胃承気湯．（『傷寒論』弁陽明病脈証并治第八）

㊷猪苓湯

少陰病．下利六七日．欬而嘔渇．心煩不得眠者．猪苓湯主之．（『傷寒論』弁少陰病脈証并治第十一）

若脈浮発熱．渇欲飲水．小便不利者．猪苓湯主之．（『傷寒論』弁陽明病脈証并治第八）

㊸桃核承気湯

太陽病不解．熱結膀胱．其人如狂．血自下．下者愈．其外不解者．尚未可攻．当先解其外．外解已．但少腹急結者．乃可攻之．宜桃核承気湯．（『傷寒論』弁太陽病脈証并治中第六）

㊹当帰建中湯

千金内補当帰建中湯．治婦人産後．虚羸不足．腹中刺痛不止．吸吸少気．或苦少腹中急摩痛．引腰背．不能食飲．産後一月．日得服四五剤為善．令人強壮宜．（『金匱要略』婦人産後病脈証治第二十一）

㊿当帰四逆湯

手足厥寒．脈細欲絶者．当帰四逆湯主之．（『傷寒論』弁厥陰病脈証并治第十二）

51 当帰四逆加呉茱萸生姜湯

若其人内有久寒者．宜当帰四逆加呉茱萸生姜湯．（『傷寒論』弁厥陰病脈証并治第十二）

52 当帰芍薬散

婦人懐妊．腹中疠痛．当帰芍薬散主之．（『金匱要略』婦人妊娠病脈証并治第二十）

婦人腹中諸疾痛．当帰芍薬散主之．（『金匱要略』婦人雑病脈証并治第二十二）

53 当帰貝母苦参丸料

妊娠小便難．飲食如故．当帰貝母苦参丸主之．（『金匱要略』婦人妊娠病脈証并治第二十）

54 人参湯

霍乱．頭痛発熱．身疼痛．熱多欲飲水者．五苓散主之．寒多不用水者．理中丸主之．（『傷寒論』弁霍乱病脈証并治第十三）

大病差後．喜唾．久不了了．胸上有寒．当以丸薬温之．宜理中丸．（『傷寒論』弁陰陽易差後労復病脈証并治第十四）

胸痺．心中痞留．気結在胸．胸満．脇下逆搶心．枳実薤白桂枝湯主之．人参湯亦主之．（『金匱要略』胸痺心痛短気病脈証治第九）

55 排膿散

（主治条文無し）（『金匱要略』瘡癰腸癰浸淫病脈証并治第十八）

56 排膿湯

（主治条文無し）（『金匱要略』瘡癰腸癰浸淫病脈証并治第十八）

57 麦門冬湯

大逆上気．咽喉不利．止逆下気者．麦門冬湯主之．

(『金匱要略』肺痿肺癰欬嗽上気病脈証治第七）

❺⓼八味腎気丸（八味地黄丸）

崔氏八味丸．治脚気上入．少腹不仁．（『金匱要略』中風歴節病脈証并治第五）

虚労腰痛．少腹拘急．小便不利者．八味腎気丸主之．（『金匱要略』血痺虚労病脈証并治第六）

男子消渇．小便反多．以飲一斗．小便一斗．腎気丸主之．（『金匱要略』消渇小便利淋病脈証并治第十三）

❺⓽半夏厚朴湯

婦人咽中如有炙臠．半夏厚朴湯主之．（『金匱要略』婦人雑病脈証并治第二十二）

❻⓪半夏瀉心湯

傷寒五六日．嘔而発熱者．柴胡湯証具．而以他薬下之．柴胡証仍在者．復与柴胡湯．此雖已下之．不為逆．必蒸蒸而振．却発熱汗出而解．若心下満而鞕痛者．此為結胸也．大陥胸湯主之．但満而不痛者．此為痞．柴胡不中与之．宜半夏瀉心湯．（『傷寒論』弁太陽病脈証并治下第七）

❻⓵白虎加人参湯

傷寒若吐若下後．七八日不解．熱結在裏．表裏俱熱．時時悪風．大渇．舌上乾燥而煩．欲飲水数升者．白虎加人参湯主之．（『傷寒論』弁太陽病脈証并治下第七）

若渇欲飲水．口乾舌燥者．白虎加人参湯主之．（『傷寒論』弁陽明病脈証并治第八）

太陽中熱者．暍是也．汗出悪寒．身熱而渇．白虎加人参湯主之．（『金匱要略』痙湿暍病脈証治第二）

❻⓶白虎湯

傷寒脈浮滑．此以表有熱．裏有寒．白虎湯主之．（『傷寒論』弁太陽病脈証并治下第七）

❻⓷茯苓飲

外台茯苓飲．治心胸中有停痰宿水．自吐出水後．心胸間虚．気満不能食．消痰気令能食．（『金匱要略』痰飲欬嗽病脈証并治第十二）

❻⓸防已黄耆湯

風湿脈浮．身重．汗出悪風者．防已黄耆湯主之．（『金匱要略』痙湿暍病脈証治第二）

風水脈浮．身重汗出悪風者．防已黄耆湯主之．腹痛者加芍薬．（『金匱要略』水気病脈証并治第十四）

外台防已黄耆湯．治風水脈浮．為在表．其人或頭汗出．表無他病．病者但下重．従腰以上為和．腰以下当腫及陰．難以屈伸．（『金匱要略』水気病脈証并治第十四）

❻⓹麻黄湯

太陽病．頭痛発熱．身疼腰痛．骨節疼痛．悪風無汗而喘者．麻黄湯主之．（『傷寒論』弁太陽病脈証并治中第六）

太陽与陽明合病．喘而胸満者．不可下．宜麻黄湯．（『傷寒論』弁太陽病脈証并治中第六）

❻⓺麻黄附子細辛湯

少陰病．始得之．反発熱．脈沈者．麻黄細辛附子湯主之．（『傷寒論』弁少陽病脈証并治第九）

❻⓻麻杏甘石湯

発汗後．不可更行桂枝湯．汗出而喘．無大熱者．可与麻黄杏仁甘草石膏湯．（『傷寒論』弁太陽病脈証并治中第六）

❻⓼麻杏薏甘湯

病者一身尽疼．発熱．日晡所劇者．名風湿．此病傷於汗出当風．或久傷取冷所致也．可与麻黄杏仁薏苡甘草湯．（『金匱要略』痙湿暍病脈証治第二）

❻⓽麻子仁丸

趺陽脈浮而濇．浮則胃気強．濇則小便数．浮濇相搏．大便則鞕．其脾為約．麻子仁丸主之．（『傷寒論』弁陽明病脈証并治第八）

⑩ 木防已湯

膈間支飲．其人喘満．心下痞堅．面色黧黒．其脈沈緊．得之数十日．医吐下之不愈．木防已湯主之．虚者即愈．実者三日復発．復与不愈者．宜木防已湯去石膏加茯苓芒消湯主之．（『金匱要略』痰飲欬嗽病脈証并治第十二）

⑪ 苓甘姜味辛夏仁湯

水去嘔止．其人形腫者．加杏仁主之．其証応内麻黄．以其人遂痺．故不内之．若逆而内之者必厥．所以然者．以其人血虚．麻黄発其陽故也．（苓甘五味姜辛半夏杏仁湯）．（『金匱要略』痰飲欬嗽病脈証并治第十二）

⑫ 苓姜朮甘湯

腎著之病．其人身体重．腰中冷．如坐水中．形如水状．反不渇．小便自利．飲食如故．病属下焦．身労汗出．衣裏冷湿．久久得之．腰以下冷痛．腹重如帯五千銭．甘草乾姜茯苓白朮湯主之．（『金匱要略』五蔵風寒積聚病脈証并治第十一）

⑬ 苓桂朮甘湯

傷寒若吐若下後．心下逆満．気上衝胸．起則頭眩．脈沈緊．発汗則動経．身為振振搖者．茯苓桂枝白朮甘草湯主之．（『傷寒論』弁太陽病脈証并治中第六）

心下有痰飲．胸脇支満．目眩．苓桂朮甘湯主之．（『金匱要略』痰飲欬嗽病脈証并治第十二）

夫短気有微飲．当従小便去之．苓桂朮甘湯主之．腎気丸亦主之．（『金匱要略』痰飲欬嗽病脈証并治第十二）

VII 鍼　灸

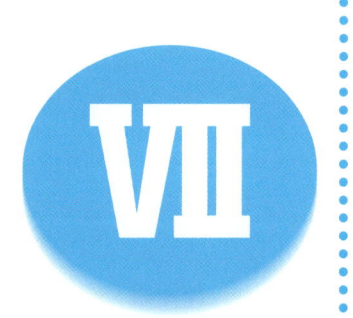

| 1 | 鍼灸医学総論 | 石野尚吾 |
| 2 | 鍼灸医学各論 | 石野尚吾，柳澤　紘 |

VII 鍼灸

1 鍼灸医学総論

【石野尚吾】

1 鍼灸治療とは

　西暦562年，わが国に仏教とほぼ同じ時に伝来した鍼灸は，古代中国に源を発する治療法である．その後，とくに江戸時代に日本化され普及した日本の伝統医学の一つであり，現在は施術である．
　「鍼灸治療とは一定のルールにしたがい経穴に鍼や灸を用いて病気を治し，予防することである．」
その特徴は
　1．西洋医学とは別の医学大系がある
　2．経絡の存在
　3．経穴を目標に治療をする
　4．鍼・艾（もぐさ）などの道具を使用する
などである．

2 病態把握――陰・陽，五行論と経絡・経穴

　鍼灸治療の実際の運用にあたっては，古代中国の哲学思想である陰陽・五行論・経絡経穴論に基づくものである．

a．陰陽論

　鍼灸治療は古代中国哲学である，陰陽論に立脚している．世の中に存在するすべてのものは，陰と陽二つの要素から成立している．
　この考え方を医学に応用して，筋骨は陰で皮膚が陽となる．五臓は陰で六腑が陽となる．血や津液は陰に属し，気は陽気とも呼ばれる（**表1**）．

b．五行論

　五行論は陰陽論とならび，鍼灸医学の基礎となる考え方である．五行の五は木・火・土・金・水の五つの要素を表し，行とは運行を意味する．つまり，五行論では，すべてのものや現象は，木・火・土・金・水と呼ばれる五つに分類され，互いに変化し，影響しあい成立している（**表2**）．

表1　人体における陰陽

	部位		組織		生理機能			
陰	体内部	下半身	五臓	血	寒性	鎮静	衰退	静止
陽	体表部	上半身	六腑	気	熱性	興奮	亢進	活動

表2　五行の配当モデル

五行	五臓	五腑	五主	五竅	五情	五色	五季	五味
木	肝	胆	筋	目	怒	青	春	酸
火	心	小腸	血	舌	喜	赤	夏	苦
土	脾	胃	肌肉	口	思	黄	土用	甘
金	肺	大腸	皮	鼻	悲	白	秋	辛
水	腎	膀胱	骨	耳	驚	黒	冬	鹹

図1　五行の相生・相剋作用

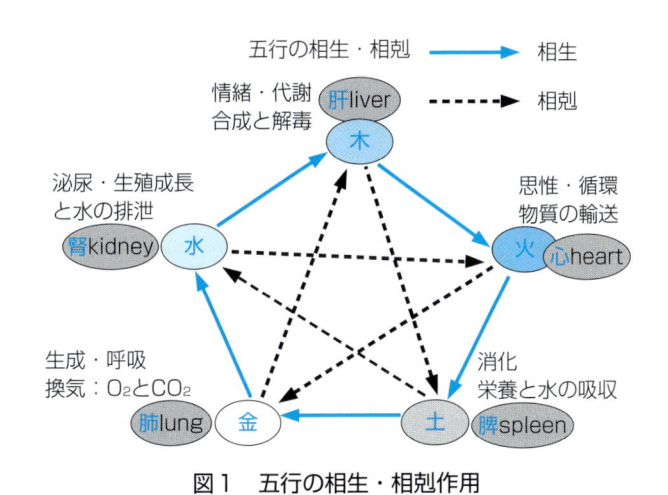

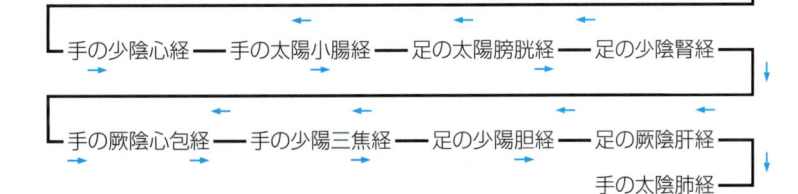

図2　経路の循環

▶五行の作用

　五行には相生，相剋，相乗の作用がある．例えば相生関係において肝は，心や腎と影響しあい，相剋関係においては脾や肺に影響するなどである．臨床的な作用においては，一つの臓の疾病は他の四臓に影響する可能性を意味している（図1）．

c．経絡

　経絡は経脈と絡脈とからなり，経絡は臓腑の機能上の作用と体表面とを関連づけて線状に整理したもの．重要な経絡は，人体には全身に縦方向に走る刺激反応系である12本の経脈（正経）と，管理・調整機能を有する身体前面正中を通る任脈，身体後面正中を通る督脈とを合わせた14経である．これら経絡は①手足のいずれが出発点となるか，②三陰三陽のいずれの部位を支配するか，③どの臓腑（五行説による分類）とかかわるか，以上の三要素で分類されている．経絡の名称は臓腑と関連している（図2）．

d．経穴

　1991年WHOでは経穴の数は361と決定した．経穴は経絡上にあり，気の出入りするところ，気血の流れを調節する部位でもありまた診断点でもある．これらの経穴の中で特別の働きをする特定の経穴を想定している．それらは五兪穴（井穴，栄穴，兪穴，経穴，合穴），原穴，絡穴，郄穴，背兪穴，募穴，八会穴などと呼ばれている．例えば，郄穴は急性症状の治療に使用して効果を発揮する．

　経穴の位置は骨と骨の間，筋肉の間，関節の陥凹部，動脈の拍動部および動静脈分岐部，神経線維や血管が密集しているところなどに存在する．

3　治療原則としての虚・実，補・瀉

a．虚・実

　病的状態において「実」は邪気の充満した状態をいい，邪気とは生命力の拡張を阻害するもの，病気の原因，誘因である．健康体は発病せずに障害部位が発生するのはその部位が弱っている，虚している，

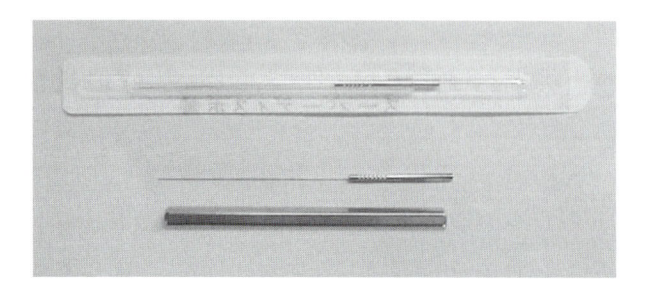

図3　毫鍼と鍼管

そこに邪(実)が侵入するからと考える．もう一つの考えは「実」は闘病反応旺盛，体力充実した状態であり，「虚」は闘病反応の低下，体力虚弱の状態を意味する．

b．補・瀉

鍼灸治療の原則は補・瀉である．
補：闘病反応の低下，体力虚弱をおぎなうことである．
瀉：充満した邪気を排除することである．
　補瀉の方法は，鍼灸を刺激療法と考え，症状・疾病を治すに一番適当な刺激を与えることである．実際の補瀉は鍼の材質，艾の捻り具合，鍼灸手技(呼吸の補瀉，迎随の補瀉)などによるものである．

4　治療上の経穴の選択・取穴

a．本治法と標治法

本治法：鍼灸医学の診断法によって，体の異常状態を類型的(いわゆる証)に判定して自然治癒力を発揮させ，ホメオスターシスを維持するなどの治療方法である．この場合には患者の愁訴はあるが西洋医学的には異常所見が認められないこともある．
　標治法：局所の異常状態，例えば腰痛・手関節痛などに対して，その部位に関係ある，治療効果のある経穴に鍼灸をして治す方法．

b．経穴の取穴

経穴をどのように選択するかが問題であり，人間が健康な状態に戻るためのもっとも効率よい方策を求めることになる．基本的には四つの考え方から成

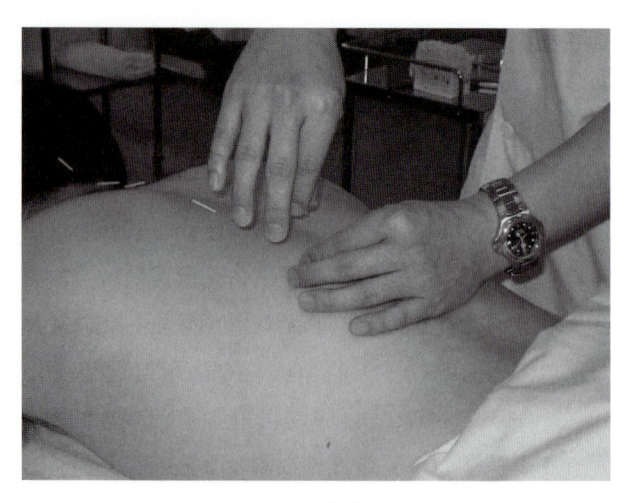

図4　捻鍼法

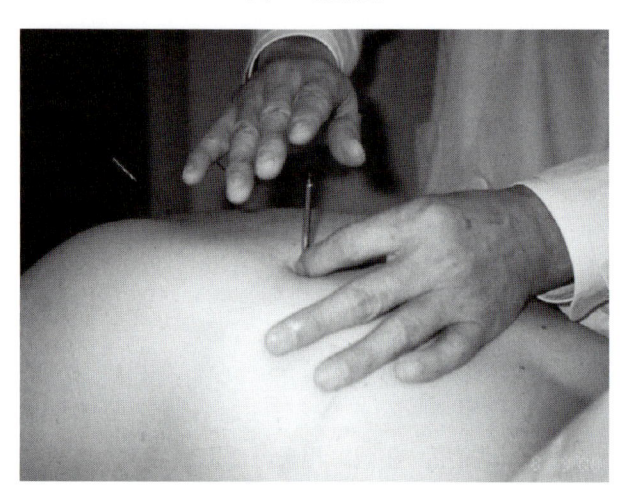

図5　管鍼法

っている．
1）局所取穴(症状の現れている部位)
2）近位取穴(症状の現れている近辺の経穴)
3）遠位取穴(症状の現れている所からはるかに離れた経穴)
4）総合取穴(以上を総合して取穴する)などである．
以上を症例に応じて取捨選択して治療する．

5　鍼灸治療の道具　鍼・灸

a．鍼(図3)

『黄帝内経霊枢』の「九鍼十二原篇」には，鍼の原型である形状の異なる9種類の鍼についての記載があり，それぞれの用途に応じて使い分けられていた．

(1)　種　類

現在は使用目標により鍼を体内に刺入する刺入鍼

(毫鍼，皮内鍼，円皮鍼など)，皮膚を擦過・圧迫する接触鍼(小児鍼など)，皮膚切開による瀉血を行う切開鍼(三稜鍼)とに大別される．

変法として皮内鍼法，圧粒子法，電気鍼法，灸頭鍼法などがある．

(2) 刺鍼法

毫鍼の刺鍼方法には捻鍼法と管鍼法とがあり，わが国で行われている鍼術の多くは鍼管を用いる日本独自の刺鍼法・管鍼法(鍼管の中に鍼を入れ，鍼管から少し出た鍼柄部分を指で軽く叩いて皮膚を貫通し，管を抜いて鍼を刺入する方法)である．古典的刺鍼法の捻鍼法は，鍼管を用いず鍼を捻りながら刺入する方法である(図4，図5)．

皮内鍼法は，鍼の長さが1～6mmと短いため，ピンセットを使って鍼を横刺し，絆創膏を貼って固定する．数日間留置しておくことができる．小児鍼は主に乳幼児，小児などに用いる弱刺激の特殊な鍼で，経絡に沿って皮膚を擦るようにして行う．

b．灸

伝統的な灸は艾を使用し，その方法は直接灸と間接灸の2通りある．直接灸(透熱灸)は艾を直接皮膚の上に置き燃焼させ，間接灸は燃焼している艾の輻射熱や伝導熱を皮膚に作用させる方法である．一般に「お灸」と呼んでいるのは透熱灸で艾を米粒大か半米粒大の大きさにして直接皮膚にすえる方法である．そのほか鍼を刺入して，鍼柄部に艾をつけて燃焼させる灸頭鍼などがある(図6～図10)．

図6　灸の分類

灸
- 有痕灸
  - 透熱灸：熱を深部に通す(米粒大・半米粒大)
  - 焼灼灸：施灸部位を焦がし破壊する(イボ・ウオノメ・タコなど)
  - 打膿灸：施灸後，発疱膏等を用いて，化膿を促し排膿する
- 無痕灸
  - 隔物灸：味噌灸 生姜灸 塩灸 枇杷の葉灸等
  - 温　灸：知熱灸 棒灸(押灸)器械灸(温灸器)等
  - その他：(艾を使用しない灸)
    　水灸 漆灸 紅灸 墨灸 油灸 薬灸等

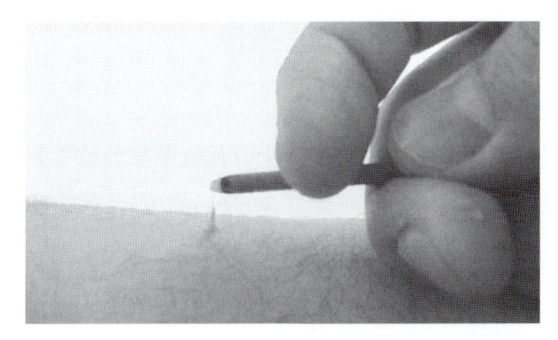

図7　透熱灸

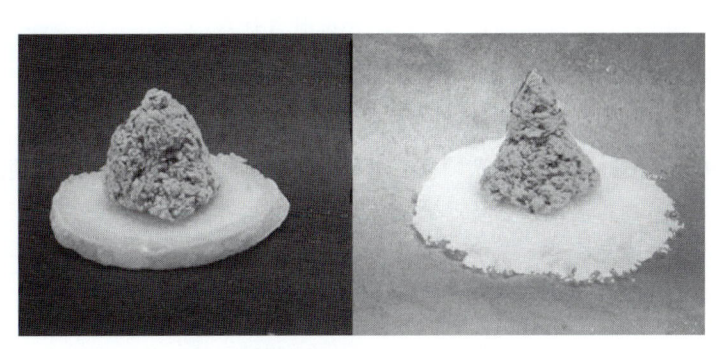

図8　隔物灸(生姜灸(左)と塩灸(右))

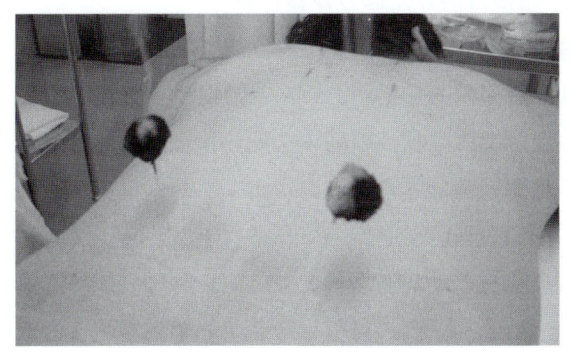

図9　灸頭鍼

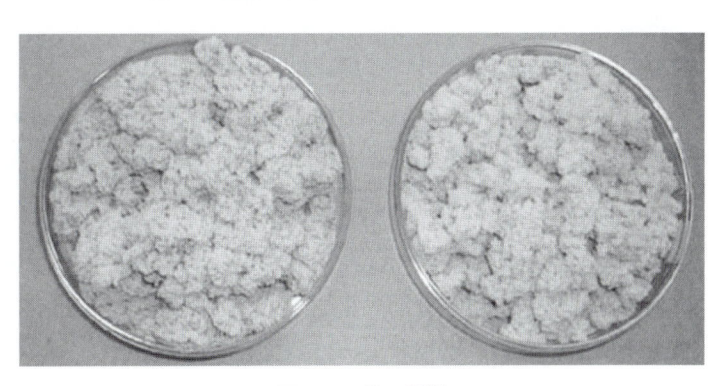

図10　艾の種類

6 わが国における鍼灸治療の現状

鍼灸治療の流派，その基本的な考え方の違いから，次の二つに大別される．

a．古典医学的な鍼灸医学派

古典を重視，四診，陰陽五行説に則った治療を行う．

① 日本に発達した伝統的鍼灸治療派
② 現代中医学派

b．現代医学的な鍼灸医学派

現代医学の医療に物理刺激療法として応用する．

7 臨床的効果

a．鍼の効果へのアプローチ

① 鎮痛効果：局所経穴の疼痛に対する施鍼の効果は軸索反射によって誘起される．
- 筋肉痛（こり）については，鍼刺激により筋血管に分布しているコリン作動性の血管拡張神経の作用によりサブスタンス P, CGRP が分泌され，血流が改善し，疼痛物質（乳酸等）が排泄される．
- 遠隔部位の経穴の鎮痛効果は視床下部前部を中枢とする体性・自律反射による．
- 低周波通電鍼刺激による下行性痛覚抑制系の活動により，中枢でエンドルフィンが生産され，鎮痛効果を発揮する．
  [gate control theory] 自律神経の興奮性を変化させ，そのために痛みのインパルスが局所的に修飾される．
- 鍼刺激の鎮痛効果については諸説があり，いずれも今後の課題として残されているのが現状である．

② 自律神経系に対する効果：交感・副交感刺激に対する作用，局所の筋緊張を速やかに除く作用
③ 血流動態に対する効果
- 血管径の増大
- 微小循環系血流の増加
- 周期的血流の動揺により組織への酸素供給をよりいっそう効果的にする．

④ 自然治癒力・抵抗力に関する免疫能の活性化
以上の①～④は相互の関連性が強いと考えられている．

⑤ その他
以上の点などが現代医学的な観点から研究され，科学的なメスが入り，その作用機序も解明に向かっている．

b．臨床上の効果

鍼灸の効果に関して実地臨床でよく経験することは，症状・疾患が短期間で改善が認められるものと長時間の治療が必要な場合とが認識されることである．

比較的短期間で効果の現れる症状・疾患にはいわゆる肩こり，ぎっくり腰，痛みの寛解，消化器系の不快感，足腰の冷え，のぼせ・いらいらなどである．

長期間の治療が必要なものは体質によるもの，体質の調整・改善すなわち気管支喘息，アトピー性皮膚炎，かぜを引きやすい，蕁麻疹，不眠症，うつ状態，不妊症，慢性頭痛などである．

8 安全性，注意事項，禁忌

a．安全性

使用器具の消毒に関しては十分注意が払われており，最近ではディスポーザブル（使い捨て）の鍼を使っているので問題はないといえる．

b．注意事項

(1) 治療は避けたほうが良い例

鍼灸治療を行い，不利益な状況が発生することもあり注意をする必要がある．高熱時，過食時，高度衰弱などでは，鍼灸の効果を期待することはむずかしく治療は避けるべきである．

(2) 有害事象

鍼灸治療の有害事象として過誤と有害反応（副作用）が認められる．しかし，WHO のガイドラインに準拠し，適切な教育と研修のもとに行えば，鍼灸

の副作用は薬剤等に比較すると軽症，一過性のことが多いとある．主な有害事象は一過性のものは全身倦怠感，のぼせ，頭痛，不眠などであり，過誤症例として多くはないがウイルスや細菌による感染症，気胸，折鍼，神経障害，灸の火傷，内出血等の報告がある．

c．現代医薬との併用時の注意

糖尿病患者には透熱灸は灸部位に感染を引き起こす可能性があり厳重注意である．また出血性疾患患者や心血管疾患患者で抗血小板薬（アスピリン），抗凝固薬（ワーファリン）投与患者への深刺鍼は厳重注意である．

d．禁　忌

鍼灸をしてはいけない禁鍼穴が定められている．具体的には，小児の泉門部，眼球，鼓膜，肺および胸膜，心臓，腹部臓器，妊婦の下腹部，急性炎症の患部などである．とくに鍼は刺入深度により，内臓などの諸器官を傷つけるおそれがあるので，灸に比べてその部位は多い．

参考文献

1) 代田文彦・石野尚吾：鍼灸・総論，入門漢方医学，日本東洋医学会学術教育委員会編，南江堂，東京，pp 258-264，2002
2) 高木健太郎ほか：東洋医学を学ぶ人のために，医学書院，東京，1984
3) 武重千冬編：動物実験による針の鎮痛効果発現機序に関する研究，昭和大学第一生理学教室，東京，1986
4) 石野尚吾：鍼灸医学とは，からだの科学増刊号，漢方医学の新知識，日本評論社，東京，1995

VII 鍼灸

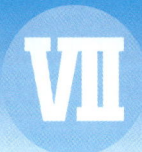

2 鍼灸医学各論

【石野尚吾，柳澤 紘】

1 治療対象および目標

1．疾患の治癒または病態の改善を目標とするものであり，器質的な変化のあまり認められない場合．器質的変化があっても，それによる不定愁訴などである．
2．疾患そのものを治療対象としない場合もある．その場合は器質的変化があっても，訴える不定愁訴などの軽減を目標とするもの．また器質的変化の多い疾患，明らかに変形や退化，腫瘍などが認められるもの，それらを正常状態に改善することは期待が薄い．しかしそれより二次的に引き起こされる痛み，こり，不安感などの症状は軽減される可能性が大である．
3．現代医学的には治療法が確立されていない治療困難な疾患症状に治療の可能性を求める場合である．

2 診察方法

鍼灸医学での診察法も望・聞・問・切の四診で，総合して診察する．

切診は，脈診，腹診のほか，経絡を直接触診してその異常を診察する方法である．

a．脈 診

脈診には脈状診と比較脈診がある．

脈診の主旨は脈の状態（浮，沈，数，遅，虚，実）から臓腑経絡の異常などを判定することである．それにより得た情報から病態を知り治療方針を定め，予後を判定することである．

(1) 主な脈診法

ⅰ）脈状診（図11）
① 橈骨動脈の拍動でみる．
② 手足の経穴で動脈の拍動部位（天府，尺沢，など）でみる．

ⅱ）比較脈診：拍動部位を異にする脈を相互に比較して臓腑経絡の異常状態を診断する．
① 三部九候診『素問』（顔面，上肢，下肢の拍動の

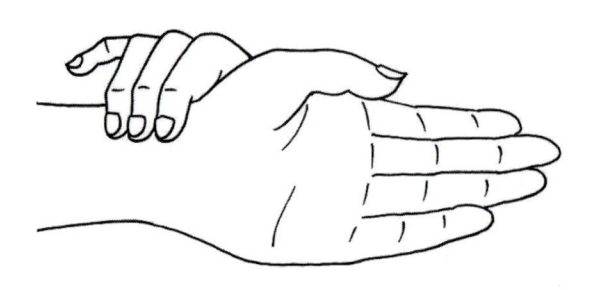

図11 脈状診

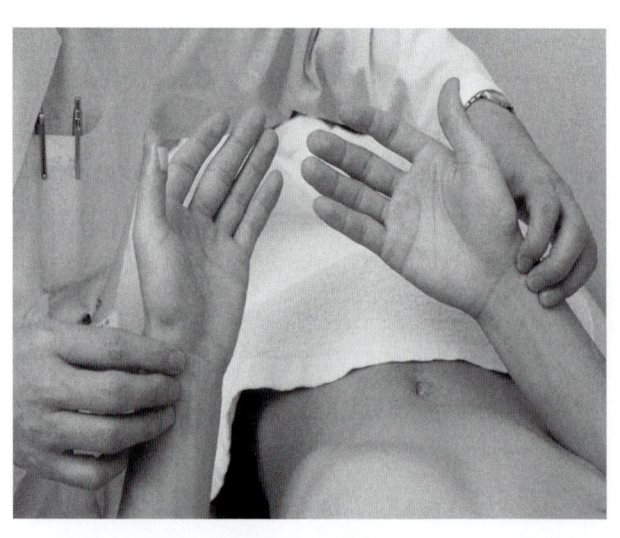

図12 脈診法

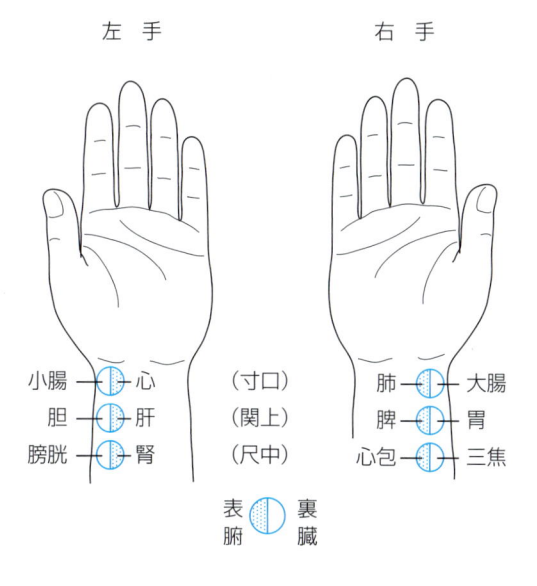

図13　六部定位の図

（左手）小腸―心／胆―肝／膀胱―腎
（寸口／関上／尺中）
（右手）肺―大腸／脾―胃／心包―三焦
表腑／裏臓

比較）
② 人迎脈診『霊枢』（頸動脈拍動部と寸口脈との比較）
③ 六部定位脈診『難経』

現在一般的には手の橈骨動脈の拍動部を脈診部位としている（図12）．橈骨茎状突起を中心に寸口，関上，尺中の三部に細分している．左右の寸口，関上，尺中の六部位にそれぞれの臓腑経絡を配当し合計十二の経絡の状態を判定する（図13）．

「右手」寸口―肺・大腸．関上―脾・胃．尺中―心包・三焦

「左手」寸口―心・小腸．関上―肝・胆．尺中―腎・膀胱

異説はあるが上記のように配当されている．浮で腑を，沈で臓の状態を診る．

（2）脈の種類

鍼灸医学では24種と多くの脈状を識別し実用に供している．

代表的なものは，浮，沈，数，遅，実，虚，滑などである．

b．切経

経絡を直接触診してその異常を診察する方法をいう．

脈診で概略の診断を推測しさらに切経，その他の診察法を総合して最終診断を行う．

3　気・血

a．気

「気」は生命の根源であり，「血」より高次にあり血をコントロールして生命活動を維持しているとしている．「気」については古来から議論が多く，これを定義することは難問である．現代医学的には神経系，内分泌系などの生体の情報伝達の機能と考えられている．

人間の「気」には父母から受けるいわゆる先天の「気」と水穀（食料）と空気から摂取する後天の「気」がある．後天の気は「営気」と「衛気」とになり，身体を1日50回巡り邪気から防御をする．

（1）営気

営気は経脈の中を循環し栄養の機能を司っている．営気は血にも変化するとされる．

（2）衛気

衛気は経絡の中に入れず，皮膚分肉の間に進み，脈外や体表を循環して，外を守る．

b．血

「血」とは古代中国では体内を循環している体液のことを指し，現在では血液，および血液以外の体液の総称でそれらの機能を含めた概念である．古典には「中焦は気を受け汁を取り，変化させて赤くする．これを血と言う」とある．気血は相互に綿密に関連し「気」が優位で健康を維持している．

4　鍼灸の刺激量

人間には個人差があり鍼灸刺激に対して，過剰に反応し，その結果一時的に，全身倦怠感，のぼせ，頭痛，脳貧血などを起こすことがある．臨床では刺激が過剰にならないように，弱めの刺激から徐々に刺激を強め，個人個人にあった刺激量を探していく必要がある（補瀉法）．

5 鍼灸の適応（表3）

　経験的に効果があったと思われる変形性膝関節症，筋緊張性頭痛，過敏性腸症候群，慢性副鼻腔炎，月経異常などである．1996年にWHOは効果が期待できる疾患・症状に関して草案を示した．英国医師会（BMA）は「鍼の有用性，安全性および臨床に実際に関する報告」（2000年）を出版して取り組み，5疾患について他の治療よりも優れていると述べている．

6 疾患別使用経穴（図14）

　古典から昭和までの文献およびわれわれの臨床経験を整理して，本治法のほかに標治法に有効な経穴を症状疾患別にあげ日常診療に活用している．

- 頭痛：百会，目窓，頭維，天柱，風池，前頂，後頂，完骨，合谷
- 五十肩：臑会，肩髎，巨骨，天宗，肩髃，臂臑，肩外兪
- 肩こり：肩井，大杼，肺兪，曲池，膏肓，魄戸，天井
- 頸肩腕症候群，頸椎捻挫，むちうち損傷，変形性頸部脊椎症：天容，天宗，肩井，四瀆，曲池，大椎，手三里
- 腰痛：腎兪，志室，大腸兪，次髎，環跳，委中，飛揚，脛の三穴（足三里，上巨虚，下巨虚），陽陵泉，

表3　鍼灸の適応疾患

Ⅰ．NIH合意声明書（1997年）	鍼が有効であるという有望な結果が得られているもの		
	・成人の術後，あるいは薬物療法時の嘔気，嘔吐	・歯科の術後痛	・妊娠時のつわり
	補助的あるいは代替的治療法として役立つ可能性があるもの		
	・薬物中毒 ・脳卒中のリハビリ ・頭痛 ・月経痛	・線維性筋痛 ・筋筋膜性疼痛 ・変形性関節炎	・腰痛 ・手根管症候群 ・喘息
Ⅱ．WHO草案（1996年）	・上顆炎（テニス肘） ・頸椎炎 ・頸部筋筋膜炎 ・上腕肩甲関節周囲炎（肩関節周囲炎） ・関節リウマチ ・変形性膝関節症 ・捻挫と打撲 ・頭痛 ・片頭痛 ・筋緊張性頭痛 ・坐骨神経痛・腰痛 ・扁桃摘出後疼痛 ・抜歯疼痛 ・術後疼痛 ・ヘルペス後神経痛 ・三叉神経痛	・腎石疼痛疾患 ・胆石 ・胆石疝痛 ・胆道回虫症 ・胆道ジスキネジー ・急性扁桃炎・咽頭炎・喉頭炎 ・慢性副鼻腔炎 ・気管支喘息 ・狭心症を伴う虚血性心疾患 ・高血圧 ・低血圧 ・不整脈 ・神経循環性無力症 ・下痢 ・過敏性腸症候群 ・便秘 ・月経困難症	・分娩の誘発 ・月経異常 ・女性不妊 ・男性不妊 ・インポテンス ・遺尿症 ・尿失禁 ・尿閉 ・白血球減少症 ・メニエール症候群 ・近視 ・肥満 ・片麻痺 ・うつ病 ・アルコール中毒 ・薬物中毒 以上49疾患
Ⅲ．BMA報告書（2000年）	・腰痛，歯痛，悪心・嘔吐，片頭痛		

（塚田弥生ほか：代替医療としての鍼灸治療．治療 84：2002 改変）

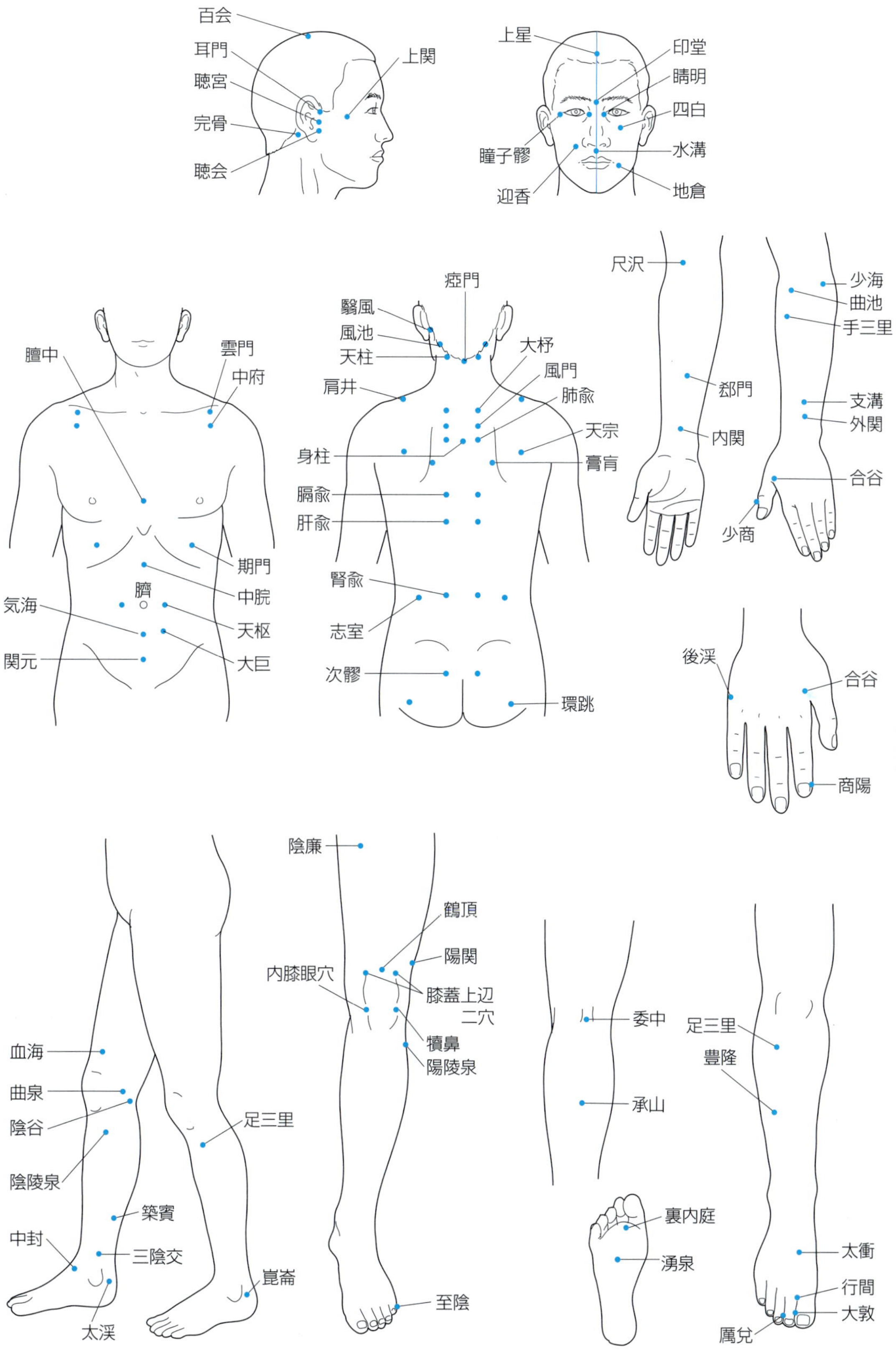

図14　よく用いられる経穴

復溜，築賓
- 坐骨神経痛：胞肓，殷門，委中，承山，風市，足三里，崑崙，陽陵泉
- 股関節症：環跳，陰廉，足三里，陽陵泉，崑崙
- テニス肘：曲池，天井，陽渓または合谷
- バネ指：陽池，陽渓，天宗，膈兪，内関，外関
- 膝関節痛，慢性膝関節痛，膝内症，変形性膝関節症など：膝蓋上辺二穴，内膝眼，犢鼻，委中，陰廉，鶴頂穴
- 足関節捻挫：商丘，丘墟，太渓，崑崙
- 顔面神経麻痺：四白，糸竹空または瞳子髎，頬車，地倉，合谷，聴宮または聴会
- 顔面痙攣：四白，糸竹空または瞳子髎，地倉
- 三叉神経痛：顔面麻痺＋以下の経穴
  第一枝：崑崙，第二枝：陽陵泉，第三枝：手三里，合谷
- 歯痛：上歯痛：合谷，足三里，下歯痛：合谷，手三里
- 脳血管障害：本治法＋圧痛点 皮内鍼または点灸
- 難聴：翳風，聴会，聴宮，耳門，中衝または商陽
- 耳鳴り：翳風，聴会，聴宮，耳門，前谷
- 鼻血：印堂，合谷または二間および三間，上星
- 副鼻腔炎：印堂，風門，上星
- 鼻アレルギー：印堂，風門，迎香，上星
- 口内炎：地倉，合谷＋**本治法**
- 慢性胃炎：本治法のみ
- 下痢・便秘：本治法のみ（共通），大巨（鍼―便秘），神門（灸―便秘）
- 眼科疾患：攢竹，上関，四白，目窓，瞳子髎
- 湿疹一般，あせも，ニキビ，アトピー性皮膚炎：本治法＋肩髃，身柱，裏内庭
- 脱毛：本治法＋局所の叩打および置鍼 下廉または上廉
- 月経困難症：三陰交，太渓，血海，次髎
- 更年期症候群：三陰交，太渓，期門，気海，湧泉
- 不妊症：三陰交，陰陵泉
- 冷え症：三陰交，太衝
- 乳汁分泌不全：膻中（灸），天宗，少沢
- 逆子：三陰交，至陰
- 流産癖：至陰，次髎
- 安産：三陰交（灸），足三里（灸）
- 悪阻：期門，胃兪（座位）
- 不眠：百会，天柱，風池
- 神経症：本治法による．
- 統合失調症：治療せず，専門医に委ねる．
- 咳嗽：尺沢，中府，雲門，膝陽関，脊中
- 喘息：彧中，兪府，中府，膈兪，風門
- 感冒：本治法を主体にする．技は症状に応じて使用する．大椎．のど痛：少商
- 関節リウマチ
  局所：肘関節・曲池，外関，合谷，膝関節・犢鼻，陽陵泉，足三里
  全身の関節：大椎，風門，曲池，外関，大腸兪，環跳，委中，陽陵泉，崑崙
  肘臂・手指屈せず：曲池，足三里，外関，中渚
  背強痛：水溝，風府，肺兪
  下肢痛：陽陵泉，懸鐘，中封，足臨泣，足三里，陽輔

参考図書

1) 石野尚吾：鍼灸・各論，入門漢方医学，日本東洋医学会学術教育委員会編，南江堂，東京，pp265-272，2002
2) 石野尚吾：現代における漢方，鍼灸の役割，東洋医学の人間科学，早稲田大学人間科学部，東京，1994
3) 竹重千冬編：動物実験による針の鎮痛効果発現機序に関する研究，上下，昭和大学第一生理学教室，東京，1986
4) 間中喜男：鍼灸臨床医典，医道の日本社，横須賀，1975
5) 高木健太郎・山村秀夫・代田文彦ほか：東洋医学を学ぶ人のために，医学書院，東京，1984
6) 柳谷素霊：鍼灸医学全書，東洋鍼灸専門学校，東京，1940
7) 木下晴都：最新鍼灸治療学，上・下巻，医道の日本社，横須賀，1986
8) 代田文誌：治験例を主とした鍼灸治療の実際，上・下巻，創元社，大阪，1966，1967

> コラム

●鍼灸の作用のメカニズム●　　【久光　正】

　鍼は生体に対する機械的刺激であり，これに電気的刺激を加えることも多い．同様に，灸は生体に対する熱刺激である．皮膚や筋に加えたこれらの刺激が直接的にあるいは感覚神経やサイトカインを介して中枢神経系に影響し，さまざまな反応が生じると考えると鍼灸の作用メカニズムを生理学的に探求していくことが可能になる．

　鍼灸は種々の痛みに対してもっとも効果を示すといえる．鍼灸刺激を加えると軸索反射や体性-自律反射によって血流を増加し，脊髄分節性疼痛抑制あるいは下行性疼痛抑制によって痛覚信号の脊髄への入力が減少すること，炎症性サイトカインやプロスタグランディンE_2（PGE_2）の産生が抑制されることなどが明らかになっている．なお，低周波治療器による経皮的末梢神経電気刺激（TENS）の主な作用メカニズムは$A\beta$線維などの太い求心性神経のインパルスが脊髄で痛覚入力を抑制する脊髄分節性疼痛抑制（ゲートコントロール）である．

　鍼灸が免疫系に影響することは臨床的に示されている．神経系と免疫系のクロストークの存在を考えれば鍼灸刺激による感覚情報が中枢神経系に届けられ，さらに免疫系に影響することは十分あり得ることである．ラットの足三里相当部位への鍼刺激によってNK細胞活性が亢進することが明らかになっている．IFN-γレベルの上昇がメカニズムにかかわっているようである．また，リウマチ様関節炎を起こしたマウスの命門穴相当部位に鍼灸刺激を加えると症状の軽減と共に制御性T細胞が増加し，抗体産生量，炎症性サイトカイン量などが有意に抑制される．とくに炎症性サイトカインのmRNA発現が抑制されることは鍼灸刺激が思いのほか細胞の中心部にまで影響力を持っていることを示唆するもので注目される．感染症などでの発熱（体温上昇）は免疫系の賦活に役立つことが知られるが，過剰の発熱は体力消耗などかえって生体に不利になる．ラットに発熱物質（菌由来の毒素）を投与すると発熱する．曲池相当部位に鍼刺激を加えると炎症性サイトカインやPGE_2などの産生が抑制され体温上昇が軽減する．鍼灸刺激が免疫系を一方向にのみ変化させるのではなく病態に応じて，あるいは刺激部位によって促進・抑制と異なる方向に変化させる可能性が示唆され興味深い．

　ストレスによる生体への影響の一つに血流の減少がある．血流に影響する要素を大きく分けると心臓・血管系の要素と血液の要素がある．ストレスにより交感神経系が活動すると末梢血管が収縮し血流量が減少する．最近，ストレス負荷により血液自体の流動性が低下することが明らかになった．これも交感神経系活動が関与している．主として血小板凝集能の亢進によると考えられている．血液流動性の低下は東洋医学的には瘀血という病態に類似しているかもしれない．事実，瘀血スコアの高い患者の血液流動性は低く，駆瘀血薬投与によって改善されることが報告されている．動物実験でも駆瘀血薬投与や三陰交，足三里相当部位への鍼刺激によって血液流動性が亢進する．鍼灸の作用メカニズムは次第に明らかになってきている．

社団法人 日本東洋医学会　倫理綱領

　日本東洋医学会は，日本の伝統医学である漢方医学の研究，発展，普及並びに人々の健康と福祉に対する貢献を目的として，以下の倫理綱領を定める．

　第一条　自己研鑽と社会的責任
　会員は，漢方医学において指導的な立場にある者として，生涯を通じて自己研鑽に励み，人々に対する篤い畏敬の念を保持し，あらゆる努力を傾注して人々の健康と社会への貢献を目指す．

　第二条　社会規範の遵守
　会員は，相互の信頼と尊重を旨とし，良識ある態度を堅持し，関係法令並びに社会規範を遵守する．

　第三条　人権の尊重
　会員は，漢方医学を享受する人びとの人権を尊重し，その内容について依頼者が納得できるよう平易に説明し，信頼を受けるように努力する．

　第四条　守秘義務
　会員は，その立場で知りうるすべての情報を厳重に管理し，みだりに漏洩したり，本来の目的以外に使用してはならない．

　第五条　研究活動及び成果の公表
　会員は，研究活動を行う場合にはヘルシンキ宣言及び動物実験に関する倫理規定を遵守し，その研究成果を公表するに際しては個人情報の保護に配慮し，虚偽と誇張のないよう務める．

事項索引

● あ ●

阿膠　80
アコニチン　68
アコニチン類　127
阿佐井野宗瑞　7
浅田宗伯　8，111
アセチルコリン　130
汗をかきやすい　44
アダムス・ストークス症候群　169
圧痕　192
圧粒子法　301
アトピー性皮膚炎　107，108，109，
　　205，276，277，278
アフタ性口内炎　150
アヘン　63
アミロイド腎症　233
アユルヴェーダ　14
荒木性次　107
有持桂里　111
アルカロイド　129
アルツハイマー型認知症　223
アレルギー性紫斑病　244
アレルギー性鼻炎　144，146，163
安全性　124
アントラキノン類　128

● い ●

医界之鉄椎　8
胃家実　107
胃がん術後　261
易感染宿主　150
息切れ　168，257
伊沢蘭軒　8
易出血性　246
異常行動　225，288
医書大全　7
維持療法　245
医心方　6，188
出雲広貞　6
医宗金鑑　5
痛む　45
一次止血　243
一物全食　59

溢飲　193
一貫堂　147
　　──医学　109，118
溢血　243
一身盡重　95
溢流性尿失禁　184
易怒　240
胃内停水　37，50
異病同治　59
易疲労感　230
易疲労倦怠感　241
医方類聚　5
胃もたれ　241
いらいら　44，240
医療用漢方製剤の健康保険薬価収載
　　9
イレウス　248
色白　109
飲　77，193
陰萎　231
陰液　159
咽乾　99，150
咽乾口燥　86
陰虚　150
咽喉頭異常感　159
咽喉頭異常感症　144
飲子　77
陰証　53，57，58，59，159，197
癮瘮　91
インスリン　229
陰性食品　56，59
陰盛陽虚　216，217
インターフェロン　128
咽中炙臠　35，44，215
陰の下痢　178
陰病　31
インフルエンザ　154，254
陰陽　20，24，53，54，59
　　──五行説　3
　　──錯雑　32
　　──説　20
　　──論　298

● う ●

うっ血性心不全　126
うっ滞性皮膚炎　205
温疫論　5
運化　244
温瘧　88
温下剤　235
運動不全　274
運動麻痺　200
温熱論　5
温病学　5
温病条弁　5

● え ●

営気　305
衛気　305
英国医師会(BMA)　306
エキス製剤　65，79，83，233
エキス粉末　83
壊証　124
エビデンス　16，18
　　──に基づく医療(EBM)　18
壊病　33，124
エフェドリン　127，128
エリスロポエチン　243
遠位取穴　300
嚥下反射　158，159
延胡索　64
塩酸イリノテカン　248
円皮鍼　301

● お ●

嘔気　44
黄耆　69，244
王好古　5
黄芩　94，126
王叔和　4，7
黄苔　40
黄体機能不全　190
黄疸　240，242
嘔吐　44，173，260
王燾　4

横紋筋融解症 126
往来寒熱 28, 31, 94, 153
尫羸 91
黄連 64, 69, 100
大塚敬節 8
悪寒 27, 30, 84
悪寒発熱 57
奥田謙蔵 8
小倉重成 33
瘀血 15, 36, 54, 150, 161, 187, 189, 196, 216, 217, 234, 247, 309
　——の圧痛点 51
悪心 173, 260
尾台榕堂 8, 38
瘀点 150
悪熱 28, 31
瘀熱 28
悪風 28, 84
遠志 129, 130, 246
温補 57, 58
温法 75
温薬 58

● か ●

火 200
外証 57
外傷 58
咳嗽 157, 255
咳嗽反射 158, 159
回盲部の圧痛 51
外用剤 79, 83
潰瘍性大腸炎 263
顔色の観察 39
化学療法 248
過活動膀胱 183, 184
香川修庵 7
火逆 35
鶴膝風 121, 122
喀痰 157, 255
拡張型心筋症 257
隔物灸 301
霍乱 177
加減方 76
下行性疼痛抑制 309
加工附子 68
下肢痛 230
下肢浮腫 270
梶原性全 7
下垂感 246

ガスがよく出る 45
かぜ症候群 153, 254
下腿浮腫 234
過多月経 244
滑 47
喀血 247
葛根 63
褐色脂肪細胞 109
過敏性腸症候群 105, 178, 179, 262, 306
カプセル剤 79
下部尿路感染症 183
下部尿路症状 182
下部尿路不定愁訴症候群 183
貨幣状湿疹 205
髪が抜けやすい 45
痒み 242
からだが重い 44
カルシウム 129
過労 209
寒 58, 200
緩 76
癇 203
肝 224, 244
がん医療 248
乾嘔 84
寛解 245
感覚障害 200, 274
肝火内鬱 246
肝気 214
肝気鬱結 135, 150
肝機能検査所見 238
肝機能障害 126, 238
乾姜 64, 233
肝血虚 246
眼光の観察 39
肝硬変 239, 240
完穀下痢 216
丸剤 64, 79, 81, 82, 83
幹細胞 243
肝細胞がん 239
乾地黄 81
間質性肺炎 125, 128, 159, 161
癇癪 215
肝腫瘍 239
寒証 29, 57
関上 305
『漢書』芸文志 2
肝腎不全 110
管鍼法 300, 301
含水硫酸カルシウム 107

乾性咳嗽 157
関節痛 196, 270
関節リウマチ 107, 111, 196, 273
寒疝 177, 179, 180
甘草 58, 64, 66, 68, 80, 125, 127, 129
寒熱 53, 59
肝脾不和 213, 215
汗法 75
漢方医学 58, 59
　——的診断 53
薬方証 59
漢方所見の意義 52
漢方製剤の保険薬価削除 10
漢方治療におけるエビデンスレポート 10, 18
漢方治療のエビデンスレポート 2009
　—320のRCT— 18
漢方保険治療ハンドブック 10
感冒の初期 146
漢方方剤 55
漢方保険診療指針 10
漢方薬 59
　——のエビデンスレポート 18
　——の薬理作用 130
寒(涼)薬 59
緩和ケア 248

● き ●

気 34, 53, 244, 305
　——の上衝 216
奇 76
悸 86
偽アルドステロン症 125, 127, 129, 237
気鬱 35, 159, 160, 161, 174, 182, 183, 196, 212, 216, 219, 247
気化作用 244
気管支拡張症 110
気管支喘息 159, 160, 163, 256
気管支漏 162
気逆 35, 183, 190, 212, 216, 217, 219
気虚 35, 112, 150, 161, 173, 182, 183, 210, 216, 219, 224, 246, 247
気血水 34, 53, 54, 59, 245
　——学説 8
気血両虚 113, 150, 211, 244, 246
基原 66

蟻走感　85
喜唾　44, 112
気滞　35, 182, 187, 247
肌熱　107
機能性消化管障害　177
稀発排卵　187
気分　87
気分証　217
逆流性食道炎　173
脚攣急　203
急　76
灸　301
嗅覚消失　108
九鍼十二原篇　300
急性気管支炎　255
急性腎不全　234
灸頭鍼　301
　　──法　301
吸入ステロイド薬　160, 163
虚　23, 299, 300
胸下結鞕　86
胸脇苦満　31, 49, 94, 150, 153, 240
胸脇満微結　95
強心剤　110
胸痛　258
龔廷賢　5, 188
協熱痢　216
鏡面舌　40
去寒剤　206
局所取穴　300
虚血性心疾患　168
虚実　25, 53, 54, 57, 59
　　──間腫　193
　　──間証　159
虚弱体質　213, 283
虚腫　193, 234
虚証　56, 57, 58, 159
　　──の便秘　178
巨赤芽球性貧血　243
虚熱　28, 150, 246
虚満　106, 180
虚労　86
起立性低血圧　231
近位取穴　300
禁忌　240
金匱玉函経　5
金匱要略　4, 59, 81, 116, 188
筋緊張性頭痛　306
筋痙攣　200, 203, 235
禁鍼穴　303

緊張型頭痛　134, 136
金蘭方　6
金礼蒙　5

● く ●

偶　76
駆瘀血剤　57, 183, 184, 206, 216, 217, 233, 234, 237, 240, 241, 247
口訣　54, 59
くしゃみ　144, 252
苦酒　77
口が苦い　44
唇が乾く　44
首や肩こり　45
グリチルリチン酸　125, 127, 129
グリチルレチン酸　125
君臣佐使　73
君薬　73

● け ●

経穴　299, 300
　　──の位置の標準化　14
　　──を中心にした用語の国際統一　12
経口血糖降下薬　229
桂枝　84
経時変化　81
啓迪集　7
ゲートコントロール　309
桂皮　69, 80, 81, 84, 244
経皮的末梢神経電気刺激（TENS）　309
頸部ジストニア　276
経脈　299
　　──学説　23
鶏鳴瀉　179
経絡　299
　　──経穴論　298
痙攣　200, 203
経を調う　187
解肌　31
下消　229
下焦　233
　　──の熱　233, 236
外台秘要方　4
厥　28
血　34, 53, 243, 244, 305
血液　243

　　──凝固因子　243
　　──透析患者　235
　　──流動性　309
厥寒　29
血管　245
　　──運動性鼻炎　144
　　──拡張剤　110
　　──性認知症　109, 223
厥逆　28
血虚　36, 150, 161, 187, 189, 216, 217, 219, 235, 244, 246
　　──症状　243
結胸証　95
月経異常　187, 266, 306
月経困難　246
　　──症　267
月経前症候群　190, 192
月経前不快気分障害　190
月経不順　246, 269
月湖　7
血質　246
血小板　244
　　──血栓　244
血疹　89
血清カリウム値　58, 128
血清クレアチニン値　235
結石破砕術　237
結代　47
血中尿素窒素（BUN）　235
厥陰病　31, 32, 153
血尿　233, 246
血熱　28
血痺　196
ゲップ　44
結膜炎　107
解熱　107
　　──剤　58
下品　73
下法　75
下痢　85, 177, 178, 262
懸飲　193
倦怠　240
　　──感　209, 280
建中湯類　185
原発性胆汁性肝硬変　242
健忘　246

● こ ●

芤　47
膠飴　80, 129

抗インフルエンザ活性　130
甲乙経　4, 6
口渇　44, 135, 150, 160, 229, 230, 233
口乾　36, 44, 150
皇漢医学　8
抗がん生薬　248
交感神経活動亢進状態　190
拘急　203
口噤　89, 91
口苦　99, 150, 153, 240
口腔カンジダ症　149
口腔内違和感　149, 252
口腔扁平苔癬　150
剛痙　89
高血圧症　109
高血圧性心疾患　168
甲錯　36
抗酸化作用　234
香臭がわからない　111
抗腫瘍効果　248
考証学派　8
溝状舌　150
毫鍼　300, 301
口唇と歯肉の観察　39
抗精神病薬による副作用　108
口燥　150
口燥咽乾　151
黄帝内経　3
後天の気　214
口内炎　149, 150
抗認知障害作用　130
更年期，閉経後のホルモン変化　149
更年期症候群　139, 246, 266
合匙　80
合病　32, 56
後鼻漏　147, 252
抗プラスミン製剤　243
合方　57, 60, 76, 124
皇甫謐　4
香油　83
喉裏呀声　89
誤嚥性肺炎　158, 159
五感　55
呉鞠通　5
呼吸困難　163, 256
　　　──感　258
五行　21
　　　──説　21
　　　──論　54, 298
国際東洋医学会　13

国際東洋医学学術大会　13
黒苔　40
固形乾燥物　83
五更瀉　179
小島宝素　8
五十肩　270
五心煩熱　95, 97
五臓　244
五臓(六腑)　54
誤治　55, 57, 124
骨髄異形成症候群　243
骨髄線維症　243
骨盤腔内静脈うっ滞症候群　183
後藤艮山　7
古方派　7
胡麻アレルギー　109
胡麻油　83
五味　21, 23, 70
五味子　246
こむら返り　203
呉有性　5

● さ ●

剤形　79
　　　──作用　75
柴胡　67, 94, 246
　　　──剤　57, 94, 159, 160, 183, 185, 233, 234, 237, 240, 241
再生不良性貧血　243
細胞内脱水　107
細粒剤　79
坂浄運　7
数　47
坐剤　83
佐使薬　73
嗄声　144
サブスタンスP　158, 159
三陰三陽　23, 24, 30, 54
　　　──の進行　34
　　　──病　30
散剤　63, 79, 81, 82, 83
山梔子　246
山茱萸　81
三焦　247
　　　──の実熱　235
酸棗仁　246
残尿感　264
三部九候診　304
三品分類　3
山薬　81

三陽合病　28, 31, 56
三稜鍼　301

● し ●

支飲　193
滋陰瀉火　161
地黄　68, 80, 116
　　　──剤　184
止渇　107
自汗　26, 87, 153, 233
止汗作用　108
四気　23, 70
直中の少陰　30, 32
子宮筋腫　54
糸球体疾患　233
蜆　86
軸索反射　309
止血　244
　　　──剤　242
嗜好品　45
歯痕　40
　　　──舌　150
紫根　83
四肢厥冷　216
四肢痿疼　86
脂質異常症　228
四肢煩躁　189
四肢煩熱　202
四肢微急　201
持重　58
痔出血　246
滋潤　159, 161
滋潤(滋陰)　160
支持療法　248
四診　38, 54, 55, 57, 59
　　　──の注意点　51
刺鍼法　301
紫草　83
膩苔　40
肢体疼痛　97
七方　76
湿　200
実　23, 54, 299, 300
十干十二支　22
実腫　193
実証　54, 57, 58, 59, 159
　　　──の便秘　178
湿疹　205, 206, 276
失精　86, 87
湿性咳嗽　157

湿熱　28, 150
実熱　150, 247
実満　106
歯肉出血　244
刺入鍼　300
紫斑　244
しびれ　200, 230
渋江抽斎　8
渋紙色　236
脂肪肝　239
子母同服　225
しもやけ　45, 284
瀉　53, 300
積聚　88
尺中　305
芍薬　80
瀉下　31, 56, 247
　　──作用　60
瀉心湯類　247
瀉法　57, 58, 76
シャントトラブル　235
渋　47
集学的がん治療　248
習慣性便秘　104
集験方　4, 6
修治　67
周礼　2
取穴　300
手掌煩熱　28, 150, 188, 202
朱丹渓（震亨）　5
朮　67
出血傾向　243, 247
出血時間　244
出血性ショック　243
主病位　56
旬　59
瞤動　203
春林軒膏方便覧　83
証　53, 54, 55, 58, 59
小　76
少陰病　31, 32, 153, 159, 214
消炎鎮痛剤　58
消化管出血　244
上顎洞炎　108
消渇　228, 229
傷寒　30
傷寒雑病論　4
傷寒論　4, 7, 53, 54, 55, 56, 57,
　　59, 80, 119, 153, 190
傷寒論条弁　5
衝逆　35, 84

生姜　64, 68, 80
証空間　59
消穀善飢　43
錠剤　79
小柴胡湯に対する緊急安全性情報　10
小柴胡湯による薬剤性肺炎　10
常習便秘　105
上衝　35
上消　229
少食　59
浄苔　40
小児疳症　215
小児鍼　301
上熱下寒　32, 151, 216
小(少)腹急結　36, 51, 178
小腹拘急　51, 240
小腹鞕満　36
小腹不仁　50, 234, 240
上部消化管症状　126
小便　43
　　──不利　135
上品　73
小品方　4, 6
生薬　60, 66
　　──自動分包機　80
　　──の品質　69
少陽と陽明の合病　56
少陽病　28, 31, 54, 57, 58, 99,
　　150, 153, 159
食後の胃部膨満感　240
食後の眠気　240
食積　216, 217
食養生　56, 59
食欲　43
　　──不振　173, 240, 241, 260
視力低下　44
脂漏性皮膚炎　205
心　224, 244
腎　223, 244
腎陰虚　152, 215
腎盂腎炎　233
津液　34, 193
辛温解表剤　145, 146
心下悸　50
心下急　94, 95
心下堅　87
心下支結　95
心下水気あり　214
心下痞　246
心下痞堅　170
心下痞鞕　49, 153, 233, 240

心窩部がつかえる　44
鍼管　300
真寒仮熱　28
心気　214
腎気　213
参耆剤　112, 185, 240, 241
腎機能障害　233
　　──進展　235
鍼灸医学　57
鍼灸治療　298
　　──の有害事象　302
腎虚　182, 183, 184, 187, 216, 224
　　──証　211
心筋症　168
針経　6
神経衰弱　212
神経成長因子　130
神経痛　196, 270
人迎脈診　305
新修本草　4
尋常性痤瘡　278
心身一如　248
心腎不交　213
振水音　37, 240, 241
腎性貧血　243
振戦　200, 203
心臓弁膜症　168
身体疼痛　85
身体不仁　201
心中悸　86
心中煩悸　247
身土不二　59
身熱　28, 107
心熱　150
真熱仮寒　28, 217
神農　3
神農本草経　3, 116
心配状態　209
心脾両虚　246
深部出血　243
心不全　163, 168
腎不全　234
蕁麻疹　109, 205, 207, 276
臣薬　73
診療ガイドライン　18, 248
心理療法　190

● す ●

水　34, 53, 244
髄　244

水飲　87
水逆　215
　　──の嘔吐　135
随証治療　54, 245, 248
随証療法　161
水滞　37, 159, 160, 173, 182, 197, 215, 216, 217
水毒　37, 182, 189, 193, 233, 246
睡眠　43
　　──障害　246
水様鼻汁　144, 146
菅原岑嗣　6
頭眩　91, 99
頭重　44
　　──感　250
頭痛　44, 250
　　──午前中が有意な　109
頭目昏重　97
ステロイド　160
　　──剤　234, 243
　　──性糖尿病　245
　　──療法　245
ストレス　149
寸口　305

● せ ●

清解　31
臍下悸　50
臍下正中芯　240
臍下不仁　50
聖済総録　5
臍上悸　50, 150
成人型T細胞白血病　150
精神神経症状　246
精神不安定　246
正中芯　50
臍痛　51
清涕　144
性的逸脱行動　227
清熱　159
　　──剤　206, 240, 247
　　──利水剤　183, 184
　　──涼血　247
臍傍圧痛　51, 150
成無已　5
精油成分　81, 82
性欲の減退　45
世界保健機関西太平洋地域事務局　18
咳　44
　　──喘息　160

赤芽球癆　243
脊柱管狭窄症　15, 273
切開鍼　301
舌下の静脈怒張　40
切経　305
舌形　40
赤血球　243
石膏　70, 107
舌質　40
泄瀉　178
接触鍼　301
接触皮膚炎　205
切診　46
舌診　40
舌態　40
舌苔　40
折衷派　8
舌痛症　149
切迫性尿失禁　184
切迫流産　188
セファランチン　245
遷延性咳嗽　158, 160
疝気症候群A型　29, 179, 180
川芎　246
先急後緩　33, 57
千金方　4
千金翼方　4
譫語　107
煎剤　79
潜証　33
洗浄液　83
全身倦怠感　230, 280, 281
全人的医療　190
全人的視点　248
喘息　110
疝痛発作　237
先天の気　213, 214
全尿失禁　184
センノシド　71, 128, 129
先表後裏　33, 57
先補　57
　　──後瀉　57
喘鳴　163, 256
線溶系　243
前立腺炎症候群　183
前立腺肥大症　183, 184

● そ ●

相畏　74
相悪　74

相加作用　74
総合取穴　300
相剋　299
相殺　74
　　──作用　74
相使　74
相須　74
蒼朮　67
相乗　299
　　──作用　74
相生　299
　　──相剋　21, 54
蔵躁　203
臓毒体質　109
桑白皮　160
相反　74
蔵府　22
臓腑　54
　　──説　22
瘙痒症　235
蘇敬　4
咀嚼　59
素問　3, 6
素問霊枢註証発微　5
蘇葉　81
孫思邈　4

● た ●

大　76
太陰　190
　　──病　31, 153
大黄　60, 64, 70, 104, 128, 129, 235
大実痛　86
太素　3
大棗　80
大腿骨頭壊死　245
代替療法　243
大腸メラノーシス　128
大同類聚方　6
太平聖恵方　5
大便　43
太陽病　30, 56, 57, 58, 80, 153, 159
　　──期　56
　　──と少陽病の合病　110
多飲　229, 230
多紀元簡　8
多紀元堅　8
沢瀉　81

濁涕 144
竹田昌慶 7
多施設研究 233
田代三喜 7
多成分系 130
立ちくらみ 44
多尿 229, 230
多胞卵巣症候群 188
痰 193
痰飲 173, 193
短気 91
単行 74
痰積 216, 217
単純性紫斑 244
胆石症 262
胆道膵疾患 239
タンニン 129
丹波康頼 6, 188

● ち ●

地図状舌 40, 150
智聡 6
逐機 58
チック 203
治方 75
中医学理論 6
肘後備急方 4
中焦 112
中消 229
中枢性高体温 108
中風 30, 200
中品 73
癥瘕 189
張介賓 5
癥堅 88
張元素 5
張子和(従正) 5
調節の気 214
張仲景 4
張仲景方 4
潮熱 28, 31
腸風 91
直接灸 301
陳延之 4
鎮咳去痰薬 130
鎮咳効果 130
鎮咳薬 160
鎮痙効果 237
鎮痙剤 240, 242
鎮静 107

陳皮 80, 246
鎮痒剤 242

● つ ●

疲れやすい 44
津田玄仙 113, 166
爪がもろい 45
爪の観察 39

● て ●

手足の触診 51
手足のほてり 240
手足煩熱 28, 86
程応旄 7
低温真空濃縮法 83
低カリウム血症 127
低周波通電鍼刺激 302
摘脾 245
適用外処方 78
鉄 243
　　――欠乏性貧血 243
　　――剤 243
癲 203
てんかん 203
電気鍼法 301
点状出血斑 244
転属 33
伝統医学の国際化 14
伝統中医学(TCM) 14
転入 33
デンプン 83
転変 32
天命説 8

● と ●

東医宝鑑 5
湯液 62, 64, 65, 79
盗汗 87
当帰 83, 246
動悸 168, 257
陶弘景 4
動作・歩容の観察 38
湯剤 79, 82, 83
透析患者への投与 128
透析期 234
糖尿病 109, 229
　　――無加療の 108
糖尿病神経障害 230

糖尿病(性)腎症 231, 233
糖尿病網膜症 231
透熱灸 301
頭髪の観察 39
動脈硬化 231
　　――性疾患 228
東洋医学用語集 10
東洋医学用語集１漢方古方篇上 10
東洋医学用語集漢方後世方篇・漢方古方篇下 10
ドーパミン 158
特発性血小板減少性紫斑病(ITP) 244
特発性三叉神経痛 196
特発性肺線維症 161
特発性浮腫 192
督脈 299
吐下血 247
吐法 75
ドライマウス 40
トリプタン 134, 135
頓医抄 7
豚脂 83

● な ●

内外 29, 30
内証 57
内臓皮膚症候群 206
内藤希哲 7
半井明親 7
名古屋玄医 7
生唾が出る 44
軟膏剤 79, 83
難聴 44

● に ●

肉極 90
二次止血 243
日本医学会加盟 9
日本経穴委員会 12
日本経絡経穴委員会 12
日本国見在書目録 6
日本専門医認定機構 9
日本東洋医学会設立 9
日本東洋医学会の海外との交流 11
日本東洋医学サミット会議(JLOM) 12
乳糖 83
尿意切迫 236

ね

尿失禁　184
尿蛋白　235
尿不利　233
尿路感染　236
尿路結石　233, 237
人参　67, 68, 80, 112, 246
　　──剤　240
　　──を含む方剤　241
妊娠禁忌薬　128
認知症　223, 224, 288
妊婦への投与　128
任脈　299

ね

寝汗　44, 240
熱厥　28, 217
熱証　28, 246
熱性疾患（脳症を併発した）　108
熱風乾燥　83
熱薬　216
ネフローゼ症候群　233, 269
捻鍼法　300

の

脳血管障害　109
　　──の後遺症　110, 274
脳血管性パーキンソニズム　275
脳卒中　200
のどがつかえる　44
のぼせ　35, 44, 84

は

パーキンソン症候群　203
パーキンソン病　203
肺　244
肺炎　58
梅核気　35
肺気　214
肺気腫　110
背診　51
肺中冷　216
排尿異常　182, 264
排尿困難　264
肺熱　107
肺風　91
排卵障害　187
白黄苔　40
白色脂肪細胞　109

白苔　40
馬玄台　5
播種性血管内凝固症候群（DIC）　243
ハチミツ　81
薄荷　81
発汗　56
　　──解表剤　146
発熱　27, 84
華岡青洲　8, 83
鼻茸　108
パニック障害　286
腹が鳴る　45
腹が張る　45
鍼　300
半外半裏　29
煩渇　107
反射性尿失禁　184
半身不随　111
煩躁　88, 107, 110, 216
胖大　40
胖大舌　150
煩熱　28, 36, 201
半表半裏　29, 31, 57, 159, 160
　　──証　29, 31

ひ

痺　200
脾　244
脾胃　244
　　──虚　187
　　──の気　214
　　──論　177
冷え　230
冷え性　137, 215, 246, 283
冷える　45
鼻炎　107, 252
鼻淵　144
比較脈診　304
東アジア伝統医学用語集　14
脾機能亢進　243
鼻衄　144
微急　203
脾虚　160, 177, 183, 216, 245, 247
　　──湿盛　189
非結核性抗酸菌症　111
肥厚性鼻炎　108
微似汗　30
皮脂欠乏性皮膚炎　205
鼻汁　252
鼻出血　240, 242, 244

皮疹　126
皮水　193
ビスコクラウリン型アルカロイド製剤　245
ヒステリー　84, 203
ビタミンB_{12}　243
臂痛　89
非定型顔面痛　149
非定型抗酸菌症　256
皮内鍼　301
　　──法　301
皮膚がカサカサする　45
腓腹筋の痙攣　240
皮膚枯燥　235, 240
皮膚瘙痒　240
　　──感　276
　　──症　109, 206, 207
皮膚・粘膜下出血　243
皮膚の痒み　45
皮膚の観察　39
鼻閉　108, 144
鼻閉塞　108
肥満　228
　　──症　109
鼻鳴　84
白朮　67
百日咳　110
百味箪笥　80
白薬子　152
表　29, 30
　　──証　29, 30, 57, 217
病位　57
標治　205
　　──法　300
標榜科　9
病名　59
表裏　29, 59
表裏間　31
微粒化液滴　83
疲労　209, 280
　　──倦怠　240
　　──倦怠感　282
貧血　243, 246
　　──傾向　240
　　──症状　244
頻尿　230, 236

ふ

不安　149, 218, 220, 285
　　──神経症　285

風　200
風疹　89
風水　193
風痺　196
不汗出　88, 92
複　76
腹圧性尿失禁　184
伏飲　193
腹候　54
複合成分系薬物　16
腹拘攣　85
副作用　55, 58, 124
　──を軽減する効果　130
腹診所見　49
腹診の実際　48
副腎皮質ステロイドホルモン　245
腹水　233, 240
腹中痛　86
腹脹満　85
腹直筋攣急　49
腹痛　45, 177, 179, 180, 262
福田方　7
副反応　55
副鼻腔炎　144
副鼻腔気管支症候群　159, 161
腹部動悸　50
腹部膨満　154
　──感　177, 180, 181, 262
腹満　49, 105, 106
服薬法　77
茯苓　81, 236
腹力　26, 49, 233
賦形剤　83
不顕性誤嚥　158
附子　58, 60, 68, 81, 120, 127, 233, 234, 235
　──剤　50, 120, 159
　──の中毒症状　120
藤平健　33
浮腫　37, 109, 168, 192, 233, 240, 269
不仁　201
不随意運動　200, 203, 274
不正性器出血　246
不整脈　126, 168
勿誤薬室方函　8
勿誤薬室方函口訣　8, 189
不妊症　246
不眠　218, 222, 285
粉砕器　82
聞診　42

● へ ●

平滑舌　151
併病　32, 56
　──論　33
併用　57
ベーチェット病　150
　──不全型　279
ヘマトクリット　243
ヘモグロビン　243
　──異常症　243
ヘリコバクターピロリ　245
変形性膝関節症　271, 306
偏枯　111
扁鵲　2
片頭痛　134, 135
便通異常　177
便秘　104, 154, 177, 178, 247, 262
　──症　263

● ほ ●

補　53, 57, 300
方伎雑誌　8, 38
防御反射　158
冒眩　99
膀胱炎　233
　──再発性　265
　──様症状　127
方向変換　74
方剤　57, 59, 60, 73
放射線療法　248
芒硝　128
方証相対　15, 245
望診　38
　──での印象　39
方有執　5, 7
補完・代替医療（CAM）　14
補気　244
　──剤　206
　──滋潤　160
補血　161, 244
　──剤　206, 235
　──滋陰作用　159
補剤　112
補瀉法　305
許浚　5
補腎剤　183, 184, 233, 234, 240, 242
ホスホジエステラーゼの相加的効果　109

細野史郎　8
保存期　234
　──腎不全　235, 236
牡丹皮　63, 81
発作性心房細動　171
ほてる　45
補脾(気)剤　183, 185
補脾(血)剤　183
補法　76
奔喘　89
本草学　3
本草経集注　4, 6
本草綱目　5
本草品彙精要　5
本態性振戦　276
本治　205
　──法　300
奔豚　35, 84, 177, 179, 180
　──気　169
本間棗軒　136

● ま ●

麻黄　63, 67, 88, 127, 128, 130
麻黄剤　159, 160
　──の長期連用　108
馬王堆医書　2
マクリ　62
マクロアンジオパシー　169
末期腎不全　235
末梢神経障害　248
曲直瀬道三　7
麻痺　200
万安方　7
慢性胃炎　260
慢性肝炎　239
慢性気管支炎　110
慢性糸球体腎炎　233
慢性湿疹　109
慢性腎炎　233
慢性腎不全　233, 234
慢性疲労症候群　209
慢性副鼻腔炎　306
慢性閉塞性肺疾患（COPD）　16, 159, 161, 163
マンテイカ　83
万病一毒説　7
万病回春　5, 7, 118, 188

● み ●

ミオパシー　126, 127
身が重い　110
味覚異常　149
味覚障害　246
ミクロアンジオパシー　169
蜜煎導　83
蜜蝋　83
耳鳴り　44, 139, 251
脈管　244
脈経　4, 6
脈状　54
　──診　304
脈診　46, 304
脈沈弦　153

● む ●

無汗　26, 31, 88, 92
無月経　187
夢交　87
胸やけ　44, 173, 260
無排卵周期症　187

● め ●

迷走神経　158
明堂　3, 6
目がかすむ　44
目がショボショボする　44
目が疲れる　44
メタボリックシンドローム　228
メニエール病　140, 141
目のくまができやすい　44
めまい　44, 139, 246
　──症　251
免疫抑制剤　243
瞑眩　55, 124
面色黧黒　110

● も ●

毛細血管抵抗試験　244
目眩　99
艾　301
目脱状の如し　110
木香　64, 65, 246
もの忘れをする　44
森立之　8
問診　42

● や ●

矢数道明　8
薬剤性肝障害　239
薬剤リンパ球刺激試験（DLST）　129
薬性　58
薬対　74
薬徴　8
薬能　70
薬包紙　80
薬研　82
夜尿症　265
山田図南　25
山脇東洋　7

● ゆ ●

熊宗立　7
有林　7
喩嘉言　7
輸血　243
湯本求真　8, 57

● よ ●

腰下肢痛　272
腰臗弛痛　85
陽虚　215
養血　190
溶血性貧血　243
葉酸　243
陽証　53, 57, 58, 59, 159, 197
養生　56, 58, 59
陽性食品　59
姚僧垣　4
要素還元論　16
腰椎捻挫　58
腰痛症　270
葉天士　5
陽の下痢　178
陽病　30
陽明病　28, 31, 56, 57, 99, 108, 153
　──期　56
抑うつ　218, 219, 236
　──状態　285
翼状片　107
吉田意庵　7
吉益東洞　7, 25, 87, 107, 110
吉益南涯　8

● ら, り ●

絡脈　299
裏　29, 31, 57
裏寒　112, 113, 216
　──外熱　32
　──虚証　187
　──証　177
理気剤　183, 185, 206, 247
裏急　86
六部定位脈診　305
李時珍　5
痢疾　179
裏証　29, 57
利水　159
　──剤　184, 193, 206, 233, 236, 240, 242
裏水　193
利胆剤　240, 242
李東垣（杲）　5, 136
利尿剤　58, 110, 192
利法　75
留飲　193
劉完素（河間）　5
竜眼肉　246
劉文泰　5
涼　58
料　82

● る ●

類経　5
類聚方　8
類聚方広義　8
ループス腎炎　233

● れ ●

霊枢　3, 6
癘風　91
冷服　77
レインアンスロン　129
レイン配糖体　71
攣急　203
攣縮　203

● ろ ●

老人性紫斑　244
老人性貧血　243
六病位　30, 54, 56, 153

● わ ●

和剤局方　5, 117, 190
和田啓十郎　8
和田東郭　8
和法　31, 75

● 欧文 ●

A 型インフルエンザ　254
β_3 アドレナリン作動作用　109
β ブロッカー　110
BDNF　130
BMA 報告書　306
BMI（Body Mass Index）　228
BPSD（behavioral and psychological symptoms of dementia）　223, 225
burning mouth syndrome　149
CAM　14
C-fiber　158
COPD　16, 110
DLST　129
EBM（evidence-based medicine）　18
　──特別委員会　18
EKAT 2009　18
functional dyspepsia　173
γ-グロブリン大量療法　245
gate control theory　302
ICOM（The International Congress of Oriental Medicine）　13
IgA 腎症　233
ISOM（The International Society of Oriental Medicine）　13
ITP　244
　──治療　245
JLOM（The Japan Liaison of Oriental Medicine）　12
NASH　242
S 状結腸部の圧痛　51
TENS　309
WHO 草案　306
WHO 西太平洋地域事務局　12, 14
WHO 標準鍼用語（14 経絡・361 古典穴）　10
whole medical systems　14

方剤索引

太字のページ表示は，その項目が見出しとなっている箇所を示す．

● あ，い ●

安中散　63, 64, 82, 84, **176**, 180
医王湯　113
痿証方　202
胃風湯　87, **179**, 263
胃苓湯　84
茵蔯蒿湯　16, **106**, 151, **194**, 240, 242, 290
茵蔯五苓散　82, 84, **194**, **207**, 240, 242, 290

● う ●

烏頭桂枝湯　87, **123**
烏頭湯　**123**
烏薬順気散　196, **198**, **202**
温経湯　36, 39, 44, 80, 84, **188**, **202**, 217, 247, 267, 278, 290
温清飲　36, 100, **101**, **118**, **127**, 151, 202, **226**, **231**, **235**, 240, 242
温胆湯　43
温脾湯　235

● え ●

越婢加朮湯　37, 88, 90, **107**, **146**, 160, 164, **194**, **197**, **207**, **229**, 290
越婢加朮附湯　**123**
越婢加半夏湯　92, **107**, 110, **160**, 165
越婢湯　92, **107**, **160**

● お ●

黄耆桂枝五物湯　87, **201**
黄耆建中湯　44, 84, 87, **186**, **211**, **235**, **278**, 290
黄芩加半夏生姜湯　32, 56
黄芩湯　**32**, 56, 125, 290
黄連阿膠湯　**102**, **137**
黄連解毒湯　43, 44, **100**, **126**, **137**, 142, **152**, **171**, **174**, **175**, **202**, **207**, 208, **221**, **222**, **225**, **232**, **235**, **240**, 242, **247**
黄連湯　84, 100, **101**, 125, **152**, **175**, **217**, 290
乙字湯　**106**, 125, 126

● か ●

解急蜀椒湯　**123**
加減一陰煎加亀板膠　277
加減涼膈散　152
葛根黄連黄芩湯　85, **102**
葛根加朮附湯　88, **89**, 120, **121**
葛根加半夏湯　32
葛根湯　26, 32, 56, 59, 63, 84, 88, **89**, **121**, 126, 130, **136**, **146**, **147**, **154**, **156**, **184**, **198**, **201**, **254**, 290
葛根湯加桔梗石膏　110
葛根湯加辛夷川芎　88, **89**
葛根湯加川芎辛夷　84, **108**, **146**, **147**, **161**
加味温胆湯　44, 130, **226**, **287**
加味帰脾湯　35, **113**, **129**, **141**, **152**, **185**, **212**, **218**, **220**, **221**, **222**, **226**, 240, **241**, **245**, **246**, **247**, **286**
加味逍遙散　36, 44, 63, 82, **94**, **97**, **136**, **141**, **151**, **171**, **178**, **185**, **190**, **202**, **212**, **215**, **217**, **218**, **219**, **221**, **222**, **226**, **229**, 240, 241, **247**, **266**
加味逍遙散料　83
加味八疳湯　203
乾姜附子湯　92
甘草瀉心湯　42, **43**, 45, **102**, **179**, 290
甘草湯　125, **291**
甘草附子湯　**123**
甘草麻黄湯　**93**
甘麦大棗湯　125, **151**, **203**, **215**, **226**, **291**

● き ●

桔梗石膏湯　110
桔梗湯　110, 125, **151**, **291**
帰脾湯　35, 44, **113**, **129**, **172**, **220**, 222, **226**, **241**, **245**, **246**, 247
芎帰膠艾湯　36, **117**, 125, **188**, **246**, **291**
玉屏風散　44, 45

● く ●

苦参湯　83
九味檳榔湯　**229**

● け ●

荊芥連翹湯　100, **101**, **108**, **118**, **147**, **161**, **214**
桂姜棗草黄辛附湯　87, **123**, **155**, **217**, 270
桂枝加黄耆湯　44, 45, 84, 85, **201**, **276**, **291**
桂枝加葛根湯　59, **85**, **291**
桂枝加桂湯　35, 87, **136**, 180
桂枝加厚朴杏仁湯　84, **86**, **93**, **291**
桂枝加芍薬生姜人参湯　87
桂枝加芍薬大黄湯　84, **86**, **104**, **178**, **291**
桂枝加芍薬湯　32, 84, **86**, **179**, **181**, **291**
桂枝加朮附湯　84, **87**, **120**, **121**, 151, **198**, **201**
桂枝加朮附湯合越婢加朮湯　273
桂枝加附子湯　92, **180**, **201**
桂枝加竜骨牡蛎湯　43, 50, 84, 87, **151**, **185**, **203**, **212**, **216**, **221**, **222**, **227**, **285**, **291**
桂枝加(苓)朮附湯　84, 120, **121**, **201**, **231**
桂枝甘草湯　216
桂枝甘草竜骨牡蛎湯　35
桂枝甘草竜骨牡蛎湯合半夏厚朴湯　258

桂枝去桂加茯苓朮湯　87
桂枝去芍薬加蜀漆竜骨牡蛎救逆湯　35
桂枝去芍薬湯　35
桂枝去芍薬湯合麻黄附子細辛湯　87
桂枝五物湯　87
桂枝芍薬知母湯　84, 88, 91, 120, 121, 198, 291
桂枝生姜枳実湯　87
桂枝湯　26, 27, 30, 44, 45, 56, 58, 59, 80, 84, 154, 291
桂枝二越婢一湯　32, 87, 92, 107, 155
桂枝二越婢一湯加朮附　107, 123
桂枝二越婢一湯加苓朮附　197, 198
桂枝二麻黄一湯　32, 87, 92, 155
桂枝人参湯　84, 125, 135, 171, 179, 199, 216, 291
桂枝茯苓丸　35, 36, 54, 63, 81, 84, 126, 141, 169, 185, 189, 194, 196, 202, 207, 217, 225, 229, 230, 231, 232, 234, 235, 237, 240, 241, 247, 267, 278, 292
桂枝茯苓丸加薏苡仁　84
桂枝茯苓丸料　82, 273
桂枝附子湯　87
桂枝麻黄各半湯　32, 87, 88, 89, 155, 292
啓脾湯　44, 179, 247
荊防敗毒散　98
血府逐瘀湯　247
玄武湯　121, 179

● こ ●

香砂六君子湯　43, 114
香蘇散　35, 82, 151, 161, 196, 214, 219, 226, 247
厚朴生姜半夏甘草人参湯　45, 181
厚朴麻黄湯　93
五虎湯　88, 89, 108, 146, 160
五積散　44, 82, 84, 88, 91, 111, 137, 202, 217
五積散加附子　123
牛車腎気丸　81, 84, 116, 120, 121, 126, 142, 184, 194, 201, 208, 216, 224, 229, 230, 231, 234, 242, 248
呉茱萸湯　44, 45, 135, 175, 199, 216, 250, 292
五淋散　43, 82, 125, 184
五苓散　37, 43, 57, 82, 84, 135, 141, 152, 175, 177, 179, 194, 197, 199, 201, 215, 229, 230, 233, 236, 240, 242, 251, 292

● さ ●

柴葛解肌湯　98, 110
柴陥湯　98, 102, 126, 199, 279
柴胡加竜骨牡蛎湯　26, 43, 50, 84, 94, 95, 126, 136, 142, 151, 171, 185, 203, 207, 212, 218, 220, 221, 222, 226, 229, 232, 234, 240, 241, 262, 276, 292
柴胡桂枝乾姜湯　27, 44, 84, 94, 95, 126, 152, 155, 185, 212, 215, 220, 221, 222, 226, 234, 240, 241, 256, 292
柴胡桂枝湯　27, 84, 94, 95, 126, 151, 155, 180, 203, 214, 234, 240, 241, 292
柴胡解毒湯　98
柴胡清肝湯　100, 101, 118, 207, 214, 265
柴芍六君子湯　114, 180
柴蘇飲　98
柴白湯　98
柴平湯　98
柴朴湯　35, 98, 126, 151, 160, 165, 214, 221, 234
柴苓湯　84, 98, 126, 141, 185, 194, 197, 199, 231, 233, 234
三黄瀉心湯　43, 100, 101, 106, 137, 142, 202, 222, 225, 232, 247, 292
酸棗仁湯　43, 172, 219, 222, 226, 292
三物黄芩湯　45, 126, 202, 292

● し ●

滋陰降火湯　147, 151, 161
滋陰至宝湯　94, 97, 161
紫雲膏　83, 126
四逆加人参湯　123, 235
四逆加人参湯加大黄　235
四逆散　27, 82, 94, 96, 136, 180, 220, 221, 222, 240, 241, 292
四逆湯　28, 30, 32, 45, 85, 123, 216, 233
四君子湯　36, 37, 112, 174, 211, 225, 230, 244, 246, 247, 261

梔子豉湯　31, 45, 175, 226
滋腎通耳湯　44
七物降下湯　36, 117, 137, 142
四物湯　36, 39, 117, 122, 161, 190, 211, 217, 235, 244, 246
炙甘草湯　35, 50, 84, 118, 125, 167, 171, 293
芍甘黄辛附湯　203
芍薬甘草湯　45, 125, 126, 130, 179, 180, 203, 235, 237, 240, 242, 293
芍薬甘草附子湯　120, 121, 125, 203, 235, 237
十全大補湯　36, 80, 84, 113, 118, 130, 141, 151, 172, 185, 198, 202, 207, 211, 220, 225, 230, 235, 240, 241, 243, 246, 247, 281
十全大補湯加附子　123
十味敗毒湯　94, 98, 207
潤腸湯　126, 178
小陥胸湯　102
生姜瀉心湯　102, 179
小建中湯　39, 44, 84, 86, 178, 179, 180, 186, 202, 211, 214, 216, 218, 220, 293
小柴胡湯　27, 28, 29, 31, 45, 94, 95, 97, 99, 127, 128, 151, 155, 161, 175, 185, 202, 214, 233, 234, 240, 241, 248, 293
小柴胡湯加桔梗石膏　109, 126, 152
小柴胡湯合香蘇散　35
小承気湯　178, 180, 181
小青竜加石膏湯　93, 107
小青竜湯　37, 42, 84, 88, 90, 125, 126, 130, 146, 154, 165, 170, 194, 214, 252, 256, 293
小続命湯　111, 199, 202
小半夏加茯苓湯　37, 175, 293
消風散　109, 207, 247
辛夷清肺湯　108, 126, 147, 161
腎気丸　116, 122, 229
神効湯　194, 195
神秘湯　89, 146, 160, 165
真武湯　30, 32, 37, 44, 50, 120, 121, 141, 156, 167, 171, 179, 184, 194, 197, 199, 201, 211, 215, 216, 220, 225, 236, 262, 293
参苓白朮散　44

● せ ●

清湿化痰湯　45
清上蠲痛湯　137
清上防風湯　100, 101, 278
清暑益気湯　114, 167, 210
清心蓮子飲　43, 114, 126, 185, 230, 231, 236
清熱解鬱湯　180
清熱補気湯　252
清肺湯　44, 126, 156, 159, 162
川芎茶調散　82, 137, 196

● そ ●

壮原湯　269
増損木防已湯　166
続命湯　110, 202
疎経活血湯　118, 199, 202, 231, 273
疎経活血湯加附子　123
蘇子降気湯　44

● た ●

大黄黄連瀉心湯　47
大黄甘草湯　104, 178, 235, 293
大黄附子湯　123
大黄牡丹皮湯　36, 47, 106, 184, 237, 240, 242, 293
大建中湯　80, 113, 126, 178, 179, 180, 216, 237, 240, 293
大柴胡湯　26, 57, 58, 94, 95, 96, 98, 106, 126, 136, 142, 155, 178, 180, 220, 222, 226, 228, 230, 232, 234, 237, 240, 241, 293
大柴胡湯去大黄　241
大承気湯　28, 31, 56, 105, 155, 178, 180, 181, 221, 229, 294
大青竜湯　59, 87, 92, 110, 154, 255
大続命湯　87, 111
大防風湯　120, 122, 152, 198, 202
沢瀉湯　37, 141

● ち ●

竹筎温胆湯　94, 97, 100, 102, 147, 156, 160
竹葉石膏湯　111, 167
治打撲一方　84, 106
中建中湯　114
調胃承気湯　104, 109, 178, 190, 294
釣藤散　44, 82, 109, 130, 137, 142, 203, 225, 250
猪苓湯　43, 184, 194, 217, 233, 236, 237, 294
猪苓湯合四物湯　43, 184, 236, 265

● つ, て ●

通導散　82, 106, 207, 227, 247
通脈四逆湯　32, 123, 165
抵当湯　36

● と ●

桃核承気湯　35, 36, 45, 84, 106, 135, 178, 184, 190, 202, 207, 217, 227, 229, 232, 237, 240, 242, 247, 294
当帰飲子　118, 208, 235, 240, 242, 278
当帰建中湯　84, 186, 294
当帰四逆加呉茱萸生姜湯　29, 45, 84, 179, 180, 185, 198, 201, 217, 283, 294
当帰四逆加呉茱萸生姜湯加附子　123
当帰四逆湯　29, 45, 294
当帰芍薬散　36, 37, 82, 122, 128, 130, 135, 141, 151, 171, 185, 189, 195, 201, 217, 224, 229, 231, 232, 234, 235, 240, 242, 246, 247, 294
当帰芍薬散加附子　120, 122
当帰湯　84, 181, 199
当帰貝母苦参丸料　294
当帰六黄湯　44
導水茯苓湯　195

● な, に ●

内托散　87
二朮湯　198
二朮湯加附子　123
二陳湯　89, 137, 246
女神散　36, 82, 84, 100, 102, 136, 227, 247
人参湯　29, 30, 37, 44, 50, 112, 122, 125, 174, 177, 179, 210, 214, 216, 240, 241, 246, 247, 294
人参養栄湯　39, 44, 84, 111, 113, 129, 141, 151, 172, 185, 211, 218, 220, 240, 241, 245, 246, 247, 282

● は ●

排膿散　294
排膿散及湯　125
排膿湯　294
麦味地黄丸　166
麦門冬飲子　230
麦門冬湯　42, 44, 57, 126, 130, 147, 156, 160, 161, 255, 294
八味丸　122
八味地黄丸　39, 43, 44, 50, 57, 58, 81, 84, 116, 120, 122, 142, 152, 166, 184, 194, 198, 201, 211, 215, 216, 224, 229, 230, 231, 232, 233, 234, 235, 236, 240, 242, 264, 270, 272, 275, 283, 295
八味腎気丸　295
半夏厚朴湯　35, 44, 45, 57, 88, 93, 151, 158, 159, 162, 165, 175, 185, 195, 215, 218, 219, 221, 222, 226, 229, 247, 295
半夏厚朴湯合麻杏甘石湯　35
半夏瀉心湯　31, 42, 44, 45, 100, 125, 126, 130, 151, 156, 174, 175, 179, 214, 221, 240, 241, 248, 295
半夏白朮天麻湯　37, 44, 114, 136, 140, 215

● ひ ●

白虎加人参湯　92, 108, 151, 207, 217, 230, 295
白虎湯　28, 31, 43, 56, 107, 108, 152, 217, 295

● ふ ●

復脈湯　171
茯苓飲　37, 113, 175, 260, 295
茯苓飲合半夏厚朴湯　221
茯苓甘草湯　43
茯苓杏仁甘草湯　166, 170, 258

茯苓四逆湯　32, 58, 92, 167, 179, 195, 216, 280
茯苓沢瀉湯　37
附子粳米湯　123
附子瀉心湯　103, 226
附子湯　32, 45, 199
附子人参湯　114, 122
附子理中湯　114, 120, 122, 125, 179, 216, 235
附子理中湯加大黄　235
分消湯　195, 233
分心気飲　175

● へ ●

平胃散　82, 175
変製心気飲　195

● ほ ●

防已黄耆湯　35, 37, 126, 194, 198, 228, 229, 232, 271, 295
防已黄耆湯加附子　123
防風通聖散　5, 82, 88, 91, 106, 109, 126, 178, 228, 230, 232
補気健中湯　195, 234
補中益気湯　5, 35, 42, 43, 50, 96, 113, 126, 141, 151, 155, 161, 166, 174, 184, 185, 202, 207, 210, 214, 218, 219, 225, 230, 234, 235, 240, 241, 245, 246, 247

補中治湿湯　195
奔豚湯　35, 180

● ま ●

麻黄湯　26, 27, 31, 32, 58, 59, 84, 88, 146, 154, 166, 295
麻黄附子細辛湯　27, 32, 88, 90, 120, 122, 146, 155, 165, 184, 207, 214, 217, 295
麻黄連軺赤小豆湯　93
麻杏甘石湯　88, 108, 130, 146, 156, 160, 165, 207, 295
麻杏薏甘湯　37, 88, 91, 198, 295
麻子仁丸　81, 105, 178, 263, 295

● み, も ●

味麦益気湯　115
木防已去石膏加茯苓芒硝湯　166
木防已湯　37, 84, 109, 166, 170, 195, 296

● や, よ ●

射干麻黄湯　93
薏苡仁湯　84, 88, 91, 198
薏苡仁湯加附子　123
抑肝散　44, 82, 94, 97, 98, 136, 142, 159, 203, 215, 217, 221, 222, 225, 229, 240, 241, 242, 288

抑肝散加芍薬　98
抑肝散加陳皮半夏　50, 94, 97, 136, 142, 151, 160, 185, 203, 215, 218, 221, 222, 225, 242

● り ●

理中湯　112, 122
六君子湯　36, 43, 112, 151, 174, 175, 211, 214, 218, 220, 225, 240, 241, 245, 246, 247, 260
立効散　82, 151
竜胆瀉肝湯　118, 142, 184, 217, 236
苓甘姜味辛夏仁湯　147, 165, 170, 215, 217, 296
苓姜朮甘湯　184, 198, 201, 216, 296
苓桂甘棗湯　35, 50, 171, 179, 180
苓桂朮甘湯　35, 37, 50, 84, 136, 140, 152, 170, 194, 215, 217, 296
苓桂味甘湯　35, 87, 217

● れ, ろ ●

連珠飲　36, 136, 152
六味丸　81, 116, 142, 152, 184, 201, 215, 224, 230, 242

専門医のための漢方医学テキスト作成班

日本東洋医学会

会　　　長　石野　尚吾

学術教育委員会

担当理事　喜多　敏明

委 員 長　小暮　敏明

副委員長　新井　　信

副委員長　吉﨑　文彦

委　　員　金子　明代

　　　　　木村　豪雄

　　　　　小菅　孝明

　　　　　塩原　仁子

　　　　　田原　英一

　　　　　室賀　一宏

　　　　　元雄　良治

　　　　　矢久保修嗣

　　　　　渡辺　賢治

専門医のための漢方医学テキスト　　漢方専門医研修カリキュラム準拠

2010年3月5日　第1刷発行	編集者　一般社団法人 日本東洋医学会 　　　　学術教育委員会
2019年10月5日　第3刷発行	発行者　小立　鉦彦
	発行所　株式会社 南 江 堂
	〒113-8410　東京都文京区本郷三丁目42番6号 ☎(出版) 03-3811-7235　(営業) 03-3811-7239 ホームページ https://www.nankodo.co.jp/ 振替口座 00120-1-149
	印刷・製本 大日本印刷

Textbook of Kampo Medicine for Experts
ⓒ The Japan Society for Oriental Medicine, 2010

定価は表紙に表示してあります．　　　　　　　　　　Printed and Bound in Japan
落丁・乱丁の場合はお取り替えいたします．　　　　　ISBN 978-4-524-24799-8

本書の無断複写を禁じます．
JCOPY〈出版者著作権管理機構 委託出版物〉

本書の無断複写は，著作権法上での例外を除き，禁じられています．複写される場合は，そのつど事前に，出版者著作権管理機構（TEL 03-5244-5088, FAX 03-5244-5089, e-mail: info@jcopy.or.jp）の許諾を得てください．

本書をスキャン，デジタルデータ化するなどの複製を無許諾で行う行為は，著作権法上での限られた例外（「私的使用のための複製」など）を除き禁じられています．大学，病院，企業などにおいて，内部的に業務上使用する目的で上記の行為を行うことは私的使用には該当せず違法です．また私的使用のためであっても，代行業者等の第三者に依頼して上記の行為を行うことは違法です．